儿科疾病诊治理论与治疗方案

聂梅兰 肖 珮 张瑞品
张玉军 邹 丹 徐洪洁 ◎主编

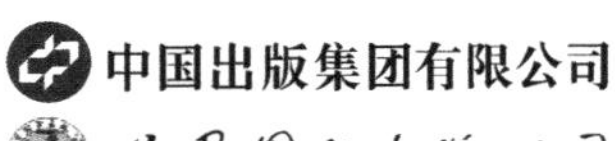

中国出版集团有限公司
世界图书出版公司
广州 · 上海 · 西安 · 北京

图书在版编目（CIP）数据

儿科疾病诊治理论与治疗方案/聂梅兰等主编.--广州:世界图书出版广东有限公司,2023.3
ISBN 978-7-5232-0008-7

Ⅰ.①儿… Ⅱ.①聂… Ⅲ.①小儿疾病－诊疗 Ⅳ.①R72

中国版本图书馆CIP数据核字(2022)第255944号

书　　名	儿科疾病诊治理论与治疗方案 ERKE JIBING ZHENZHI LILUN YU ZHILIAO FANGAN
主　　编	聂梅兰　肖　珮　张瑞品　张玉军　邹　丹　徐洪洁
责任编辑	黄庆妍
装帧设计	济南雅卓文化传媒有限公司
责任技编	刘上锦
出版发行	世界图书出版有限公司　世界图书出版广东有限公司
地　　址	广州市海珠区新港西路大江冲25号
邮　　编	510300
电　　话	020-84460408
网　　址	http://www.gdst.com.cn
邮　　箱	wpc_gdst@163.com
经　　销	各地新华书店
印　　刷	广州小明数码快印有限公司
开　　本	787mm×1092mm　1/16
印　　张	21.75
字　　数	528千字
版　　次	2023年3月第1版　2023年3月第1次印刷
国际书号	ISBN 978-7-5232-0008-7
定　　价	68.00 元

咨询、投稿：020-84460408　gdstcjf@126.com

编 委 会

主　编

聂梅兰　贵州医科大学附属医院
肖　珮　东莞市松山湖中心医院
张瑞品　济宁医学院附属医院
张玉军　昌乐中医院
邹　丹　重庆市开州区人民医院
徐洪洁　辽宁中医药大学附属医院

副主编

田文超　滨州医学院附属医院
高　原　宿迁市第一人民医院
黄和生　南昌市洪都中医院
江若霞　河南医学高等专科学校
黄红丽　武汉大学人民医院（湖北省人民医院）
李亚敏　菏泽市牡丹人民医院

编　委

赵彩红　青岛市妇幼保健计划生育服务中心
曾明涛　十堰市人民医院（湖北医药学院附属人民医院）
闫盼盼　德州市临邑县人民医院
董　帆　梅河口市中心医院（吉林大学第一医院梅河医院）
刘　宁　德州市中医院
苏红东　梅河口市第二医院
金　超　梅河口市第二医院
王　博　梅河口市妇幼保健计划生育服务中心

前　　言

儿科学是一门研究自胎儿至青少年时期生长发育、身心健康和疾病预防的医学科学。儿科作为一个特殊的科室，面对的是不能表达或不能正确表达自己的不适或难以顺利进行体检的患儿，更要面对潜在高危因素的突发情况，这就要求儿科医护人员根据自己专业知识，及时准确地做出诊断，快速处理并给予恰当的治疗方法。新生儿不同于儿童，更不是成人的缩小版，特殊的解剖结构及病理生理特点使其从出生开始就需要得到更多的关爱及专业的照护。

本书以实用性为原则，以循证医学的方法和观点为基础，详细地阐述了儿科疾病诊治理论与治疗方案。内容力求简明扼要、重点突出，有较高的实用性和可操作性，适用于不同地区、不同层次的医务人员，是一本极具参考价值的专业书籍。

由于能力有限，本书在编写过程中倘出现疏漏及不足之处，敬请广大读者不吝赐教，以期在后期修订中不断改进。

目 录

第一章

新生儿疾病

第一节 新生儿窒息与复苏

一、窒息及呼吸心跳骤停

新生儿窒息是指新生儿出生1分钟无自主呼吸或未建立有效通气的呼吸动作，呈现外周性（四肢肢端）和（或）中央性（面部、躯干和黏膜）发绀，甚至肤色苍白，肌张力不同程度降低（严重时四肢松软），心率可能下降至<100次/分甚至<60次/分，血压正常或下降，最严重者甚至无心跳。主要是由于产前或产程中胎儿与母体间的血液循环和气体交换受到影响，致使胎儿发生进行性缺氧、血液灌流降低，称胎儿窒息或宫内窘迫。少数是出生后的因素引起的。新生儿窒息是新生儿死亡或智力伤残的主要原因之一。

（一）病因

1.产前或产程中

（1）母亲因素：任何导致母体血氧含量降低的因素都会引致胎儿缺氧，如急性失血、贫血（Hb<100g/L）、一氧化碳中毒、低血压、妊娠期高血压疾病、慢性高血压、糖尿病，或心、肾、肺疾病等。另外要注意医源性因素。①孕妇体位：仰卧位时子宫可压迫下腔静脉和腹主动脉，前者降低回心血量，后者降低子宫动脉血流；②孕妇用药：保胎用吲哚美辛可致胎儿动脉导管早闭，妊娠期高血压疾病用硝苯地平可降低胎盘血流，孕妇用麻醉药，特别是腰麻和硬膜外麻可致血压下降。

（2）脐带因素：脐带>75cm（正常30～70cm）时易发生打结、扭转、绕颈、脱垂等而致脐血流受阻或中断。

（3）胎盘因素：胎盘功能不全、胎盘早剥、前置胎盘等。

（4）胎儿因素：宫内发育迟缓、早产、过期产、宫内感染。

（5）生产和分娩因素：常见的因素是滞产，现代妇产科学将第一产程分潜伏期和活跃期，初产妇潜伏期正常约需8小时，超过16小时称潜伏期延长，初产妇活跃期正常需4小时，超过8小时称活跃期延长，或进入活跃期后宫口不再扩张达2小时以上称活跃期停滞；而第二产程达1小时胎头下降无进展称第二产程停滞。以上情况均可导致胎儿窘迫。其他因素有急产、胎位异常、多胎、头盆不称、产力异常等。

2.其他

少数婴儿出生后不能启动自主呼吸，常见的原因是，中枢神经受药物抑制(母亲分娩前30分钟至2小时接受镇静药或麻醉药)、早产儿、颅内出血、先天性中枢神经系统疾病、先天性肌肉疾病、肺发育不良等。几种病因可同时存在，一种病因又可通过不同途径起作用。新生儿窒息多为产前或产时因素所致，产后因素较少。

(二)临床表现

1.一般表现

90%的新生儿窒息发生在产前或产时，前者称孕期胎儿窒息，后者称产时胎儿窒息。胎儿窒息时，胎动增强、逐渐减弱或消失。心率先增快，可超过160次/分，以后减慢，可低于100次/分，有时不规则，最后心脏停止跳动。较重窒息者常排出胎粪，羊水呈黄绿色。由于低氧血症和高碳酸血症使呼吸中枢兴奋性增高，出现真正的呼吸运动，可吸入羊水或混胎粪。

2.窒息程度

新生儿窒息时，常根据皮肤颜色判定其严重程度。

(1)轻度窒息(青紫窒息)：皮肤青紫，呼吸浅、间歇或无，心音有力，心率可增快，但常减慢，脐血管充盈而有搏动，肌张力正常或增强，反射(对刺激的反应)存在。

(2)重度窒息(苍白窒息)：处于心源性休克状态。皮肤苍白，四肢凉，呼吸微弱或无，心音弱，心率慢或不规则，脐血管萎陷无搏动，肌张力很低或消失，肢体松弛。

3.Apgar评分法

判定新生儿窒息的严重程度。本法除皮肤颜色外，还观察呼吸、心率、肌张力和反射等项，可提供一个更为全面的判定窒息程度、复苏效果和预后的量化指标，对改善新生儿窒息的诊治工作曾起到良好作用。在胎儿出生后1分钟和5分钟进行常规评分。新生儿窒息的严重程度按胎儿出生后1分钟Apgar评分法判断。5项评分相加的满分为10分，总分8～10分为基本正常，4～7分为轻度窒息，0～3分为重度窒息。1分钟评分多与动脉血pH相关，但不完全一致。因为Apgar评分还受一些因素的影响，例如母亲分娩时用麻醉药或止痛药使胎儿受到抑制，评分虽低，因无宫内缺氧，血气改变相对较轻，早产儿发育不成熟，虽无窒息而评分常低。5分钟评分多与预后(特别是中枢神经系统后遗症)相关。若5分钟评分低于8分，应每分钟评估一次，迄连续2次≥8分或达20分钟。

(三)并发症

重度窒息可能发生的并发症：①羊水、胎粪吸入综合征(RDS)，呼吸窘迫综合征；②缺氧缺血性脑病、颅内出血；③缺氧缺血性心肌病(三尖瓣闭锁不全、心力衰竭、心源性休克)；④肾衰竭；⑤酸中毒、低血糖、低血钙、抗利尿激素分泌增多；⑥坏死性小肠结肠炎、肝功能障碍；⑦血小板减少症、弥散性血管内凝血。

(四)预后

预后与窒息的严重程度和复苏是否及时、恰当有关。轻度窒息经过及时复苏后可以完全恢复正常。窒息越严重，开始复苏越延迟或不恰当，发生并发症和死亡的机会越增加。如果能及时、恰当地复苏，绝大多数窒息儿可以得到完满复苏。仅很少数极严重的窒息新生儿复苏无效或由于严重并发症而死亡。但重度窒息常发生中枢神经系统后遗症如脑性瘫痪、智能低下、耳聋、视力减退、癫痫等。出生后5分钟 Apgar 评分低者后遗症发生率较高。

二、新生儿复苏

(1)确保每次分娩时至少有1名熟练掌握新生儿复苏技术的医护人员在场。

(2)加强产儿科合作,儿科医师参加高危产妇分娩前讨论,在产床前等待分娩及实施复苏,负责复苏后新生儿的监护和查房等。产儿科医师共同保护胎儿完成向新生儿的平稳过渡。

(3)在卫生行政领导参与下将新生儿复苏技能培训制度化,以进行不断地培训、复训、定期考核,并配备复苏器械;各级医院须建立由行政管理人员、产科医师、儿科医师、助产士(师)及麻醉师组成的院内新生儿复苏领导小组。

(4)在 ABCD 复苏原则下,新生儿复苏可分为4个步骤:①快速评估(或有无活力评估)和初步复苏;②正压通气和脉搏血氧饱和度监测;③气管插管正压通气和胸外按压;④药物和(或)扩容。

(一)复苏的准备

约10%的新生儿出生时需要一些辅助才能开始呼吸,需要进一步复苏[气管插管、胸外按压和(或)用药]者<1%,但因出生新生儿数目巨大,复苏者并不少见,故提前估计是保证出生时充分复苏准备的关键。

1.了解需复苏的高危因素

多数情况下,通过识别分娩前和分娩时的高危因素可预测新生儿复苏需求。

(1)胎儿状态不佳的征象

①急性围产期病史(如胎盘早剥、脐带脱垂、胎位异常、测试头皮 pH≤7.20)。

②胎动减少,生长减慢或超声多普勒脐血管血流不正常。

③胎心监护出现晚期减速、变异减速或心动过缓等。

(2)胎儿疾病或潜在严重疾病的征象。

①羊水胎粪污染和其他可能危及胎儿的迹象。

②早产儿(<37周)、过期产儿(>42周)、低出生体重儿(<2 500g)或巨大儿(>4 000g)。

③产前诊断先天畸形。

④胎儿水肿。

(3)分娩时的征象

①明显阴道出血。

②胎位异常。

③不正常分娩或产程延长。

④难产。

2.人员要求

每个新生儿出生时,都必须有至少一名熟练掌握初步复苏技能的医务人员在场专门负责新生儿。如有更进一步的需要,还应有掌握全套复苏技术的人员参加,建立复苏小组,明确分工,互相协作。

3.必要的设备和器械

(1)辐射保暖台应在分娩前打开并检查。

(2)空氧混合器(在21%～100%可调),可调的流量计和足够长的管子,加热和加湿器。

(3)脉搏血氧仪具有专门用于新生儿的探头,可以读取1～2分钟甚至更短时间内的数据。生后立即使用以监测氧饱和度和心率信息。

(4)具有可调安全阀的自动充气式气囊或气流充气式气囊。适合新生儿的大小(150～250mL),且可提供100%氧气,最好配有T组合复苏器。

(5)合适的面罩。

(6)吸引管或洗耳球、吸引器。

(7)适合新生儿或早产儿大小的听诊器。

(8)呼气末二氧化碳指示器确认插管后导管的位置。

(9)复苏急救箱或车,内置物品包括:带有0号和1号镜片的喉镜及备用电池;气管导管(ET管)内径2.5～4.0mm各种大小,每种2个,最好配有金属芯;药物,包括肾上腺素(1∶10 000)、生理盐水、碳酸氢钠和纳洛酮;3.5F和5F的脐血管插管、托盘或包;注射器(1mL、5mL、10mL、20mL和50mL)、针(标准尺寸18～25G)和T连接器;8号胃管;剪刀;手套;胶布等。

4.仪器准备

(1)确保辐射保暖台电源已开并预热,备有干燥、温暖的毛巾或毯子。

(2)有充分的氧气源,最好配空氧混合器。

(3)调节氧浓度至所需的初始水平。

(4)确保喉镜灯亮,并备有合适的镜片。按照新生儿预计出生体重准备适当的ET管(<1 000g的超早产儿2.5mm,1 000～2 000g的早产儿3mm,2 000～3 000g的3.5mm,更大者用4.0mm)。导管至少长13cm。

(5)如果临床情况表明需要进一步的复苏,需要采取以下行动。

①建立静脉通道,有条件者脐血管插管。

②准备1∶10 000的肾上腺素和生理盐水并备于注射器内。

③检查其他必备的药物是否已备齐并随时可用。

5.一般预防措施

在产房接触血液或其他体液是不可避免的。一般的预防措施包括戴帽,戴护目镜或眼镜、手套,穿防渗服,直到新生儿包裹好。

(二)复苏方案

新生儿窒息目前采用的复苏方案为ABCD方案:

A——建立通畅的气道;

B——建立呼吸,进行正压人工通气;

C——进行胸外心脏按压,维持循环;

D——药物治疗。

大约90%的新生儿可以毫无困难地完成宫内到宫外环境的过渡,他们需要少许帮助或根本无须帮助就能开始自主且规则地呼吸；约有10%的新生儿在出生时需要一些帮助才能开始呼吸；约有1%需要使用各种复苏措施才能存活。

（三）复苏的实施

整个复苏过程中“评估—决策—措施”的程序不断重复。评估主要基于以下3个体征：呼吸、心率、脉搏血氧饱和度（肤色）。通过评估这3个体征中的每一项来确定每一步骤是否有效。其中心率对决定进入下一步骤是最重要的。

1.延迟结扎脐带

对于无须复苏的新生儿，延迟脐带结扎可以减少脑室内出血，提高血压和血容量，出生后较少需要输血，也较少出现坏死性小肠结肠炎。发现的唯一不良后果是胆红素水平略有升高，光疗的需要增加。因此，在2010年，美国新生儿复苏指南中提出，出生时无须复苏的足月儿和早产儿延迟脐带结扎至少1分钟；对于需要复苏的婴儿，延迟脐带结扎的支持或反对证据不充分。2015年美国新生儿复苏指南则略做修改，对于出生时无须复苏的足月儿和早产儿，都建议出生30秒后再进行脐带结扎。

2.快速评估

出生后立即用几秒钟的时间快速评估以下4项指标：是否足月，羊水是否清亮，是否有呼吸或哭声，肌张力是否好。

（1）是否足月儿：早产儿常常由于肺发育不成熟、顺应性差，呼吸肌无力而不容易建立有效的呼吸，而且生后不能很好地保持体温。因此，应将早产儿与母亲分开，并在辐射保暖台对其进行评估和初步复苏。如果为晚期早产儿（胎龄34～36周），生命体征稳定，在观察数分钟后，可将新生儿放在母亲胸前进行皮肤接触。

（2）羊水是否清亮：羊水正常是清亮的，如羊水有胎粪污染则不清亮，多是宫内缺氧的结果。如羊水胎粪污染且新生儿“无活力”，则应气管插管，将胎粪吸出。

（3）是否有呼吸或哭声：判断新生儿有无窒息的最重要指标。观察新生儿胸部可判断有无呼吸，有力的哭声也说明有呼吸。但不要被新生儿的喘息样呼吸误导。喘息是在缺氧和缺血时出现的一系列单次或多次深吸气，预示有严重的呼吸抑制。

（4）肌张力是否好：判断新生儿有无窒息的重要指标。健康足月新生儿应四肢屈曲且活动很好，而病儿及早产儿肢体伸展且松弛。

如以上任何一项为否，则需要进行以下初步复苏。

3.初步复苏

初步复苏内容包括保持体温、摆正体位、清理气道（必要时）、擦干全身、给予刺激及重新摆正体位。

（1）保持体温：将新生儿放在辐射保暖台上，便于复苏人员操作及减少热量的丢失。新生儿不要盖毯子或毛巾，使热源直接照到新生儿身上，便于充分观察新生儿。如果新生儿有严重窒息，应避免新生儿过热。

早产儿，尤其是胎龄<32周者，即使用传统的措施减少热丢失，仍会发生低体温。因此推荐如下保温措施：将婴儿置于辐射源下，同时用透明的塑料薄膜覆盖，防止散热。但以上保温措施不应影响复苏措施（如气管插管、胸外按压、开放静脉等）的进行。除了塑料薄膜和辐射保

暖台，设置热床垫、温暖湿润的空气并增加室温，以及戴帽子也都能有效减少体温过低。

(2)摆正体位：新生儿应仰卧，颈部轻度仰伸到鼻吸气位，使咽后壁、喉和气管成直线，可以使气体自由出入。此体位也是做气囊面罩和(或)气管插管进行辅助通气的最佳体位。应注意勿使颈部伸展过度或不足，这2种情况都会阻碍气体进入。为了使新生儿保持正确的体位，可在肩下放一折叠的毛巾，作为肩垫。尤其新生儿头部变形、水肿或早产导致枕部增大时，此肩垫更有用。

(3)清理气道：必要时(分泌物量多或有气道梗阻)用吸球或吸管(12F或14F)先口咽后鼻清理分泌物。过度用力吸引可能导致喉痉挛，可刺激迷走神经引起心动过缓，并可延迟自主呼吸的出现。应限制吸管的深度和吸引时间(<10秒)，吸引器的负压不超过100mmHg(13.3kPa)。

(4)羊水胎粪污染时的处理

①指征：2010年美国新生儿复苏指南中指出，新生儿出生时羊水有胎粪污染，并且无活力[呼吸抑制、肌张力低下和(或)心率<100次/分]时，应立即气管插管吸引胎粪，以减少严重的呼吸系统疾病，即胎粪吸入综合征。2015年，美国新生儿复苏指南对出生时羊水胎粪污染、无活力的新生儿已不再推荐常规气管插管进行气管内吸引，而是应在热辐射台上进行初步复苏，如完成初步复苏后，新生儿仍没有呼吸或心率低于100次/分，即应开始正压通气。此推荐是基于气管插管可能造成正压通气延迟提供以及插管过程中有可能造成伤害。对每个新生儿个体而言，如有需要，应该进行恰当的干预，支持通气和氧合，包括气道梗阻时进行插管和吸引。

根据国情和实践经验，我国新生儿复苏指南做出如下推荐：当羊水胎粪污染时，仍首先评估新生儿有无活力。新生儿有活力时，继续初步复苏；新生儿无活力时，应在20秒内完成气管插管及用胎粪吸引管吸引胎粪。如果不具备气管插管条件，而新生儿无活力时，应快速清理口鼻后立即开始正压通气。

②气管插管吸引胎粪的方法：插入喉镜，用12F或14F吸管清洁口腔和后咽部，直至看清声门。将气管导管插入气管，将气管导管通过胎粪吸引管与吸引器相连，边吸引边慢慢撤出气管导管(不要超过3～5秒)。必要时可重复吸引，直至胎粪吸引干净。然而，重复的插管可推迟进一步复苏。在进行第二次插管前，检查心率。如新生儿心率减慢，可决定不再重复操作而进行正压通气。

(5)擦干和刺激：用温暖的干毛巾快速而有力地擦干全身，包括眼睛、面部、头、躯干、背部、胳膊和腿，然后移除湿的毛巾。擦干和吸引黏液都是对新生儿的刺激，对于多数新生儿，这些刺激足以诱发呼吸。如果新生儿没有建立正常呼吸，可给予额外、短暂的触觉刺激诱发呼吸。安全和适宜的触觉刺激方法包括用手拍打或手指弹患儿的足底或轻轻摩擦背部1或2次。需谨记，如果新生儿处于原发性呼吸暂停阶段，几乎任何形式的刺激都可以诱发呼吸。如果为继发性呼吸暂停，再多的刺激都无效，会浪费宝贵的时间，应即刻给予正压通气。

4.评估新生儿及继续复苏步骤

初步复苏后需再次评估新生儿，确定是否需要采取进一步的复苏措施。评估指标为呼吸和心率。评估呼吸时可观察新生儿有无正常的胸廓起伏；评估心率时可触摸新生儿的脐带搏动或用听诊器听诊新生儿的心跳，计数6秒，乘10即得出每分钟心率的快速估计值。近年来脉搏氧饱和度仪用于新生儿复苏，可以测量心率和脉搏血氧饱和度。2015 年，美国新生儿复苏指南推荐应用三导联心电监护仪监测心率。

如果新生儿有呼吸、心率＞100 次/分，但有呼吸困难或低氧血症，可常压给氧或连续气道正压通气（CPAP），特别是早产儿。新生儿出生后血氧饱和度由大约 60%的宫内状态增至 90%以上，最终转变为健康新生儿的呼吸状态，需要数分钟的时间。当新生儿出现发绀或氧饱和度低于目标值时需要供氧。最好用空氧混合仪将氧浓度调节至 21%～100%，使新生儿血氧饱和度在生后数分钟达到目标值。有自主呼吸的新生儿可给予常压给氧，常压给氧途径有氧气面罩、气流充气式气囊面罩、T 组合复苏器、氧气管（手指夹住氧气导管覆盖新生儿口鼻）。无论使用哪种方法，面罩都应靠近面部（但不能紧压），以维持氧浓度。

如果初步复苏后新生儿没有呼吸（呼吸暂停）或喘息样呼吸或心率＜100 次/分，应即刻给予正压通气。

5.正压通气

新生儿复苏成功的关键是建立充分的通气。

（1）正压通气的指征：呼吸暂停或喘息样呼吸，心率＜100 次/分。对于有指征者，要求在“黄金一分钟”内实施有效的正压通气。

（2）正压通气的压力和频率：通气压力需要 20～25cmH_2O（1cmH_2O＝0.098kPa），少数病情严重的初生儿可用 2 或 3 次 30～40cmH_2O 的压力通气。国内使用的新生儿复苏囊为自动充气式气囊（250mL），使用前要检查减压阀。有条件者最好配备压力表。通气频率是 40～60 次/分。正压通气每 30 秒为一个循环。

（3）用氧：有证据显示，使用 100%氧可导致对围生期窒息新生儿的呼吸生理、脑血循环的潜在不利影响及氧自由基的潜在组织损害。无论足月儿或早产儿，正压通气均要在氧饱和度仪的监测指导下进行。足月儿开始用空气进行复苏，早产儿开始给 21%～40%浓度的氧，用空氧混合仪根据氧饱和度调整给氧浓度，使氧饱和度达到目标值。胸外按压时氧浓度要提高到 100%。

若未配备脉搏氧饱和度仪或空氧混合仪或二者皆无，利用自动充气式气囊复苏时，有 4 种氧浓度可用：自动充气式气囊不连接氧源，氧浓度 21%（空气）；连接氧源，不加储氧器，可得到约 40%浓度的氧；连接氧源，加储氧器得到 100%（袋状）、90%（管状）浓度的氧。

脉搏氧饱和度仪的传感器应放在新生儿动脉导管前位置（即右上肢，通常是手腕或手掌的中间表面）。在传感器与仪器连接前，先将传感器与婴儿连接有助于最迅速地获得信号。

（4）矫正通气步骤：有效的正压通气表现为胸廓起伏良好，心率迅速增快。如达不到有效通气，需做矫正通气步骤。检查面罩和面部之间是否密闭，或再次通畅气道（可调整头位为鼻吸气位，清除分泌物，使新生儿的口张开），或增加气道压力。必要时进行气管插管或使用喉罩气道。

（5）评估及处理：经 30 秒有效正压通气后，如有自主呼吸且心率≥100 次/分，可逐步减少并停止正压通气，根据脉搏血氧饱和度值决定是否常压给氧；如心率介于 60～100 次/分，继续正压通气，可考虑气管插管或喉罩气道；如心率＜60 次/分，气管插管正压通气并开始胸外按压。持续气囊面罩正压通气（＞2 分钟）可产生胃充盈，应常规经口插入 8F 胃管，用注射器抽气并保持胃管远端处于开放状态。

(6)用于正压通气的不同类型复苏装置：用于新生儿正压通气的装置有3种，其作用原理不同：

①自动充气式气囊：目前最常用的复苏装置，如名称所指，在无压缩气源的情况下，可自动充气，如不挤压，会一直处于膨胀状态。它的吸气峰压(PIP)取决于挤压气囊的力度，它不能提供呼气末正压(PEEP)。结构上有如下特点。a.氧与空气混合气体的出口为单向，有单向阀门，加压、吸气时打开，呼气时关闭。不能用于常压给氧。b.储氧器功用：连接氧源但不用储氧器，供40%氧。用密闭式储氧器，供100%氧。管状储氧器，供90%氧。c.安全装置：减压阀，当压力>3.43kPa(35cmH_2O)时，阀门被顶开，防止过高的压力进入肺。

②气流充气式气囊：又称麻醉气囊，靠压缩气源来的气流充盈。不用时处于塌陷状态，当气源将气体压入气囊，气体的出口通向密闭的面罩或气管插管进入婴儿的肺时才能充盈。PIP由进入气体的流速、气流控制阀的调节和挤压气囊的力度来决定。可提供PEEP，PEEP由一个可调节的气流控制阀进行调节控制。可用于常压给氧。

③T组合复苏器：给予流量控制和压力限制呼吸，与气流充气式气囊一样，也需要压缩气源。有一个可调节的气流控制阀，调节所需要的PIP或PEEP。由一个调节压力的装置和一个手控的T形管道构成。单手操作，操作者用拇指或其他手指堵塞或打开T形管的开口，使气体交替进出新生儿体内，给予间断的PIP。主要优点是可提供PEEP，预设PIP和PEEP，并使PIP和PEEP保持恒定，更适于早产儿应用。T组合复苏器可用于常压给氧。

面罩有不同的形状、大小，可以用不同的材料制成。新生儿面罩的选择取决于是否适合新生儿的面部。应使面罩与新生儿的面部形成密封状态。面罩的周围可有或无缓冲垫。缓冲垫可使面罩与婴儿面部的形状一致，更容易形成密封状态，并减少对新生儿面部的损伤。

面罩分为2种形状：圆形和解剖形。解剖形面罩适合面部的轮廓，当放在面部时，它的尖端部分恰罩在鼻上。面罩有不同的大小，适于足月儿或早产儿。面罩边缘应能覆盖下颌的尖端、口和鼻，但勿覆盖眼睛。面罩过大可损伤眼睛，且密封不好。过小不能覆盖口和鼻，且可堵塞鼻孔。

6.胸外按压

(1)指征：有效正压通气30秒后心率<60次/分。在正压通气同时须进行胸外按压。此时应气管插管正压通气配合胸外按压，以使通气更有效。胸外按压时给氧浓度增加至100%。

(2)方法：胸外按压的位置为胸骨下1/3(两乳头连线中点下方)，避开剑突。按压深度约为胸廓前后径的1/3，产生可触及脉搏的效果。按压和放松的比例为按压时间稍短于放松时间，使心输出量达到最大。放松时拇指或其他手指应不离开胸壁。按压的方法为拇指法和双指法。①拇指法。双手拇指端压胸骨，根据新生儿体型不同，双拇指重叠或并列，双手环抱胸廓支撑背部。②双指法。右手示指和中指2个手指尖放在胸骨上进行按压，左手支撑背部。因为拇指法能产生更高的血压和冠状动脉灌注压，操作者不易疲劳，加之采用气管插管正压通气后，拇指法可以在新生儿头侧进行，不影响做脐静脉插管，故拇指法成为胸外按压的首选方法。

(3)胸外按压和正压通气的配合：需要胸外按压时，应气管插管进行正压通气。通气障碍是新生儿窒息的首要原因，因此，胸外按压和正压通气的比例应为 3∶1，即 90 次/分按压和 30 次/分呼吸，达到每分钟约 120 个动作。每个动作约 1/2 秒，2 秒内 3 次胸外按压加 1 次正压通气。45～60 秒重新评估心率，如心率仍＜60 次/分，除继续胸外按压外，考虑使用肾上腺素。

7.气管插管

(1)指征

①需要气管内吸引清除胎粪时。

②气囊面罩正压通气无效或要延长时。

③胸外按压时。

④经气管注入药物时。

⑤特殊复苏情况，如先天性膈疝或超低出生体重儿。

(2)准备：进行气管插管必需的器械和用品应放置在一起，在每个产房、手术室、新生儿室和急救室应随时备用。常用的气管导管为上下直径一致的直管，不透射线并有刻度标示。如使用金属导丝，导丝前端不可超过管端。

(3)确定气管插管深度，按体重计算管端至口唇的长度(cm)，可按出生体重(kg)加 5～6 计算。

(4)方法

①插入喉镜：左手持喉镜，使用带直镜片(早产儿用 0 号，足月儿用 1 号)的喉镜进行经口气管插管。将喉镜柄夹在拇指与前 3 个手指间，镜片朝前。小指靠在新生儿颏部提供稳定性。喉镜镜片应沿着舌面右边滑入，将舌头推至口腔左边，推进镜片，直至其顶端达会厌谷。

②暴露声门：采用一抬一压手法，轻轻抬起镜片，上抬时需将整个镜片平行于镜柄方向移动，使会厌软骨抬起即可暴露声门和声带。如未完全暴露，操作者用自己的小指或由助手用示指向下稍用力压环状软骨使气管下移有助于看到声门。在暴露声门时不可上撬镜片顶端来抬起镜片。

③插管：插入有金属管芯的气管导管，将管端置于声门与气管隆嵴之间，接近气管中点。

④操作时限及技巧：整个操作要求在 30 秒内完成。如插入导管时声带关闭，可采用 Heimlich 手法，助手用右手示指和中指在胸外按压的部位向脊柱方向快速按压 1 次促使呼气产生，声门就会张开。

(5)判断气管导管位置的方法：正压通气时导管管端应在气管中点，判断方法如下：

①声带线法：导管声带线与声带水平吻合。

②胸骨上切迹摸管法：操作者或助手的小指尖垂直置于胸骨上切迹上，当导管在气管内前进时小指尖触摸到管端，则表示管端已达气管中点。

③体重法。

(6)确定插管成功的方法

①胸廓起伏对称。

②听诊双肺呼吸音一致，尤其是腋下，且胃部无呼吸音。

③无胃部扩张。

④呼气时导管内有雾气。

⑤心率、氧饱和度和新生儿反应好转。

⑥有条件者可使用呼出 CO_2 检测器，可快速确定气管导管位置是否正确。

8.喉罩气道

喉罩气道是一个用于正压通气的气道装置。

(1)适应证

①新生儿复苏时气囊面罩通气无效、气管插管失败或不可行时。

②小下颌或相对大的舌，如 Pierre Robin 综合征和唐氏综合征。

③多用于体重≥2 000g 的新生儿。

(2)方法：喉罩气道由一个可扩张的软椭圆形边圈(喉罩)与弯曲的气道导管连接而成。弯曲的喉罩越过舌产生比面罩更有效的双肺通气。采用"盲插"法，用示指将喉罩罩体开口向前插入新生儿口腔，并沿硬腭滑入至不能推进为止，使喉罩气囊环安放在声门上方。向喉罩边圈注入 2～3mL 空气，使扩张的喉罩覆盖喉口(声门)。喉罩气道导管有一个 15mm 接管口，可连接复苏囊或呼吸器进行正压通气。

喉罩气道是气管插管的替代装置，随机对照研究发现，当气囊面罩人工呼吸不成功时，应用喉罩气道和气管内插管无明显区别。但需注意，如需吸引胎粪污染的羊水、胸外按压、极低出生体重儿或需要气管内给药时，应用气管内插管而不应用喉罩气道。

9.药物

新生儿复苏时，很少需要用药。新生儿心动过缓通常是由于肺部通气不足或严重缺氧，纠正心动过缓的最重要步骤是充分的正压通气。

(1)肾上腺素

①指征：45～60 秒的正压通气和胸外按压后，心率持续<60 次/分。

②剂量：新生儿复苏应使用 1∶10 000 的肾上腺素。静脉用量 0.01～0.03mg/kg(0.1～0.3mL/kg)，气管内用量 0.05～0.1mg/kg(0.5～1mL/kg)。必要时 3～5 分钟重复 1 次。

③给药途径：首选脐静脉给药。如脐静脉插管操作尚未完成或没有条件做脐静脉插管时，可气管内快速注入，若需重复给药，则应选择静脉途径。

(2)扩容剂：如果母亲产前或产时存在失血的高危因素，有可能导致胎儿或新生儿低血容量性休克，出生时则表现为新生儿窒息。对此类窒息新生儿，除进行常规的复苏措施外，更重要的是需要给予及时的扩容，纠正低血容量，否则可因低血容量性休克而死亡。因此，当母亲存在失血的高危因素，如果新生儿已经给予充分的正压通气、胸外按压以及肾上腺素，心率仍无上升，并且出现皮肤苍白或发花、心音低钝和股动脉搏动减弱、末梢循环不良、毛细血管再充盈时间延长等低血容量表现时，需积极生理盐水扩容。

①扩容指征：有低血容量、怀疑失血或休克(苍白、低灌注、脉弱)的新生儿在对其他复苏措施无反应时。

②方法：生理盐水首次剂量为 10mL/kg，经脐静脉或外周静脉 5～10 分钟缓慢推入。必要时可重复扩容 1 次。

(3)其他药物：分娩现场新生儿复苏时一般不推荐使用碳酸氢钠。

（4）脐静脉插管：脐静脉是静脉注射的最佳途径，用于注射肾上腺素以及扩容剂。可插入3.5F或5F的不透射线的脐静脉导管。当新生儿复苏进行胸外按压时即可考虑开始脐静脉插管，为给药做准备。

插管方法如下：沿脐根部用线打一个松的结，如在切断脐带后出血过多，可将此结拉紧。在夹钳下离皮肤线约2cm处用手术刀切断脐带，可在11、12点位置看到大而壁薄的脐静脉。脐静脉导管连接三通和5mL注射器，充以生理盐水，导管插入脐静脉2～4cm，抽吸有回血即可。早产儿插入导管稍浅。插入过深，则高渗透性药物和影响血管的药物可能直接损伤肝。务必避免将空气推入脐静脉。

第二节　新生儿溶血病

新生儿溶血病（HDN）是指母婴血型不合引起的胎儿或新生儿的同族免疫性溶血。在已发现的人类26个血型系统中，以ABO溶血病最常见，其次为Rh溶血病。

一、病因

根本原因为母婴血型不合，主要包括ABO血型不合（母亲O型，胎儿A型或B型）和Rh血型不合（母亲Rh阴性，胎儿Rh阳性）。母体缺乏胎儿的某些由父亲遗传的红细胞血型抗原，导致胎儿或新生儿发生抗原抗体反应。

二、发病机制

胎儿由父方获得的血型抗原（A、B抗原或Rh抗原）恰为母体所缺少（母系O型血或Rh阴性血），当胎儿红细胞由胎盘进入母体，该血型抗原刺激母体产生相应的IgG抗体，此抗体经胎盘进入胎儿循环与胎儿红细胞上的相应抗原结合，发生抗原抗体反应，使红细胞破坏发生溶血。大量溶血导致贫血，甚至心力衰竭。严重贫血、低蛋白血症和心衰可致胎儿水肿。贫血使髓外造血增强，可致肝脾肿大。因新生儿处理胆红素能力低下，生后黄疸很快出现并迅速加重。溶血产生的大量非结合胆红素可透过血脑屏障，发生胆红素脑病。

（一）ABO溶血病

40%～50%可发生于第一胎：O型血母亲在第一次妊娠前，已受到自然界A或B血型物质（如某些植物、寄生虫、伤寒疫苗、破伤风及白喉类毒素等）的刺激，母体内已存在抗A或抗B抗体（IgG）。ABO血型不合者仅1/5发病。胎儿红细胞抗原数量少（仅为成人的1/4），不足以与相应的抗体结合产生明显溶血，抗原强弱性也存在差异，且胎儿血浆及组织中的A、B型物质亦可结合来自母体的抗体。

（二）Rh溶血病

Rh血型系统中几种抗原的抗原性强弱依次为D>E>C>c>e，故RhD溶血病最常见。传统上红细胞缺乏D抗原称为Rh阴性，具有D抗原称为Rh阳性，中国人绝大多数为Rh阳性。但有时即使母亲 Rh 阳性，有 D 抗原，也可能缺乏 Rh 系统其他抗原，若胎儿具有该抗原时，也可发生 Rh 溶血病。①一般不发生在第一胎：因 Rh 抗体仅能由人类红细胞 Rh 抗原刺激产生，故第一胎胎儿分娩时母体仅处于原发免疫反应的潜伏阶段，而再次妊娠（胎儿 Rh 血型与上一胎相同）后，即使少量胎儿血进入母血循环，亦能很快激发继发免疫反应，产生大量 IgG 抗体，引起胎儿溶血，且胎次越多，受累越重。②部分第一胎可发病：主要见于 Rh 阴性母亲曾接受过 Rh 阳性者的输血；孕母的母亲为 Rh 阳性，其母怀孕时已使其致敏。③Rh 血型不合仅 1/20 发病：母亲对胎儿红细胞 Rh 抗原的敏感性不同，另外，若同时存在母婴 ABO 血型不合，进入母体的胎儿红细胞很快被抗 A 或抗 B 破坏，导致致敏的 Rh 阳性红细胞抗原不足。

三、临床表现

（一）ABO 血型不合溶血病

新生儿溶血病的病情轻重与溶血程度相一致，多数较轻。

1.黄疸

为 ABO 溶血病的主要症状，甚或是轻症者的唯一症状，为红细胞破坏产生大量未结合胆红素所致。因未结合胆红素能通过胎盘进入母体排泄，胎儿娩出时可呈贫血貌而无黄疸。因溶血程度多数较轻，新生儿黄疸大多数于生后 2～3 天出现，约 25%黄疸在生后 24 小时内出现，迅速升高，达高胆红素血症。血清胆红素以未结合胆红素升高为主，可达 256μmol/L 以上，少数发展为重症高胆红素血症，血清胆红素超过 342μmol/L。如不及时处理，尤其存在其他高危因素时，可发生胆红素脑病。

2.贫血

当溶血导致红细胞破坏的速度超过其生成的速度时，临床出现贫血的表现。程度轻重不一，多数程度较轻，重度贫血（血红蛋白 100g/L）仅占少数。此外，有些病例在生后 2～6 周出现晚期贫血，甚至可持续数月。这是免疫抗体持续存在，引起持续溶血所致。

3.髓外造血

是胎儿对红细胞破坏过多的代偿性反应，贫血使肾合成促红细胞生成素增加，刺激肝、脾、骨髓等部位红细胞产生和释放增多，从而出现肝脾大。

4.胎儿水肿

在 ABO 溶血病较为少见。当胎儿血红蛋白下降至 40g/L 以下时，由于严重缺氧、充血性心力衰竭、肾重吸收水盐增加、继发于肝功能损害的低蛋白血症等，可出现胎儿水肿。此外，门静脉和脐静脉梗阻导致胎盘灌注下降也是胎儿水肿的原因。

（二）Rh 血型不合溶血病

症状的轻重程度与溶血程度相关，其典型的临床表现有：

1.贫血

贫血程度常较重。新生儿贫血：轻度溶血者脐带的血红蛋白＞140g/L，中度＜140g/L，重症则＜80g/L 且常伴有胎儿水肿。出生后溶血继续进行，贫血刺激患儿造血组织产生较多未成熟红细胞、网织红细胞和有核红细胞，并出现在外周血中。部分 Rh 溶血病患儿在 2～6 周发生明显贫血(血红蛋白＜80g/L)，称为晚期贫血或迟发性贫血。这是Rh血型抗体在体内持久存在(超过1～2个月，甚至达6个月)而继续溶血所致。有些患儿虽经过换血治疗使体内抗体含量减少，但不能完全消除，也可使溶血持续存在引起晚期贫血。部分换血的患儿，低氧血症得到改善，导致促红细胞生成素产生减少，而使贫血持续数月。也有人认为，早期使用大剂量IVIG使溶血暂缓，但随着IVIG的逐渐消失，在疾病后期血型抗体再次发挥作用可导致晚期贫血。

2.胎儿水肿

多见于溶血严重者。严重的贫血导致胎儿组织缺氧、心力衰竭，肾重吸收水、盐增加。因缺氧和髓外造血增加，出现肝脏大，门静脉压升高、门静脉阻塞，肝细胞受损使白蛋白合成减少而致低蛋白血症。心力衰竭致静脉压增高，胎儿缺氧导致血管内皮受损，使血管内蛋白漏出，以致体腔内液体潴留。患儿全身水肿、苍白、皮肤瘀斑、胸腔积液、腹水、心音低、心率快、呼吸困难。出现腹水时，血细胞比容一般≤0.15，血红蛋白≤50g/L。严重贫血和胎儿水肿最终可致胎儿脏器功能衰竭，甚至胎死腹中。活产者多为早产，出生时多有窒息，最终出现呼吸窘迫综合征，如不及时治疗，常在生后不久死亡。

3.黄疸

黄疸出现早、进展快是本病的特点。由于胎儿溶血产生的未结合胆红素经胎盘转运至孕母循环中，通过母体代谢为结合胆红素排泄，故胎儿及刚出生的新生儿黄疸一般不明显。但出生后新生儿肝对胆红素的代谢能力低下，难以将溶血所产生的大量胆红素进行代谢，因此，在24小时内(常在4～5小时)出现黄疸并迅速加深，于生后第3、4天黄疸达峰值，可超过340μmol/L(20mg/dL)。当过多的游离未结合胆红素透过血脑屏障，可引起胆红素脑病。

4.肝脾大

贫血使肾合成促红细胞生成素增加，刺激胎儿骨髓、肝、脾产生和释放更多的红细胞，故致肝脾大。轻症者不明显，重症者肿大明显。

四、辅助检查

(一)ABO血型不合溶血病

1.产前检查

(1)父母亲血型鉴定：凡既往有不明原因的流产、早产、死胎、死产史，或前一胎有重症黄疸史的产妇，应警惕有无母子血型不合。测定父母亲血型，若父母血型不合，应测定母亲血型抗体。

(2)母亲血型抗体测定：怀疑胎儿可能发生溶血病的孕妇应进行抗血型抗体测定。一般在妊娠第4个月首次测定，以后每月测一次；妊娠7～8个月隔周测定一次；第8个月后每周测定一次。当抗体效价达1∶32时，宜行羊水检查或其他检查。由于自然界中存在类似A、B抗原物质，母亲体内可存在天然的抗A或抗B抗体，通常将抗A或抗B抗体效价1∶64作为可疑病例。母亲的抗体效价维持不变提示病情稳定。

(3)羊水检查：胎儿溶血程度越重，羊水胆红素的含量就越高，故羊水胆红素含量可用来估计病情和决定是否终止妊娠。羊水在波长450nm处的光密度与羊水中胆红素含量呈一定相关性,可用分光光度计测定羊水在波长450nm处的光密度代表羊水胆红素水平的高低。由于羊水胆红素的含量随孕周增加而降低,故在不同孕周所测得的光密度的数值有不同意义。

(4)影像学检查:全身水肿胎儿的X线片可见软组织增宽的透明带,四肢弯曲度较差。B超检查显示胎儿肝大、胸腔积液和腹水。但在ABO溶血的胎儿少见。

2.生后检查

对于出生24小时内出现黄疸、黄疸迅速加深达到干预标准的新生儿,或出生时有水肿、贫血的新生儿,应考虑新生儿溶血病,需做血常规、母婴血型、血清胆红素检查和Coombs试验。

(1)血液学检查:红细胞和血红蛋白多数在正常范围,血红蛋白在100g/L以下者仅占5%左右,贫血患儿网织红细胞增高,重症病例有核红细胞可达10%以上。红细胞形态特点是出现球形红细胞,而且红细胞盐水渗透脆性和自溶性都增加。

(2)胆红素测定:ABO溶血病溶血程度差异较大,故血清胆红素增高的程度也不一致。血清胆红素以未结合胆红素升高为主。如果溶血严重,造成胆汁淤积,结合胆红素也可升高。如出生时即疑为溶血病,可进行脐血胆红素测定,明显增高者提示溶血病。

(3)溶血三项试验

①改良Coombs试验(直接抗人球蛋白试验):充分洗涤后的受检红细胞盐水悬液与最适稀释度的抗人球蛋白血清混合,如有红细胞凝聚为阳性,表明红细胞已致敏,ABO溶血病阳性率低。该项为该新生儿溶血病的确诊试验。

②抗体释放试验:通过加热使新生儿致敏红细胞膜上的母血型抗体释放,再将释放液与同型成人红细胞混合,发生凝结为阳性。该试验可检测新生儿红细胞是否已致敏,也是溶血病的确诊试验。

③血清游离抗体试验:在患儿血清中加入同型的成人红细胞,再加入抗人球蛋白血清,红细胞凝聚为阳性,检测新生儿血清中来自母体的血型抗体。血清游离抗体试验阳性只表明患儿血清中存在游离的血型抗体,并不一定致敏,故不能作为确诊试验。该项实验有助于估计是否继续溶血或换血后的效果评价。

(4)呼气末一氧化碳(ETCOc)测定:监测内源性一氧化碳(CO)产生的很好指标。从衰老的红细胞和血红蛋白产生的血红素经血红素氧化酶转化为胆绿素的过程中释放CO,每代谢一个克分子的亚铁血红素就会产生等克分子数的CO。CO在血液中与血红蛋白结合形成COHb,然后到达肺部,CO由呼吸排出。ETCOc水平与溶血病程度直接相关,可以用气相色谱法检测,其敏感度和特异度均较好,是一种无创的检测方法。在临床上对严重高胆红素血症的患儿,监测内源性CO的生成可以更直观地反映血清胆红素的生成。

(二)Rh血型不合溶血病

1.产前检查

(1)孕母血抗体测定:Rh阴性的孕妇若与其配偶的Rh血型不合,需要妊娠期监测血型抗体。在妊娠第16周左右行第1次测定,于28～30周再次测定,以后每隔2～4周重复一次。抗体效价持续上升者提示母儿Rh血型不合溶血病。当抗体效价达1∶16时宜行超声检查评估胎儿贫血程度。

(2)分子生物学方法:用于血型基因型鉴定。常用聚合酶链反应(PCR)检查羊水或脐带血中胎儿红细胞血型的基因型。由于对羊水和绒毛膜取样会增加母体致敏风险,使胎儿更易产生溶血,且有流产和死胎的可能,故须慎重评价。近年来,国内外采用无创胎儿 Rh 基因型检测方法。

(3)产前 B 超检查:当母体血清抗体效价超过界值(多数定为 1∶32～1∶8),建议监测胎儿大脑中动脉收缩期峰值流速(MCA-PSV),评估胎儿贫血程度。采用 MCA-PSV 诊断胎儿重度贫血的敏感性为75.5%,特异为 90.8%。如测得 MCA-PSV≥1.5MoM,则建议行脐静脉穿刺明确胎儿贫血程度。目前国际上胎儿宫内输血的指征为血细胞比容<0.30,首选血管内输血。

2.生后诊断

依据病史及典型临床体征考虑本病时,应进一步进行相关实验室检查。

(1)血液检查:脐血或新生儿血红细胞及血红蛋白减少,网织红细胞和有核红细胞增加,血清未结合胆红素进行性升高,均提示患儿可能存在溶血。需进一步检测血清特异性抗体。

(2)溶血三项试验:改良 Coombs 试验、抗体释放试验及血清游离抗体试验。前 2 项阳性可确诊。

(3)呼气末一氧化碳(ETCOc)测定:监测内源性 CO 的生成,可直观反映血清胆红素的生成。

五、诊断

(一)ABO 血型不合溶血病

依据母婴 ABO 血型不合(常为母 O 型、子 A 或 B 型),孕妇 A 或 B 抗体效价增高;生后新生儿出现黄疸早,进展快,伴或不伴贫血、网织红细胞增高,血清学检查改良 Coombs 试验和(或)抗体释放试验阳性可确诊。主要的鉴别诊断包括生理性黄疸、感染、非血型物质抗体所致新生儿溶血病。后者包括孕母患自身免疫性溶血性贫血、含 IgG 类药物性抗体、风疹病毒、水痘病毒、巨细胞病毒(CMV)、丙型肝炎病毒(HCV)等导致的新生儿溶血病。

(二)Rh 血型不合溶血病

根据母婴 Rh 血型不合、出生后黄疸出现早并迅速加深,伴或不伴贫血和网织红细胞升高,可考虑诊断。结合溶血三项试验,若改良 Coombs 试验和红细胞抗体释放试验阳性,即可确诊。

六、治疗

(一)ABO 血型不合溶血病

包括产前治疗和生后治疗。产前治疗主要有宫内输血、静脉丙种球蛋白(IVIG)使用和孕母血浆置换疗法,但 ABO 溶血病多因程度不重而无须应用。生后治疗根据病情轻重选择光照疗法、换血疗法、输血疗法、IVIG 应用等治疗方法。

1.光照疗法

ABO溶血病多数为轻到中度,仅光疗即能达到降低血清胆红素、防止胆红素脑病的目的。对血胆红素水平达光疗干预标准者及时采用光疗;对达到换血标准者,在明确病因诊断以及准备换血的同时予以强光疗。

2.换血疗法

可置换出患儿血循环中的胆红素、致敏红细胞和免疫抗体,纠正贫血,并提供白蛋白,以结合患儿血中新产生的胆红素。

换血的指征参考2014年《中华儿科杂志》发表的《新生儿高胆红素血症诊断和治疗专家共识》:①准备换血的同时给予强光疗4～6小时,若血清胆红素水平未下降甚至持续升高,或光疗后TSB下降幅度未达34～50μmol/L(2～3mg/dL),立即给予换血;②出生前已明确溶血病诊断,脐血胆红素＞76μmol/L(4.5mg/dL),血红蛋白＜110g/L,伴有水肿、肝脾大和心力衰竭者;③已出现胆红素脑病症状者无论胆红素水平是否达换血标准,或胆红素在准备换血期间已明显下降,都应给予换血;④在上述指标基础上,还可以胆红素与白蛋白之比(B/A)作为换血决策的参考,溶血病新生儿胎龄≥38周B/A值达7.2,胎龄35～38周者B/A值达6.8,可作为考虑换血的附加依据。

3.药物治疗

(1)静脉丙种球蛋白(IVIG):IVIG可抑制孕妇血型抗体的产生,并阻止其进入胎儿,封闭巨噬细胞膜上的Fc受体,从而减轻溶血,阻止贫血进一步加重。IVIG可用于已被致敏的孕母,也可直接用于已发生严重溶血的胎儿和新生儿。用于重症ABO溶血病的早期,剂量为1g/kg,2～4小时静脉持续输注。必要时可12小时后重复一剂。IVIG仅减轻溶血,阻止贫血进一步加重,不能降低胆红素水平,故须联用光疗等措施。

(2)白蛋白:对于严重高胆红素血症,尤其存在高危因素的新生儿,可使用人血白蛋白,白蛋白剂量为1.0g/kg,加入10%葡萄糖溶液中静脉滴注;或输血浆,每次10～20mL/kg,每日1次。输注白蛋白或血浆可增加胆红素的蛋白结合位点,减少游离的未结合胆红素,防止胆红素脑病。同时还要避免使用与胆红素竞争蛋白结合位点的药物。

4.定期随访

ABO溶血病的新生儿出院后需定期随访,复查血红蛋白及胆红素,了解有无胆红素的反跳和贫血。当出现贫血不耐受的临床表现,如心动过速、气促、喂养困难或体重不增等,应予以输血纠正。

(二)Rh血型不合溶血病

包括出生前和生后治疗。前者主要防治严重贫血和低氧血症,有宫内输血和孕母血浆置换疗法,极少数重症患者在宫内已开始接受治疗,以减轻病情、防止死胎,绝大多数治疗在生后进行。后者主要是高胆红素血症和贫血的治疗,包括光照疗法、换血疗法、输血疗法、静脉丙种球蛋白的应用,以及药物治疗等。

1.出生前治疗

(1)宫内输血:宫内输血时机对胎儿预后非常重要。困难在于准确评估贫血程度,判断最佳输血时机。根据监测大脑中动脉收缩期峰值流速、脐血检测等手段,目前多认为,胎儿中/重度贫血但尚未出现水肿时是宫内输血的最佳时机。这时可一次输入较多血，从而减少输血次数，并避免过早干预导致的并发症。以往曾主张妊娠 32 周时考虑分娩，但由此带来了早产的并发症、高胆红素血症、需要换血等问题，近年主张宫内输血进行到妊娠 34～35 周，无其他终止妊娠指征时，可于妊娠 37～38 周后分娩，以增加胎儿肝和血脑屏障的成熟度，降低高胆红素血症及胆红素脑病的发生，减少换血机会。

血源选择 O 型（或与孕母、胎儿同型，如均为 A 或 B 型）、Rh 阴性且与母亲血清不凝集的浓缩红细胞。以新鲜洗涤红细胞（<7 天）为佳。血源应为巨细胞病毒阴性，与母血清进行交叉配血试验阴性；并于输注前先予 γ 射线照射，以杀灭淋巴细胞，预防移植物抗宿主病。

（2）静脉丙种球蛋白（IVIG）应用：可用于已被致敏的孕母，也可直接用于已发生严重溶血的胎儿。一般于妊娠 28 周前，给孕妇注射 IVIG 400mg/(kg·d)×(4～5)天，每间隔 2～3 周可重复应用，直至分娩。

（3）母亲血浆置换术：若孕母血型抗体效价高于 1∶64，且有过 Rh 溶血病病史，应考虑行血浆置换术。若羊水测定 A450 值提示为溶血病，应及时行血浆置换术，可将母体血液中的抗体分离去除，但不能终止抗体的继续产生，也不能逆转胎儿的病情。术后检测孕母抗体水平，如再次升高，可再行血浆置换术。

（4）提前分娩：当羊水分光光度计测定胆红素表明胎儿受累程度重，且孕周>32 周，可测定羊水卵磷脂/鞘磷脂（L/S），以判断胎肺成熟度，必要时考虑提前分娩。

2.新生儿治疗

产前已确诊者，在胎儿娩出时立即钳扎脐带，以防胎盘血流入患儿体内加重溶血。再根据病情及症状，选用下列各种措施。

（1）光照疗法：有助于降低血清胆红素，防止胆红素脑病。但不能阻止溶血及纠正贫血，故不能代替换血疗法。强光疗优于普通光疗，光疗期间密切监测胆红素水平，如胆红素持续升高达到换血水平，及时进行换血。

（2）换血疗法：胎儿期重度受累，出生时有水肿、腹水、贫血、心肺功能不全者，如不及时处理常生后不久死亡。应保持有效的通气，抽腹水，尽快进行交换输血。换血疗法的目的为置换出患儿循环血中的未结合胆红素、致敏红细胞和免疫抗体，同时纠正贫血，并提供白蛋白以结合患儿血中新产生的胆红素。

（3）IVIG 的应用：确诊 Rh 溶血病后尽早应用 IVIG，以减轻溶血反应。早期应用 IVIG 联合强光疗可减少换血。应用剂量为 1g/kg，必要时重复应用。

七、Rh 血型的预防

以多克隆的抗 D 免疫球蛋白作为预防剂，这种多克隆抗体主要来自高度免疫化的 RhD 阴性母亲的血浆。预防对象是分娩过 RhD 阳性胎儿的 RhD 阴性母亲，或有其他原因导致 RhD 阴性孕妇接触 RhD 阳性胎儿血液的致敏事件，如流产、羊膜穿刺、绒毛活检、脐带穿刺和产前出血等，这些产妇也需进行预防。一般在分娩后或发生致敏事件后 72 小时内尽早使用。多克隆抗体的预防作用机制可能是注射的抗 D 抗体与输入的 RhD 阳性红细胞结合，这种复合物被脾的单核巨噬细胞清除,使D抗原在被免疫系统识别之前破坏。

产后广泛应用抗D免疫球蛋白减少了约90%的RhD同种免疫及随后发生的Rh相关的胎儿和新生儿溶血等问题。28~29孕周预防性应用Rh免疫球蛋白可将孕晚期RhD同种免疫发生率从2%降至0.1%,将随后发生的Rh相关胎儿和新生儿问题阻断率从95%升高至99%。

Rh(D)同种免疫一旦发生,使用抗D免疫球蛋白无效。故Rh阴性孕妇妊娠Rh阳性胎儿,如存在发生母胎输血的风险,即可应用抗D免疫球蛋白。

第三节　新生儿胎粪吸入综合征

胎粪吸入综合征(MAS)是胎儿在宫内或产时吸入被胎粪污染的羊水,导致以呼吸道机械性阻塞及化学性炎症为主要病理特征,以出生后出现呼吸窘迫为主要表现,同时可伴有其他脏器受损的一组综合征。由于妊娠34周前极少发生羊水胎粪污染,所以MAS多见于近足月儿、足月儿或过期产儿。MAS是引起足月儿呼吸窘迫常见的原因,有较高的发生率及死亡率。MAS可分为3型:①轻型,需吸入<40%氧,吸氧时间<48小时;②中型,常需吸入>40%氧,吸氧时间>48小时,但无气漏发生;③重型,需辅助通气治疗,通气时间>48小时,常并发新生儿持续肺动脉高压(PPHN,或称持续胎儿循环)。

一、病因与发病机制

(一)胎粪排出

胎粪是新生儿第1次排出的肠道内容物,含有胆汁、胆汁酸、黏液、胰液、胎脂、胎毛、胆红素及上皮细胞等物质。胎儿在宫内或分娩过程中缺氧,使肠道及皮肤血流量减少,继之迷走神经兴奋,导致肠壁缺血痉挛,肠蠕动增快,肛门括约肌松弛而引起宫内排出胎粪。分娩时羊水胎粪污染(MSAF)发生率在所有活产儿中占8%~20%,其发生率随胎龄增加而增加。妊娠<34周者极少发生MSAF,34~37周发生率为1.6%,>42周发生率为30%,因此,有学者推断羊水混有胎粪可能是胎儿成熟的标志之一。

MASF发生率与胎龄明显相关的可能机制:

(1)在神经系统成熟的胎儿,脐带的挤压可引起短暂的副交感刺激,引起胎粪排出。

(2)胎粪排出是胃肠道成熟的一种自然现象。MSAF约5%进展为MAS,其中约1/3患儿需要插管和机械通气,死亡率约为5%。促进胎粪排出的因素包括胎盘功能不全、妊娠高血压、先兆子痫、羊水过少及孕妇药物滥用等,尤其是烟草及可卡因。患儿由MSAF进展为MAS的因素包括黏稠胎粪、异常的胎心率、5分钟低Apgar评分及胎儿宫内窘迫等。国外有文献报道,近年MAS的发生率较少与超过41周患儿出生率明显较少、异常的胎心率常规监测及羊膜腔灌注术有关。MAS在我国所有发生呼吸衰竭的患儿中约占10%,死亡率近39%。但近年由于外源性肺表面活性物质的补充,高频呼吸机、吸入一氧化碳、体外膜氧合器

(ECMO)的使用,有文献报道 MAS 死亡率降至 5%以下。吸入含有胎粪的羊水后可损伤肺组织并抑制肺表面活性物质(PS)活性,肺损伤后释放细胞因子和炎症介质,引起局部炎症,当炎症达到一定程度时可破坏肺泡表面毛细血管屏障,发生肺水肿。大量蛋白质渗出则进一步抑制 PS 活性并形成肺透明膜,从而产生严重的肺不张和肺气肿,严重时甚至并发呼吸衰竭。

MSAF 曾被作为胎儿宫内窘迫的同义词,但临床较多 MSAF 并无胎儿宫内窘迫表现,如羊水被黏稠胎粪污染,与慢性宫内缺氧、胎儿酸中毒和不良预后相关,目前多数观点认为 MSAF 伴胎心异常才是胎儿窘迫和围生期出现并发症的标志。

通过观察羊水胎粪污染的颜色可以推测宫内胎粪排出或窘迫发生的大致时间。黄色提示较陈旧胎粪,绿色多为新近排出胎粪。

(二)胎粪吸入

胎粪吸入可发生在出生前或生产时。一般情况下,胎儿肺液的分泌量较大,使气道内的液体自气道流出至羊膜腔。如不存在明显的宫内窘迫,即使羊水被胎粪污染,正常的宫内呼吸活动也不会导致胎粪吸入,一旦有吸入,大多位于上气道或主气管,但在明显宫内缺氧所引起的胎儿窘迫、出现喘息时,胎粪可进入小气道或肺泡。在出生后建立呼吸后,尤其是在伴有喘息时,可使胎粪吸入至远端气道引起气道梗阻、炎症反应。临床有严重的羊水胎粪污染(如羊水Ⅲ度污染)、胎心过快、脐动脉 pH 下降等都提示有胎粪吸入的可能,需积极干预。

1.呼吸道梗阻

MAS 的主要病理变化是胎粪机械性阻塞呼吸道所致。如宫内已有胎粪吸入或有 MSAF,出生后大气道胎粪未被及时清除,随着呼吸建立可将上呼吸道含胎粪小颗粒的羊水吸入细支气管,产生小节段性肺不张,局限性阻塞性肺气肿及化学性肺炎,使肺通气/血流值失调,影响气体交换,造成严重呼吸窘迫,甚至并发气漏及新生儿持续肺动脉高压。①肺不张:首先,较大胎粪颗粒引起小气道机械性梗阻,当完全梗阻时可出现远端肺泡内气体吸收,引起肺不张,使肺泡通气血流值降低,导致肺内分流增加,从而发生低氧血症。②肺气肿:当黏稠胎粪颗粒不完全阻塞部分小气道时,形成"活瓣"。吸气时小气道扩张,由于吸气为主动过程,即由于胸腔负压作用而产生的气道压差较大,气道易于吸入,使气体能进入肺泡;而呼气为被动过程,压差较小而不易呼出,加之小气道阻塞,最终使肺内气体滞留和肺泡过度膨胀,导致肺气肿,致使肺泡通气量下降,发生二氧化碳潴留,若气肿的肺泡破裂则发生间质气肿、纵隔气肿或气胸等,使气漏发生的风险增加 20%～50%。③正常肺泡:部分肺泡的小气道可无胎粪,但该部分肺泡的通换气功能均可代偿性增强。由此可见,MAS 的病理特征为不均匀气道阻塞,即肺不张、肺气肿和正常肺泡同时存在,其各自所占的比例决定患儿临床表现的轻重。

2.化学性肺炎

在胎粪吸入后 12～24 小时,除引起上述呼吸道阻塞外,也可刺激小气道引起化学性肺炎,导致支气管水肿和小气道狭窄。化学性炎症时肺气肿可持续存在,而肺萎陷更为明显,由于末端气道的阻塞使肺动态顺应性降低,进一步加重通换气功能障碍,导致高碳酸血症和低氧血症。此外,胎粪有利于细菌生长,故 MAS 可继发细菌感染,可出现肺泡间隔中性粒细胞浸润、肺泡和气道上皮细胞坏死、肺泡内蛋白样碎片积聚等。

3.炎症介质

肺内胎粪可刺激促炎因子的释放，加重气道水肿。在 MAS 患儿肺内发现有内源性磷脂酶 A_2 生成，与炎症介质有关，导致肺泡上皮细胞的直接损伤，气道重构及肺泡表面活性物质分解代谢等。

4.表面活性物质缺乏

胎粪中的成分之一游离脂肪酸，有较高的表面张力，使肺表面活性物质从肺泡表面脱落导致其功能丧失。此外，胎粪还可通过干扰卵磷脂代谢影响肺表面活性物质的合成，减少 SP-A 和 SP-B 的产生，使 PS 灭活。胎粪抑制 SP 蛋白的程度与吸入胎粪量有关。MAS 时 PS 活性降低，肺顺应性下降，萎陷加重则进一步影响肺气体交换。

5.肺动脉高压

在窒息、低氧的基础上，胎粪吸入所致的肺不张、肺萎陷、化学性炎症损伤、PS 的继发性灭活可进一步加重肺萎陷、通气不足和低氧。上述因素使患儿肺血管阻力在出生后不能迅速降低，即肺血管适应不良，从而出现肺血管阻力持续增高，阻止由胎儿循环过渡至正常新生儿循环，当肺血管压力超过体循环压力时，发生卵圆孔和(或)动脉导管水平的右向左分流，即 PPHN，临床表现为严重发绀、低氧血症及酸中毒，吸入高浓度氧发绀不能缓解，其程度与肺部体征不平行。除 MAS 因素所致的 PPHN 外，宫内窘迫所致的肺动脉发育异常，表现为血管平滑肌延伸至正常无肌化的肺泡细小动脉，导致其管腔减小、肺血管阻力增加，也是 PPHN 的病理基础。总之，MAS 导致 PPHN 的确切机制尚不完全清楚，产前的肺细小动脉改变和出生后的肺血管适应不良可能都参与其病理过程。

二、临床表现

(一)吸入混有胎粪的羊水

吸入混有胎粪的羊水是诊断的必要条件。

(1)分娩时可见羊水胎粪污染。

(2)患儿生后见皮肤有胎粪污染的痕迹，指(趾)甲、脐带呈黄、绿色。

(3)口鼻腔吸引物中含有胎粪。

(4)气管插管时声门处或气管内吸引物可见胎粪。

(二)呼吸系统表现

早期呼吸系统表现常是肺液吸收延迟伴肺血管阻力增高，但非胎粪吸入本身所致。此后逐渐出现呼吸道梗阻的症状和体征，但症状轻重与吸入羊水的性质(混悬液或块状胎粪等)和量的多少密切相关。如吸入少量或混合均匀的羊水，可无症状或症状较轻；如吸入大量或黏稠胎粪，可致死胎或出生后不久即死亡。患儿常于出生后建立自主呼吸后不久即出现呼吸窘迫，表现为呼吸急促、浅快(通常>60 次/分)、青紫、鼻翼翕动和吸气性三凹征等，少数患儿也可出现呼气性呻吟。当气体滞留于肺部时，因肺部过度充气可见胸廓前后径增加呈桶状胸，查体早期可闻及粗湿啰音或鼾音，之后可出现中、细湿啰音。如呼吸困难突然加重，持续烦躁不安，青紫明显，听诊呼吸音明显减弱，心音低钝，应警惕气胸可能，需及时复查胸片。上述症状和体征于出生后12～24小时随胎粪进一步吸入远端气道而更为明显。由于胎粪最终需通过吞噬细胞清除，患儿呼吸困难表现常持续至出生后数天至数周，多数于7～10天恢复。

（三）PPHN

重症MAS患儿常并发PPHN，发生率为15%～20%，常发生于出生后24小时内。有文献报道，PPHN患儿中，约75%的原发病为MAS。PPHN主要表现为全身性、持续性发绀，严重低氧血症，其特点为当$FiO_2>0.6$，发绀仍不能缓解；哭闹、哺乳或躁动时发绀加重；发绀程度与肺部体征不平行（发绀重，体征轻），部分患儿胸骨左缘第2肋间可闻及收缩期杂音，为二尖瓣或三尖瓣反流所致，严重者可出现休克和心力衰竭，心功能不全时可闻及奔马律、末梢循环灌注不良及血压下降等。

PPHN临床表现类似青紫型先天性心脏病或严重肺部疾病所导致的发绀，可行以下试验进行鉴别：

1.高氧试验

吸入纯氧15分钟，如动脉氧分压PaO_2或经皮血氧饱和度（$TcSO_2$）较前明显增加，且呼吸困难程度较明显，有辅助呼吸肌活动及肺部体征和胸片改变等，提示为肺实质病变；PPHN和青紫型先天性心脏病则无明显改善。

2.动脉导管前、后血氧差异试验

同时取动脉导管前（右桡或颞动脉）和动脉导管后（左桡、脐或下肢动脉）的血标本，若动脉导管前、后PaO_2差值>15mmHg（2kPa）或$TcSO_2$差值>10%，表明动脉导管水平存在右向左分流。若无差值也不能除外PPHN，因为也可有卵圆孔水平的右向左分流。

3.高氧-高通气试验

经气管插管纯氧复苏囊或呼吸机通气，频率为60～80次/分，通气为10～15分钟，使动脉二氧化碳分压下降至25～30mmHg（$PaCO_2$），血pH上升至7.45～7.55，若PaO_2较通气前>30mmHg（4kPa）或$TcSO_2$>8%，则提示PPHN存在，因为肺血管扩张，阻力降低，右向左分流逆转，PaO_2上升，可作为PPHN的诊断试验，但高通气因需要较高吸气峰压，有时会导致肺气压伤，故目前较少应用。而青紫型先天性心脏病常有心脏增大，脉搏细弱，上下肢血压及脉搏有差异，可有肺水肿表现，高氧或高氧-高通气试验均不能使PaO_2升高，PaO_2持续<40mmHg，胸片及超声心动图可以协助诊断。

因此，足月儿或过期产儿有围生期窒息、胎粪吸入史，如于出生后数小时内出现严重全身性发绀、呼吸增快、发绀程度与肺部体征不平行时应高度警惕PPHN，需行超声心动图检查。

（四）其他

出生时有严重窒息者可有皮肤苍白和肌张力低下，由于严重缺氧可造成心功能不全、心率减慢、末梢循环灌注不足及休克表现。此外，严重MAS可并发红细胞增多症、低血糖、缺氧缺血性脑病（HIE）、多器官功能障碍及肺出血等。

三、辅助检查

（一）实验室检查

动脉血气分析显示pH下降（代酸或混合性酸中毒）、低氧血症、高碳酸血症，还应行血常规、CRP、血糖、血钙及相应血生化检查，气管内吸引物及血液的细菌学培养。

（二）X 线检查

轻型：肺纹理增粗，轻度肺气肿，横膈轻度下降，心影正常，诊断需结合病史及临床。

中型：肺野有密度增加的粗颗粒状阴影或片状、团块状、云絮状阴影；或有节段性肺不张及透亮充气区，心影常缩小。

重型：双肺有广泛粗颗粒状阴影或斑片状阴影及肺气肿征象，有时可见大片肺不张和炎症融合形成大片状阴影，继发性肺损伤或继发性 PS 缺乏所致的肺萎陷，常并发纵隔气肿、气胸等气漏；由于围生期缺氧，心影可增大。上述 X 线片表现在出生后 12～24 小时更为明显。临床统计发现，部分 MAS 患儿胸片改变与临床表现的严重程度没有一致性，即胸片严重异常者症状却很轻，胸片轻度异常或基本正常，症状反而很重，需警惕 PPHN 的可能。

（三）超声心动图

如低氧血症很明显，与肺部病变或呼吸困难的程度不成比例，需行超声心动图检查，发现有心脏卵圆孔或（和）动脉导管水平的右向左分流，有助于 PPHN 的诊断。

四、诊断

（1）根据足月儿或过期产儿，有宫内窘迫或出生窒息史，Apgar 评分常<6 分。

（2）有羊水胎粪污染的证据，轻者呈黄色或绿色，重者呈深绿色或墨绿色；新生儿娩出后指（趾）甲、脐带、皮肤被胎粪浸泡而发黄，气管内吸出胎粪。

（3）出生后早期出现呼吸困难、三凹征。

（4）有典型的胸片表现，并发肺气肿者胸廓隆起呈桶状胸，呼吸音减低或有啰音，严重病例伴有气漏。

如患儿胎龄<34 周，或羊水清澈时，胎粪吸入可能性小。

五、鉴别诊断

（一）新生儿感染性肺炎

MAS 在出生后即出现临床症状，应与早发性感染性肺炎相鉴别。原发性感染性肺炎如在出生后早期（一般指<3 天）发病，常为先天或经产道感染所致，多于出生时即有感染征象。肺部感染经胎盘血行获得时，母亲常有相应的感染病史和临床表现，常见病原体有梅毒、李斯特菌、病毒等；肺部感染经产道获得时，为上行性感染，母亲可有羊膜炎病史，有发热、羊水混浊并有臭味，病原体常为衣原体、B 组溶血性链球菌（GBS）、大肠埃希菌等，也可由病毒引起。新生儿早发性感染性肺炎可有感染的临床表现及相关的实验室检查证据；胎盘血行获得的感染性肺炎胸片表现为弥漫均一的肺密度增加，而经产道获得的上行性感染时则表现似支气管肺炎。

MAS 发生继发性感染时应与原发性感染肺炎鉴别。患儿有 MAS 的典型病史和临床表现，在并发感染时原有的症状加重，胸片可见斑片影或渗出等；在呼吸机辅助通气下可见氧需要量增加、呼吸道分泌物增多等。通过痰培养可明确感染的病原菌以指导治疗。

（二）足月儿呼吸窘迫综合征

足月儿 RDS 可见于母亲宫缩尚未发动而进行的选择性剖宫产儿。近年来选择性剖宫产的增加导致其发病率增加。患儿常无羊水胎粪污染的证据，临床表现与早产儿 PS 缺乏的 RDS 相同，X 线片有典型的 RDS 表现，但临床症状可能更重，并发 PPHN 的机会也更多。对于选择性剖宫产的足月儿，出生后早期发生呼吸困难时应警惕该病发生的可能。

六、治疗

1.清除胎粪和气道吸引

分娩时遇到胎粪污染的新生儿应作如下抉择：如果出生患儿为有活力儿(即有自主呼吸，肌张力基本正常，心率达到 100 次/分)，那么只需要用冲洗球或大口径吸引管清理口腔和鼻腔分泌物及胎粪。如果患儿为无活力儿(即无自主呼吸，肌张力低，心率小于 100 次/分)，那么立即进行气管插管，吸出声门下气道内胎粪，每次吸引时间不要超过 5 秒钟。反复气道吸引可能降低 MAS 临床危重程度，但是经反复吸引的 MAS 发展为依赖呼吸机治疗的情况仍比较普遍。由于胎粪污染羊水可以被吞咽，因此，在胎儿出生后趋稳定时，可以经胃管吸引，防止胃内容物反流，再吸入肺内。

2.氧疗

对于有呼吸困难者可以吸氧，并可以给予持续气道正压通气(CPAP)，3～7cmH_2O，以保持扩张中小气道，改善通气和灌流。如果吸入 100%氧时，动脉氧分压仍然低于 50mmHg，应给予气道插管和机械通气。

3.常规机械通气

常规机械通气(CMV)应用原则为适当加快通气频率，降低 PEEP，保持分钟通气量足够，避免过大潮气量通气。因此，可以采用的参数为，通气模式采用定容或定压 A/C 或 SIMV，供气时间<0.5 秒，通气频率 40～60 次/分，PEEP 在 2～3cmH_2O，潮气量在 6mL/kg，分钟通气量为 240～360mL/kg，PIP 在 20～25cmH_2O。如果出现呼吸机对抗现象，可以先采用触发敏感度调节，获得相对合适的实际通气频率，如50～60 次/分，尽量控制少用或不用镇静剂和肌松剂。对抗可能造成颅内血压和血流的剧烈波动，但抑制自主呼吸会降低气道内纤毛黏液系统借助咳嗽运动将气道内容物排出。如果自主呼吸比较强烈，有烦躁不安，也可以用 SIMV+PSV 或 PSV 模式通气，降低平均气道压(MAP)，减少肺泡压力差剧烈变化导致的气胸。呼气时间宜适当延长，以避免内源性 PEEP 形成带来肺泡破裂和气漏。

4.高频通气

高频通气(HFOV)是目前治疗 MAS 普遍采用的通气方式，其优点为持续扩张气道，增加肺泡通气量，有助于改善通气/灌流比例。对于足月新生儿，HFOV 的参数一般采用 10Hz (600 次/分)，振荡幅度一般在 30～40cmH_2O，达到肉眼可视小儿胸廓振动，调节 PEEP 使 MAP 较 CMV 时高 2～3cmH_2O，一般在 15～25cmH_2O。HFOV 进行 1～2 小时后，会使深部气道和肺泡内的吸入物逐渐排出，氧合状况会有所改善，二氧化碳排出效率提高。

5.肺表面活性物质

由于胎粪可以抑制肺表面活性物质功能，同时窒息缺氧也导致肺泡Ⅱ型上皮细胞合成分泌表面活性物质障碍，所以外源性表面活性物质治疗成为一种可以选择的方法。一般用表面活性物质治疗后 3 小时，氧合指数($OI=FiO_2 \times MAP \times 100/PaO_2$)由给药前的平均 36 下降到

24，给药后12～24小时，FiO_2由1.0下降到0.73，提示肺表面活性物质治疗MAS后短期内可以显著提高气血交换及氧合水平，改善通气效率。临床研究采用多剂量表面活性物质可以显著改善低氧血症。Findlay等应用牛肺肺表面活性物质制剂随机对照治疗40例MAS得到显著临床效果。在给药组20例中，有学者采用气道插管侧孔连续注入技术，将每千克体重150mg肺表面活性物质制剂在20分钟内给入，同时保持机械通气不停。给药后使a/A比值由0.09升高到0.30以上，OI由24下降到10以下，多数患儿需在随后的6～12小时内再给予1～2剂（首剂的1/2量），方可使疗效稳定。此种治疗使得机械通气时间和住院天数减少，并对氧疗依赖程度较低。

6.吸入一氧化氮

由窒息导致的持续肺血管痉挛，可以发展成持续肺动脉高压症，表现为机械通气依赖＞60%氧供，动脉导管和卵圆孔出现右向左分流、三尖瓣反流等，可以经床旁彩超测定出。应用带吸入一氧化氮（NO）供气装置的呼吸机（如西门子300型），可将NO气体以低流量接入供气回路。如NO钢瓶供气浓度为1×10^{-3}（1 000ppm，1ppm＝1/1 000 000体积），目标浓度为10ppm，可以将NO供气流量调节到供气管道通气流量的1%获得。应用电化学或光化学技术的NO/NO_2浓度测定仪，从三通接口连续抽样，测定出实际进入患儿肺部的NO浓度。常用的起始浓度为10～20ppm，在有效时逐渐下调为5～10ppm，治疗时间为1～3天。治疗有效者，可以在吸入NO后数分钟至数小时内，动脉氧分压提高10mmHg，吸入氧气浓度下降10%～20%，同时可以经彩超检查发现右向左分流转变为双向分流或左向右分流，提示肺动脉压开始下降。

7.体外膜肺（ECMO）

为生命支持技术中挽救肺功能丧失的主要手段。系采用颈外静脉引流出血液，经膜氧和器完成气血交换、加温、抗凝等步骤后，再将含氧血经颈总动脉输回体内，供应全身脏器。此时肺处于休息和修复状态。在数天至数周后，如果肺得到修复，可以恢复功能活动，则将体外循环关闭，使体内肺循环重新工作。MAS是新生儿中进行ECMO治疗的主要对象，占40%～50%。目前，由于HFOV和吸入NO治疗的开展，新生儿中依赖ECMO治疗的患者数显著下降到以往的20%左右。由于存在结扎颈总动脉导致脑血供减少，以及抗凝控制上的困难，产生微血栓，有脑栓塞的危险；加上人力和消耗品费用上的巨大开支，所以此技术的应用存在局限性。中国尚未见新生儿常规开展此项技术。

七、预防

（1）积极防治胎儿宫内窘迫和产时窒息。

（2）对羊水混有胎粪者，应在胎儿肩和胸部尚未娩出前，清理鼻腔和口咽部胎粪。通过评估，如新生儿有活力（即呼吸规则，肌张力好，心率＞100次/分），可进行观察，不需气管插管吸引；如无活力，立即气管插管，将胎粪吸出；不能确定是否有活力时，一般应气管插管进行吸引。在气道胎粪吸出前一般不应进行正压通气。

第四节 新生儿高胆红素血症

一、新生儿胆红素代谢特点

新生儿黄疸是新生儿时期常见症状之一，尤其是早期新生儿。它可以是新生儿正常发育过程中出现的症状，也可以是某些疾病的表现，严重者可致脑损伤。成人血胆红素＞34μmol/L(2mg/dL)时，巩膜和皮肤可见黄染。新生儿早期由于胆红素代谢特点，血胆红素可高于成人。新生儿毛细血管丰富，血胆红素＞85μmol/L(5mg/dL)时，才能觉察皮肤黄染，正常情况下足月儿约有80%肉眼可观察到黄疸。由于未结合胆红素具有潜在的细胞毒性，新生儿出生后需进行密切的监测，辨别有无发生重症高胆红素血症甚至胆红素脑病的危险性。正确识别新生儿黄疸必须首先掌握新生儿胆红素代谢的特点。

（一）胆红素代谢

人体内胆红素代谢是在一系列的酶作用下进行的，受诸多因素影响。如果胆红素代谢发生障碍，临床可出现黄疸，在新生儿时期尤为常见。

1.胆红素的形成

胆红素是血红素降解的最终产物，其来源有3个方面：

(1)衰老红细胞的血红蛋白：衰老红细胞可被肝、脾和骨髓的单核吞噬细胞系统(网状内皮细胞)所吞噬和破坏，将血红蛋白分解成血红素、铁和珠蛋白。血红素在网状内皮细胞微粒体血红素加氧酶(HO)催化下，以及在还原型辅酶Ⅱ(NADPH)、细胞色素P450还原酶的参与下，释放出游离铁和一氧化碳，形成胆绿素，胆绿素又很快在胆绿素还原酶和还原型辅酶Ⅱ作用下转变为胆红素。1g血红蛋白可递解为34mg胆红素。此部分来源的胆红素占体内总胆红素来源的80%。

(2)旁路胆红素：骨髓内一部分网织红细胞和幼红细胞尚未发育到成熟阶段即被分解，其血红蛋白的血红素再转变为胆红素。在正常情况下，这部分来源的胆红素很少，占总胆红素的3%以下。

(3)其他：肝和其他组织内含血红素的血色蛋白，如肌红蛋白、过氧化物酶、细胞色素等。由这部分来源的胆红素约占总胆红素的20%。

近年来，对血红素加氧酶(HO)在胆红素代谢中的作用机制的研究取得一些新的进展。哺乳动物体内存在有2种不同基因来源的HO——HO-1和HO-2。其中HO-1的主要生物学功能是调节体内血胆红素代谢的平衡及催化胆绿素生成。某些外源性刺激，如X线辐射、应激、发热、饥饿等均能诱导HO-1活性，促进血红素转化为胆红素，HO-2则不受上述外源性刺激的诱导。体外研究发现，HO同工酶组织分布有差异，脾HO-1为主，睾丸HO-2为主，肝HO-1与HO-2呈1∶2结合，脑组织只有HO-2。目前认为在脑组织中，HO-2催化血胆红素分解代谢产生的一氧化碳是类似一氧化氮(NO)的神经递质，其确切的作用机制正在深入研究中。而金属原卟啉化合物作为HO抑制剂，可竞争结合HO而阻断血红素降解作用，使血红素转变成胆绿素的过程被抑制,从而减少胆红素的形成。

2.胆红素在血液中的运输

从网状内皮细胞释放到血浆的胆红素是未结合胆红素,因与偶氮试剂呈间接反应,故称间接胆红素。其不溶于水,不能从肾小球滤过和排出,但溶解于脂肪,各种细胞膜是脂蛋白结构,易透过细胞膜,如产生过多,进入细胞内可能干扰细胞内的代谢功能。

由于未结合胆红素不溶于水,在血液中必须与蛋白联结,以利运输,联结后的胆红素不能透过细胞膜。1g 白蛋白可联结 15mg 胆红素,每 100mL 血浆中的白蛋白可联结 342～425μmol/L(20～25mg/dL)胆红素,某些有机阴离子,如磺胺类、甲状腺素、水杨酸类,对白蛋白与胆红素的联结有竞争作用,使胆红素又游离出来。

3.肝细胞对胆红素的摄取和结合

血液流入肝后,与白蛋白联结的胆红素即游离出来,被肝细胞内 2 种色素受体蛋白-Y 蛋白和 Z 蛋白所摄取。Y 蛋白为碱性蛋白,含量较多,对胆红素接受能力较强;Z 蛋白为酸性蛋白,优先结合游离脂肪酸,只有在胆红素浓度较高时才接受,亲和力较差。被 Y 蛋白和 Z 蛋白摄取的胆红素被运送至光面内质网,在葡糖醛酸转移酶的作用下,与葡糖醛酸结合形成胆红素葡糖醛酸酯,即结合胆红素,其为水溶性,不能透过细胞膜,能透过毛细胆管膜,从肾排出。

4.胆红素的排泄和肠肝循环

结合胆红素可透过毛细胆管膜排泄到毛细胆管,成为胆汁的一部分排入肠管,在小肠末端及结肠处受肠道菌群和肠道内 β-葡糖醛酸糖苷酶的降解作用,与葡糖醛酸分离,形成未结合胆红素,在肠道细菌作用下还原为尿胆素原(或称胆素原),大部分从粪便排出。一小部分胆素原以及经 β-葡糖醛酸糖苷酶作用形成的未结合胆红素可被肠黏膜重吸收,经门静脉入肝,再由肝排入胆道,构成肠肝循环。

5.胆红素的化学结构

胆红素的化学结构有 4 个吡咯环,呈内旋形式,称 Z 型胆红素。由于亲水的氢键基团被包裹在分子内部,而疏水的碳氢基团暴露在分子表面,Z 型胆红素具有疏水而亲脂的特性,易透过生物膜、血脑屏障及肝细胞膜,造成对组织细胞的毒性作用,对富含磷脂的神经系统尤为严重。Z 型胆红素在适宜波长的光照下发生光化学反应可形成 2 种异构体,即 E 型胆红素和光红素。E 型胆红素易溶于水,在未与白蛋白结合的情况下,极不稳定,它可较快地逆转为 Z 型胆红素;光红素比 E 型胆红素更易溶于水,其不再回逆为 Z 型胆红素。

(二)新生儿胆红素代谢特点

1.胆红素生成增多

成人每天每千克产生胆红素为 64.6±10μmol/L(3.8±0.6mg/dL),而新生儿为 144.5±39μmol/L(8.5±2.3mg/dL)。新生儿胆红素增多的原因:①新生儿红细胞寿命短,为 70～90 天(成人为 120 天),有人认为红细胞寿命短并不与新生儿早期出现高胆红素的时期一致,故并不是新生儿生理性黄疸的主要原因。②旁路和其他组织来源的胆红素增多,新生儿生后短期内停止胎儿造血,使此部分胆红素来源增多。有报道,足月新生儿旁路系统和其他组织来源的胆红素占总胆红素的 20%～25%,早产儿为 30%,而成人仅为 15%。③红细胞数量过多,胎儿在宫内处于低氧环境,刺激促红细胞生成素的产生,红细胞生成相对较多,出生后新生儿建立呼吸，血氧浓度提高，故过多的红细胞被破坏。

2.肝细胞摄取胆红素能力低下

新生儿出生时肝细胞的Y蛋白含量极微，仅为成人的5%～20%，不能充分摄取胆红素，生后5～10天，Y蛋白达到正常水平。

3.肝细胞结合胆红素的能力不足

新生儿出生时肝酶系统发育不成熟，尿苷二磷酸葡糖醛酸转移酶含量不足，只有成人的1%～2%，使胆红素结合过程受限，以后逐渐成熟，6～12周后接近正常水平。

4.肝细胞排泄胆红素的功能不成熟

新生儿肝细胞排泄胆红素的能力不足，若胆红素生成过多或其他阴离子增加，都会引起胆红素排泄发生障碍，早产儿尤为突出，可出现暂时性肝内胆汁淤积。

5.肠肝循环的特殊性

在肝内形成的结合胆红素，无论是胆红素单葡糖醛酸酯还是胆红素双葡糖醛酸酯，均不稳定，随胆汁排出后，在十二指肠或空肠pH偏碱的情况下通过非酶性的水解过程或经肠腔内较高浓度的β-葡糖醛酸糖苷酶的作用，部分结合胆红素分解为未结合胆红素，迅速被肠黏膜吸收回到肝进入血液循环，增加了肠肝循环。也有部分从粪便排出，新生儿肠腔内的胎粪含胆红素80～100mg/dL，如胎粪排出延迟，也可加重胆红素的回吸收，使肠肝循环的负荷增加。出生新生儿肠道内无细菌，不能将结合胆红素还原成尿胆素原类化合物随粪便或经肾排出，也增加了胆红素的回吸收。

总之，由于新生儿胆红素生成增多、肝功能不成熟和肠肝循环的特点，血胆红素浓度容易增高，临床易出现黄疸。

二、早期新生儿高胆红素血症

新生儿在出生早期，由于胆红素代谢的特点，在正常发育过程中发生一过性黄疸，是新生儿期的生理现象，以往称之为新生儿生理性黄疸。90%的新生儿生后血清胆红素高于34.2μmol/L(2mg/dL)，超过成人水平[成人为3.42～17.1μmol/L(0.2～1.0mg/dL)]。当胆红素达到68.4～85.5μmol/L(4～5mg/dL)时，肉眼即可观察到黄疸。

足月儿约有50%、早产儿约有80%出现肉眼可见的短暂的黄疸。足月儿黄疸多于生后2～3天出现，生后4～5天黄疸最明显。黄疸程度较轻，先见于面颈部，可延及躯干或四肢，巩膜也黄染，粪便色黄，尿色不黄，无其他症状。生后7～10天逐渐消退。早产儿由于血浆白蛋白偏低，肝功能更不成熟，黄疸程度较重，可延迟到2～4周才消退。血清胆红素主要是未结合胆红素增高，红细胞、血红蛋白、网织红细胞都在正常范围，尿中无胆红素或过多的尿胆原，肝功能正常。

新生儿生理性黄疸的程度受许多因素的影响，不仅有个体差异，也与种族、地区、遗传、喂养方式等有关。在此期间有很多因素，如围生期因素、溶血因素、感染因素等可引起病理性黄疸，致使新生儿黄疸的正常血清胆红素高限值很难有统一的标准。另外，新生儿出生后的胆红素水平是一个动态变化过程，故胆红素增高的生理范围也应随日龄而异，不能仅凭胆红素指标,尤其是只依据胆红素某一个限值来界定生理性或病理性黄疸。必须结合胎龄、日龄(或小时龄),以及是否存在引起高胆红素血症的高危因素等综合判断。早产儿有病理因素存在时,胆红素值在较低水平即可发生胆红素脑病。相反,正常足月儿胆红素值虽然超过生理性黄疸的最高限值,但却找不到原因,可能仍属于生理性黄疸。

鉴于上述原因,近年来国内外学者已倾向于弱化对新生儿生理性黄疸诊断标准的制订,而更重视和强调对新生儿高胆红素血症的诊断及干预标准的界定。

(一)诊断标准

新生儿高胆红素血症的诊断标准以往是根据健康新生儿出生后血清胆红素(TSB)峰值的第 95 百分位值来界定的,即足月儿血清胆红素浓度超过 220.6μmol/L(12.9mg/dL)、早产儿超过 256.5μmol/L(15mg/dL)诊断为新生儿高胆红素血症。近年来国内外已普遍认同和采用健康足月儿及晚期早产儿的胆红素水平超过相应小时龄的第 95 百分位值作为高胆红素血症的诊断标准。目前多采用美国 Bhutani 等制作的 TSB 列线图作为诊断依据。

以往的诊断标准存在多方面的问题。Maisels 等于 1981 年提出的诊断标准,即足月儿 TSB 不超过 220.6μmol/L(12.9mg/dL),早产儿 TSB 不超过 256.5μmol/L(15mg/dL)一直作为传统的诊断标准沿用至今。目前已不再认同此标准,一方面,其最高限定值不适于我国新生儿人群;另一方面,用一个限值不能体现新生儿在出生后胆红素水平的动态变化过程。2006 年,Maisels 等对 3 984 例胎龄≥35 周的正常新生儿[主要为白种人(73.1%)和母乳喂养儿(67.1%)]生后 6~96 小时内监测经皮胆红素(TcB)水平的动态研究发现,TcB 列线图上显示的 96 小时第 95 百分位的 TcB 水平接近以前沿用的 220.6μmol/L(12.9mg/dL),认为白种人可用此值作为生理性黄疸 TSB 最高限值,同时也提到其他资料报道的数字高于此值。Bhutani 等报道 2 840 例平均胎龄 39 周的正常新生儿(其中白种人 43.4%,美裔非洲人 41.2%,母乳喂养儿 49.5%)在生后 132 小时内监测 TSB,发现在 TSB 列线图上显示 96 小时第 95 百分位的 TSB 为 299.3μmol/L(17.5mg/dL)。Newman 等和 Maisels 等报道的正常足月儿生后 96 小时第 95 百分位 TSB 值分别为 299.3μmol/L(17.5mg/dL)和 265.1μmol/L(15.5mg/dL)。我国多中心研究报道了 876 例母乳喂养儿生后 2 周内 TSB 值动态观察的结果,第 95 百分位的 TSB 值为 303.2μmol/L(17.7mg/dL)。由于各家报道的研究对象的种族、喂养方法及胆红素的测定方法不同,结论有一定差异,但总体看来,正常足月新生儿生理性黄疸 TSB 最高限值较以前有所提高。

我国新生儿高胆红素血症的诊断和干预/治疗标准经历了 3 次修订。中华医学会儿科学分会新生儿学组分别于 2001 年、2010 年和 2014 年发表了《新生儿黄疸干预推荐方案》《新生儿黄疸诊疗原则的专家共识》和《新生儿高胆红素血症诊断和治疗专家共识》。在前两者中未针对新生儿生理性黄疸或高胆红素血症的诊断标准进行修订,仍沿用以往的足月儿 TSB 超过 220.6μmol/L(12.9mg/dL)、早产儿 TSB 超过 256.5μmol/L(15mg/dL)作为新生儿高胆红素血症的诊断标准。美国儿科学会(AAP)2004 年发布的《胎龄≥35 周新生儿高胆红素血症处理指南》中,已不再沿用固定一个限值的诊断和干预标准,而是根据新生儿出生后胆红素水平的动态变化特点,采用 Bhutani 等制作的 TSB 列线图,将 TSB 超过相应小时龄的第 95 百分位值作为新生儿高胆红素血症的诊断标准和干预标准。中华医学会儿科学分会新生儿学组

2014年发表的《新生儿高胆红素血症诊断和治疗专家共识》提出，TSB水平对个体的危害性受机体状态和内环境多种因素影响，因此，不能简单用一个固定的界值作为干预标准。为此有必要对2010年《新生儿黄疸诊疗原则的专家共识》进行补充和修订。此次修订既参考AAP 2004年发表的《胎龄≥35周新生儿高胆红素血症处理指南》，又要适合我国实际情况。2014年的专家共识中提出，对于胎龄≥35周的早产儿和足月新生儿，目前采用美国Bhutani等制作的小时TSB列线图，当胆红素水平超过不同小时龄的第95百分位时定义为高胆红素血症，摒弃了以往采用的足月儿不超过220.6μmol/L(12.9mg/dL)、早产儿TSB不超过256.5μmol/L(15mg/dL)的固定界值的观念。另外，还根据胆红素水平升高的程度，将新生儿高胆红素血症分为：①重度高胆红素血症，TSB峰值超过342μmol/L(20mg/dL)；②极重度高胆红素血症，TSB峰值超过427μmol/L(25mg/dL)；③危险性高胆红素血症，TSB峰值超过510μmol/L(30mg/dL)。

早产儿生后早期存在多种高危因素，因此，早产儿TSB虽然在正常生理范围内，但完全有可能已存在潜在的病理情况，必须先给予干预。近年来NICU中已广泛应用不同出生胎龄、出生体重的早产儿黄疸的不同出生小时龄TSB干预指标，有非常重要的临床实用价值。因此，NICU的高危早产儿生理性黄疸TSB诊断标准已失去其临床应用价值。今后临床也将很难监测到完全自然发展过程的早产儿生理性黄疸的TSB值。Maisels在1999年就提出，NICU内的新生儿多为高危儿，生理性黄疸这一名词已被认为无意义和无实用价值。并提出在分析各种影响因素的前提下确定不同TSB的干预指标有更重要的临床实用价值。

健康新生儿出生后的黄疸程度与种族关系密切，应加强我国新生儿黄疸流行病学调查和研究，通过多中心、大样本的临床资料，绘制出符合我国新生儿群体特点的干预列线图，同时再通过大量临床实践，不断总结经验，修订出适于我国的更为完善和切实可行的干预标准。

早期新生儿由于各种原因导致的高胆红素血症绝大多数为未结合胆红素(UCB)增高，称高未结合胆红素血症。未结合胆红素有一定毒性，可透过生物膜及血脑脊液屏障，当未结合胆红素超过342μmol/L(20mg/dL)时或是小早产儿有缺氧、酸中毒等合并症，未结合胆红素超过171μmol/L(mg/dL)时，如得不到及时诊断和治疗，可引起胆红素脑病，导致中枢神经受损，可产生严重的后果，直接致死致残，严重威胁新生儿的健康和生命，应引起高度重视。因胆红素脑病几乎完全是可以防治的疾病，对早期高危新生儿，如黄疸发生早、进展快、程度重，应监测血清胆红素，密切观察病情，及时诊断，给予相应的防治措施，严重者应按急症处理，如Rh血型不合溶血病等。

(二)病因

早期新生儿高未结合胆红素血症的病因较多，常为多种病因所致。根据病因对胆红素生成和各代谢阶段的不同影响可分为胆红素生成过多及肝细胞结合胆红素障碍。

1.胆红素生成过多

由于红细胞破坏增多，胆红素生成过多，是最为常见的病因。

(1)新生儿溶血病：母婴Rh、ABO或其他血型不合引起的同族免疫性溶血病。大多数由ABO血型不合引起，主要见于母为O型血，胎儿为A型或B型者。本病的特点是多于出生后24小时内即出现严重黄疸，而且迅速进行性加重，极易发生核黄疸，应及时诊断，按急症处理，尽早光疗，必要时换血。

(2)红细胞酶的缺陷：如红细胞葡萄糖-6-磷酸脱氢酶(G-6-PD)、丙酮酸激酶、己糖激酶缺陷等，其中以 G-6-PD 缺陷较为常见。常因感染、窒息、缺氧、酸中毒、口服或接触氧化剂(如维生素 K_3、水杨酸、磺胺、抗疟药、樟脑等)使黄疸加重。本病较少在出生后 24 小时内出现黄疸，多见于出生后第 3～4 天，以中度黄疸为主。重症伴贫血、肝脾肿大者，不及时治疗，可导致核黄疸。在高发区的新生儿应于出生后即进行高铁血红蛋白还原试验筛查及血清胆红素监测，可及时诊断和采取防治措施。

(3)遗传性红细胞形态异常：如遗传性球形细胞增多症、椭圆形细胞增多症、口形细胞增多症、固缩细胞增多症，由于细胞膜的缺陷，红细胞过早地被脾脏破坏。本病是一种常染色体显性遗传病，多有家族史，较少见，约半数在新生儿早期发病，黄疸出现于出生后 36 小时之内，一般黄疸不重，但也可高达需要换血程度，以致发生核黄疸。可发生终身性慢性溶血性贫血，也可发生溶血危象。

(4)血红蛋白病：新生儿期见到的主要是由链数量和质量异常引起。地中海贫血可引起胎儿水肿综合征，黄疸较明显。

(5)体内出血：产程不顺利可直接造成较大的头颅血肿、损伤性颅内出血、皮下血肿或其他部位出血(肝脾破裂)，引起血管外溶血，使胆红素产生过多。

(6)维生素 E 及微量元素缺乏：小于 32 周的早产儿维生素 E 水平较低，可影响红细胞膜的功能，引起溶血，使黄疸加重。母血浆锌低，新生儿脐血锌和镁也较低，低锌可使红细胞膜结构有缺陷而致溶血。镁缺乏可影响葡萄糖醛酰转移酶的生成。

(7)催产素引产：催产素用量超过 5U，同时输入大量不含电解质的葡萄糖溶液，可使孕妇血浆渗透压及血清钠降低，胎儿血出现相应的改变。胎儿血的低渗状态可导致红细胞肿胀、失去可变形性，及脆性增加，使红细胞破坏，胆红素产生增多。

(8)红细胞增多症：如小于胎龄儿在宫内慢性缺氧、糖尿病母亲的婴儿造血功能旺盛、先天性青紫型心脏病、胎内输血(母—胎，胎—胎)、脐带晚扎(延迟 5 分钟可增加红细胞量 50%)、出生时胎儿体位低于胎盘等，均可导致红细胞增多，破坏也增多。一般出生 48 小时后出现黄疸。

(9)肠肝循环增多：高危儿喂养延迟，早产儿喂养困难、先天性肠闭锁、幽门狭窄等，均可使胎粪排出延迟，增加胆红素经肠黏膜的重吸收，使胆红素升高。

(10)母乳喂养性黄疸：又称早发性母乳黄疸。黄疸程度超过生理性黄疸，多见于初产妇的婴儿。

(11)感染：细菌毒素可致溶血，如金黄色葡萄球菌、大肠埃希菌感染。病毒感染也可以引起，如巨细胞病毒(HCMV)。

2.未结合胆红素在肝细胞同葡萄糖醛酸结合障碍

(1)家族性暂时性新生儿黄疸(Lucey-Driscoll 综合征)：本病较少见，有明显的家族史，易发生胆红素脑病。

(2)先天性葡萄糖醛酰转移酶缺乏症(Crigler-Najjar 综合征)：本病极少见，有 2 种类型。Ⅰ型属常染色体隐性遗传，完全缺乏此酶。Ⅱ型又称 Arias 综合征，属常染色体显性遗传。

(3)先天性非溶血性未结合胆红素增高症(Gilbert 病):常染色体显性遗传。主要由于肝细胞摄取未结合胆红素的功能障碍或胆红素尿苷酸化作用发生障碍,黄疸较轻,血清胆红素多<85μmol/L。也可伴有葡萄糖醛酰转移酶活性部分减低,则黄疸较重,对酶诱导剂有效。

(三)临床表现

黄疸出现的时间早,于生后 24 小时即可出现,并呈进行性加重,2～3 天即达高峰;或生后黄疸不明显,4～5 天后出现较明显的黄疸,而且黄疸发展快,24 小时内可明显加重,胆红素每天可增加 85μmol/L(5mg/dL)以上;黄疸程度较重,呈杏黄、橘黄或金黄色,分布范围较广,除头颈、躯干、巩膜黄染较明显外,四肢及手足心也黄;大便色黄,尿色浅黄、不染尿布等,为早期新生儿高未结合胆红素症的特点。如血清胆红素>220.6μmol/L,常可出现反应较差,食欲低下。如为溶血所致,因贫血而肤色苍白,降低黄疸色泽,呈苍黄色,肝脾常大。如为红细胞增多所致,呈多血貌,皮肤深红色,也可影响黄疸颜色。此外,因病因的不同,可有不同的伴随症状,如感染所致,多伴有发热或体温低下及其他感染中毒症状等。随黄疸加重,出现精神萎靡或易激惹时可能为胆红素脑病的早期表现。

(四)诊断和鉴别诊断

黄疸在整个新生儿时期是一个需要重视的症状,由于其产生原因及机制是多方面的,做好诊断和鉴别诊断需从病史、体格检查及辅助检查入手,将胆红素监测与胎龄、时龄及高危因素等结合起来综合判断。

1.病史

要仔细询问病史,询问母亲妊娠史(胎次,有无流产、死胎和输血史,妊娠并发症,产前有无感染和羊膜早破史),同胞兄妹有无黄疸史或家族史;是否为早产儿、低出生体重儿或糖尿病母亲的婴儿;父母血型,分娩过程(分娩方式,有无难产史,是否用过催产素、镇静剂或麻醉剂,是否输注葡萄糖等),用药史(母婴双方有无用过特殊药物)。注意询问喂养方式(母乳或人工喂养),新生儿食欲、呕吐和粪便排出情况,尿和粪便颜色,体重增加情况。黄疸出现时间极为重要,应详细询问。生后 24 小时即有明显黄疸,应考虑新生儿 Rh 或 ABO 血型不合溶血病;生后 2～3 天出现黄疸,超过生理性黄疸范围,多为各种围产因素所致;生后出现或 4～5 天后明显加重,多考虑有感染或胎粪排出延迟。无以上原因者,如为母乳喂养,应考虑母乳喂养性黄疸。如生理性黄疸期已过,黄疸持续不退或加深,应考虑晚发性母乳性黄疸、感染性疾病、球形红细胞增多症、甲状腺功能减退等。如尿黄、粪便发白,应考虑新生儿肝炎、遗传代谢性肝病、胆道闭锁或狭窄、胆汁黏稠综合征等。

2.体格检查

评估黄疸必须在光线明亮的环境下进行。首先,观察黄疸的色泽,如色泽鲜艳并有光泽,呈橘黄或金黄色(偶可稍显苍白),应考虑为高未结合胆红素血症所致的黄疸。若黄疸色泽呈灰黄色或黄绿色,则为高结合胆红素血症的特点。其次,观察黄疸分布情况,可助粗略估计血胆红素水平,在无条件测胆红素时可帮助参考。但也有人认为肉眼观察评估黄疸不可靠,易被误导,对皮肤较黑的新生儿尤为困难。应同时检查小儿一般情况,有无病态;是否有皮肤苍白、出血点或脓疱疹;有无呼吸困难、肺部啰音;肝脾是否肿大、脐周有无红肿、脐部有无分泌物;对重度黄疸患儿应特别注意有无神经系统症状,如是否精神萎靡或激惹、前囟是否紧张、有无凝视、肌张力有无降低或增高、新生儿各种生理反射是否减弱或消失等。

3.实验室检查

(1)胆红素检测:新生儿黄疸诊断的重要指标。传统的检验方法为静脉血偶氮法测 TSB 及直接胆红素值。由于新生儿静脉采血较困难,不易做到反复取血,随时监测,影响及时诊断和临床监测。目前已广泛应用微量血胆红素测定代替 TSB,方法简便。现国际已公认,微量血胆红素值可以代替静脉血胆红素值作为诊断指标。采血时应注意避光(日光、蓝光),血标本宜立即检测。无创的经皮测胆红素仪与微量血测胆红素仪的对比观察结果显示,两者也呈良好的线性关系。Maisels 用一种新的经皮测胆红素仪对大数量白种人检测,用于流行病学调研,取得了相关性良好的结果,认为白种人 TcB 可应用于临床的诊断和研究。但由于此法受测定部位皮肤厚薄与颜色的影响,可能会误判黄疸的发病情况,可作为筛查用,不用作临床诊断的指标。

直接胆红素和结合胆红素临床常作为同义词而通用。但实际上直接胆红素是指胆红素与重氮化对氨基苯磺酸起直接反应而得出的胆红素值。而结合胆红素是指未结合胆红素在肝内与葡萄糖醛酸结合的水溶性结合胆红素。两者在临床评估时意义略有不同。如 TSB≥85.5μmol/L(5mg/dL),直接胆红素>20%TSB,属不正常;如 TSB<85.5μmol/L(5mg/dL),直接胆红素>17.1μmol/L(1mg/dL),也属不正常。如用结合胆红素评估,则无论 TSB 是多少,只要结合胆红素>17.1μmol/L(1mg/dL)即属不正常。国内临床多采用传统测直接胆红素的方法。国外有人用 Kodak Ektachem 700 方法,可测得结合胆红素值。

近年来国外已开发应用葡萄糖氧化酶(GOD)、过氧化物酶(POD)方法测定血清游离胆红素,有助于胆红素脑病的监测和诊断。

(2)其他实验室检查

①红细胞、血红蛋白、网织红细胞、有核红细胞:在新生儿黄疸时必须常规检查,有助于新生儿溶血病的筛查。有溶血病时红细胞和血红蛋白减少,网织红细胞增多,可达 40%~50%,特别是 Rh 溶血病时;有核红细胞可超过 10 个/100 个白细胞。必要时可做血涂片观察血细胞形态。

②血型:包括父母及新生儿的血型(ABO 和 Rh 系统),特别是可疑新生儿溶血病时非常重要。怀疑新生儿血型不合溶血病者,常同时进行改良直接 Coombs 试验、抗体释放试验和游离抗体试验,简称三项试验。母子血型不合,加前 2 项试验的任一项即可确诊。必要时,进行母血间接 Coombs 试验(检查游离抗体)及抗体效价检测。

③红细胞脆性试验:怀疑黄疸由溶血引起,但又排除了 Rh、ABO 溶血病者,可做本试验。若脆性增高,考虑遗传性球形红细胞增多症、自身免疫性溶血症等;脆性降低可见于珠蛋白生成障碍性贫血等血红蛋白病。

④尿三胆检查:正常尿不含胆红素,若尿胆红素阳性,提示血清结合胆红素增高。

⑤高铁血红蛋白还原率:正常>0.75(75%),G-6-PD 缺陷者此值降低,须进一步进行 G-6-PD 活性测定,以明确诊断。

⑥疑为感染所致黄疸者,应做血、尿、脑脊液培养,血清特异性抗体,C 反应蛋白(明显增高)及红细胞沉降率(增快)检查。血常规白细胞增高或降低,有中毒颗粒及核左移。

⑦肝功能检查：测血总胆红素和结合胆红素、谷丙转氨酶是反映肝细胞损害较为敏感的方法，碱性磷酸酶在肝内胆道梗阻或有炎症时均可升高，如同时有5′-核苷酸酶、γ-谷氨酸转移肽酶的增高，则更有助于诊断。甲胎蛋白升高提示肝功能受损。重症肝功能异常时血浆白蛋白降低，凝血酶原时间延长。

⑧基因检测：用聚合酶链反应（PCR）、等位特异性寡核苷酸探针杂交法（ASO）、限制性片段长度多态性（RELP）等基因检测方法，了解与胆红素代谢有关的UGT基因突变情况，有助于新生儿黄疸的基因诊断。

4.影像诊断

（1）超声：腹部B超为无创性诊断技术，特别适用于新生儿。胆道系统疾病，如胆管囊肿、胆管扩张、胆结石、胆道闭锁、胆囊阙如等都可显示病变情况。

（2）放射性核素肝扫描：用99Tc标记的亚氨基二乙酸（IDA）衍生物扫描，具有半衰期短（6小时）、肝所受辐射剂量小等优点。用γ照相机观察肝胆系统的功能状态，肝炎时在1.5～3小时内可见胆囊内出现放射性物质，胆道闭锁时24小时内不出现，但严重肝实质病变时可有类似表现，提示胆汁淤积可能。

（3）CT：对胆道系统疾病显示的图像优于腹部B超，脂肪肝和肝内糖原累积病CT可鉴别，脂肪肝显示密度低，糖原累积病密度高。

5.其他

（1）肝活检：通过肝穿刺取活体组织进行肝组织电镜检查，肝炎时可见肝小叶结构紊乱，有多核巨细胞，胆管增生不明显，可见胆汁淤积。胆管闭锁时肝小叶结构正常，胆管增生和胆汁淤积明显，也可见多核细胞。也可通过肝组织的组织化学、超微结构、免疫病理，以及病毒学检查，必要时可做特异性酶的检查等，对肝疾病的诊断和鉴别诊断有较大帮助，但新生儿期一般很少做此项检查。

（2）呼气末一氧化碳测定：根据血红素降解为胆红素过程中，在血红素加氧酶等作用下释放出一氧化碳的原理，通过测定气道中释放的一氧化碳可以早期预测血胆红素生成的速度。可用非分散型紫外线分析法或一氧化碳气体微量法测定。

（3）听、视功能电生理检查：包括脑干听觉诱发电位（BAEP）和闪光视觉诱发电位（FVEP），可用于评价听觉、视觉传导神经通道功能状态，早期预测胆红素毒性所致脑损伤，有助于暂时性或亚临床胆红素神经性中毒症的诊断。

（五）治疗

治疗方法有光疗、换血及药物。

1.光照疗法

光照疗法简称光疗，是高胆红素血症首选的治疗方法，优点是作用快，方法简便安全，不良反应少，效果明显。自20世纪80年代初此疗法已在国内外普遍采用。

（1）光疗原理：胆红素能吸收光线，在光的作用下使未结合胆红素转化为水溶性异构体，由胆红素4Z，15Z结构主要转变为4Z，15E异构体（占总胆红素浓度的20%）和少量的光红素（占总胆红素浓度的2%～6%），后者更易溶于水，且不回逆为4Z，15Z结构，不经过肝的结合即可经胆汁排泄到肠腔或从尿中排出，从而使血清胆红素浓度降低。

以波长450～460nm光线作用最强，由于蓝光的波长主峰为425～475nm，故认为是最好的光源，一般均采用蓝光照射。绿光波长主峰为510～530nm，由于皮肤的光学特性，波长较长的光易于穿透皮肤，绿光较蓝光更易穿透皮肤。有研究报道光疗最有效的光源是波长较长的蓝-绿光(490～510nm)，能对胆红素转变成光红素起到联合效应。

(2)光源

①荧光灯管：应用最广泛的荧光灯光源有日光或冷白光、蓝光。其蓝光光谱为300～700nm，输出能量小。适用于控制早产儿或足月儿缓慢升高的血清胆红素。特殊蓝光灯是近年来最有效的光源，其发射的窄光谱蓝光的辐射强度显著高于普通蓝光灯，主要发射蓝-绿光谱的光，常用于治疗严重的高胆红素血症。在此波长下，光对皮肤的穿透性好，能最大程度被胆红素所吸收。有别于常用的蓝光灯。特殊蓝光在婴儿皮肤发出淡蓝色彩，可能掩盖发绀。故在NICU使用时，需监测脉搏氧饱和度。

②卤素灯：高压汞蒸汽卤素灯在蓝光范围能提供良好的效能。这种灯装有移动臂，可以随意移动，但不能距婴儿过近(不能短于厂商要求的距离)，易造成烫伤。但标准的荧光灯可距离婴儿在10cm以内从而增加辐射强度，而不引起温度的增加。另外，多数卤素灯投射的区域相对小，辐射区域内强度不均衡，中心强度高，周边明显降低。

③光纤设备：20世纪80年代末引入的纤维光学光疗仪，也称光纤毯或光疗毯，是由一个钨卤素灯泡发出的光，经过多芯纤维导线输送到一个塑料衬垫内发射出光。因投射面积与辐射强度成反比，因此，应减小衬垫的面积来提高辐射强度。故适用于极低出生体重儿。光纤毯比传统光疗优越之处是不需要眼罩，易于护理和抱起。而且体积小，便于家庭光疗。缺点是由于照射面积小使其光谱功率低。

④发光二极管：发光二极管(LEDs)是近来提出的产生窄谱(30nm)高强度的一种新方法。使用高强氮化镓的发光二极管在设定光谱(蓝光、蓝-绿光等)下以最小的热能产生高辐射强度。此装置重量轻、电压低、功率低及便于携带，是在医院或家中能提供高强光疗的有效方法。

⑤家庭光疗：近年来，普遍存在新生儿出院时间提早的情况，在出生后72小时之内出院。使新生儿黄疸的高峰时段在医院外度过，家长大多缺乏新生儿黄疸的知识以及对黄疸轻重的识别，因此，存在发生严重高胆红素血症的危险性。现国外已广泛使用家庭光疗，国内也有部分地区开展。光纤毯治疗安全、便于护理，适于在家庭中使用，减少了母婴分离，又可不中断母乳喂养。但因光纤毯疗效有限，家庭光疗适用于高胆红素血症的预防而不是治疗。

(3)光疗指征：根据新生儿出生后胆红素的动态变化特点，不同胎龄、不同日龄/时龄的新生儿应有不同的光疗标准，另外还需考虑是否存在胆红素脑病的高危因素。根据2014年《新生儿高胆红素血症诊断和治疗专家共识》，对胎龄≥35周的早产儿和足月儿可参照美国AAP推荐的光疗标准或根据Bhutani小时胆红素列线图，TSB超过第95百分位值作为光疗标准。在尚未具备密切监测胆红素水平的医疗机构可适当放宽标准。出生体重<2 000g的早产儿光疗标准亦应放宽。在极低出生体重儿或皮肤存在淤斑、血肿的新生儿，可以给予预防性光疗，但对于出生体重<1 000g的早产儿，应注意过度光疗的潜在危害。

(4)光疗方法

①单光治疗：适用于预防性治疗。用20W或40W蓝色荧光灯管6～8只，呈弧形排列，灯

管间距 2.5cm,灯管距患儿 25～35cm,可放于开放暖箱上方,不影响其他治疗的进行。患儿需裸体,每隔 2～4 小时翻身一次,周围环境温度维持在 30℃左右。一般开放暖箱上方已配备蓝光装置,也有装备蓝光的闭式暖箱,均为单面光疗。

②双光治疗:适用于胆红素已达高胆红素血症的诊断标准者。选用蓝光箱治疗,箱内上下均有 6 只荧光管,排列同上,上方距患儿 25～35cm,便于对患儿进行护理和操作,下方距患儿 25cm,患儿睡在箱中央有机玻璃板上。因上下方均可受到光照射,而且下方距离缩短,照射到皮肤的强度明显增加,疗效优于单光治疗。

③毯式光纤黄疸治疗仪:近年来国内外均已开始用,适用于母婴同室母乳喂养的早期新生儿或家庭治疗。光垫直接贴于婴儿的胸部或背部,其外包裹衣被,不妨碍喂奶、输液和护理。虽然光垫直接与皮肤接触,但几乎不产生热,也不直接照射脸部,不良反应很小。缺点是照射面积较小。

(5)光疗照射时间:分连续照射和间歇照射 2 种,过去认为连续照射效果优于间歇照射,故前者用于治疗,后者用于预防。间歇照射方法各异,有的照 6～12 小时,停 2～4 小时,也有照 8～12 小时后停 16 小时或 12 小时,不论何法,应视病情而定。近年来有资料报道间歇照射效果与连续照射效果并无差别,认为也可用于治疗,并可减少不良反应。

(6)光照强度:光疗的效果与皮肤暴露的面积、光照的强度及持续时间有关。光照强度以光照表面所受照度计算,标准光照强度为 8～10μW/(cm^2 · nm),强光疗为 30μW/(cm^2 · nm)。胆红素水平接近换血标准时建议采用持续强光疗。

(7)光疗注意事项:①因光疗时通过体表接受光的照射而使体表组织间隙中的胆红素得到光分解,从而降低胆红素,所以必须充分暴露小儿皮肤,使之有较大接触面积。一般需裸体,用黑布遮住双眼,防止损伤视网膜;用尿布遮盖生殖器,防止损伤生殖器功能;遮盖面积勿过大,以免影响疗效。②因患儿需裸体,光疗箱的温度要求 30℃左右,湿度 50%。夏季防止过热,冬季注意保暖,箱内应有降温及保暖设备,每 2～4 小时测体温及箱温一次,以便随时调整。③光疗时不显性失水增加,每天液体入量应增加 15%～20%,并应监测尿量。④光疗的作用部位在皮肤的浅层组织,光疗可降低皮肤黄疸的可见度,不代表血胆红素相应下降程度,需每 12～24 小时监测血胆红素一次。⑤蓝色荧光管照射强度比白色荧光管衰减快,20W 比 40W 衰减更快,使用 2 000 小时后,能量减弱 45%,因此,每次照射后应做记录,超过 2000 小时应更换新管,以免影响疗效。也可用蓝光辐照计测功率,<200μW/cm^2 时必须换管。⑥应详细记录箱温、体温、呼吸、脉搏、进食量、大小便次数。密切观察全身情况,有无呕吐、发绀、皮疹及大便性状。⑦光疗哭闹不安者,可给予苯巴比妥,防止皮肤擦伤。

(8)光疗不良反应:目前认为光疗是一项安全的治疗措施,虽然有一些近期不良反应,但无危害性,停光疗后即消失。

①发热:常见的表现,约占 47%,体温可达 38～39℃,是荧光灯的热能所致,夏季更易发生,易误认为继发感染引起,适当降低箱温,体温即可下降。

②腹泻:也较常见,约占 55%,于光疗 3～4 小时后即可出现,大便每天 4～5 次,呈绿色稀便,是光疗分解产物经肠道大量排出时刺激肠壁引起,稀便量较多时,应注意补充水分。停光疗后腹泻很快停止。

③皮疹：较少见，约占7%。光疗1～24小时即可出现，表现为斑丘疹、色素沉着或淤点，分布于面部、躯干及下肢，原因尚不明，可能与光照射和血小板减少有关。停光疗后很快消退，不留痕迹。

④青铜症：胆汁淤积性黄疸患儿光疗后可使皮肤、血清及尿呈青铜色。青铜症原因尚不清楚，仅发生于胆汁淤积的患儿(但并非所有胆汁淤积者都发生)，可能与血浆中卟啉的积聚有关，通常很少有不良后果，光疗停止后，青铜症可以逐渐消退，但时间较长。高胆红素血症存在结合胆红素升高时，光疗并非禁忌证，但因为胆汁淤积，影响光产物经胆汁排泄，从而降低光疗疗效。当胆汁淤积的患儿发生严重高胆红素血症，光疗不能迅速降低胆红素水平时，需考虑换血。换血标准仍以总胆红素水平为准。

⑤DNA损伤：试验研究发现，光疗可使体外培养细胞的DNA链断裂，且存在胆红素情况下辐射使细胞的DNA链断裂增加，但人体或动物中未得到证实。因为光能穿透薄的阴囊皮肤，甚至到达卵巢，虽然有限深度引起生殖腺DNA损伤的可能性极小，但建议光疗期间用尿布遮盖生殖腺。

⑥眼：强光线照射能够损伤视网膜，并导致结膜充血、角膜溃疡等，故光疗时必须用黑布或厚布保护眼睛，只要做好保护，并无影响。

⑦其他：光疗期间还可引起血清维生素B_2(核黄素)浓度降低，早产儿可发生低钙血症。有报道光疗与极低出生体重儿动脉导管未闭的发生有关，发生机制尚不清楚，可能与氧化亚氮诱导的血管舒张相关。

2.换血疗法

换血是治疗早期新生儿重症高未结合胆红素血症最迅速而有效的方法，列为急救措施之一。主要用于重症母婴血型不合溶血病，可迅速换出血中游离未结合胆红素、抗体和致敏红细胞，减轻溶血，提供白蛋白，防止胆红素脑病，同时可纠正贫血，防止心力衰竭。除上述特殊情况外，换血还用于G-6-PD缺乏或其他原因导致的严重高胆红素血症。

(1)换血的指征：①出生胎龄≥35周的早产儿和足月儿可参照2004年美国儿科学会推荐的换血参考标准(高危因素同光疗标准)。在准备换血的同时先给予患儿强光疗4～6小时，若TSB水平未下降甚至持续上升或免疫性溶血患儿在光疗后TSB下降幅度未达到34～50μmol/L(2～3mg/dL)，立即给予换血。②严重溶血，出生时脐血胆红素＞76μmol/L(4.5mg/dL)，血红蛋白＜110g/L，伴有水肿、肝脾大和心力衰竭。③如已有急性胆红素脑的临床表现，无论胆红素水平是否达到换血标准或TSB在准备换血期间已明显下降，都应换血。在上述标准的基础上，还可以B/A作为换血决策的参考，如胎龄≥38周新生儿B/A值达8.0，胎龄≥38周伴溶血或胎龄35～37周新生儿B/A值达7.2，胎龄35～38周伴溶血新生儿B/A值达6.8，可作为考虑换血的附加依据。

(2)血源选择：①Rh血型不合者选择Rh血型同母亲，ABO血型同患儿，紧急情况下也可选择O型血。在Rh(抗D)溶血病无Rh阴性血时，亦可用无抗D(IgG)的Rh阳性血，虽用Rh阳性血液换血时，换入的血液可被Rh IgG破坏而影响效果，但Rh阳性血至少能换出相当量的胆红素及抗体，同时因消耗游离的Rh抗体，能使溶血过程较快结束。②ABO血型不合者，最好采用AB型血浆和O型红细胞混合后换血，也可用患儿同型血浆。③建议红细胞与血浆比例为2∶1～3∶1。

(3)换血量:应为新生儿全部血容量的2倍,新生儿的血容量通常为80mL/kg,因此,换血量为150～160mL/kg,可换出致敏红细胞85%,降低胆红素和抗体50%～60%。

(4)换血途径:过去大多采用脐静脉单管交替抽注法,脐静脉是新生儿生后数天内最容易插入的血管,但因抽注不同步,可致血压波动,影响各脏器的平稳供血,且每次抽注过程中导管内总有约1mL新鲜血被浪费。故近年采用双管同步抽注法越来越多,双管的途径有用脐动、静脉,也可用桡动脉和脐静脉或周围静脉,现多采用外周动、静脉同步换血法。

(5)换血前准备:①手术应在严格消毒后的房间进行,房间应具备远红外线辐射保暖台、心肺监护仪、体温表等;②参加人员应为4～5名,包括手术者、助手、记录者、巡回护士和手术护士;③药物准备:500mL生理盐水、1U/mL肝素生理盐水溶液、10%葡萄糖酸钙、10mL生理盐水及急救、复苏药品等;④器械准备:三通管4个、20mL注射器4个、10mL注射器若干个、换血塑料导管或硅胶导管2根、22～28号套管针1支、输血器2套、盛器3个(盛放盐水、废血、肝素盐水等)、无菌胶布。

(6)换血的步骤

①将患儿放置辐射保暖台上,取仰卧位,暴露手术部位,将四肢用夹板棉垫绷带固定。术前停喂奶一次,并抽出胃内容物以防呕吐。

②选取好外周动、静脉,常规消毒,用套管针穿刺进入血管后连接上三通管,胶布固定后连接充满肝素生理盐水的注射器抽注润滑。从动脉端抽血,从静脉端输入血。抽与注同时进行,同步、等量、等时。一般在外周动脉端连接上20mL注射器,向外抽血或经三通管连接到放置废血的容器;在外周静脉端三通管上分别连接上20mL注射器和储血袋,先关闭三通管的储血袋端,将血液慢慢注射入静脉血管。

③换血速度:根据新生儿体重确定换血每次抽注的血量。足月儿一般每次从10mL开始,如进行顺利,可增加到15～20mL;早产儿为5～10mL,约2分钟换一次。一般控制换血全程时间在90～120分钟。

④换血过程中监测心率及呼吸,每换100mL血测静脉压一次。将导管与注射器分离,垂直提起导管,立直后根据血柱高低用备好的厘米尺直接读数,即为静脉压。正常新生儿静脉压为0.78kPa(8cmH_2O),如>0.78kPa,考虑血量过多,防止心力衰竭,宜多抽少注。如<0.78kPa,说明血容量不足,宜少抽多注。一般出入量差额不超过60～70mL,待静脉压恢复正常再等量换血。

⑤记录员要准确记录每次抽出和注入的血量、时间、静脉压、用药、换血故障等。每15分钟记录呼吸、心跳、一般情况一次。

⑥换血前后各采集标本一次,分别检测血清胆红素、血细胞比容、血红蛋白、血小板、血钙、血钠、血钾、血氯及血糖,并进行血气分析。

(7)换血时的注意事项及并发症

①库血未经逐步复温而立即输入,可引起心血管功能障碍。一般将血袋置于室温下预温,应保持在27～37℃,如血袋外加温水,不能超过37℃,以免溶血。

②脐静脉插管操作时要求轻巧熟练,勿强力推动导管通过,否则可发生穿孔、出血。导管

不能插入过深，如顶端与心肌接触，可发生心律不齐。

③换血过程切忌有空气或凝血块注入，避免出现空气栓子或血栓而突然发生心跳停止。

④注血速度勿过快，换入量勿过多，尤其是对早产儿，负荷过重可致心力衰竭，也可影响脑血流及颅压。

⑤换血过程中严格执行无菌操作，防止发生败血症等感染。

⑥勿使用血库陈旧血（3 天以上，低温保存血除外），否则可发生高钾血症而致心搏骤停。

⑦换血过程中注射血液时门静脉系统产生反压，可影响肠道血流，引起缺血或坏死，可发生坏死性小肠结肠炎及肠穿孔。

⑧引起死亡（0.3%～0.5%），主要死于栓塞及继发感染。

（8）换血后处理

①注意切口感染及出血。拆线前勿洗澡，术后 3 天给予抗生素预防感染。

②每隔 30 分钟测生命体征一次，共 4 次，以后每 2 小时一次，共 4 次，观察心功能情况。

③每隔 1～2 小时测血糖一次，共 2～4 次，以便及时发现低血糖。

④每 4 小时测血清胆红素一次，换血后组织内的胆红素可回入血浆，同时可继续溶血，使胆红素再次升高，又上升至 342μmol/L 以上时，应考虑再次换血。现换血前后均进行光疗，再换血的机会已较少。

⑤换血后应在 NICU 进行监护和光疗，密切观察黄疸程度，有无嗜睡或易激惹、拒奶、抽搐等早期胆红素脑病表现。如术后情况良好，无呕吐等异常情况，8 小时后可恢复喂奶。

3.药物疗法

（1）白蛋白：游离的未结合胆红素升高可能发生胆红素脑病，1g 白蛋白可与 15mg 胆红素联结，因此，用白蛋白增加与未结合胆红素的联结，预防胆红素脑病的发生，但不能减轻黄疸。主要适用于早期新生儿，尤其早产儿或重度黄疸儿。用法：白蛋白 1g/kg 加葡萄糖 10～20mL 滴注，心力衰竭者禁用。如无白蛋白，可用血浆，每次 10mL/kg 静脉滴注。白蛋白或血浆一般每天用 1 次，可根据胆红素高低，用 1～2 次。

（2）静脉注射免疫球蛋白（IVIG）：可通过阻断单核-巨噬细胞系统 Fc 受体发挥作用，阻断溶血过程，减少胆红素的形成。适用于血型不合引起的同族免疫新生儿溶血病，早期应用可减少换血。多采用一次大剂量疗法，免疫球蛋白 1g/kg，于 6～8 小时内持续静脉滴注。

（3）酶诱导剂：能诱导肝细胞微粒体增加葡萄糖醛酸转移酶的生成，增加未结合胆红素与葡萄糖醛酸结合的能力；增加肝细胞 γ 蛋白含量及肝细胞膜的通透性，增加肝细胞摄取未结合胆红素的能力。用于 1 周内的新生儿，对 32 周以下的早产儿效果差，服后 3 天才能显效，作用慢。首选药物为苯巴比妥，用量为 5mg/（kg・d），分 2～3 次服，连服 4～5 天。或肌内注射 10mg/kg 一次，可代替口服 3 天。或加用尼可刹米，100mg/（kg・d），分 2～3 次口服，可提高疗效。不良反应有嗜睡或吃奶缓慢，影响观察病情。

（4）锡原卟啉：一种血红素加氧酶的抑制剂，使血红素转变成胆绿素的过程被抑制，减少胆红素的形成。1988 年，Kappas 已有治疗成功的经验报道，国内缺少药源，尚未应用于临床。用量为 0.75μmol/kg，每天肌内注射一次，连续 3 天，有的病例可引起皮肤对光过敏的不良反应。

三、晚期新生儿高胆红素血症

(一)高未结合胆红素血症

出生后1～4周的新生儿称晚期新生儿。生理性黄疸多于出生后7～10天消退,如迟迟不退,表现为消退延迟或反而日渐加重,2～3周才达高峰,血胆红素以未结合胆红素增高为主,为晚期新生儿高未结合胆红素血症。

1.病因

(1)胎龄<32周的极低出生体重儿:由于肝功能不成熟,生理黄疸程度重,常于出生1周才达高峰,可延长到2～4周才消退。如伴有其他高危因素,黄疸更加重,血脑屏障功能也尚未成熟,如未经治疗,仍有发生胆红素脑病的可能。

(2)母乳性黄疸综合征:又称晚发性母乳性黄疸。临床特点为生理黄疸高峰期不见减退反而增高,胆红素出生后2～3周才达高峰值,如不经治疗,6～12周才逐渐消退。以未结合胆红素为主,不伴贫血,肝功能正常。患儿无任何症状,吃奶好,体重增长满意。均以母乳喂养为主,停母乳3天,换喂牛奶或配方奶,黄疸明显减退,血胆红素可下降50%。继续母乳喂养,黄疸可稍微加重,胆红素回升17.1～51.3μmol/L。

(3)先天性甲状腺功能减退:黄疸常是本病早期症状之一,在生理性黄疸基础上,一方面表现为血胆红素浓度超过正常值,可达289μmol/L以上,一方面黄疸持续2～3周仍不消退,并同时出现体温降低、反应差(很少哭闹)、食欲差、肌张力低、胎粪排出延迟等症状。在新生儿期较少见本病的典型症状(特殊面容、黏液性水肿等)。

(4)肥厚性幽门狭窄:出生时症状不明显,生后1周开始呕吐及大便排出延迟,2%～3%的患儿可出现高胆红素血症,于术后黄疸逐渐消失。

(5)重症感染:晚期新生儿细菌性感染机会增多,如肺炎、肠炎、败血症等,以金黄色葡萄球菌、大肠埃希菌、沙门菌等多见,而且可造成院内流行。

(6)其他:垂体功能减退、21-三体综合征、半乳糖血症、酪氨酸代谢紊乱等早期也可表现为生理性黄疸消退延迟,较少见。重症血型不合溶血病未经治疗,就诊较晚者,1周后仍可有明显黄疸,溶血可持续2～3周。

2.临床表现

主要表现为生理黄疸消退延迟或逐渐加重,高峰期可达2～3周或黄疸已消退又重新出现。黄疸程度轻重不等,重症胆红素可高达289μmol/L以上,消退时间可迟至6～12周。胆红素以未结合胆红素为主,故皮肤黄疸色泽仍呈浅杏黄色,粪便色黄,尿色不深。以母乳性黄疸最常见,常不伴有任何症状。由其他原因所致者伴相应症状。多为非溶血性,所以不伴贫血征。肝功能除感染外多正常。由于日龄较大,除早产儿外,不出现核黄疸症状。除重症感染黄疸进展快,病情危重外,一般预后较好。

3.辅助检查

(1)血胆红素检测:晚期新生儿黄疸程度不重且常伴有结合胆红素增高,应尽快测血总胆红素、结合及未结合胆红素值,同时检测谷丙转氨酶,明确为高未结合或高结合或混合性高胆红素血症，并判断有无肝损害。

(2)血红蛋白及红细胞比容：明确为溶血性或非溶血性。免疫抗体检查大多数于 1 周内转阴，但重症 1 周后仍可阳性。

(3)排除性检查

①疑为甲状腺功能减低时，测血清 T_4 及 TSH 含量。如 T_4 ＜127nmol/L(9.8g/dL)可疑甲低，同时做 TSH，如＞20mU/L(20U/mL)即可诊断。也可用 X 线检查骨龄，摄 X 线膝关节平片，如股骨远端和胫骨近端骨化中心仍未出现，表示胎儿骨发育迟缓，有助甲低诊断。B 超检查可鉴别甲状腺是否阙如，并可测量甲状腺大小及位置。

②疑为幽门狭窄：低氯、低钾性碱中毒，血中游离钙降低。但脱水严重、肾功能低下、酸性代谢产物滞留，也可出现代谢性酸中毒。腹部 X 线平片立位时可见胃扩张，胃下界可达第 2 腰椎水平以下，肠内气体少。用稀钡造影可见胃扩张，排空延迟，幽门管细长，4～6 小时后尚有 95％钡剂留在胃内，即可确诊。超声检查也有助于诊断。

4.诊断

晚期新生儿发生黄疸者较早期新生儿明显减少，如有黄疸大多属病理性黄疸。晚期新生儿生理性黄疸已基本消退，个别尚余有轻度黄疸。溶血或围产因素所致黄疸多发生于出生后 1～2 天，经治疗大多数已消退，重症或未完全消退，均有病史及治疗史可提供。重点应了解出生后 1 周内情况，如黄疸史、喂养史等。近期内有无黄疸消退延迟、加重或消退后又出现，粪便及尿颜色，全身情况，有无感染史等。

体检：生长发育情况，全身反应。皮肤有无苍白及感染灶、黄疸程度及分布情况、黄疸色泽(杏黄色或灰黄色)。前囟门凹陷或膨隆。肺部有无啰音、心脏有无杂音、心音是否低钝。腹部有无肠型、蠕动波、肿物，脐轮有无红肿或分泌物，肝脾有无肿大。四肢肌张力及握持反射、拥抱反射是否正常。除黄疸外，无其他异常体征，若为母乳喂养可考虑为母乳性黄疸。如反应低下，多由甲状腺功能减低所致；如有明显感染灶及中毒感染症状多由感染所致；如有脱水及腹部异常所见多考虑幽门狭窄。如黄疸为灰黄色或黄绿色则为高结合胆红素血症的特征。

5.治疗

除体重＜1 500g 早产儿伴有合并症或重症感染患儿发生重度高胆红素血症需积极治疗外，其他原因引起胆红素超过 342μmol/L 时，一般也不需要换血或静脉输注丙种球蛋白、白蛋白或血浆等治疗，因晚期足月新生儿血脑屏障功能已相对成熟，发生核黄疸的机会很少，主要以去除病因为主，必要时给予光疗。母乳性黄疸一般认为血胆红素＞342μmol/L 或满月后仍＞256.5mol/U时可停止喂母乳 3 天代以配方奶或将母乳挤出加热至 56℃ 15 分钟(破坏母乳中葡萄糖醛酸苷酶)，胆红素于 2～3 天后可下降 50％，95％有效。以后继续喂母乳，胆红素可略升高 17.1～51.3μmol/L，待自然消退，不需其他治疗。

(二)高结合胆红素血症

高结合胆红素血症在早期新生儿中极少见，主要见于晚期新生儿。临床以阻塞性黄疸为特征，表现为皮肤及巩膜呈黄色，粪便色泽变浅呈灰白色，尿色深黄如茶色可染尿布，肝脾肿大、肝功能异常、血胆红素以结合胆红素为主。引起上述症候群的原因较多，故又称新生儿肝炎综合征。出生后1～4周均可发病。本症需及时明确病因，因采取治疗方法不同，但预后均较差。

1.病因

(1)肝胆道阻塞

①新生儿肝炎：最常见的原因，发病于新生儿晚期，均属宫内感染，病因以病毒感染为主，如弓形虫、风疹病毒、巨细胞病毒、疱疹病毒、梅毒螺旋体等，以巨细胞病毒引起者更为多见。

②胆总管囊肿：女婴发病率高于男婴，新生儿期发病者极少，黄疸呈间歇性，腹部可触及囊肿，可伴哭闹、呕吐等症状。超声检查可确诊，应及时手术治疗。

③先天性胆道闭锁：多见于女婴。肝内闭锁极少见。血胆红素早期结合胆红素增高，晚期肝功能受损，才出现未结合胆红素增高，谷丙转氨酶也逐渐增高。

④胆总管结石：NICU中常使用全静脉营养，可致胆管结石，应用时间较长可因胆石继发胆道梗阻。

⑤胆汁黏稠(胆栓)综合征：胆总管被黏液或稠厚浓缩的胆汁所阻塞，多见于严重的新生儿溶血病后期。

⑥胆总管穿孔：由于胆总管狭窄或有腔内阻塞。出生后1～8周均可发病。临床除有梗阻性黄疸外，可见进行性腹胀、腹壁被胆汁染黄，腹腔穿刺有黄染腹水可确诊，需进行外科引流术。

⑦外源性胆管受压：可由于腹腔淋巴结、肿瘤或梗阻肠管等压迫胆总管而致胆道梗阻，可经CT或B超确诊，经手术进一步证实。

(2)遗传代谢紊乱

①半乳糖血症：常染色体隐性遗传，表现肝肿大和黄疸。可同时损害脑及肾，影响智力发育，出现蛋白尿、电解质紊乱及低血糖。新生儿期即可出现症状，进食乳类后出现黄疸、呕吐、体重不增、低血糖等症状。尿中无葡萄糖的还原物质及血中1-磷酸半乳糖尿苷转移酶低可确诊，需停用乳类制品，以豆类代乳品。

②果糖血症：临床出现低血糖症状，持续时间长可引起黄疸、肝大、厌食、体重不增等症状。奶中需去除蔗糖。

③糖原累积病Ⅳ型：常染色体隐性遗传，累积于肝导致肝硬化，出生时肝大而坚实，此型常呈进行性快速性肝衰竭而死亡。肝穿刺可确诊。

④Niemann-Pick病：常染色体隐性遗传，临床类似肝炎，出生后头几天即可出现肝大、黄疸、喂养困难，体重不增，继而出现进行性神经系统障碍、脾大，多于婴儿期死亡。肝、脾、骨髓、淋巴结中可见泡沫细胞，是确诊的依据。

⑤Gaucher病：缺乏葡萄糖脑苷脂酶，导致葡萄糖神经酰胺累积于细胞，形成Gaucher细胞，因压迫肝正常结构，致肝脏纤维化。少数病例出生后即有肝脾大、食欲差、反应低下和黄疸。

⑥Wolman病：出生后1～2周出现黄疸、呕吐、体重不增、脂肪泻、肝脾大、肾上腺钙化等，常在3～6个月死亡。

⑦酪氨酸血症：常染色体隐性遗传，由于延胡索酰乙酸水解酶缺乏，使血酪氨酸及尿酪氨

酸代谢产物增高，蛋氨酸也增高，肝脏有脂肪浸润、肝细胞坏死，进行性肝硬化，急性型在出生后 1～2 周发病，黄疸、肝大、肝功能异常、出血倾向、腹水，多于 1 岁内死亡。

⑧染色体病：如 18、21-三体综合征，除有各自的特殊表现外，常伴发肝炎和胆道闭锁，可能与宫内感染有关。

⑨α_1 抗胰蛋白酶缺乏症：常染色体隐性遗传，在出生后不久即可出现厌食、呕吐、黄疸、肝脾肿大等，重症可很快出现肝衰竭而死亡。也可并发败血症，出现出血倾向。

⑩垂体功能低下：垂体先天性发育不全或不发育，可有类似肝炎表现，结合胆红素增高，转氨酶升高、低血糖或有甲状腺功能减低表现，但肾上腺皮质激素和生长激素并不缺乏。需用替代疗法治疗。

(3)先天性持续淤胆

①动脉、肝发育不良：常染色体显性或隐性遗传，40％有家族性。临床有特殊面容、淤胆、后发性角膜青年环、椎弓似蝇样缺损，外周或主干动脉发育不全。50％智能落后。

②肝内胆管阙如：肝活检可见叶间胆管少或阙如。临床表现为梗阻性黄疸，转氨酶及碱性磷酸酶、胆固醇增高，胆道造影可明确诊断。多于婴儿期夭折。

③Byler 病：家族性肝内胆汁淤积。表现为进行性淤胆、脂肪痢、生长发育落后、智能落后、出血症状，最后死于肝硬化。

(4)获得性肝内淤胆

①感染：除宫内感染外，新生儿期也可因细菌感染，如败血症等细菌或毒素直接侵犯肝细胞引起肝内淤胆，出现相应症状，早期积极控制感染，多可恢复。

②药物：可因药物毒性或特异反应导致肝脏损害，引起淤胆的药物有利福平、依托红霉素、新青霉素Ⅱ、呋喃妥因、吩噻嗪等。

③全静脉营养：低体重儿持续 2 周以上全静脉营养可发生淤胆。停止输液 1～4 周后肝功能逐渐恢复。

2.临床表现

出生后 1 周内出现黄疸者极少见，多于出生后 2 周开始出现黄疸，逐渐加重。黄疸色泽不鲜艳。略呈暗黄色以至黄绿色。粪便由黄色变为灰白色，尿色由黄色变为茶色。除肝炎可同时出现低热、厌食、呕吐、腹胀、肝大等症状外，一般无全身症状，病程进展缓慢，多于新生儿期后黄疸逐渐加重，因皮肤瘙痒而烦躁，最后出现肝硬化症状和体征。肝大可达肋下 5～7cm，质硬，脾大可达 6～7cm，腹壁静脉怒张，腹水征，会阴及下肢水肿，发展到肝昏迷或发生大出血而死亡。由感染、药物、全静脉营养所致者，及时治疗，4～6 周可逐渐恢复。由遗传代谢或先天胆管发育异常所致者多伴有各种不同体表特征及智力落后表现，由于治疗困难，预后差。少数可在新生儿期急性发病，病情凶险，很快发生大出血和肝衰竭。

3.辅助检查

(1)肝功能检测：若谷丙转氨酶及碱性磷酸酶增高，提示肝功能已受损。肝炎发病后即有改变；胆道闭锁及遗传代谢病多于后期才有改变，碱性磷酸酶持续增高，而且增高较明显。新生儿期甲胎蛋白均呈阳性反应，如新生儿期后仍阳性，提示肝功能受损。肝炎＞35g/mL，胆道闭锁＜10g/mL。阳性反应可持续 5～6 个月，随病情好转转阴。如临床症状无好转，而呈阴性反应，提示肝脏受损严重，以致不能再生，预后差。重症患儿白蛋白降低，凝血酶原时间延长。

(2)胆红素检测：测血清总胆红素、结合和未结合胆红素浓度。本症以结合胆红素增高为主。肝炎结合胆红素大多<68.4mol/L，未结合胆红素也增高；胆管闭锁结合胆红素大多>68.4mol/L，后期未结合胆红素才增高。二者尿胆红素均呈阳性。

(3)核素试验：肝胆显影物氮亚胺乙酸(IDA)，用锝标记后，用照相机观察肝胆系统的功能状态，肝炎时在1.5～3小时可见胆囊内出现放射性物质，胆道闭锁时24小时内尚未出现。

(4)低密度脂蛋白X：肝炎时可呈阳性，血浓度>400mg/dL。如重症肝炎血浓度较高时，与胆道闭锁不易鉴别。可给患儿服胆酪胺，每日4g，共服2周，如下降支持肝炎，无变化支持胆道闭锁。

(5)过氧化氢(H_2O_2)溶血试验：肝炎时呈阴性，少数可阳性。胆道闭锁时多呈阳性。

(6)5′-核苷酸酶：肝炎时正常或稍高，胆道闭锁时明显升高，>251U/L。

(7)十二指肠液的检测：肝炎时十二指肠引流液先为白色黏液状分泌物，4～8小时后变黄，2小时后又呈白色，交替出现。胆道闭锁时无胆色素出现。同时可测胆酸，肝炎为阳性，胆道闭锁为阴性。

(8)胆道造影：口服或静脉造影，由于新生儿肝脏浓缩能力差，均不能显影。

(9)病因学检查

①宫内感染：检测病原，如测乙肝表面抗原、弓形虫、巨细胞病毒、风疹病毒、单纯疱疹病毒、EB病毒等。可用PCR法测病原，用ELISA法测特异性IgG及IgM抗体或病毒分离。细菌感染应做血、尿、脊髓液培养。

②胆总管囊肿、结石、外源性胆管受压：腹部B超或CT有助于诊断。

③胆汁黏稠综合征、胆总管穿孔、肝内胆管阙如：胆道造影确诊。

④半乳糖血症；尿中无葡萄糖的还原物质，血及尿中半乳糖增高，红细胞1-磷酸半乳糖尿苷转移酶含量低。

⑤果糖血症：果糖耐量试验血葡萄糖急速下降，果糖、脂肪酸、乳酸上升或进行果糖1-磷酸醛缩酶测定。

⑥糖原累积病：血内糖原与乳酸明显增高，血糖降低，胰高血糖素试验30分钟内血糖升高<1.65mol/L。

⑦囊性纤维性变：可测胰腺功能，胰蛋白酶、糜蛋白酶及淀粉酶均低下。

⑧Niemann-Pick病、Gaucher病：可在骨髓中找典型的泡沫细胞及Gaucher细胞。

⑨18、21-三体：应做染色体检查。

⑩Wolman病、酪氨酸血症：依据溶酶体酸性脂酶及延胡索酰乙酸水解酶活性测定确诊。

⑪Zellweger综合征：血清中极长链脂肪酸增高，除肝功能异常外，脑电图、头颅CT均异常，肾脏B超可发现囊肿。

4.诊断

详细了解母亲妊娠史，妊娠期间有无感染和用药史，前一胎有无淤胆及畸形儿史，有无家族史。了解患儿临床表现，如黄疸出现时间、进展情况、大小便颜色。有无发热、吃奶差、呕吐等全身症状。生理黄疸已消退又出现，肝炎的可能性大；生理黄疸持续不退，胆道闭锁的可能性大。出生后粪便色黄,以后变白,肝炎的可能性大;出生后粪便即色白,胆道闭锁的可能性大。肝炎伴有全身症状,胆道闭锁则无。

体格检查:注意生长发育有无落后情况,全身反应是否低下,有无体表畸形,尤其是特殊面容(前额突出、眼距宽、眼裂上吊、小下颌、耳低位、通贯手等)。皮肤及巩膜黄疸色泽及程度。肝脏大小及质硬程度,脾脏大小,腹部有无肿物,有无腹水征。肺有无啰音,心音是否低钝,有无心律不齐或杂音。四肢肌张力低下或增高,神经反射有无异常。肝炎常伴肺炎、心肌炎等多脏器损害体征,胆道闭锁或遗传代谢病则常伴体表及多脏器畸形,智力低下,肝脾明显肿大。

5.治疗

治疗原则:一是根据不同病因治疗原发病;二是清除胆汁淤积,防止肝硬化和肝衰竭。

(1)肝炎的治疗

①加强营养:可酌加糖的供应,但不宜过多。蛋白质供应一般量即可。脂肪摄入量应减少,新生儿应以母乳喂养或配方奶为主,后者可选用低脂配方奶。适当加喂一些葡萄糖水。此外,还应适量补充脂溶性维生素 D、维生素 K、维生素 E,肌内注射较易吸收。重症可静脉点滴葡萄糖、支链氨基酸(可在肝外组织代谢,促进蛋白合成)和脂肪乳剂(补充必需的脂肪酸)。

②肾上腺皮质激素:泼尼松,每日 1～2mg/kg 口服,症状好转逐渐减量,一般疗程为 4～8 周,需注意预防其他感染。

③利胆药:胆酸钠,每次 50mg,每日 2～3 次。

④保肝药:可用葡醛内酯,每日 2 次,每次 25mg。多酶片,每日 1～2 片。

⑤病原治疗:明确为病毒感染者可选用广谱抗病毒药治疗,如三氮唑核苷,每日 10～20mg/kg,分 2 次肌内注射;如为疱疹病毒属可选用更昔洛韦,10mg/(kg·d),与干扰素合用效果更好;如为弓形虫引起,可用大环内酯类药物治疗,如螺旋霉素、阿齐霉素等;出生后严重感染由细菌引起者,需选用广谱抗生素积极控制感染。

(2)先天性胆道闭锁的治疗:尽早手术治疗。手术时日龄不超过 60 天者预后较好。术后需用去氢胆酸或泼尼松促进胆汁分泌,静点头孢菌素或氨基糖苷类药物预防胆管炎。术后黄疸不退或退而复现,应在 2 个月内再做手术或进行经皮肝内胆管引流,并可进行胆道冲洗,长期留置导管,获得较好的疗效。仍不能恢复者,可考虑肝移植。

(3)其他病因治疗

①手术治疗:胆总管囊肿、结石、穿孔、外源性压迫(肿瘤、淋巴结、肠梗阻),胆汁黏稠综合征、囊性纤维变(可进行胆管冲洗)。

②饮食治疗:半乳糖血症(停用乳类食品,代以豆类配方奶)、果糖血症(停用蔗糖,代以加乳糖配方奶)、酪氨酸血症(低酪蛋白、低苯丙氨酸、低蛋氨酸膳食)。

③替代疗法:垂体功能低下。

④对症及支持疗法:α_1 抗胰蛋白酶缺乏、Zellweger 综合征、糖原累积病、Niemann-Pick 病、Gaucher 病、Wolman 病、Alagille 综合征、Byler 病。

四、新生儿胆红素脑病

新生儿胆红素脑病是指在新生儿期非结合胆红素在基底节和脑干的神经元沉积所导致的

神经系统损伤的一组综合征。胆红素水平增高可造成早期神经功能障碍，如果未能及时治疗，可能造成永久性神经损伤。胆红素脑病和核黄疸分别用于描述胆红素中枢神经系统毒性的临床表现和病理改变。

（一）病因

高胆红素血症的严重程度、持续时间、白蛋白结合胆红素的能力、血脑屏障的完整性及神经元细胞损伤的易感性等因素，对胆红素脑病的发生都是重要的。胎龄和体重越小，发生胆红素脑病的危险性越大。其他因素，如窒息、颅内出血、溶血、可能与胆红素竞争白蛋白位点的药物，都会增加胆红素脑病的易感性。很难对所有的新生儿设定一个精准的安全胆红素水平，但胆红素脑病很少会发生在健康的、胆红素水平低于 428μmol/L 的新生儿。胆红素脑病常常在生后 1 周发生，但也有可能延迟至 2～3 周。

（二）临床表现

1.警告期

活动减少、吸吮减弱、嗜睡、激惹、哭声改变等为先兆症状。一旦进入痉挛期，其预后往往不良。

2.痉挛期

四肢强直、双手握拳、两腿伸直交叉及高声尖叫，可伴有角弓反张、抽搐，出现呼吸困难或暂停。发热与抽搐同时发生。此期症状持续加重可导致死亡；存活的患儿进入恢复期，以后可能留下严重的后遗症。一般出现在生后 1 周，持续 2～3 个月。

3.恢复期

肌张力增高症状逐渐减轻，吃奶及对外界的反应逐渐恢复。

4.后遗症期

第一年常表现为角弓反张、肌肉强直、不自主运动及反复发作的抽搐。第二年不规则、不自主运动及肌张力减弱。到 3 岁时，大部分神经系统症状已经十分明显了，包括舞蹈手足徐动症、锥体外系症状、抽搐、智力障碍、构音障碍、高频失聪、斜视、眼球上转困难。

（三）治疗

（1）监测血清胆红素，全面评估患儿的临床状态，尽可能在神经可逆性损伤之前或早期进行积极干预治疗，包括光照疗法、药物疗法和换血疗法。

（2）对于出现急性胆红素脑病的患儿，在生命体征稳定 48 小时后采用脑细胞代谢激活剂和改善脑血流的药物及高压氧治疗，及时阻断神经细胞凋亡，恢复神经细胞能量代谢，促使神经细胞的修复与再生。

（3）根据 NBNA 评分，进行有目的、有计划的外界刺激，可使一些损伤的神经所支配的肌肉更协调地运动，调节肌张力，促进正常姿势出现，抑制异常姿势的形成。

（四）胆红素脑病的磁共振影像诊断

（1）累及部位：基底神经节区，特别是苍白球区，其次为丘脑下核群、海马。

（2）急性胆红素脑病常见双侧苍白球区对称性 T_1WI 高信号，T_2WI 等信号或稍高信号。早产儿的表现与足月儿相似。

（3）慢性胆红素脑病主要表现为苍白球对称性 T_2WI 上高信号，T_1WI 上无明显变化。

五、新生儿胆汁淤积症

新生儿胆汁淤积症临床常见，目前被定义为，新生儿期患儿总胆红素≤5mg/dL(85.5μmol/L)时直接胆红素≥1.0mg/dL(17.1μmol/L)，或当血清总胆红素>5mg/dL(85.5μmol/L)时直接胆红素≥总胆红素的20%。当新生儿黄疸持续时间延长，超过2～4周时，应考虑胆汁淤积症的可能。新生儿在任何情况下发生胆汁淤积症均为病理性过程，需及时得到诊断并明确病因，针对病因及时治疗至关重要。

（一）流行病学和病因

新生儿胆汁淤积症的发病率为1/2 500活产婴儿。引起新生儿胆汁淤积的病因复杂多样，1970—1990年英国伦敦国王学院医院诊治的1 046例新生儿胆汁淤积症中胆道闭锁占32%，抗胰蛋白酶缺乏占18%，Alagille综合征占5.8%，胆总管囊肿占3.3%，特发性婴儿肝炎占31.6%，其他疾病占9.3%。1991—2008年的1625例新生儿胆汁淤积症中，特发性婴儿肝炎占40%，胆道闭锁占20%，抗胰蛋白酶缺乏占11%，Alagille综合征占4%，胆总管囊肿等阻塞性疾病占5%，其他病因，包括儿童胃肠外营养相关性肝病占6%，进行性家族性肝内胆汁淤积症占5%，垂体功能低下占2%，各种感染占2%，交通性海绵状肝内胆管扩张占1%，其他少见原因占4%。国内缺少大样本的调查资料，南方地区某医院因胆汁淤积症住院的患儿63例，其明确的胆汁淤积症病因以遗传代谢病为主，其中希特林蛋白缺乏症最多；而胆道闭锁仅3例，巨细胞病毒和梅毒等感染因素仅4例。这与国外文献报道明显不同，与该数据来源于我国广东地区一家以开展希特林蛋白缺乏症研究为主的医院有关。

婴儿胆汁淤积症病因可归纳划分为感染性、结构性、代谢性、内分泌病、染色体病、肿瘤性、中毒性、血管性、免疫性和特发性。

（二）临床表现

1.皮肤巩膜黄染和皮肤瘙痒

直接胆红素超过≥3mg/dL(51.3μmol/L)时皮肤呈现肉眼可见的黄染，皮肤黏膜均可黄染，皮肤色暗，胆汁酸在皮肤沉积导致胆汁性瘙痒，无论病情进展轻重，直接胆红素均不会造成神经毒性。

2.尿色加深

尿胆红素增高后尿色加深呈茶色。

3.大便颜色变浅和白陶土便

肠道中直接胆红素降低，大便颜色变浅，呈现淡黄色，甚至白陶土样大便。

4.肝脾大

肝大、脾大和腹水陆续出现。

5.营养不良(特别是营养素缺乏)

(1)脂溶性维生素缺乏：维生素A、维生素E、维生素D、维生素K吸收不良。

(2)钙缺乏：严重者出现惊厥、急性喉痉挛。

(3)低蛋白血症：组织水肿。

6.出血倾向

凝血因子缺乏导致出血。

（三）辅助检查

1.实验室检查

（1）肝功能：总胆红素≤5mg/dL（85.5μmol/L）时直接胆红素＞1.0mg/dL（17.1μmol/L）为异常；血清总胆红素＞5mg/dL（85.5μmol/L）时，直接胆红素≥总胆红素的20%为异常。肝酶升高，特别是谷丙转氨酶升高提示肝损伤，但肝酶升高在胃肠外营养相关性胆汁淤积症（PNAC）和胆道闭锁早期不出现，缺少特异性，极低出生体重儿PNAC发生在出生32±21天，故临床上应定期监测黄疸患儿的肝功能，尤其对于胃肠外营养＞2周的患儿。肝、肾及骨碱性磷酸酶含量高，胆道闭锁的碱性磷酸酶升高明显，但需除外骨骼疾病。γ谷氨酰转肽酶（γ-GGT）存在于胆管上皮细胞，γ-GGT升高提示胆道闭锁、α_1抗胰蛋白酶缺乏、特发性新生儿肝炎和Alagille综合征，进行性家族性肝内胆汁淤积1型和2型（PFIC-1和PFIC-2）中γ+GGT并不升高，PFIC-3中则显著升高。

（2）胆汁酸：血清总胆汁酸浓度升高是PNAC的早期信号，血清石胆酸的浓度是所有类型的新生儿肝胆疾病的标志物。

（3）凝血酶原时间：胆汁淤积症患儿往往存在严重凝血功能异常，提示凝血因子缺乏，特别是维生素K依赖性凝血因子缺乏严重。

（4）全血分析、细菌培养（血、尿）、TORCH、病原核酸检测：判断感染是否存在，考虑感染疾病导致的胆汁淤积症时需进一步检测病原。

（5）垂体功能和甲状腺功能检测。

（6）代谢筛查：血糖、血氨、血气分析，血清和尿氨基酸分析，血、尿胆汁酸及前体物质分析。

（7）染色体分析/单基因检测/基因筛查：染色体疾病、Allagille综合征、PFIC、希特林蛋白缺乏症及不明原因的胆汁淤积症等。

2.辅助检查

（1）腹部超声：对于评估肝大小、质地，胆道结石、肝内泥沙样结石和胆总管囊肿非常直接，通过间接观察测量胆囊大小是否有收缩可帮助诊断胆道闭锁。胆囊不可见、胆囊小提示胆道闭锁的敏感性仅有23%；肝门外三角形高密度回声提示该区域纤维化，这是胆道闭锁的特征性表现，据文献报道，此征象敏感性为73%～100%，特异性达到98%～100%。

（2）肝胆管同位素扫描：用锝标记的亚氨二醋酸衍生物做胆管扫描常用于观察胆管树，胆管闭锁者不能将同位素排到肠腔，胆道闭锁时肝细胞的摄取和正常排泄受阻，而肝炎患者摄取延迟、排泄正常，2篇回顾性研究报道敏感性为83%～100%，特异性较低，为33%～80%。检查前5天开始苯巴比妥5mg/（kg·d）提高敏感性，此项检查耗时费力，临床不作为首选。

（3）磁共振胆道造影技术：被越来越多用于新生儿胆汁淤积，其软件和技术已经得到很好改进，能够使胆道成像，临床使用价值尚未得到证实。磁共振胆道造影技术在15例胆汁淤积症患儿中的研究结果显示，6例胆道闭锁均未看到胆道图像，9例非胆道闭锁患儿中仅有1例出现假阳性结果。早期PNAC的磁共振影像特点为肝细胞脂肪变性，磁共振有益于早期诊断PNAC。

(4)胆管造影:在胆汁淤积症的鉴别诊断中,胆道造影术是诊断胆道闭锁的最可靠方法,内镜逆行胆管造影对评估胆道梗阻意义重大,多数研究认为敏感性和特异性高,但在儿科失败率占10%,且需要专门技术和患者全身麻醉,临床应用受限。部分专家认为应该首先获得经皮肝组织活检结果,肝组织活检如果不能得到诊断,可建议此项检查。目前很多医院采用微创腹腔镜下胆道造影和胆管冲洗术,因其安全性好、创伤小、成功率高、敏感性和特异性高,应用日渐广泛。

(5)十二指肠引流液分析:分析引流液中胆红素浓度可以判断胆道是否存在梗阻,胆道梗阻者引流液胆红素浓度低于血胆红素浓度,有文献认为其敏感性等同于同位素扫描,而且费用低,但因其为有创检查,在儿科应用不多。

(6)经皮肝组织活检:经皮或腹腔镜下肝组织活检是诊断新生儿胆汁淤积的重要检查之一,1974年,Brough等研究了181例手术或死后尸检证实病因的胆汁淤积患儿,这些患儿之前进行了经皮肝组织活检,148例符合最后诊断结果,准确率为93.7%,在此报道中肝组织活检对胆道闭锁诊断的敏感性为99%,特异性为92%,但对新生儿肝炎的诊断敏感性较差。PNAC组织病理改变:肝细胞内和毛细胆管内胆汁淤积,细胞脂肪变性和门静脉周围纤维化,其他可以见到的征象包括肝细胞受损,呈现气球样变或多核巨细胞样变性,门脉区炎性改变、急性胆管炎、髓外造血、胆管增生和严重纤维化。胆道闭锁的组织病理特点:胆小管增生、胆栓形成、汇管区纤维化和水肿。在特发性肝炎患者,肝组织呈弥散性肝细胞肿胀,巨细胞化和局部肝坏死。此外,活检肝组织特殊染色见到PAS阳性颗粒在α_1抗胰蛋白酶缺乏中是特异性的,肝内胆管阙如是Allagille综合征的特异性表现,胆管的炎性坏死是硬化性胆管炎的特征,对于遗传代谢病,肝组织活检同样可发现特异性的诊断依据。在胆道闭锁病程早期,肝组织活检对鉴别胆道闭锁、PNAC及肝炎非常困难。

(四)诊断和鉴别诊断

(1)对怀疑新生儿胆汁淤积者,应及时测定直接胆红素水平,以确定胆汁淤积是否存在。任何新生儿黄疸生后2周不能消退,需怀疑胆汁淤积。纯母乳喂养者如果仅仅间接胆红素升高且查体无其他异常发现,可等到3周时再次评估。

(2)胆汁淤积症诊断后应进行评估,从病史和临床表现来选取最合适的辅助检查,最终确定诊断和治疗方案,目前国内尚无统一的诊断管理方案,但可参照美国儿科学会制定的诊断指南并结合我国实际。

新生儿确定胆汁淤积症诊断后,首先要除外感染性疾病,如败血症、巨细胞病毒感染等。其次要确定是否为代谢及内分泌疾病等急需治疗的疾病,还要及时评估是否为胆道闭锁,其预后取决于是否在肝硬化发生前获得手术机会。

胆汁淤积表现为黄疸消退延迟或黄疸消退后再次出现,早期可仅有间接胆红素升高,后期表现为直接胆红素升高,大便颜色变浅,尿色加深,白陶土大便是胆道闭锁特征。胆汁淤积症患者通常有凝血因子缺乏,可表现有出血倾向。如果伴随神经系统表现,如易激惹、嗜睡、惊厥或喂养困难,常常是遗传代谢病或败血症合并中枢神经系统感染表现。黄疸、肝大、脾大常常提示肝病变进行性加重。先天性感染或先天性综合征常常表现有发育迟缓或特殊面容,胆总管囊肿往往在右上腹有包块。

（五）治疗

1.保证能量足够和平衡

早产儿能量供给以 110～120kcal/kg 为宜，避免过度营养，其中糖速 11～12mg/(kg·min)，蛋白 3.5～4g/(kg·d)，脂肪 2～3g/(kg·d)。大约 60%的患儿出现营养不良，应及时对患儿营养状态做出评估。胆汁酸的缺乏导致肠腔内脂肪分解、溶解和长链脂肪酸吸收障碍，脂肪泻加重能量消耗，所以胆汁淤积的患儿尽早经口喂养为首选，能量供给应该为推荐量的 110%～125%，中链脂肪酸可不经胆汁盐溶解而直接被肠道吸收，所以含有中链脂肪酸的配方奶为首选。

2.补充必要脂溶性维生素

新生儿胆汁淤积患儿脂溶性维生素缺乏显著，应该适当补充，维生素 E 水溶剂即聚乙二醇 1000-琥珀酸酯(TPGS)，与其他脂溶性维生素同服可以提高其他维生素的利用度，用量为 15～25IU/kg，维生素 K 2.5～5mg/(kg·d)隔日 1 次或每周 2 次，维生素 D_3 800～5 000IU/d 或 1,25-二羟胆骨化醇 0.05～0.2μg/(kg·d)，维生素 A 3 000～10 000IU/d。

3.胆汁淤积药物治疗

胆汁性瘙痒原因不清，但血清中胆汁酸的降低可有效改善症状，国内中药使用广泛，常用茵栀黄 5～10mL/d 口服用于利胆治疗。其他治疗胆汁性瘙痒的方法有：利福平，可抑制肝细胞对胆汁的摄取并且诱导肝微粒体酶，剂量为 10mg/(kg·d)，不良反应为肝毒性，易和其他药物配伍禁忌；苯巴比妥刺激胆酸排泄和合成，诱导肝微粒体酶，可降低循环胆汁酸血浓度，剂量为 1～3mg/(kg·d)；考来烯胺可在肠道结合胆酸，抑制肝肠循环，促进排泄，并且降低对肝的负反馈，提高胆固醇向胆酸转化，常用于长期淤胆患者，剂量为 0.25～0.5mg/(kg·d)。

美国食品药品监督管理局唯一通过的用于成人胆汁淤积症的药物是熊去氧胆酸，熊去氧胆酸为亲水性胆酸，可替代疏水性胆酸，不良反应为腹泻、腹痛、恶心，剂量为 10～20mg/(kg·d)，其有效性在儿童还需进一步验证。

有报道手术后应用胃肠外营养出现胆汁淤积的新生儿 8 例，停止全肠外营养后用胆囊收缩素治疗 3～5 天，有 7 例黄疸和高结合胆红素血症在 1～6 周内完全缓解。Teitelbaum 等用八肽胆囊收缩素治疗腹部和心脏大手术后的新生儿 PNAC，发现患儿血清直接胆红素水平降低，且肝损害未进一步加重，提示胆囊收缩素应用于新生儿 PNAC 也是安全有效的。

S-腺苷甲硫氨酸是甲硫氨酸代谢的主要产物，研究显示，静脉滴入外源性 S-腺苷甲硫氨酸后，血浆中转硫化产物、半胱氨酸、牛磺酸、谷胱甘肽含量明显升高。其中谷胱甘肽是重要的肝细胞保护物质，可直接避免胆汁酸及其他肝毒性物质对肝细胞的损害。S-腺苷甲硫氨酸还有促进转甲基作用，使肝细胞膜磷脂生物合成能力提高，肝细胞膜流动性增加，同时亦可使细胞膜表面 Na^+/K^+-ATP 酶活性增加，共同促进了肝细胞向胆小管分泌胆汁酸的能力。S-腺苷甲硫氨酸应用于胆汁淤积小鼠能够提高胆汁流动性，降低血清总胆汁酸水平和 γ-GGT，减少肝的病理损害，清除胆管内的胆栓。经体外细胞培养发现，S-腺苷甲硫氨酸可抑制胆汁酸诱导的肝细胞凋亡。国内在新生兔 TPN 的实验研究中发现，S-腺苷甲硫氨酸可明显降低血清胆汁酸、胆红素水平，并可显著减少肝细胞凋亡的发生。

4.胆汁淤积症特殊病因特异性治疗

(1)感染:细菌、病毒、螺旋体等,进行抗生素、抗病毒治疗。

(2)半乳糖血症:无半乳糖饮食。

(3)酪氨酸血症:低酪氨酸及低苯丙氨酸饮食,补充尼替西农。

(4)遗传性果糖不耐受:无果糖和蔗糖饮食。

(5)甲状腺功能减退:甲状腺素补充治疗。

(6)囊性纤维化:补充胰酶和熊去氧胆酸。

(7)垂体功能低下:补充甲状腺素和生长激素。

(8)胆汁酸合成异常:熊去氧胆酸或胆酸补充治疗。

(9)胆道闭锁:肝肠吻合术。

(10)胆总管囊肿或穿孔:手术治疗。

(11)单纯胆汁黏稠:胆道冲洗术。

胆汁淤积症对因治疗是关键,药物的使用要根据患儿的实际情况慎重选择,例如胆道闭锁患儿、家族性进行性胆汁淤积症及先天性胆汁酸合成障碍等不宜积极利胆,应以反馈抑制胆汁酸分泌和排泄、减少胆汁酸合成为主要治疗原则。

(六)特殊胆汁淤积症相关疾病

1.Alagille综合征

Alagille综合征(AGS)是一种复杂的多系统损伤性疾病。国外报道该病发病率约为1/70 000,病死率在10%左右。AGS是常染色体显性遗传性疾病,其发病主要与位于20p12的基因JAG1突变有关,极少数与NOTCH2突变有关。AGS最主要的临床表现是胆汁淤积。肝方面的表现包括黄疸、肝大、胆汁淤积、瘙痒症,约15%的患者会进展至肝硬化及肝衰竭。心脏方面:可从轻症的心脏杂音到严重的心脏结构缺陷,心脏结构缺陷最常见的是法洛四联症。肝病和心血管畸形是影响患者预后的2个主要原因。眼部最常见表现是角膜后胚胎环,本症预后良好。骨骼异常最常见的是蝶状椎骨,多数无症状。本病的特征性面容包括前额突出,眼球深陷伴眼距中度增宽,尖下颌,鞍形鼻并前端肥大,头部侧面观显扁平,但耳部突出,使患者面部正面呈"倒三角"形,在AGS中很常见。颅内出血是最重要的颅内合并症。

在实验室检查方面,肝组织活检显示肝内小叶间胆管数目减少或缺乏。血清学检查提示结合性胆红素升高,血清胆汁酸浓度增高,谷氨酰转肽酶、三酰甘油和转氨酶均可升高,可见与维生素K缺乏有关的凝血功能异常。通过基因检测可了解有无JAG1和NOTCH2基因突变。

AGS的临床诊断标准包括①肝组织病理学检查:肝内小叶间胆管数目减少或缺乏,即门脉血管与小叶间胆管数目比例上升,但小部分婴儿肝组织活检中未见肝内小叶间胆管缺乏。②符合以下5项主要临床表现中的3项:a.慢性胆汁淤积症;b.心脏杂音或心脏结构缺陷;c.蝶状椎骨;d.角膜后胚胎环;e.特殊面容。

同时符合以上2条标准即可诊断,但如果肝组织活检不表现为肝内小叶间胆管数目减少或缺乏或由于某些成年轻症患者未进行肝组织活检,修订的AGS诊断标准认为符合第2条中4个或以上主要标准也可诊断,如果已知有JAG1或NOTCH2基因突变或家族史时,2个主要标准即可诊断。

AGS的治疗应由多学科专家组成的治疗组(医学基因学、胃肠学、营养学、心脏学科、眼科、肝移植方面、儿童发育学等)指导。熊去氧胆酸可改善胆汁流动,并可保护脏器免受胆汁淤积症引起的瘙痒症等侵袭,对部分病例进行体外部分胆汁分流术也可改善胆汁淤积症的症状。终末期肝衰竭的AGS患者可进行肝移植。

2.Caroli综合征

Caroli综合征是常染色体隐性遗传病,包括2大特征:一是肝内胆管局部多发性囊性扩张,即Caroli病,二是先天性肝组织纤维化。国外报道发病率约为1/20 000。Caroli病由PKH D1基因突变引起。肝母细胞发育分化到胆管过程中的调控因素发生异常,导致肝内胆管发育异常,如肝内胆管多发性囊性扩张等,即引起Caroli病,如果同时伴有间质发育异常,如门静脉周围纤维化,即称为Caroli综合征。患Caroli综合征时,肝内胆管局部多发性囊性扩张,可导致胆汁在胆道内淤滞;先天性肝组织纤维化引起门脉部位小胆管的局部增生,引起胆管局部狭窄,也可引起胆汁淤积。

临床表现包括反复发作的胆汁淤积、胆管炎、结石病和门脉高压等,可引起胆管癌。临床表现可在新生儿期出现,也可在成年后才出现,甚至终身无明显症状。

实验室检查有转氨酶轻度增高,并发门脉高压和脾功能亢进引起的血小板和白细胞减少,胆管炎时白细胞计数增高。影像学检查对Caroli综合征的诊断很重要,如腹部超声、CT、MRI和逆行胆管造影(ERCP)。此病肝内胆管上的囊状突起与胆管之间是连通的,很多疾病(如多发性囊性肝病等)也可见在胆管上有囊状突起,但这些囊状突起与胆管内部不连通,此可作为Caroli综合征与这些疾病的鉴别点。同时还可看到胆管上囊性扩张是不规则的,突起的形状多种多样,如纺锤形、圆形等,两边基本对称,这可与阻塞性胆管扩张鉴别,后者胆管囊性扩张突起多集中在阻塞部位周围。

显微镜下,Caroli综合征患者病变肝组织可见大量囊状扩张的胆管,并且囊状扩张部分与胆管相通,同时可看到胆管壁增生及其周围肝组织纤维化。

肝移植被认为是解除Caroli病或Caroli综合征症状的唯一有效治疗,在此之前,本病治疗的目标是尽量引流胆管并减轻症状,减少并发症的发生。当所有方法均失败后,甚至发生肝衰竭及恶性病变时,即应施行肝移植。

3.希特林蛋白缺乏症

希特林蛋白缺乏症是一种常染色体隐性遗传病包含成年发作Ⅱ型瓜氨酸血症(CTLN2)和希特林蛋白缺乏所致新生儿肝内胆汁淤积症(NICCD)2大类。希特林蛋白是线粒体内一种钙结合载体蛋白,主要作为线粒体中天冬氨酸/谷氨酸载体而发挥功能。基因SLC25A13负责编码希特林蛋白,位于染色体7q21.3。

目前认为是SLC25A13基因突变引起了希特林蛋白缺乏,导致NICCD和CTLN2发病。在肝中,由于缺乏希特林蛋白,精氨酸琥珀酸合成酶活性下降,精氨酸琥珀酸钠合成减少,引起高氨血症及半乳糖血症等。高氨血症的发生是希特林蛋白缺乏和尿素循环异常,引起蛋白质或其他含氮分子分解产生氮的过程中代谢缺陷,导致血氨和其前体物质积聚。新生儿胆汁淤积性肝病6%由NICCD引起,NICCD多在1岁以内发病,男女发病率相近,临床表现为肝内胆汁淤积性黄疸，可有低出生体重、发育迟缓等。

实验室检查有血氨增高、高氨血症(包括瓜氨酸、甲硫氨酸、苏氨酸、精氨酸和酪氨酸等增高)、低蛋白血症、溶血性贫血、肝功能受损、半乳糖血症、血浆甲胎蛋白(α-FP)浓度增高、血中胰腺分泌的胰蛋白酶抑制剂增加，以及继发性精氨酸琥珀酸合成酶活性下降等，组织病理学检查可见弥散性脂肪肝，肝实质细胞浸润和纤维化。

希特林蛋白缺乏症的诊断主要是在上述临床表现和生化异常的基础上，进行血浆氨基酸谱分析和SLC25A13基因检测来确定。

多数NICCD患儿可通过给予去乳糖豆奶配方奶粉、补充富含脂溶性维生素和中链三酰甘油的食物，在12个月内使症状缓解，但若NICCD患儿有严重肝衰竭，可在10～12个月时给予肝移植治疗。

4.进行性家族性肝内胆汁淤积症

进行性家族性肝内胆汁淤积症(PFIC)为常染色体隐性遗传病，新生儿发病率为1/100 000～1/50 000，占儿童胆汁淤积原因的10%～15%。PFIC分为3型。PFIC-1又称Byler病，由ATP881基因突变引起。ATP881基因位于常染色体18q21～22，编码P型ATP酶——FIC1。FIC1蛋白功能异常可间接干扰胆管胆汁酸分泌，引起胆汁淤积。ATP881基因可在多种器官表达，因此，其突变可引起一些肝外表现。PFIC-2又称Byler综合征，由ABCB11基因突变引起。该基因位于常染色体2q24，编码肝细胞毛细胆管膜胆盐转运蛋白(BSEP蛋白)。BSEP蛋白缺陷致胆流减少，从而使肝细胞内胆盐积聚，造成严重损伤。PFIC-3由ABCB4基因突变引起，该基因位于常染色体7q21区域，编码多耐药糖蛋白3(MDR3)。MDR3糖蛋白缺陷引起胆汁中缺乏磷脂，导致胆汁结石形成增加，进一步阻塞小胆道。

胆汁淤积是PFIC的主要临床表现。PFIC-1患儿表现为典型的新生儿胆汁淤积，可反复发作，病程晚期呈持久性。PFIC-2患儿出生第1个月黄疸即呈持久性，1年内迅速发生肝衰竭，甚至肝癌。这两型表型差异在于PFIC-1患儿有肝外表现(身高矮小、感音神经性耳聋、水样腹泻、胰腺炎、汗液氯化物高浓度和肝脂肪变性)，PFIC-2患儿尚无相应报道。PFIC-3胆汁淤积呈慢性和进行性，极少出现新生儿胆汁淤积，约1/3的患者胆汁淤积出现在1岁以内，其他多在生后几年乃至成人才出现相应表现。PFIC-3目前尚无发生肝癌的病例报道。

PFIC-1和PFIC-2实验室检查血清γ-GGT活性和胆固醇均正常，而胆汁酸明显升高。PFIC-2患儿的谷丙转氨酶和甲胎蛋白(α-FP)水平较PFIC-1患儿更高。PFIC-3患者血清γ-GGT活性升高，胆固醇正常，初级胆盐浓度中度升高。肝组织学检查特征方面：PFIC-1显示毛细胆管胆汁淤积和门脉周围肝细胞化生，但无胆管增生。PFIC-2显示肝组织结构紊乱更重，炎症程度较高，并出现小叶及门脉纤维化，可见肝细胞坏死和巨细胞形成。PFIC-3显示门脉纤维化和胆管增生，混合性炎症浸润。PFIC-3晚期病例，广泛门脉纤维化，出现典型胆汁性肝硬化特征。多数门脉系统可见小叶内胆管，无胆管周围纤维化及胆道上皮损伤。电镜检查显示，PFIC-1患者见毛细胆管膜粗糙颗粒状胆汁沉积，PFIC-2则见毛细胆管膜非晶形胆汁沉积。

诊断需在综合家族史、临床表现、体征、实验室生化测定、影像学检查，甚至肝组织活检的基础上加以基因分析确定。

熊去氧胆酸是所有类型 PFIC 患儿的初始治疗选择。一些 PFIC-1 或 PFIC-2 患者可受益于外科胆汁分流术。上述治疗失败后肝移植乃唯一有效治疗措施。然而部分 PFIC-1 患儿在肝移植后病情仍进展,甚至需再次肝移植。PFIC 为渐进性,所有类型的 PFIC 如果不经治疗,在儿童时期将致命。

5.胃肠外营养相关性胆汁淤积症

胃肠外营养应用于人类开始于 20 世纪 60 年代,1971 年,Peden 等报道首例接受全胃肠外营养治疗的早产儿发生了肝大和肝功能损害,尸检发现肝内胆汁淤积、胆管扩张及早期肝硬化。新生儿,尤其是早产儿胃肠道及肝等脏器功能尚未完全发育成熟,营养储存有限,所需能量和营养素需求高,是发生 PNAC 的高危人群。

PNAC 在低出生体重儿中的发生率为 10%~20%,接受外科手术的新生儿发生率可高达 60%,全胃肠外营养 14~28 天者发生率为 14%,PN 超过 100 天者发生率为 85%。胃肠外营养时间是影响发病率的最主要因素。PNAC 的发生机制目前尚不清楚,危险因素主要是小胎龄、低出生体重、败血症、外科手术、延迟经肠道喂养、输液装置含有有害成分及胃肠外营养的成分和时限等。新生儿,特别是早产儿的肝对胆汁酸的代谢和转运能力均不成熟,在胆汁酸的合成、摄取、分泌及循环再利用等环节,容易受到损伤。目前对胆汁酸代谢稳态相关的基因表达的初步认识大多来自动物研究结果,胎儿肝内 SLC10A1 基因和编码胆磷脂分泌相关的多耐药蛋白 MDR3 的基因 ABCB4 的表达明显少于成人,此外,胆汁酸转运体的不成熟表明了新生儿对 PNAC 的易感性。PNAC 发生的关键机制目前并不清楚,肠道旷置及胃肠外营养成分损伤是主要相关原因,肠道旷置导致胆管系统和胆囊缺失动力,胃肠外营养成分则主要损伤肝组织。此外,禁食使得肠道动力下降,导致肠腔内细菌过度繁殖,内毒素可下调胆汁酸的转运,最终高细菌负荷导致鹅脱氧胆酸更多转化为疏水性肝毒性的石胆酸,也是肠道旷置带来的后果。

肠道旷置对肠道黏膜免疫屏障还会造成不利的影响,分泌型免疫球蛋白 A(S-IgA)是抑制细菌与肠黏膜黏附的主要屏障,经口喂养所形成的正常肠道刺激对 S-IgA 的产生起重要作用,而禁食和胃肠外营养明显减少肠道内 S-IgA 的数量,造成小肠肠腔内免疫缺陷,促进了肠道内的菌群增生及易位。所以禁食和胃肠外营养在损伤机制中共同作用。长期胃肠外营养离不开深静脉置管,长期置管伴随导管相关感染,相当多长期胃肠外营养依赖的患者肠道手术、坏死性小肠结肠炎等同时伴有感染者占相当比例,加之长期禁食导致的细菌移位和过度繁殖,感染是胃肠外营养者时常相伴的问题。内毒素以及细胞因子处理后的细胞可在多个水平(包括启动子和转录)下调胆汁酸转运体基因的表达。此外,污染成分和包装降解产物的毒性作用及营养素的不平衡也是 PNAC 发生的危险因素。

直接胆红素的升高是 PNAC 的标志,PNAC 患儿的胆汁淤积程度波动较大,直接胆红素峰值平均为 135.2±65.5μmol/L,最严重的患儿达 293.9μmol/L;PNAC 患儿中 73.7%伴有肝功能损害,肝损害一般发生于胃肠外营养后 6.6±3.0 周,常持续 9.5±5.4 周,谷丙转氨酶峰值 121.5±48.4U/L,谷草转氨酶峰值 239.8±122.3U/L。

PNAC 的诊断是排他性诊断,但直接胆红素升高的原因繁多复杂,包括胆汁酸合成、代谢疾病、胆汁酸转运障碍、各种感染的肝损伤等,在直接胆红素升高时,全面分析病例特点,进行必需的鉴别诊断,按照胆汁淤积症诊断程序做出诊断。

PNAC 最好的解决办法是尽快恢复肠道喂养,停止胃肠外营养,但是在临床不得已依靠全胃肠外营养的情况下,注意以下方面可尽可能减少损伤:最佳的营养配方,避免超负荷营养供给,避免有毒物质污染,避免肝损伤药物等。尽可能避免邻苯二甲酸二已酯(DEHP),各类营养液去除铝元素/锰元素,避免感染,特别是导管相关感染。药物治疗以胆囊收缩素、S-腺苷甲硫氨酸、熊去氧胆酸研究较多,初步证实有一定疗效,对于新生儿的安全性也初步得到认同。小剂量喂养、牛磺酸和红霉素对 PNAC 有较好的预防作用。多数学者认为 PNAC 患儿如能避免严重感染,并得到恰当的治疗,其胆汁淤积在停止胃肠外营养后大部分会恢复。

总之,新生儿胆汁淤积症很常见,胆汁淤积症往往是许多特殊疾病的首发症状,病因复杂多样,需早期识别直接胆红素升高。对于感染、内分泌疾病、遗传代谢病相关的胆汁淤积症,积极对因治疗是关键,新生儿胆道闭锁在早期临床诊断困难,需及时行胆道造影以确诊,PNAC 在早产儿多见,注意为排他性诊断,防止误诊。

第五节　新生儿持续肺动脉高压

出生后胎儿心血管系统必须很快适应宫外生活的新需求,其循环转换障碍在新生儿肺动脉高压的发生中起重要作用。如果不能顺利实现出生后肺血管阻力(PVR)的持续下降,可引起持续肺动脉高压(PPHN)。PPHN 指生后肺血管阻力持续性增高,肺动脉压超过体循环动脉压,使由胎儿型循环过渡至正常新生儿型循环发生障碍,而引起的心房及(或)动脉导管水平血液的右向左分流,临床出现严重低氧血症等症状。PPHN 多见于足月儿、近足月或过期产儿,但是早产儿亦可出现肺血管阻力的异常增高。该病已成为新生儿监护病房(NICU)的重要临床问题,可出现多种并发症,包括死亡、听力损伤、神经发育损伤和其他问题。

一、病因和机制

宫内慢性缺氧或围生期窒息是最常见的相关发病因素。宫内慢性缺氧和窒息可致 eNOS 及 Ca^{2+} 敏感钾通道基因表达降低,而后者是介导肺血管扩张的重要介质;血小板衍化生长因子(PDGF)也是较强的平滑肌细胞促分裂素,它在慢性肺高压的肺平滑肌增生中起重要作用。慢性缺氧可致肺小动脉的重塑和异常肌化;生后急性缺氧可致缩血管介质的释放以对抗生后肺血管的扩张。

肺实质性疾病,常见有呼吸窘迫综合征(RDS)、胎粪吸入综合征(MAS)和肺炎等,它们可因低氧而出现肺血管收缩、肺动脉高压。上述情况虽然与肺血管的暂时性痉挛有关,但与新生儿的胎龄(成熟度)有较大关系,所以 PPHN 常发生在足月儿或过期产儿,早产儿相对少见,如有,也多见于有宫内生长滞缓的早产儿。

肺发育不良,包括肺实质及肺血管发育不良,如肺泡毛细血管发育不良、肺实质发育低下和先天性膈疝、心功能不全。病因包括围产期窒息、代谢紊乱、宫内动脉导管关闭等,母亲在产前接受非类固醇类抗炎药物如布洛芬、吲哚美辛和阿司匹林等。环氧化酶抑制剂能减少花生四烯酸的合成，使动脉导管过早关闭。因宫内动脉导管关闭，可致外周肺动脉的结构重塑，肺动脉肌化、肺血管阻力增高而导致 PPHN 的发生。肺炎或败血症时，由于细菌或病毒、内毒素等引起的心脏收缩功能抑制、内源性 NO 的抑制、血栓素和白细胞三烯的释放、肺微血管血栓、血液黏滞度增高、肺血管痉挛等。遗传因素在 PPHN 发病中的作用仍不十分清楚。2001 年，Pearson 在《新英格兰医学杂志》首次报道了氨基甲酰磷酸合成酶基因多态性与 PPHN 的关系，该基因的多态性与尿素循环中间产物精氨酸和瓜氨酸水平相关，在新生儿期尿素循环尚未发育完善，由遗传因素所致的氨基甲酰磷酸合成酶功能低下，使精氨酸和瓜氨酸水平的下降可影响 NO 的产生，最终导致 PPHN 的发生。母亲在孕期使用选择性五羟色胺再摄取抑制剂（SSRI）（如氟西汀）抗抑郁治疗，可使新生儿 PPHN 的发病率增加，其中在孕 20 周之后仍使用该药显著增加 PPHN 的发生，而在孕 20 周前应用该药或在孕期任何时间应用非 SSRI 类抗抑郁药并不增加 PPHN 的发生。

二、病理形式

PPHN 并不是一种单一的疾病，而是多种因素所致的临床综合征，因此，对不同病因及不同病理生理改变的 PPHN，临床处理、治疗反应往往有差异。了解 PPHN 的发病相关因素对治疗方法的选择、疗效估计和预后判断有重要意义。PPHN 的病理生理基本有 3 种形式：

（一）肺血管适应不良

指肺血管阻力在生后不能迅速下降，而其肺小动脉数量及肌层的解剖结构正常。肺血管阻力的异常增加是由肺实质性疾病如胎粪吸入综合征（MAS）、RDS、围生期应激、酸中毒、低温、低氧、高碳酸血症等引起。这些患者占 PPHN 的大多数，其肺血管阻力增高属于对急性损伤的异常适应，其改变是可逆的，对药物治疗常有反应。

（二）肺血管发育不良

指在宫内表现为平滑肌从肺泡前生长至无平滑肌的正常肺泡内动脉，而肺小动脉的数量正常，属于对慢性损伤的代偿，也属于适应不良。血管平滑肌肥厚、管腔减小使血流受阻。慢性宫内缺氧可引起肺血管重塑和中层肌肥厚，宫内胎儿动脉导管早期关闭（如母亲应用阿司匹林、吲哚美辛等）可继发肺血管增生，对于这些患者，治疗效果较差。

（三）肺血管发育不全

指气道、肺泡及相关的动脉数减少，血管面积减小，使肺血管阻力增加。X 线胸片见肺血管纹少，肺野相对清晰，故可称为“黑色肺”PPHN。该型 PPHN 的病理改变可见于先天性膈疝、肺发育不良等，其治疗效果最差。

三、临床表现

患者多为足月儿或过期产儿，可有羊水被胎粪污染、围生期窒息、胎粪吸入等病史。生后除短期内有窘迫外，在生后 24 小时内可发现有发绀，如有肺部原发性疾病，患儿可出现气急、三凹征或呻吟，动脉血气显示严重低氧，二氧化碳分压相对正常。应强调，在适当通气情况下，任何新生儿早期表现为严重的低氧血症及肺实质疾病的严重程度与胸部X线表现不成比例，并除外气胸及先天性心脏病时均应考虑PPHN的可能。

PPHN患儿常表现为明显发绀，一般吸氧不能缓解；通过心脏听诊可在左或右下胸骨缘闻及三尖瓣反流所致的收缩期杂音。因肺动脉压力增高而出现第二心音增强。

当新生儿在人工呼吸机应用时，呼吸机参数未变而血氧分压不稳定应考虑有PPHN可能。当有肺实质性疾病存在通气/血流失调时，也可出现血氧分压的不稳定，故该表现也不是PPHN所特有。

四、诊断

（一）诊断试验

1.高氧试验

新生儿发绀可由多种原因引起。高氧吸入试验的目的是将PPHN或发绀型先天性心脏病与肺部疾病所致的发绀进行鉴别。肺部疾病所出现的发绀常由V/Q失调引起，在高氧浓度（如100%）吸入后可出现血氧分压的显著上升。临床常以头匣或面罩吸入100%氧5～10分钟，如缺氧无改善提示存在PPHN或发绀型心脏病所致的右向左血液分流存在。如血氧分压>150mmHg，则可排除大多数发绀型先天性心脏病；但氧分压<150mmHg也不能将PPHN或发绀型先天性心脏病作出鉴别。高氧试验的持续时间不宜过长，因很多发绀性先天性心脏病在高氧吸入后肺血管阻力（PVR）降低，属禁忌。

2.高氧高通气试验

PPHN或发绀型先天性心脏病由于均存在右向左分流，在一般吸氧后血氧分压常无明显改善。在PPHN，如能使肺血管阻力暂时下降则右向左分流可显著减少，血氧改善；而在发绀性先天性心脏病，血氧分压不会改善。高氧高通气试验的具体方法是，对高氧试验后仍发绀者在气管插管或面罩下行皮囊通气，频率为100～150次/分，持续5～10分钟，使血二氧化碳分压下降至“临界点”（30～20mmHg），此时血氧分压可显著上升，可>100mmHg，而发绀型心脏患者血氧分压增加不明显。如需较高的通气压力（>40cmH_2O）才能使血二氧化碳分压下降至临界点，则提示PPHN患儿预后不良。

（二）辅助检查

1.动脉导管开口前后血氧分压差

PPHN患者的右向左分流可出现在心房卵圆孔水平或动脉导管水平，或两者均有。当存在动脉导管水平的右向左分流，动脉导管开口前的血氧分压高于开口后的血氧分压。可同时检查动脉导管开口前（常取右桡动脉）及动脉导管开口后的动脉（常为左桡动脉、脐动脉或下肢动脉）血氧分压，当两者差值>15～20mmHg或两处的经皮血氧饱和度差>5%～10%，又同时能排除先天性心脏病时，提示患儿有PPHN并存在动脉导管水平的右向左分流。当PPHN患者的右向左分流不在动脉导管水平而只存在心房水平，上述试验的血氧差别可不出现，但此时也不能排除PPHN可能。

2.胸部X线片

常为正常或与肺部原发疾病有关。心胸比例可稍增大，肺血流减少或正常。

3.心电图

可见右室占优势，也可出现心肌缺血表现。

4.超声多普勒检查

该项检查已作为 PPHN 诊断和评估的主要手段。可排除先天性心脏病的存在；证实心房或动脉导管水平右向左分流；提供肺动脉高压程度的定性和定量证据并可进行一系列血流动力学评估。

(1)可用 M 超或多普勒方法测定右室收缩前期与右室收缩期时间的比值(PEP/RVET)，比值增大提示肺动脉压力增高；或以多普勒方法测定肺动脉血流加速时间(AT)及加速时间/右室射血时间比值(AT/RVET)。测定值缩小，提示肺动脉高压。但是，上述方法特异性相对较差，近年来已被彩色多普勒方法逐渐取代。

(2)以二维彩色多普勒超声在高位左胸骨旁切面显示开放的动脉导管，根据导管水平的血流方向可确定右向左分流、双向分流或左向右分流。也可将多普勒取样点置于动脉导管内，根据流速，参照体循环压，以简化柏努利方程(压力差$=4\times$速度^2)计算肺动脉压力。

(3)因绝大多数新生儿，尤其是围产期有窒息或肺阻力增加者，可出现心脏三尖瓣收缩期的反流。常利用肺动脉高压患者的三尖瓣反流，以连续多普勒测定反流速度，以简化伯努利方程，计算肺动脉压：肺动脉收缩压$=4\times$反流血流速度$^2+$CVP(假设 CVP 为 5mmHg)。其基本原理：当肺动脉瓣正常时，右心室收缩压与肺动脉收缩压相同；当三尖瓣存在反流时，收缩期右室血反流进入右心房，其进入的速度与房室压力差有关；利用连续多普勒测定反流速度可计算出相应的压力差值。当肺动脉收缩压≥75%体循环收缩压时，可诊断为肺动脉高压。

(4)以彩色多普勒直接观察心房水平经卵圆孔的右向左分流，如不能显示，还可采用 2～3mL 生理盐水经上肢或头皮静脉(中心静脉更佳)快速推注，如同时见“雪花状”影由右房进入左房，即可证实右向左分流，后者方法目前临床已很少应用。

(5)其他：以多普勒测定左或右肺动脉平均血流速度，流速降低提示肺血管阻力增加、肺动脉高压，系列动态观察对评估 PPHN 的治疗效果有意义。

5.其他监测指标

(1)血氧指标：尽管新生儿肺动脉高压诊断的直接证据很重要，临床上常以患儿的动脉血氧状态作为 PPHN 程度估计和疗效评价的重要指标。PaO_2 测定是最简单和直接的指标。当吸入氧浓度为 100%时，PaO_2 仍低于 50mmHg 对 PPHN 死亡率的预测特异性达 90%以上。其他氧合评估指标有氧合指数(OI)、肺泡-动脉氧分压差($A\text{-}aDO_2$)等。

(2)心室压力增高的间接证据：脑性利钠肽(BNP)在成人心血管疾病中常被作为心功能不全的监测指标。BNP 由心室分泌，在心室充盈压力增高时分泌增加。临床研究显示，PPHN 急性期血浆 BNP 水平显著增高，而非 PPHN 的呼吸系统疾病或正常新生儿 BNP 不增高，且与氧合指数(OI)有较好的相关性。因此，血 BNP 水平可作为 PPHN 的鉴别诊断、病情监测和预后判断的快速监测指标。在 PPHN 缺乏超声诊断条件时，进行 BNP 监测有一定临床诊断和鉴别诊断价值。

五、治疗

低氧性呼吸衰竭和PPHN有较高的死亡率和并发症,治疗的目标是纠正低氧血症,同时尽可能减少由于呼吸治疗本身而出现的并发症。经典(传统)的治疗手段有人工呼吸机的高通气、纠正酸中毒或碱化血液、纠正体循环低血压或给以正性肌力药物或液体扩容。近年来发展的新治疗方法如一氧化氮吸入(iNO)、表面活性物质应用等已显著改善了该病的预后。新型的治疗方法,如血管扩张剂、抗氧化剂治疗等仍在不断地探索中,并有一定的前景。

(一)机械通气治疗

几乎所有的PPHN患者都需要气管插管机械通气治疗。人工呼吸机进行高通气以降低肺动脉压力一直是治疗PPHN的主要方法之一。机械通气使血氧分压维持正常或偏高,同时使血二氧化碳分压降低,以利于肺血管扩张和肺动脉压的下降。新生儿肺血管对氧的反应不稳定,低氧性肺血管痉挛可引起致命性的肺血管阻力增加,为减少血氧的波动,常将氧分压稳定在较高的水平;同时,在呼吸机参数撤离过程中,氧的调节也应逐渐降低,以免出现反应性肺血管痉挛。近年来考虑到高氧和低碳酸血症的潜在毒副作用,常使用较温和的通气。如氧合改善不理想时,可试用高频震荡人工呼吸机(HFOV)。PPHN伴有肺实质性疾病时,呼吸治疗应针对原发病而采取不同的策略,高频通气常用于严重肺实质性疾病所致的呼吸衰竭。在PPHN需要用吸入NO治疗时,HFOV能复张更多的肺泡而有利于NO的递送。

关于机械通气时呼吸机的调节,如患者无明显肺实质性疾病,初始呼吸频率可设置为50~70次/分,吸气峰压力为15~25cmH_2O,呼气末正压3~4cmH_2O,吸气时间0.3~0.4秒;如有肺实质性疾病,可用较低的呼吸机频率,较长的吸气时间,呼气末正压可设置为4~6cmH_2O。上述设置应监测血气,根据血气结果及时调整呼吸机参数,使目标pH为7.35~7.45,PaO_2为70~100mmHg,$PaCO_2$为35~45mmHg。

(二)碱性液体的应用以提高血pH

酸中毒时肺血管阻力增加,通过提高血pH以降低肺血管阻力是临床治疗PPHN的常用手段,但是应用碳酸氢钠的远期效果尚不肯定。可通过高通气降低血二氧化碳分压和(或)应用碳酸氢钠液体提高血pH,但两者的意义不同。碱性液体的应用有高钠、CO_2产生增加等不良反应。传统的方法是将血pH提高至7.45~7.55,目前主张将其保持在7.35~7.45即可。

(三)提高体循环压力

PPHN的右向左分流程度取决于体循环与肺循环压力差,提高体循环压有利于减少右向左分流。维持正常血压,将动脉收缩压维持在50~75mmHg,平均压在45~55mmHg。当有容量丢失或因血管扩张剂应用后血压降低时,可用生理盐水、5%白蛋白、血浆或全血;为增加心肌收缩力,常使用正性肌力药物如多巴胺2~10μg/(kg·min)、多巴酚丁胺2~10μg/(kg·min)、肾上腺素0.03~0.10μg/(kg·min)。

(四)镇静和镇痛

因儿茶酚胺释放能激活α肾上腺能受体,使肺血管阻力增加,临床上对PPHN常使用镇静剂以减少应激反应。可用吗啡:每次0.1~0.3mg/kg或以1.1mg/(kg·h)维持;或用芬太尼

3～8μg/(kg·h)维持。肌松剂已很少应用,如泮库溴铵每次0.1mg/kg,维持量为0.04～0.1mg/kg,每1～4小时一次。

(五)扩血管药物降低肺动脉压力

PPHN可由肺血管发育不良、发育不全或功能性适应不良所致,药物治疗目的是使肺血管平滑肌舒张、血管扩张。目前临床和实验研究主要集中在对调节肺血管张力的3条途径进行探索,包括NO、前列环素及内皮素在肺血管张力的调节及相关类似物或阻滞剂的应用。

1.吸入NO治疗(iNO)

一氧化氮是目前唯一的高度选择性的肺血管扩张剂。多中心研究显示,对PPHN患者早期应用NO吸入能使氧合改善,减少体外膜氧合(ECMO)的应用,治疗后长期的神经系统随访也未见明显异常。

(1)NO吸入降低肺动脉压的原理:一氧化氮(NO)是血管平滑肌张力的主要调节因子,已证实它就是内皮衍生舒张因子(EDRF);出生后的肺血管阻力下降有NO的介导参与。当NO以气体形式经呼吸道吸入后,能舒张肺血管平滑肌,而进入血液使NO很快被灭活,使体循环血管不受影响。NO与血红素铁有高度亲和力,包括还原型血红蛋白,结合后形成亚硝酰基血红蛋白(NOHb),后者被氧化成高铁血红蛋白,高铁血红蛋白被进一步还原成硝酸盐及亚硝酸盐通过尿液、少量通过唾液和肠道排泄。由于NO在血管内的快速灭活,它对体循环不产生作用。这与传统的扩血管药物不同。吸入一氧化氮治疗的临床实践证明,它能选择性降低肺动脉压,能改善通气/血流比值,降低肺内或肺外分流,使患儿氧合改善。

(2)NO吸入方法

①医用NO气源浓度常为400ppm或800ppm(百万分之一)。

②吸入NO的连接方法与浓度估算:NO吸入通常经人工呼吸机辅助通气完成。NO接入人工呼吸机有多种方法,各有其特点。a.呼吸机前混合。将NO气体与氮气分别连接外接混合器,再接入呼吸机的"空气"入口,通过调节外接混合器及呼吸机混合器,获得所需的NO吸入浓度。b.将NO气体加入呼吸机的输出端混合。用此法混合时,应将NO气体加入呼吸机输出端的近端,使气体到达患者端前已充分混合。

混合气体的NO浓度估算如下:

混合后NO浓度=(NO流量×气源浓度)÷(NO流量+呼吸机流量),或:

所需NO流量=呼吸机流量÷[(NO气源浓度÷所需NO浓度)-1]

此混合方法相对节约NO气源;NO与O_2的接触时间少,因此NO_2产生较少。其缺点是当每分通气量、流量变化时,实际NO吸入浓度会相应波动。

(3)吸入NO时的浓度监测:由于NO吸入浓度受潮气量、吸入氧浓度、气源浓度等影响,高浓度NO吸入可致肺损伤,精确的NO吸入浓度常需持续监测。NO与氧反应可生成NO_2,后者对肺损伤更为明显。当$NO_2 \geq 2$ppm时,可使气道反应性增加。由于NO_2可与水反应生成HNO_3,它在肺内停留时间很长,可被肺上皮细胞吸收,导致损伤。临床上常用化学发光法或电化学法监测吸入气NO/NO_2浓度。应用时应注意将测量探头连接于近患者端;测量前需用标准NO/NO_2气体将仪器校正。为精确反映混合后气体NO/NO_2浓度,至少应将NO/NO_2探头连接于离气源加入端30cm以上的近患者端。

(4)NO 吸入的临床应用

①NO 吸入适应对象:患儿在常规治疗后低氧血症仍明显,如氧合指数(OI)>25,或需很高的呼吸机参数才能维持时,可采用 NO 吸入治疗。

先天性膈疝伴有肺发育不良并发 PPPN 时可用 NO 吸入治疗,但有严重的肺发育不良时,疗效往往较差,仅 35%左右患儿有效。

新生儿左向右分流先天性心脏病患者常有肺动脉压增高,由于体外循环手术常有肺内源性 NO 产生减少,此时可用较低剂量 NO 吸入维持,以降低肺血管阻力。在体外循环手术后常可出现肺动脉高压并发症而需要用镇静剂、人工呼吸机高通气,甚至体外膜肺(ECMO)治疗。对这些术后患者可应用 NO 吸入,使肺动脉压下降。但对先天性心脏患者进行 NO 吸入治疗前应明确其存在的解剖畸形性质。某些畸形,如永存动脉干、左心发育不良综合征、单心室等常依赖较高的肺循环阻力以平衡体/肺循环,维持体循环氧合。此时如吸入 NO,常是致命的。

对于其他多种原因引起的足月儿严重低氧性呼吸衰竭,吸入 NO 只扩张有通气的肺血管,故它不仅能降低肺动脉压,还能改善通气/血流比值。

②吸入 NO 的剂量调节:临床对 PPHN 的常用剂量为 20ppm,可在吸入后 4 小时改为 5~6ppm 维持,一般不影响疗效,并可以此低浓度维持至 24 小时或数天,一般小于 2 周。对于 NO 有依赖者,可用较低浓度如 1~2ppm 维持,最终撤离。

③吸入 NO 的撤离:尽管没有统一的 NO 撤离方式,一般在 PPHN 患儿血氧改善,右向左分流消失,吸入氧浓度降为 0.4~0.45,平均气道压力<10cmH_2O 时可考虑开始撤离 NO。在吸入浓度较高时,可每 4 小时降 NO 5ppm,而此时吸入氧浓度不变。在撤离时要监测动脉血气、心率、血压及氧饱和度。如患者能耐受,逐渐将 NO 撤离。在撤离时如氧饱和度下降超过 10%或其值低于 85%,可提高吸入氧浓度 10%~20%,NO 应再增加 5ppm,在 30 分钟后可考虑再次撤离。当 NO<5ppm 时,撤离时每次降 1ppm,以免引起肺动脉高压的反跳。

④吸入 NO 的疗效评价:临床上新生儿在 NO 吸入后可出现下列反应。a.吸入后氧合改善并能持续;b.吸入后氧合改善,但不能持续;c.吸入后氧合改善并能持续,但产生对 NO 吸入的依赖;d.吸入后氧合无改善,或者恶化。

⑤NO 疗效差的可能原因:a.新生儿低氧不伴有肺动脉高压;b.有先天性心血管畸形而未被发现,如完全性肺静脉异位引流、主动脉缩窄、肺毛细血管发育不良等;c.败血症引起的心功能不全伴左心房、室及肺静脉舒张末压增高;d.存在严重的肺实质性疾病,吸入 NO 有时反而使氧合恶化;e.严重肺发育不良;f.血管平滑肌反应性改变。

评价吸入 NO 对氧合改善的疗效时可采用:氧合指数(OI)。可作为动态疗效观察手段。OI 涉及呼吸机参数、吸入氧浓度及血氧分压等综合因素,即 OI=平均气道压力(cmH_2O)×吸入氧浓度÷动脉氧分压(mmHg)

⑥吸入 NO 毒性机制及防治方法:一般来说,目前临床应用的 NO 吸入剂量是安全的,也未见长期毒副作用。但为安全起见,呼吸机的呼出气端口应连接管道,将废气引出室外或以负压装置吸出。

NO 与氧结合后可产生 NO_2,长期暴露于 NO_2 可使气道功能减退、感染的易感性增加。临床上所用 NO 吸入浓度很少使 NO_2 超过 2ppm。为减少 NO_2 产生,可将呼吸机流量降至

8～12L/min，以减少 NO 的加入量。通过有效地监测 NO、NO_2 浓度，其毒性作用是可以避免的。

高铁血红蛋白的产生：NO 与血红蛋白的亲和力较 CO 与血红蛋白的亲和力大 280～1500 倍，一般短期应用吸入 NO 时高铁血红蛋白很少超过 2%。如超过 7%，可静脉应用维生素 C 500mg 和输血进行治疗。

其他不良反应：在应用吸入 NO 后可出现出血时间延长。这可能与血小板功能有关。其机制可能与血小板内的环鸟苷酸（cGMP）激活有关。对有出血倾向者，尤其是早产儿，在吸入 NO 过程中应密切观察。

2.其他扩血管药物降低肺动脉压力

（1）硫酸镁：剂量为负荷量 200mg/kg，注射 30 分钟，维持量为 50～150mg/（kg·h），可连续应用 1～3 天，但需监测血钙和血压，以免出现体循环低血压。硫酸镁有镇静作用，故在应用后 12～24 小时应逐渐撤离已在使用的吗啡、芬太尼等镇静剂。

（2）前列环素（PGI_2）：近年来证实气管内应用 PGI_2 能选择性降低肺血管阻力；PGI_2 与 5 型磷酸二酯酶（PDE5）抑制剂联合应用有协同作用。可用伊洛前列素（万他维）吸入给药，推荐剂量为0.5μg/kg，吸入 5 分钟，每 4 小时一次。

（3）肺表面活性物质：成功的 PPHN 治疗取决于呼吸机应用时保持肺的最佳扩张状态。肺表面活性物质应用能使肺泡均一扩张，肺血管阻力下降而显示其疗效。临床研究显示，低氧性呼吸衰竭和 PPHN 患儿在表面活性物质应用后需进行 ECMO 治疗的机会减少，其中对 OI 值在 15～22 者效果最好。此外，PPHN 患者常伴有胎粪吸入性肺炎，胎粪可引起肺表面活性物质的灭活，产生继发性表面活性物质缺乏，使缺氧及肺动脉高压加重，这也是对 PPHN 应用表面活性物质替代的依据。

（4）磷酸二酯酶抑制剂：NO 引起的肺血管扩张在很大程度上取决于可溶性 cGMP 的增加。抑制鸟苷酸环化酶活性可阻断 NO 供体的作用，提示该途径对 NO 发挥作用很重要。cGMP 通过特异性磷酸二酯酶灭活，故抑制磷酸二酯酶活性有“放大”NO 作用的效果，可用于预防反跳性肺血管痉挛。PPHN 在治疗撤离时（尤其是 NO 应用停止后）可出现反跳性肺血管痉挛及肺动脉高压，使用 PDE5 抑制剂可显著减少反跳。

PDE-5 抑制剂西地那非被试用于新生儿 PPHN，且显示出能较选择性地作用于肺血管床。常以口服给药（口服剂量为 0.5～2mg/kg，每 6～12 小时一次）。该药因尚未被批准用于儿科及新生儿，尤其是近年来有报道儿童或新生儿长期使用该药有增加死亡率的风险，美国 FDA 曾发出儿童用此药的警告，故有进一步临床研究的必要。

（5）其他磷酸二酯酶抑制剂与 PPHN 治疗：PDE3 抑制剂米力农常用于儿童心脏手术后，以改善心肌收缩力，降低血管阻力。近来也有报道将 PDE3 抑制剂用于 PPHN 的治疗，使用剂量为，负荷量 75μg/kg 静脉滴注超过 60 分钟，即给以 0.5～0.75μg/（kg·min）维持。对于<30 周的早产儿，负荷量 0.75μg/kg 静脉滴注 3 小时，即给以 0.2μg/（kg·min）维持。

（6）内皮素拮抗剂：内皮素为强烈的血管收缩剂。PPHN 患者存在血浆内皮素（ET-1）水平增高，在成人肺动脉高压，口服内皮素受体拮抗剂波生坦已用于临床，结果显示该药能改善患者的血流动力学和生活质量。由于该药有潜在的肝脏毒性作用，较少用于<2 岁的儿童；在

新生儿波生坦的使用剂量为1mg/kg,每12小时口服一次。

(7)吸入NO+高频振荡通气治疗(HFOV):理想的NO吸入疗效取决于肺泡的有效通气,高频振荡通气治疗能使肺泡充分、均一扩张,且能募集或扩张更多的肺泡,使NO吸入发挥更好的作用。虽然部分报道显示高频通气对PPHN有一定的疗效,但随机对照研究未发现其有降低患儿死亡率的作用,也不能减少重症患者最终用ECMO的机会。吸入NO对PPHN的疗效,决定于肺部原发病的性质。当用常规呼吸机+吸入NO或单用HFOV通气失败者,联合HFOV通气+NO吸入后疗效显著提高,尤其对严重肺实质疾病所致的PPHN,因经HFOV通气后肺容量持续稳定,可加强肺严重病变区域NO的递送。

(六)体外膜氧合技术

体外膜氧合技术(ECMO)是新生儿低氧性呼吸衰竭和PPHN治疗的最后选择。随着iNO和高频通气技术的广泛开展,ECMO的使用已显著减少。一般ECMO的指征是,在2次血气分析测定计算的氧合指数(OI)均>30。国内仅有限的单位开展了此项治疗技术。

第六节　新生儿神经系统疾病

一、新生儿肌张力减低

新生儿肌张力减低,又称肌迟缓综合征,一般发生在新生儿期。神经系统疾病所致肌张力减低往往在刚出生或婴儿早期就会明显表现出来。肌张力降低是指被动运动时遇到的阻力减低,见于四肢、躯干、脸部肌肉。肌张力与肌力不同,肌力减低是指肌肉产生的力量减低。新生儿肌力降低与肌张力降低可以有或没有联系。根据有无肌力减低有时可以找出肌张力减低的病因。医疗条件允许时,医师必须快速做出诊断和治疗,因为这些症状会影响新生儿的预后。详细的病史和体格检查很容易找到神经系统疾病的诊断方向,例如败血症、甲状腺功能减退症、低血糖、营养不良、肠旋转不良、毒素暴露及先天性心脏疾病。如果怀疑是其中一种疾病,应立即做相关的实验室检查并给予治疗。

(一)鉴别诊断

诊断新生儿肌张力减低时,系统的检查方法会有助于鉴别诊断。疾病分为2类,一类是上运动神经元损伤或中枢性功能障碍,另一类是下运动神经元缺陷或周围神经性疾病(表1-1)。

表1-1　肌张力下降的鉴别诊断

系统性	中枢性	周围性
感染	缺氧缺血性脑病	前角神经细胞
心脏	染色体疾病	脊髓肌肉萎缩症
代谢	Prader-Willi综合征	周围神经
缺氧	脊髓损伤	周围神经病变

续表

系统性	中枢性	周围性
		吉兰-巴雷综合征
		神经肌肉接头
		肌无力综合征
		婴儿肉毒中毒
		肌肉
		糖原贮积症Ⅱ型
		先天性肌病
		先天性强直性肌营养不良
		先天性肌营养不良
		代谢障碍

周围神经性疾病包括了影响各部分神经肌肉的疾病。根据疾病特点与特征可帮助医师做出合理的检查和正确的诊断，从而避免昂贵和费时的检查。

中枢神经系统疾病通常影响上运动神经元——脑和脊髓。约66%的肌张力减低的患者有中枢神经系统的病变。患者通常除了肌张力下降外，其主动运动强度也减弱。除了其他一些症状，这些患者通常比周围神经疾病的患者更容易出现惊厥，经常有意识改变。

很多疾病表现为痉挛强直和反射增强，但在新生儿期通常表现为肌力和肌张力降低。我们应该迅速排除非神经系统疾病导致中枢性肌张力减低的疾病，如前所述的败血症、脑炎、胃肠道功能紊乱、心功能不全也可以表现为患者昏睡和肌张力减低。由于医疗操作错误、混于母乳中毒物的摄入或者有意摄入毒物也可出现昏睡。一些代谢紊乱性疾病如苯丙酮尿症、半乳糖血症也表现为肌张力减低。代谢性疾病通常是代谢产物在新生儿体内累积12～24小时后达到一定浓度时发病或者婴儿因发热性疾病而诱发。明显的家族易感性可以帮助诊断。对于急性起病而怀疑患有代谢性疾病的患儿，可以进行电解质、血乳酸、血气分析、血氨水平检查来快速诊断。这些疾病都需要及时治疗，延迟治疗会有严重的后果。

1.中枢神经系统疾病

(1)大脑的直接损伤会造成中枢性的肌张力减低。产伤或围生期长时间的缺氧导致缺氧缺血性脑病，会引起肌张力减低。继发于早产、新生儿脑卒中或非意外外伤的颅内出血也会引起肌张力减低。除了损伤，大脑结构缺陷也可以导致肌张力减低。无脑回畸形是指平整光滑的大脑，由于神经元迁移而致大脑皮质的脑沟和脑回阙如或仅部分形成，这些孩子表现为异常面容、生长发育异常、癫痫发作、智力迟钝等。前脑无裂畸形是一种前脑疾病，常伴面部中线结构畸形，导致肌张力减低、癫痫发作、智力发育迟缓等。头颅CT和MRI可以诊断因脑部结构改变所致的肌张力减低。治疗包括支持治疗和进一步的治疗。

(2)染色体病。有些染色体病可导致中枢性肌张力低下。染色体病常具有特征性的畸形，这些畸形有助于染色体病的诊断。

当临床上根据某些特征性畸形怀疑是染色体病时，遗传学专家会对患儿进行染色体核型分析，这不仅有助于诊断，还有助于指导计划生育。染色体病很多，下面仅讨论几种常见的染色体病。

唐氏综合征，又称21-三体综合征，是最常见的染色体病，也是导致智力低下的遗传病病因之一。该病由于21号染色体长臂末端3体导致发病。在活产婴儿中发病率为1/(600～700)，除了肌力张力低以外，还表现多种异常，如四肢短小、外耳小、双眼外眦上斜、内眦赘皮、鼻梁低平、眼距宽、通贯手、耳小以及草鞋脚等。其中近40%的患儿出现先天性心脏病，以动脉导管未闭和室间隔缺损多见，通常还会出现肺动脉高压、消化道畸形、先天性甲状腺功能减退以及免疫力低下等。18-三体综合征，亦称爱德华综合征，以及13-三体综合征同样可出现肌张力低下，但是，这些患者很少能在婴儿期存活。

帕-魏综合征(PWS)是另一种常见的表现为肌张力低下的染色体病，是由于父系15号染色体长臂上的几个基因缺陷导致发病，在活产婴儿中其发病率为1/(12 000～15 000)。这些患儿常表现为肌张力低下、吸吮吞咽功能不协调导致的喂养困难及生长发育滞后。出现肌张力低下的新生儿若同时伴有食欲亢进和肥胖，PWS易被临床医师漏诊。另外这种疾病往往到接近2岁时才出现典型的临床症状。其中有些患儿还可表现为宝石样眼睛、高鼻梁、手脚小、肤色浅于家人、性腺功能减退、发育延迟等。

(3)脊髓损伤也可能导致中枢性肌张力低下。在生产过程中，当胎儿处于臀位合并颈过度伸展或者颈部娩出前使用产钳，有可能导致脊髓损伤。这种并发症发生率极低，约1/29 000，通常新生儿在产房就出现严重的呼吸衰竭。损伤部位不同，可出现上下肢不对称性肌力降低。同时，可伴有膀胱功能障碍、大便失禁及血管收缩不稳定。大多数患儿在生后不久根据脊髓MRI即可确诊。如果出生后在产房内出现呼吸衰竭，并行气管内插管，所有症状包括肌力降低易被认为是由缺氧缺血性脑病(HIE)引起，则患儿可能会被送往急诊科。随着损伤的进展，患儿可出现深反射亢进甚至肌阵挛。

2.周围神经系统疾病

周围神经系统疾病临床表现不同于中枢神经系统疾病。除了肌力降低，可出现萎靡，也可表现为易激惹或两者交替出现。但是，由于出生并发症，在发生外周神经系统疾病的新生儿中，28%可能出现不同程度的缺氧，导致较难与中枢神经系统疾病区别。周围神经系统疾病可能会进一步导致运动神经元单位功能异常，如前脚细胞、外周神经、神经节、肌肉本身等。

(1)Ⅰ型脊髓性肌萎缩(SMA)，又称韦-霍综合征，是导致前脚细胞功能异常的一种疾病，属常染色体隐性遗传病，由5号染色体SMN基因缺陷所致。好发于生后的前6个月，约1/3在新生儿期发病，表现为萎靡、肌张力低下、反射减弱。通常母亲能回忆患儿孕期有胎动逐渐减少，且为臀位生产史。该病通常逐步进展，症状往往由于发生发热性疾病后恶化。临床表现为近端骨骼肌进展性迟缓性瘫痪，伴四肢运动减少和头下垂。该病累及延髓肌导致吮吸、吞咽功能协调障碍及唾液腺分泌调节障碍，出现喂养困难、舌肌震颤及严重流涎。该病还可累及呼吸肌功能，导致患儿出现反常呼吸，即在患儿每次呼吸时，腹部隆起而胸廓下陷，导致钟形胸廓。同时呼吸功能减弱使患儿易发生呼吸衰竭和肺炎，是患儿死亡的主要原因。这些婴儿不能存活到青春期，但他们聪明、好学，具有一张动人的面孔。如果没有支持治疗，80%的患儿会在生后8个月内死亡，在生后2年内全部死亡。另一种类型的SMA综合征预后较好，它发生在新生儿期以后，可根据临床诊断，EMG和肌肉活检有助于诊断。最近开展的基因检查是确诊的有用工具，并为计划生育遗传咨询提供帮助。

(2)神经肌肉接头疾病出现肌力降低、萎靡、上睑下垂、面瘫、喂养困难、呼吸道症状。新生儿暂时性重症肌无力是一种常见的神经肌肉传递疾病。患有重症肌无力孕妇所生的儿童当中近10%患有该病。孕妇体内乙酰胆碱能受体抗体可通过胎盘进入胎儿血液系统，并与新生儿乙酰胆碱能受体结合，导致新生儿发病，出现面瘫、上睑下垂、吮吸吞咽功能障碍、哭声小、全身无力和肌力降低；当有并发症时，可出现呼吸困难。母亲有重症肌无力应高度怀疑此病，依酚氯铵(腾喜龙)或者新斯的明进行诊断性治疗后症状好转有助于确立诊断。患儿的症状通常在6个月内消失，因为婴儿突触膜上乙酰胆碱能受体可再生，而来自母体的乙酰胆碱能受体抗体逐渐消失。胆碱酯酶抑制药，如新斯的明或者嘧啶新斯的明可以改善喂养和控制症状。

(3)婴儿肉毒中毒也可以影响神经肌肉传递。通常在生后6周到12个月发病，也有1例报道在出生后6天发病。婴儿肉毒中毒是由于摄入被土壤中G^+细菌厌氧菌——肉毒梭状芽胞杆菌污染的食物，如家用罐装食品、粉尘或者蜂蜜，导致发病，1岁以内孩子应禁止食用蜂蜜。这种细菌可产生7种不同的神经毒素，其中2种毒素可以导致如婴儿肉毒素中毒一样的症状。神经毒素不可逆性地与胆碱能突触结合，阻断乙酰胆碱释放和神经冲动传导。当毒素结合>70%的突触前受体时，出现随意肌运动和自主神经功能紊乱；当超过90%的受体被结合时，膈肌功能消失，婴儿存在呼吸停止的危险。

在美国，每年有75～100例患儿被诊断为婴儿肉毒中毒，高于其他国家。这些患儿首次就诊的主诉只有便秘，随后逐步发展为迟缓性瘫痪和缓慢进展性肌力下降，出现喂养困难、头下垂、哭声小等症状。如果累及脑神经可导致眼睑下垂、眼球运动障碍、吮吸无力、吞咽困难、呕吐、斜视和瞳孔固定。在该病整个病程中，患儿始终处于一种易激惹状态，由于辅助呼吸肌和膈肌受累，逐步发展为呼吸窘迫和呼吸衰竭。实验室粪便样本毒素检测有利于诊断，EMG也有助于确定诊断。患有该病的婴儿需要密切监护和低PIP的呼吸机支持治疗。肌力下降持续时间>2～10天，在1～2周肌力降至最低点。由于喂养困难，往往需要营养支持治疗。如果没有进行治疗，完全康复需要4～6周。有一种人类源性抗肉毒素抗体，即BabyBIG，已证实可以明显降低住院天数和减少对支持治疗的依赖。

(4)导致局部外周神经受累的疾病可以表现为远侧受累肌群肌无力和萎缩，这类疾病包括遗传性和获得性疾病。如吉兰-巴雷综合征，这是一种炎症性脱髓鞘性疾病，偶然发生在新生儿期，有时甚至可以为先天性疾病。患有外周神经疾病的患儿除了肌力降低外，还可表现为过度屈曲。其他外周神经疾病包括代-索综合征和先天性无髓鞘形成综合征。这类疾病的诊断和治疗需在小儿神经专科医师指导下进行。

(5)在肌肉水平影响肌力的疾病也导致肌张力降低，包括先天性肌营养不良。它是家族性常染色体隐性遗传病，表现为出生后肌萎靡和关节挛缩。其由于肌肉结构蛋白缺陷引起肌肉组织退行性变和纤维化，导致肌肉进行性肌无力和萎缩。另外，先天性肌病也可在新生儿期发病，是非进展性疾病，表现为肌力降低、肢端无力、肌肉松软和特殊面部体征，如腭高而拱，无法完全闭口。先天性肌强直性营养不良表现为远端肌群无力、全身发育延迟、生存能力弱，是肌肉收缩后无法松弛所致，长时间休息后症状反而加重，25%的该病患儿死于呼吸窘迫。然而，随着年龄的增长，该病患儿肌力可以恢复，如果给予呼吸支持，有可能存活。

庞皮病，又称酸性麦芽糖酶缺乏症，是另一种可以影响肌肉的疾病，属于常染色体隐性遗传病，为糖原沉积在心肌、骨骼肌、肝脏、脑组织所致，其发病率为1/138 000活产婴儿。首发症状通常在1.6个月，但也有可能出生后立即发病，表现为喂养困难、死胎或者心力衰竭。另外，该病患儿表现为肌无力、巨舌、舌震颤、面部肌力减低、大眼、流涎、踝阵挛。也可表现为呼吸增快、鼻翼翕动，以及由于肌无力而辅助呼吸肌群过度参与呼吸。该病患儿肌肉触诊有弹性，伴肝脾大。由于糖原沉积在心肌，导致心脏增大，甚至心衰。心脏听诊，可闻及杂音或奔马律。如果没有机械支持治疗，该病患儿在生后1年内迅速进展为心衰或呼吸衰竭而死亡。过去对本病的诊断依赖于肌肉活检找到糖原沉积的肌肉组织，现在基因检测提供了更加准确的诊断。最近有报道一项实验性酶替代疗法，可改善该病患儿的长期生存质量。

良性先天性肌力减低症是一个很有争议的概念。在神经肌肉单元被认识以前，该病很少被诊断，该病首次描述为患儿出生后肌力降低，但身长、反射、发育正常，智力往往正常。通常家庭多个成员出现相同的症状，而经过实验室、影像学和EMG检查后没有发现异常。这些症状往往会随着时间而缓解，部分患儿会发展为关节松弛，在成年后由于过度运动而出现关节脱臼。严格意义上讲，该病属于排除性诊断，只有完成系列性排除性检查后，才考虑该诊断。随着基因检测的推广，更多的疾病得到认识，该病患者也许在某一天可以得到明确的诊断。

（二）病史和体格检查

明确诊断需从全面的病史采集和体格检查开始。急性起病、发热或者急性发作的肌张力降低多为非神经源性肌张力低下，须迅速地做出诊断和治疗。然而，这也可能会引起以前未知或潜在的导致肌张力减低的疾病病情恶化。在排除患者因紧急原因导致肌力降低需要紧急处理后或者稳定慢性肌力降低的患者病情后，区分患者为中枢性或外周性疾病，有助于进一步检查和治疗。一项研究表明，通过完整病史采集，50%的患者即可区分属于这2类中的哪一类疾病。

医师应确定肌无力的发病时间。肌无力发生在出生后12～24小时，强烈提示属于先天性代谢缺陷。表现为进展性肌力降低的其他疾病，在婴儿早期可能不容易被发现。要注意患者的意识状况、休息和活动时的姿势、肌力的进展和改变，以及眼球异常运动。喂养史可以帮助医师跟踪疾病的进展和严重程度。医师应该详细询问孕妇的产前病史，包括健康状况和药物接触史。孕妇往往会发现宫内胎儿胎动减少，而胎动减少往往导致短脐带或臀位生产。产伤或低Apgar评分多提示有缺氧缺血性脑损伤，后者可以导致肌张力低下。在伴有肌张力降低的新生儿中，近1/3在出生时有心肺复苏的病史。

早期痫性发作、眼球运动异常、凝视及频繁呼吸暂停暗示有近期脑损伤。详细的家族疾病史很重要，一份详尽的家族遗传学疾病谱可以帮助诊断一个以前未知却存在于家族中的遗传性疾病。同近亲结婚一样，大龄父母的婴儿容易患某些染色体疾病。同胞疾病史可帮助指导进一步检查。有时，当另一个同胞出现类似或者更典型的临床症状时，有助于以前诊断未明的年长同胞疾病的诊断。

全面的体格检查可指导医师进行新生儿肌张力低下相关疾病的检查和诊断。在安静状态下，大多数肌力降低的患儿表现为腿呈完全外展、外旋位，同时上臂处于弛缓性伸展状态。当医师通过拉新生儿的手使他坐起来时，新生儿的头部会明显向后下垂；当医师用两手抓住新生儿的躯干使其直立，新生儿不能用双腿支持自身的重量，很容易从医师的手中滑落。

中枢神经系统疾病或上运动神经元损伤的患儿，会出现全身性肌迟缓，表现为对称性肌张力降低，但在主动运动过程中能保持足够的强度。这些患儿的反射可能正常或亢进，他们的意识水平可降低到迟钝的程度。面部特征性畸形或者一种特殊综合征往往提示中枢性肌张力低下。

周围神经系统疾病或下运动神经元缺陷可表现为肌张力低下，通常表现为显著的肌无力，抗重力运动减弱。不同部位的神经肌肉单元受累，临床表现不同。伴有运动神经元缺陷的新生儿可出现广泛的肌无力，包括膈肌、眼肌和括约肌等。

如果缺陷发生在神经水平，远端肌群将受累，尤其是手、足内在肌受累，导致掌面和背面皱褶减少。神经肌肉接头缺陷可以出现眼和眼球运动功能障碍，使受累患儿出现眼睑下垂、眼球运动减少，同时吮吸、吞咽困难。肌肉本身缺陷则表现为近端肌无力、迟缓性双侧瘫痪、反射消失。许多疾病还有特殊的表现，因此，全面、完整的检查对疾病正确诊断很重要。值得注意的是，周围神经系统缺陷患儿容易同时发生难产和围生期缺氧，导致与中枢神经系统受损症状叠加，使许多患儿临床表现更复杂。

（三）辅助检查

当患儿被送到急诊室时，首先需排除导致肌张力降低的可危及生命的基础疾病，包括非神经系统疾病，如败血症、低血糖、代谢紊乱、心脏功能异常、创伤或者中毒。如果高度怀疑败血症，应进行败血症相关的全面检查。另外，应常规检查血糖和血电解质。心电图或者胸部X线检查可协助诊断先天性心脏疾病导致的肌张力低下和昏迷。如果怀疑创伤，立即行头颅CT检查。如果患儿处于深度昏迷状态，单次肌内注射或者静脉注射纳洛酮0.1mg/kg，将有助于麻醉药品中毒的诊断和治疗。

（四）治疗

如果怀疑神经系统疾病导致的肌张力低下，首先需给予支持治疗。仔细评估患者的呼吸状况，动态监测呼吸频率、深度，观察鼻翼翕动、辅助呼吸肌是否参与呼吸等。这类患者通常呼吸减弱，任何潜在性疾病均可导致呼吸窘迫加重。应采取必要措施以保持气道通畅和呼吸稳定，密切监测患者呼吸衰竭的早期征象。同时注意患者喂养情况，如果患者由于吮吸无力或者吞咽不协调导致呛咳或者不能摄入足够热量，应采取进一步干预措施。

除了立即进行初步评估和干预，急诊科医师不太可能参与完整的肌无力新生儿的检查。通常情况下，住院病儿一旦病情初步稳定，需进一步完成相关的检查，以明确导致肌力降低急性发作的病因；门诊病儿，在病情充分稳定情况下门诊专家或初诊医师可以允许其回家。然而，急诊科医师应在病史和体格检查的基础上，有选择性地检查，以明确最可能的诊断。应避免昂贵、可暂缓的实验室检查。头颅CT或MRI检查很容易区别缺氧病因、脑内结构畸形。

二、新生儿缺氧缺血性脑病

新生儿缺氧缺血性脑病（HIE）是指在围产期窒息而导致脑的缺氧缺血性损害，本症不仅严重威胁着新生儿的生命，并且是新生儿期后病残儿中最常见的病因之一，其导致的后遗症占婴幼儿神经伤残的25％～28％。

（一）诊断

中华医学会儿科学分会新生儿学组1989年于济南首次制定了新生儿缺氧缺血性脑病的诊断标准。最近于2004年11月在长沙发布了第二次修订的我国新生儿HIE诊断标准如下（本诊断标准仅适用于足月新生儿HIE的诊断）：

1.临床表现

是诊断HIE的主要依据，同时具备以下4条者可确诊，第4条暂时不能确定者可作为拟诊病例。

（1）有明确的可导致胎儿宫内窘迫的异常产科病史，以及严重的胎儿宫内窘迫表现[胎心＜100次/分，持续5分钟以上，和（或）羊水Ⅲ度污染]或者在分娩过程中有明显窒息史。

（2）出生时有重度窒息，指Apgar评分1分钟≤3分，并延续至5分钟时仍≤5分，和（或）出生时脐动脉血气pH≤7.00。

（3）出生后不久出现神经系统症状，并持续至24小时以上，如意识改变（过度兴奋、嗜睡、昏迷）、肌张力改变（增高或减弱）、原始反射异常（吸吮、拥抱反射减弱或消失）、病重时可有惊厥、脑干征（呼吸节律改变、瞳孔改变、对光反应迟钝或消失）和前囟张力增高。

（4）排除电解质紊乱、颅内出血和产伤等原因引起的抽搐，以及宫内感染、遗传代谢性疾病和其他先天性疾病所引起的脑损伤（表1-2、表1-3）。

表1-2　Apgar评分标准

体征	评分标准		
	0	1	2
皮肤颜色	发绀或苍白	身体红，四肢发绀	全身红
心率（次/分）	无	＜100	＞100
弹足底或插鼻反应	无反应	有些动作，如皱眉	哭，喷嚏
肌张力	松弛	四肢略屈曲	四肢活动
呼吸	无	慢，不规则	正常，哭声响

8～10分为正常、4～7分为轻度窒息、0～3分为重度窒息。分别于生后1分钟、5分钟和10分钟进行。如新生儿需复苏，15分钟、20分钟仍需评分。1分钟仅是窒息诊断和分度的依据，5分钟及10分钟评分有助于判断复苏效果及预后。Apgar评分的扣分顺序为反应、心率、呼吸、肌张力。

表1-3　新生儿HIE分度

分度	轻度	中度	重度
意识	过度兴奋	嗜睡、迟钝	昏迷
肌张力	正常	减低	松软
拥抱反射	稍活跃	减弱	消失
吸吮反射	正常	减弱	消失

续表

分度	轻度	中度	重度
惊厥	无	常有	频繁发作
中枢性呼吸衰竭	无	无或轻	常有
瞳孔改变	无	无或缩小	不对称或扩大
前囟张力	正常	正常或稍饱满	饱满紧张

2.辅助检查

(1)脑电图:在生后1周内检查。振幅整合脑电图则可连续监测,与常规脑电图相比,具有经济、简便、有效和可连续监测等优点。

(2)B超:可在病程早期(72小时内)开始检查。具有可床旁动态检查、无放射线损害、费用低廉等优点。

(3)CT:待患儿生命体征稳定后检查,一般以生后7天为宜。有病变者,建议3～4周后复查。

(4)MRI:可多轴面成像,分辨率高,无放射性损害,生后1天即可显示脑损伤表现。但检查时间长、噪声大、费用较高。

(二)治疗

1.原则

(1)争取早治疗:窒息复苏后出现神经症状即应开始治疗,最好在24小时内。

(2)中重度HIE:应采用以亚低温治疗为主的综合措施,确保内环境稳定,对症处理和恢复神经细胞的能量代谢,以及促使受损神经细胞的修复和再生。

(3)足够的疗程:中度HIE需治疗10～14天,重度HIE需治疗20～28天,甚至延至新生儿期之后。轻度HIE不需过多干预。

2.急性期治疗

此阶段主要针对窒息缺氧所致多器官功能损害,维持机体内环境稳定,控制各种神经症状,采取相应的支持对症疗法。亚低温是目前唯一公认能改变中重度HIE预后的治疗手段。其他治疗目前均有争议,疗效不确定。

(1)亚低温疗法:目前主要的方式有选择性头部亚低温(冰帽系统)和全身亚低温(冰毯系统)2种方式。选择性头部亚低温使鼻咽部温度维持在33.5～34℃(目标温度),可接受温度为33～34.5℃,同时直肠温度维持在34.5～35℃;全身亚低温使直肠温度维持在33.5～34℃(目标温度),可接受温度为33～34.5℃。亚低温治疗开始愈早愈好,最好在生后6小时以内,治疗时间多为72小时。治疗期间,严密监测生命体征及血液、呼吸、循环等系统功能。

①适应证:胎龄≥36周和出生体重≥2 500g,并且同时存在下列情况:a.有胎儿宫内窘迫的证据;b.有新生儿窒息的证据;c.有新生儿HIE或aEEG脑功能监测异常的证据。

胎儿宫内窘迫的证据至少包括以下1项:a.急性围产期事件,如胎盘早剥或脐带脱垂或严重胎心异常变异或迟发减速;b.脐血pH<7.0或BE>16mmol/L。

新生儿窒息的证据(满足以下3项中的任意1项):a.5分钟Apgar评分≤5分;b.脐带血

或生后1小时内动脉血气分析pH≤7.0或BE≤－16mmol/L；c.需正压通气至少10分钟。

新生儿HIE诊断依据中华医学会儿科学分会新生儿学组制定的新生儿HIE诊断标准。

aEEG脑功能监测异常的证据，至少描记20分钟并存在以下任意1项：a.严重异常，上边界电压≤10μV；b.中度异常，上边界电压＞10μV和下边界电压＜5μV；c.惊厥。

②具体用法

a.临床实施前的准备：新生儿放置在远红外辐射式抢救台或暖箱中。关闭远红外辐射式抢救台或暖箱电源。新生儿尽量裸露，除去新生儿身体部位一切可能的加温设施。监测心电、氧饱和度、血压和体温，aEEG监测脑功能。建立动、静脉通路。完善治疗前检查。

b.置温度探头：直肠温度探头，插入直肠5cm左右，并固定于大腿一侧。鼻咽部温度探头，放置长度相当于鼻孔至耳垂的距离，蝶形胶布固定。食道温度探头，放置长度相当于鼻孔至耳垂，然后向下至剑突的距离再减去4cm，蝶形胶布固定。放置皮肤温度探头于腹部，监测皮肤温度。特别提示，温度探头放置后应标记位置，作为操作后无滑脱的检验指示。

c.选择合适的冰帽或冰毯：冰帽应大小适中，覆盖头部，应不遮盖眼睛；冰毯应大小适中，覆盖躯干和大腿。特别提示，冰帽或冰毯均不能覆盖新生儿颈部。

d.初始治疗：如果新生儿体温已经在亚低温治疗的可接受温度范围内，直接进入维持治疗状态；如果新生儿体温没有达到可接受的温度范围，开始诱导亚低温治疗，1～2小时达到亚低温治疗的目标温度(33.5～34℃)；直肠温度降至可接受温度范围的最低限度(33℃)时，应开启暖箱或远红外辐射式抢救台电源给予维持体温。

e.维持治疗：达到亚低温治疗的目标温度后转为维持治疗72小时。连续监测皮肤、鼻咽部或食道温度。开始每15分钟记录1次，直至达到目标温度后1小时，然后每2小时记录1次，复温期间每小时记录1次。监测新生儿体温低于或高于目标温度1℃以上或新生儿出现烦躁、颤抖等应通知主治医师。每4小时检查新生儿皮肤1次，每2小时变动1次体位。冰毯或冰帽应保持干燥。测定血气的化验单应标注当时新生儿的体温。亚低温治疗期间，根据临床需要可继续给予其他对症支持治疗措施。亚低温期间新生儿皮肤可能发暗或呈灰色，如果氧饱和度正常，不需特殊处理。如果新生儿存在持续低氧血症(经过积极呼吸支持治疗后，SaO_2仍低于80%)或持续低血压(积极支持治疗和给予血管活性药物后，平均动脉压仍低于35mmHg)，应考虑停止亚低温治疗。亚低温治疗期间，心率会降至90次/分以下，亚低温治疗仪报警设置应调整为低于80次/分，如果心率持续降低或出现心律失常，应及时处理或停止亚低温治疗。开始亚低温治疗后出现不良反应，应终止亚低温治疗，按照复温流程进行复温。

f.复温方法：自然复温法，关闭亚低温治疗按钮，关闭远红外辐射式抢救台电源或暖箱电源，逐渐开始复温；人工复温法，设定鼻咽部温度或直肠温度为每2小时升高0.5℃。复温期间每小时记录1次鼻咽部温度或直肠温度，直至温度升至36.5℃。

(2)支持疗法

①维持良好的通气、换气功能，使血气和pH值保持在正常范围。

②维持周身和各脏器足够的血液灌流，使心率和血压保持在正常范围。

③维持血糖在正常范围，以保证神经细胞代谢所需。

在此期间加强监护，如生命体征、血气、电解质、血糖。

(3)对症疗法

①控制惊厥:HIE 惊厥常在 12 小时内发生,首选苯巴比妥,负荷量为20mg/kg,维持量为5mg/(kg·d)静滴或肌内注射。

②降低颅内压:颅压增高最早在生后 4 小时出现,一般在 24 小时更明显,首选呋塞米1mg/kg,可选用甘露醇,但甘露醇可损伤肾脏功能,故在有明显肾功能损害的患者,甘露醇应慎用。

3.新生儿期后治疗

可使用神经营养药物,对出现神经系统发育异常的患儿,早期进行神经康复治疗和功能训练。

(三)预防

由于该病无特效治疗方法,应着力预防胎儿宫内窘迫,进行孕产期监护,提高新生儿窒息复苏水平。对窒息复苏后的新生儿要密切观察神经症状和监护各项生命体征,一旦发现有异常神经症状及早给予治疗,以减少存活者中后遗症的发生率。

三、新生儿颅内出血

颅内出血(ICH)是新生儿期常见疾病,严重者病死率高、容易遗留长期神经系统后遗症或致残。依据出血部位的不同,颅内出血主要分为脑室周围-脑室内出血(PIVH)、硬脑膜下出血(SDH)、蛛网膜下隙出血(SAH)、脑实质出血,其他还可见到小脑出血(CEH),以及丘脑、基底核等部位出血。

(一)病因

1.硬脑膜下出血

硬脑膜下血窦及附近血管发生机械性损伤(即破裂)引起出血,常见损伤部位为上矢状窦、下矢状窦、直窦和横窦,严重病例可以发生大脑镰和小脑幕撕裂。常见于各种原因导致的难产、高位产钳助产的新生儿,以及巨大儿或者头围过大新生儿。目前随着产科技术的提高,SDH 发生率明显降低。

2.蛛网膜下隙出血

出血原发部位在蛛网膜下隙,出血来自软脑膜动脉间的小血管吻合支或蛛网膜下隙静脉。硬膜下、脑室内、小脑等其他部位发生出血后也可向蛛网膜下隙扩展。原发性蛛网膜下隙出血在新生儿期较为常见,病因主要包括缺氧、酸中毒、低血糖等,产伤也可导致严重 SAH。

3.脑实质出血常见原因

①由缺氧所致的脑实质出血,常呈点状及片状;②因感染或不明原因的局部小血管破裂,可出现小片状出血;③早产儿Ⅳ级 IVH 伴有脑实质出血,胎龄越小发病率越高,出血原因主要与早产儿脑的特殊发育机制有关,另外与早期严重疾病、特殊治疗及出凝血机制也有密切关系;④脑血管畸形所致脑实质出血,此类出血一般突然发病,无明显诱因,无法预料,多在出血后外科手术和尸解时才能做出最后诊断。

4.其他部位出血

①小脑出血可以是原发性小脑出血,也可以由第四脑室周围生发基质出血、脑室内出血、

后颅凹部位硬膜下出血、SAH等扩展而来，早产儿较足月儿多见。常见病因包括产伤、缺氧，以及早产儿各种疾病病理生理过程中脑血流动力学改变等。②丘脑、基底核区域出血，该区域的血液由大脑中动脉在颅底水平段发出的豆纹动脉分支供应，这些小血管很细，并且与主干血管成90°，故很容易受血流动力学影响而破裂出血。新生儿期发病率较低，其病因可能与疾病导致局部脑血流动力学改变有关。

（二）诊断

1.病史

有难产、产伤、宫内窘迫、出生窒息、出生后长时间复苏抢救、宫内感染、过度早产、极低出生体重、胎儿生长受限、母亲使用抗凝血药物、家族中有遗传性出血性疾病史、需要气管插管机械通气支持、严重感染伴血小板降低和凝血功能障碍等因素均容易引起新生儿颅内出血。应该注意监测患儿的神经系统，及时进行影像学检查。

2.临床表现

新生儿颅内出血的临床表现与出血部位、出血程度密切相关。

(1)硬膜下出血：严重后颅凹出血（横窦和直窦破裂）时患儿的神经系统症状进展迅速，表现为不安、尖叫、抽搐。由于出血压迫脑干、中脑、脑桥，患儿表现出严重意识障碍、昏迷，瞳孔不等大、对光反应异常或固定、散大，容易出现心动过缓、中枢性呼吸衰竭，短时间内即可危及生命。少量的下矢状窦或上矢状窦出血，临床无症状或仅表现易激惹等，如果出血量继续增多也可使双侧脑半球受压而出现脑组织水肿，出现明显神经系统症状。当出血扩展至小脑幕附近，可出现脑干压迫使病情突然恶化，还可能出现局限性惊厥、偏瘫、动眼神经受累、眼斜视等。还有些患儿在新生儿期无异常，但由于慢性硬膜下渗出，数月后出现头围增大。

(2)原发性蛛网膜下隙出血：出血量很少时无或仅有轻微异常表现，如激惹、肌张力异常等；出血对脑皮质的刺激可诱发惊厥。大量SAH时病情常急剧进展，大量血液存留于脑间隙及后颅凹，患儿表现为嗜睡、反应差、反复呼吸暂停、反复惊厥、肌张力低下，危及生命。

(3)脑实质出血：①单纯点片状脑实质出血，出血量少，可很快被吸收，不易发现，临床无明显的神经系统症状；②早产儿Ⅳ级IVH伴有脑实质出血常表现为反应差、顽固呼吸暂停、反复惊厥、肌张力低下，容易危及生命；③脑血管畸形所致脑实质出血可发生于新生儿期任何时间，临床常表现为突然发生的频繁抽搐，部分患儿有定位体征。

(4)小脑出血：严重者因脑干受压出现严重呼吸功能障碍和心动过缓，意识障碍明显，可短时间内死亡。

(5)丘脑、基底核区域出血：此部位出血范围一般局限，急性期临床常无特殊表现。

3.影像学检查

(1)头颅CT检查：诊断颅内出血的金标准，但是要注意检查的时机，过早和过晚检查均可能出现假阴性。

(2)头颅超声检查：对脑室内出血的敏感性高于头颅CT，但是对其他部位颅内出血的诊断价值不足。

(3)头部磁共振(MRI)检查：也可作为诊断颅内出血的金标准。

(三)鉴别诊断

1.颅内出血引起的抑制状态

需要和低血糖、低血钾、先天性中枢神经畸形、先天性肌迟缓综合征、遗传性代谢病、染色体疾病、重症肌无力、脊髓损伤等疾病鉴别。

2.颅内出血引起的抽搐

需要和电解质紊乱(低血钙、低血镁、低血钠)、低血糖、维生素 B_6 依赖症、先天性中枢神经畸形、颅内感染、核黄疸等疾病进行鉴别。

3.颅内出血

常常是新生儿缺氧缺血性脑病的一部分,但有的时候要注意在排除缺氧后应该单独做出颅内出血的诊断,此时应该注意寻找引起颅内出血的原因。

(四)治疗

1.一般性治疗

(1)止血:维生素 K_1、血凝酶(巴曲亭)、酚磺乙胺等常用止血药物均可使用;有凝血功能障碍的患儿及时补充凝血因子;血小板严重降低的患儿及时输注血小板。

(2)维持内环境稳定以及脏器功能正常,纠正缺氧和酸中毒、维持电解质平衡、维持水平衡。

(3)有惊厥时可给予苯巴比妥等对症治疗。

2.特殊治疗

(1)外科治疗:对于危及生命的较大血肿,出现脑干压迫症状的患儿,须由神经外科紧急处理。

(2)脑实质损伤的治疗:对出血造成的脑实质损伤,在采取止血等恰当医疗措施的同时可以适当脱水、选用神经细胞营养药物等。

(五)预防

降低早产、提高产科技术是预防新生儿颅内出血的重要环节。

维持颅内压和脑血流的平稳:①尽可能维持稳定的颅内压和脑血流范围,避免"涨落"状态;②保持良好的心功能、正常的体循环和良好的通气;③避免静脉推注高渗液体;④护理患儿时动作轻柔,保持安静,避免患儿剧烈哭闹。

四、新生儿惊厥

新生儿惊厥是新生儿期神经系统疾病或功能异常最常见的临床表现。在新生儿期尤其是生后第 1 周内的发生率很高,随着年龄的增加其发生率逐渐下降。新生儿惊厥常提示体内存在严重的原发病,如缺氧缺血性脑病、颅内出血、感染等。研究证明,惊厥可影响新生儿期后的脑发育,可产生一系列神经系统后遗症,因此,一旦发现惊厥,必须立即寻找病因并给予处理。

(一)病因

新生儿惊厥的病因众多,很多惊厥出现在患儿内在疾病的发展过程中,但也可能为某些疾病的首发症状和体征。近年来缺氧缺血性脑病已跃居病因的首位,感染和单纯代谢因素所占比例较前明显下降。常见的新生儿惊厥原因：

1.围产期合并症

窒息、缺氧缺血性脑病、颅脑损伤、颅内出血、脑梗死等。

2.感染

宫内感染或生后感染，引起脑炎、脑膜炎、败血症等。

3.代谢-内分泌因素

低血糖、低血钙、低血镁、核黄疸、维生素 B_6 缺乏症、甲状旁腺功能低下、先天性酶缺陷等。

4.药物相关性惊厥

包括药物中毒和撤药综合征。

5.其他

先天性脑发育不全、染色体病、基因缺陷病等。

（二）诊断

1.病史

母孕期接触史、疾病史、分娩史、家族遗传史及用药史，患儿的喂养史、黄疸情况、有无感染，详细询问惊厥的发生时间有助于鉴别诊断。

2.体格检查

除观察了解惊厥表现、伴随症状、神经系统体征外，还应注意有无其他部位畸形，皮肤改变如皮疹、黄疸、色素沉着或脱失，有无其他感染灶等。

3.临床表现

根据临床表现将新生儿惊厥分为微小型、强直型、多灶性阵挛型、局灶性阵挛型和全身性肌阵挛型。

(1)微小型：新生儿期最常见的惊厥表现形式，表现为呼吸暂停、眼部异常运动（如眨眼，眼球震颤）、口-颊-舌异常运动（如吸吮、咀嚼、面肌抽动）、异常肢体运动（如上肢划船样、游泳样动作，下肢踏车样动作）。

(2)强直型：单个肢体或四肢强直型伸展或双下肢强直而双上肢屈曲，全身强直型可有躯干后仰或俯屈。常伴呼吸暂停、双眼上翻、意识模糊。此型是疾病严重的征象，提示脑器质性病变，如化脓性脑膜炎、核黄疸、重度颅内出血等。

(3)多灶性阵挛型：由一个肢体移向另一个肢体或身体一侧向另一侧的游走性、阵挛性抽动。常伴意识障碍，多见于缺氧缺血性脑病、颅内出血和感染。

(4)局灶性阵挛型：身体某个部位局限性阵挛，常见于单个肢体或一侧面部，然后扩大到身体同侧的其他部位。通常意识清醒或轻度障碍，多见于代谢异常、脑局部损伤如出血或梗死。

(5)全身性肌阵挛型：表现为肢体反复短促的屈曲性痉挛，躯干同样也可发生。此型新生儿期少见，往往提示弥散性脑损害，预后不良。

4.辅助检查

结合病史和临床表现安排合理的检查进一步明确诊断。

(1)生化检查：血糖、血气、血电解质、血氨、血乳酸，必要时行氨基酸或有机酸检查。

(2)感染排查:TORCH、血培养、脑脊液常规生化及培养。

(3)有遗传家族史者行特殊代谢物筛查,染色体及基因分析。

(4)影像学检查:头颅 X 线片、MRI、CT 和颅脑超声。

(5)脑电图:对病因诊断意义不大,但有助于判断疗效和评估预后。

(三)鉴别诊断

1.新生儿颤抖

可因声音、皮肤刺激或牵拉某一关节诱发,表现为踝部、膝部和下颌抖动。区别在于发作时无眼球凝视,弯曲抖动肢体后发作立可停止,不伴有脑电图异常。

2.早产儿呼吸暂停

表现为呼吸暂停伴心率下降。区别在于无眼球活动改变,刺激后即可缓解,且呼吸兴奋剂治疗有效。

(四)治疗

新生儿惊厥发作的处理原则:

(1)及时控制惊厥发作。

(2)及时诊断处理导致惊厥的原发病。

(3)脑损伤的保护与对症治疗。

1.一般治疗

保暖,保持呼吸道畅通,维持水、电解质及酸碱平衡,静脉营养支持,监护生命体征,由脑水肿所致的颅压增高可用 20%甘露醇 0.25～0.5g/kg,每天 2～4 次。

2.病因治疗

新生儿惊厥一经发现,应立即诊断病因给予治疗,尽量去除或缓解引起惊厥的原发疾病。

3.抗惊厥药物治疗

常用抗惊厥药物用法见表 1-4。

(1)苯巴比妥:首选苯巴比妥控制,其优点为静脉注射见效快、半衰期长、作用持续时间长和不良反应小。负荷量为 15～20mg/kg,静脉推注。惊厥停止后 12～24 小时给予维持量 5mg/kg,间隔 12 小时分 2 次静脉注射。

(2)苯妥英钠:使用苯巴比妥无效时使用。负荷量 10～20mg/kg,分次缓慢静脉推注。惊厥控制后 12 小时予以维持量 5mg/kg,间隔 12 小时分 2 次静脉注射。

(3)安定(地西泮):上述药物控制惊厥无效时可改用安定,每次 0.3～0.5mg/kg,缓慢推注,15～20 分钟后可重复。应注意该药作用时间短,对呼吸和心率有抑制作用。

(4)氯硝西泮:每次 0.05mg/kg,缓慢推注,20 分钟后可重复。注意使用时常引起新生儿唾液和支气管分泌物增加。

(5)咪达唑仑:首次 0.05～0.15mg/kg,缓慢推注,此后 0.01～0.06mg/(kg·h)维持静脉滴注,用药 1 小时内可控制惊厥,并减少惊厥发作频率。

(6)水合氯醛:每次 30～50mg/kg,口服或灌肠,起效较快,常用于配合检查时。

表 1-4　常用抗惊厥药物用法

药物名称	起始剂量	给药方式	维持剂量
苯巴比妥	15～20mg/kg	Ⅳ	5mg/kg，间隔 12 小时分 2 次
苯妥英钠	10～20mg/kg	Ⅳ	5mg/kg，间隔 12 小时分 2 次
安定	0.3～0.5mg/kg	Ⅳ	15～20 分钟后可重复使用
氯硝西泮	0.05mg/kg	Ⅳ	20 分钟后可重复使用
咪达唑仑	0.05～0.15mg/kg	Ⅳ	0.01～0.06mg/(kg·h)
水合氯醛	30～50mg/kg	PO/PR	—

五、脑积水

（一）病因

1.脑积水常见原因

（1）脑脊液产生过量。

（2）蛛网膜吸收脑脊液障碍。

（3）脑脊液循环发生障碍。

循环障碍导致脑脊液过多而导致脑室增大是新生儿头围异常增大的最常见原因，通常由中脑导水管、第四脑室出口梗阻或围绕脑干和大脑表面的蛛网膜下隙阻塞所致。

2.发生脑积水常见疾病

（1）先天性畸形：如先天性中脑导水管狭窄、Dandy-Walker 畸形或 Arnold-Chiari 畸形及其他脑发育畸形、脑膜膨出、脊柱裂、脊髓脊膜膨出等。

（2）感染：如化脓性脑膜炎或结核性脑膜炎治疗不佳，增生的纤维组织阻塞脑脊液循环通路，多见于第四脑室孔及脑底部蛛网膜下间隙粘连。

（3）出血：最常见为早产儿脑室内出血后脑积水（PHH），脑积水发生率与脑室内出血程度密切相关，Ⅱ级脑室内出血患儿脑积水发生率 15%～20%，Ⅲ级 IVH 发生脑积水大于 50%。

（4）肿瘤：颅内肿瘤阻塞脑脊液循环，较多见于第四脑室附近，新生儿期肿瘤较少见。

在活产婴儿中脑积水总的发病率为 1∶1 000。新生儿先天性脑积水常见原因：中脑导水管狭窄（33%）、脊髓脊膜膨出相关的脑积水（28%）、先天性交通性脑积水（22%）、Dandy-Walker 综合征合并脑积水（7%），其他如与基因异常有关的综合征、宫内感染等（10%）。

（二）临床表现

先天性脑积水患儿多在出生后第 1 天即有临床表现和体格检查的异常。临床特征是患儿头围进行性增大，前囟随之扩大膨隆，头颅与身体的生长比例失调，特别是头大面小、前额突出、颅骨菲薄、浅静脉怒张、头皮有光泽；头部叩诊可出现叩破壶样音或熟透的西瓜音，患儿竖头困难，需人扶助或自然下垂状，出现“落日眼”征。

（三）诊断

临床可疑症状加上头围进行性增大、颅内压升高表现，均要怀疑脑积水。诊断主要依靠头颅 X 线片、颅脑超声、CT 或 MRI 等影像学检查。X 线可显示颅缝分离、局部骨质变薄或颅内钙化;超声能确定脑室扩大的程度,连续随访脑积水进展状况;MRI、CT 能显示脑室大小和可能阻塞的部位,除外中脑导水管的狭窄、颅脑肿瘤或颅后窝囊肿等畸形。影像学检查有脑室扩张同时脑室边缘毛糙者,应怀疑宫内感染。如癫痫发作,需做脑电图检查。

CT 和 MRI:脑室和脑池扩大,以侧脑室的颞角和额角变钝、变圆最为典型。第三脑室的扩大也较为明显,首先为视隐窝和漏斗隐窝,以后是前后壁。侧脑室枕角扩大较晚,但诊断意义最大。对于一些凭经验无法判断的病例,则可以用已建立的测量标准进行评估。这里介绍计算脑室径与双顶间径比例(V/BP)的方法。在显示侧脑室最大径的层面上,测量侧脑室中间部分的脑室径(V)与双顶间径(BP)的比值(V/BP):正常值≤25%,26%~40%为轻型脑积水,41%~60%为中型脑积水,61%~90%为重型脑积水,90%以上为极重型。MRI 还可以显示扩大的侧脑室旁脑白质内的间质性水肿,有利于对脑实质损伤的评价。另外,MRI 在诊断导水管狭窄、阻塞方面已基本替代脑室造影。

(四)治疗

部分患儿不需要手术治疗,症状可自行缓解或通过药物治疗控制,但是需要严密监控患儿症状。我们建议治疗流程和选择如下:中重度脑积水应以手术治疗为主,可分为病因治疗、减少脑脊液生成及脑脊液分流术 3 种。

1.病因治疗

对阻塞性脑积水,解除阻塞病因是最理想的方法。如中脑导水管成形术或扩张术、第四脑室正中孔切开或成形术、枕大孔先天畸形者作颅后窝及上颈椎椎板减压术。切除阻塞脑脊液流通的肿瘤、囊肿等。

2.减少脑脊液形成

如侧脑室脉络丛切除或电灼术,主要用于大脑导水管无阻塞的交通性脑积水,因疗效差,现已很少采用。

3.脑脊液分流术

脑脊液分流术是将脑室或腰椎管腔的脑脊液分流至其他体腔的手术方法,可用于治疗交通性脑积水和阻塞性脑积水。具体方法包括:

(1)脑室与脑池分流:如侧脑室枕大池分流术(Torkildsen 手术)、第三脑室造瘘术、侧脑室环池造瘘术、侧脑室胼胝体周围池造瘘术。主要用于脑室系统阻塞,而大脑表面蛛网膜颗粒吸收正常的脑积水。

(2)脑室与体腔分流:如脑室腹腔分流术(V-P 分流术)、脑室胸腔分流术等。

(3)将脑脊液引出体外:如侧脑室鼓室分流术、侧脑室或脑池输尿管分流术、侧脑室或脑池输卵管分流术等。

(4)将脑脊液引入心血管系统:这是最符合生理的,如脑室心房分流术、脑室颈内静脉分流术等。

上述脑脊液分流术式中许多因疗效差或易致较多并发症现已被淘汰。如脑室胸腔分流可引起胸腔大量积液而产生呼吸困难;脑室乳突分流易引起脑膜炎或脑脊液耳漏;侧脑室或脑池输尿管分流易导致患儿水电解质失衡;脑蛛网膜下隙腹腔分流易诱发小脑扁桃体下疝。

目前临床上常用脑室腹腔分流术及脑室心房分流术,两法疗效相似。脑室腹腔分流术操作简便，可适应儿童身高增长，但可出现分流管堵塞、感染、假性囊肿形成、引流管移位、脏器穿孔等并发症；而脑室心房分流术，除可产生与其他分流术相似并发症外，还有一些较严重并发症，如气体栓塞、心律失常和因引流管穿透心脏而引起的心包堵塞等心脏并发症；腔静脉血栓形成和心房血栓形成，以及血栓脱落引起肺梗死等。因此脑室腹腔分流术为脑积水分流的首选方法，只有在某些原因如腹腔粘连感染等情况下，才考虑脑室心房分流术。

（五）脑室腹腔分流术后并发症

近年来大量回顾研究表明，V-P 分流术后 1 年内并发症发生率高达 40%，2 年内高达 50%，任何一种并发症都会给该病的治疗带来极大的影响。

1.分流管堵塞

文献报道分流管堵塞的发生率为 28%。堵塞分为脑室端和腹腔端，脑室端 77.1%，腹腔端 12%～34%。通常认为脑室端堵塞的常见原因：穿刺时脑组织碎片或血凝块堵塞；脑脊液蛋白质成分过高，穿刺时被侧脑室内脉络丛包绕；逆行感染引起脓性分泌物堵塞等。其中，脉络丛组织是造成堵塞的主要原因。文献报道侧脑室额角穿刺可以明显减少分流管的梗阻，原因在于此部位额角宽大，穿刺准确，易于成功，同时因无脉络丛及脑的重要功能区，对侧脑脊液经 Monro 孔流向分流管的压力梯度小，出现脑组织损伤及脑室内出血的并发症少。腹腔端堵塞的原因主要是腹腔端过长或过短，被大网膜包裹或易于打折或成角。Amell 等的研究发现，分流术后初始阶段，腹腔对 CSF 的刺激产生短暂的无菌性反应，形成假性囊肿或造成 CSF 积聚，致使分流管腹腔端发生堵塞。目前腹腔端多预留腹腔 20～30cm，不做固定，分流管活动幅度大，不易被大网膜包裹，同时随小儿生长发育，管自动拉出调节。有文献报道腹腔镜辅助腹腔置管，增加了手术的直视性，减少盲目性，使分流效果更加确切。

2.分流管感染

亦是脑室腹腔分流术后较严重的并发症之一，文献报道发生率为 6%～23%。Manca O 等研究表明，在分流术后最初 8 周是感染发生的高峰期，而在 28 周以后的感染发生率明显降低。感染包括颅内感染、分流管皮下隧道感染及腹膜炎等。感染原因一般认为系手术时细菌污染分流装置引起，有时与分流管的异物有关，也可由分流装置上的局部皮肤坏死或细菌穿过肠壁污染脑脊液分流管导致颅内逆行感染。目前国内外的研究治疗均认为分流手术的相关感染以革兰阳性球菌为主。因此，术前、术后应用抗生素应当是对革兰阳性球菌敏感的广谱抗生素。一旦发生感染，应积极抗感染治疗，但往往单纯抗感染治疗并不能使所有的感染获得控制。因为分流管对患儿机体而言是一异物，感染会较难控制：并且细菌在分流管内聚集，抗菌药物也难以到达脑脊液分流管内。因此，当感染难以控制时，应及时拔除脑脊液分流管。近年来认为并非所有患儿在分流感染控制后都需再分流，部分患儿在感染控制后并无颅高压症状，未再行分流手术。Kulkami 曾报告，脑积水分流术后颅内感染若再手术，其病死率是无感染患者的 2 倍。

3.分流过度

脑脊液分流过快使脑室内压力迅速减低导致脑皮层与硬脑膜相连的桥静脉断裂出血，表现为硬膜下出血。分流过度还可导致脑室塌陷，引起室管膜阻塞脑室内分流口，脑室顺应性下降，引起裂隙样脑室。有报道发生率可达 1.6%。导致脑脊液分流过度的主要机制是患儿的体位变化诱发了虹吸作用，在生理条件下，CSF生成部位（侧脑室）与吸收部位（静脉窦）之间没有明显的流体静水压，因而CSF循环不受体位变化的影响。然而当行V-P分流术后，由于重力的作用，脑室与腹腔之间产生了60～80cmH_2O的压力差，从而加快了分流管内液体的流动，诱发了分流过度。所以，术前应根据脑脊液压力选择合适的分流管，一般多采用中压分流管。术后给予静脉补充足量液体，以维持正常的颅内压，不宜过频地按压脑脊液分流阀门，同时注意术后避免剧烈运动及头部碰撞。目前有越来越多的人推荐使用可调压式脑脊液分流管治疗脑积水，可使过度分流的并发症相对减少。

4.消化道症状

术后可出现腹痛、腹胀、食欲减退等消化道症状，还有的病例伴发恶心、呕吐。造成这些症状的原因，除手术操作外，主要为脑脊液引流到腹腔后对腹膜或其他腹腔脏器产生刺激所致。只要对症治疗，一般一周左右症状会自行消失。有报道分流管自肛门、阴道脱出，是分流管在腹腔内引起排异反应，纤维素包裹分流管尖端对肠壁反复刺激造成肠壁破溃所致。

5.癫痫

脑室腹腔分流术后癫痫发生率为9%～24%。Dan等对207例分流术中的180例进行随访，其中17例发生癫痫，占9.4%。Copeland分析91例分流患者发生癫痫19例，占24%，发生时间大多为术后24小时～3年不等，主要以大发作为主。有人认为脑室穿刺的皮质损伤可诱发癫痫，穿刺额角的癫痫发生率高于经枕角或三角部者。一般脑电图显示的癫痫灶位于置管侧半球，提示与分流管有关。所以有人认为术前、术后口服抗癫痫药物应作为常规。

6.其他并发症

脑脊液分泌量超过腹腔吸收能力可导致大量腹腔积液；分流管腹腔端固定过死，不能在皮下游走，在做剧烈活动时可导致分流管断裂；重度脑积水分流不足导致脑脊液漏、脑脊液皮下积聚。近年来国外文献有封闭型四脑室概念的提出，多发生于儿童脑积水分流术后，由分流术后各种原因引起的第四脑室出入口封闭引起，国内称之为孤立的第四脑室。上述并发症相对来说都比较罕见。

综上所述，虽然脑室腹腔分流术存在较多并发症，但目前仍是儿童脑积水治疗的首选方法。只要能充分认识各种并发症的发生并给予正确的处理，就能将其危害降到最低限度。

（六）预后

预后主要取决于原发病因和分流效果。先天性交通性脑积水患儿2/3预后良好，神经发育不受影响。合并其他畸形时，脑积水预后相对较差，不伴发其他畸形的Dandy-Walker综合征患儿75%智力和行为发育正常。

六、新生儿化脓性脑膜炎

新生儿化脓性脑膜炎，又称新生儿细菌性脑膜炎，是一种常见的新生儿神经系统感染性疾病。发病多与败血症相关，少数由邻近组织器官感染蔓延所致。即使在发达国家仍有较高的发病率（0.6%），因其早期临床症状体征不典型，可引起严重的神经系统后遗症，且有着很高的病死率。

(一)新生儿化脓性脑膜炎病原学和药敏

1.病原学

新生儿化脓性脑膜炎的病原学存在地区性差异，由于新生儿免疫功能低下，易感染条件致病菌，欧美发达国家以B族链球菌(GBS)、大肠埃希菌及李斯特菌等常见，发展中国家报道差异较大，但以B族链球菌较为多见。在亚洲，我国台湾省及韩国均报道B族链球菌及大肠埃希菌为最常见新生儿化脓性脑膜炎致病菌。国内其他地区多以凝固酶阴性葡萄球菌(CNS)及大肠埃希菌最为常见。

国内2015年报道，新生儿化脓性脑膜炎病原菌前后5年比较，革兰阳性菌和阴性菌构成无明显变化，革兰阳性菌占比均大于50%。大肠埃希菌前后5年均占首位，除链球菌在近5年新生儿化脓性脑膜炎中发病有升高趋势，其余常见致病菌构成变化不大。在早发型病例中，最常见病原菌为链球菌，其次为大肠埃希菌，链球菌在发病日龄≤3天的早发型中更多见，主要考虑与母亲阴道定植后垂直传播等有关。在晚发型病例中，大肠埃希菌仍占首位，其次为CNS，考虑与患儿接触外界环境中大量存在的葡萄球菌属较多有关。

大肠埃希菌可寄居在正常人的肠道及生殖道，分娩过程(特别是自然分娩者)为新生儿暴露于该菌的高风险期；后期因肠道黏膜通透性大及肠道免疫因子分泌不足等，新生儿成为大肠埃希菌感染的高危人群。此外，因大肠埃希菌抗体属于IgM，不能通过胎盘，新生儿对此菌缺乏先天的免疫能力，故因而该菌成为新生儿化脓性脑膜炎的主要病原菌。

以往认为发展中国家GBS的感染率较低，但近年来GBS脑膜炎的发病率也在逐年提高.GBS已成为我国不少经济发达地区足月儿细菌性脑膜炎的首要致病菌。

在病原菌不明的情况下，当出现发热时间长，脑脊液白细胞数及蛋白水平明显增高，糖水平明显降低等典型化脓性脑膜炎改变，尤其脑脊液白细胞数$>500\times10^{6}/L$时，应警惕大肠埃希菌脑膜炎。若治疗过程中脑脊液长时间难以恢复正常，同时有脑膜炎并发症时更需考虑大肠埃希菌感染，抗生素选择上建议尽早使用对大肠埃希菌敏感的抗生素，并严密观察并发症的发生情况。

2.药敏

目前，在革兰阳性菌中，CNS和金黄色葡萄球菌对万古霉素及利福平未发现耐药，链球菌对青霉素未发现耐药。有研究报道，B族链球菌对万古霉素敏感率为95%，说明链球菌对万古霉素有耐药的可能，目前，临床上青霉素仍是治疗链球菌尤其是B族链球菌感染的首选药物。肠球菌对万古霉素未发现耐药，对喹诺酮类耐药率不高。新型噁唑烷酮类抗菌药物利奈唑胺对常见革兰阳性菌未见耐药，且具有组织穿透性强、脑脊液浓度高等特点，为临床治疗耐药及难治革兰阳性菌所致的新生儿化脓性脑膜炎提供了新的选择。

在革兰阴性菌中，大肠埃希菌对氨苄西林耐药率高，对常用二代、三代头孢菌素类抗菌药物耐药率也达40%以上，对阿米卡星、头孢哌酮、舒巴坦、亚胺培南未发现耐药，对哌拉西林、他唑巴坦、阿莫西林棒酸的耐药率低。

(二)新生儿化脓性脑膜炎诊断

1.分型

早发型：生后3天内发病；晚发型：生后第4～28天发病。

2.诊断标准

(1)体温异常(或高或低)、精神差、拒奶、惊厥及凝视等。

(2)颅内压增高表现前囟隆起、骨缝裂开、脑膜刺激征阳性。

(3)CSF 白细胞＞20×10^{6}/L,糖降低,蛋白升高。

(4)CSF 细菌培养阳性或涂片上可见细菌。

符合(1)～(3)可临床诊断,具备(4)可确诊。

对于发热,CRP 水平明显或持续升高,有反应低下、进奶少、吐奶等表现的新生儿,以及考虑脓毒症的新生儿应行腰穿检查以便早期诊断及治疗。

3.脑脊液检查

脑脊液(CSF)培养是确诊化脓性脑膜炎和明确病原的唯一方法。但 CSF 的培养阳性率极低,临床 CSF 生化及常规检查的异常,如 CSF 白细胞计数＞20×10^{6}/L、葡萄糖降低、蛋白升高也是诊断的依据。

一般中枢神经系统感染性病变的脑脊液细胞改变大致可分为 3 个时期:以粒细胞反应为主的急性炎症期、以淋巴样细胞反应为主的亚急性增生期,及以单核样细胞反应为主的修复期。细菌性脑膜炎第 1 期反应最为明显,在发病初期,由于细菌毒素作用,细胞总数显著增多。急性期中性粒细胞占绝对优势(90%～95%),淋巴细胞仅为 5%～10%。经治疗后病情有改善时,细胞总数迅速下降,中性粒细胞急剧下降,免疫活性细胞和单核吞噬细胞相对或绝对增高。在修复期,细胞总数明显下降,不再有中性粒细胞,此期可持续数周,淋巴细胞逐渐减少,单核吞噬细胞逐渐增多。典型新生儿化脓性脑膜炎脑脊液白细胞分类 1 周内以多核细胞为主,之后单核细胞比例逐渐增加并占优势。对于脑脊液明显异常,尤其是脑脊液白细胞数＞500×10^{6}/L 的新生儿,需考虑大肠埃希菌感染可能,其预后相对较差,应尽早使用对大肠埃希菌敏感的抗生素,严密监测并发症。

由于 CSF 培养需时长,且早期阶段或经抗生素治疗后 CSF 的培养常为阴性,生化及常规可能正常,甚至 CSF 送检的及时性等均可影响 CSF 生化常规的结果。因此,CSF 的检查可能达不到早期诊断的目的。此外,新生儿的腰穿极易出现损伤,早产儿合并脑室内出血时 CSF 的改变常常和颅内感染相一致而影响诊断。

反转录聚合酶链反应(RT-PCR)技术的应用有望达到早期诊断并鉴别病原菌的目的,16SrRNA 基因是细菌染色体上编码 rRNA 相对应的 DNA 序列,目前,绝大多数病原菌的 16SrRNA 基因测序已完成,因此,被选为细菌病原体 PCR 扩增部分或全部序列的目标,利用 PCR 技术检测 CSF 中 16SrRNA,其敏感性、特异性与 CSF 生化/常规相比分别为 90.6%比 78.1%、91.7%比 80.6%。

4.磁共振成像

磁共振成像(MRI)因其具有良好的组织分辨率,能提供多方位、多层面全景图像,对微观结构的高敏感度及无辐射等优势已经被越来越多地应用到新生儿神经系统检查中,其对化脓性脑膜炎的合并症检查具有重要的临床意义。

MRI 主要用于寻找脑膜炎患儿的临床并发症。扩散加权成像(DWI)序列对感染本身及感染并发症所引起的颅内病变较敏感。因此,临床诊断化脓性脑膜炎的患儿,应常规行 MRI

平扫及DWI扫描。

(三)新生儿化脓性脑膜炎的治疗

病原菌不明确时常常可用头孢噻肟钠联合大剂量青霉素。美罗培南则是产超广谱β-内酰胺酶(ESBLs)细菌感染或重症患儿的首选药物,面对明确革兰阳性球菌的感染,部分地区常直接选用万古霉素或利奈唑胺。大肠埃希菌感染首选头孢噻肟钠、头孢曲松,但头孢曲松能竞争性抑制清蛋白与胆红素的结合,可能会加重新生儿黄疸,故在新生儿应用头孢噻肟钠可能更优于头孢曲松。铜绿假单胞菌者仍首选头孢他啶。

推荐疗程:革兰阴性杆菌至少3周,革兰阳性球菌至少2周。治疗后应于2~3天复查CSF了解治疗效果,然而由于新生儿血脑屏障通透性较高的缘故,是否待CSF中蛋白及糖指标完全正常后停药并无特别要求,有报道32.6%的患儿停药时CSF中蛋白数仍高于正常值,但并无复发病例。

糖皮质激素在新生儿的使用争议仍很大,国外一组随机的对照研究表明,地塞米松能够降低新生儿细菌性脑膜炎的病死率,减轻CSF中炎性因子TNF-α、IL-1β水平,治疗24小时后CSF中白细胞及蛋白的水平明显较对照组低。但是,由于糖皮质激素,尤其是地塞米松能通过诱导促进小脑神经元细胞增生的外颗粒层细胞凋亡,从而使早产儿小脑的发育受影响。目前,地塞米松不推荐在新生儿脑膜炎中应用,而其他糖皮质激素如倍他米松、泼尼松龙等方面的研究仍较少。

(四)新生儿化脓性脑膜炎的预后

预后主要取决于诊断的时期、感染的微生物的类型及治疗的时机等。反复抽搐>72小时、昏迷、意识差、癫痫发作、震颤、末梢循环差、严重呼吸窘迫、发热和癫痫持续时间长、外周血白细胞低、脑脊液白细胞高、葡萄糖水平低、蛋白水平高等被认为是预测化脓性脑膜炎神经系统后遗症高风险的重要因素。

新生儿化脓性脑膜炎的神经系统损害是广泛的,严重后遗症包括各种中—重度的脑性瘫痪、癫痫,而更多见的是各种微小神经功能障碍,如视觉损害、听力损伤、认知障碍、行为障碍等,且认知功能的障碍在远期后遗症中可能更为多见。住院期间除监测头围、前囟及颅缝的变化外,应常规行头颅B超及影像学检查,以便及时发现并发症、评估后遗症发生的风险。听觉诱发电位的检查也应作为新生儿化脓性脑膜炎的常规检查。

CSF培养反复阳性患儿的病死率较高。CSF持续阳性者脑室管膜炎的并发症发生率高达30%~90%。国内外报道,并发症当中硬膜下积液在新生儿的发生率低于婴儿,但并发脑积水、颅内出血、脑软化、脑梗死更为常见,尤其是早产儿。

第七节　新生儿坏死性小肠结肠炎

新生儿坏死性小肠结肠炎(NEC)是新生儿特别是早产儿常见消化系统急症。临床以腹胀、呕吐、腹泻、便血为主要表现,腹部X线平片以肠壁囊样积气为特征,病理以回肠远端和结肠近端坏死为特点。随着NICU的建立发展及机械通气的应用,发病率近几十年有增加趋势,与早产儿存活增加有关，是新生儿尤其是早产儿死亡的重要原因。存活者常留有短肠综合征。

一、病因

NEC的确切病因和发病机制目前还不肯定，但普遍认为该病是多因性疾病。主要与下列因素有关：

1.感染及炎症

感染是NEC的主要原因之一，大多为克雷伯杆菌、大肠埃希杆菌、铜绿假单胞菌等肠道细菌。

2.早产

早产是NEC的重要发病因素，因免疫功能差、肠蠕动差，加之出生时易发生窒息，造成肠壁缺氧损伤，使细菌侵入。

3.缺氧和再灌注损伤

各种原因使肠壁缺血缺氧，如在新生儿窒息、呼吸疾病、休克等缺氧缺血情况时肠壁血管收缩，导致肠黏膜缺血缺氧、发生坏死，随着恢复供氧，血管扩张充血，扩张时的再灌注会增加组织损伤。

4.喂养

加奶速度过快、奶液渗透压过高、高渗药物溶液进入胃肠道等。

二、临床诊断及分期

本病多见于早产、低体重儿，男多于女，发病时间与病因和孕周有关。通常生后2～3周内发病，<28周早产儿由于开奶迟多在生后3～4周发病，最迟可至生后2个月。当围产期窒息是主要因素时，常在生后很快发生。典型症状是腹胀、黏液血便和呕吐。

1.腹胀

首发症状，先有胃排空延迟，后全腹胀，肠鸣音减弱或消失。

2.呕吐、血便

呕吐可有胆汁或咖啡样物，腹泻、血便。

3.病情进展迅速、感染中毒症状严重

4.其他

隐匿发生者表现非特异性症状，早期表现类似新生儿败血症。

改良的Bell分期标准是目前国际上公认的NEC临床分期(表1-5)。

表1-5 改良Bell分期标准

分期	分度	全身表现	胃肠道表现	X线特点
ⅠA	早期NEC	体温不升，呼吸暂停，心动过缓，嗜睡	胃潴留，轻度腹胀呕吐，便潜血阳性	正常或肠扩张轻度，肠梗阻征象
ⅠB	早期NEC	同ⅠA	鲜血便	同ⅠA

续表

分期	分度	全身表现	胃肠道表现	X线特点
ⅡA	典型NEC-轻度	同ⅠA	同ⅠA+肠鸣音消失，伴或不伴腹部压痛	肠扩张，肠梗阻征象，肠壁积气
ⅡB	典型NEC-中度	同ⅠA+轻度代谢性酸中毒，轻度血小板减少	同ⅠA+肠鸣音消失，明确的压痛，伴或不伴腹壁蜂窝织炎或右下腹包块	同ⅡA+门静脉积气，伴或不伴腹水
ⅢA	进展NEC-重度（肠损伤）	同ⅡB+低血压，心动过缓，严重呼吸暂停，呼吸性和代谢性酸中毒，DIC，血小板减少	同ⅠA+弥散性腹膜炎征象，明显的压疼和腹胀	同ⅡB+明确腹水
ⅢB	进展NEC-重度（肠穿孔）	同ⅢA	同ⅢA	同ⅡB+气腹

三、辅助检查

1.大便潜血

早期大便潜血阳性。

2.血小板和C-反应蛋白(CRP)

血小板降低和CRP升高对判断病情很有帮助。

3.X线检查

确诊NEC的重要条件。一旦怀疑本病立即拍腹部X线，每隔6～12小时动态观察其变化。拍片的体位主要是仰卧、立侧、水平侧位。禁做钡餐或钡灌肠，有肠穿孔的危险。肠穿孔常发生在诊断后的最初2天内。

典型的X线早期改变为胃泡扩张，轻或中度肠管胀气，肠间隙增厚，肠黏膜粗厚、模糊，部分病例有肠管内气液面，如果有少量或局限性肠壁积气则可确诊。病变进展时肠腔积气加重，部分肠管形态不规则，僵直固定，肠管内可有气液面。继而腹腔出现渗液并逐渐增多，腹部密度增高。部分病例可见门静脉积气，提示预后不良。如果出现肠袢固定扩张，提示肠道全层坏死，动力消失。

4.超声检查

NEC时腹部超声可见肠壁增厚、肠壁积气、门静脉积气、腹水和胆囊周围积气。其中门静脉积气和腹水的诊断敏感性优于X线。近年彩色多普勒超声(CDS)检测和定量肠壁血流应用可发现有患儿肠壁局部或多处血流灌注不良，是评价肠道血循环状况的手段。

5.磁共振成像(MRI)

MRI可看到泡沫样肠壁、肠腔中异常液平面等现象，可作为肠坏死的非损伤性诊断手段，有助于NEC手术时机的选择。

四、诊断

1.疑似 NEC

腹胀，突然出现喂养不耐受，但 X 线检查没有肠壁积气、门静脉积气、膈下游离气体等。

2.明确 NEC

腹胀伴有 X 线检查肠壁积气或门静脉积气或两者同时存在。X 线检查其他征象可有肠袢固定扩张、肠梗阻、肠壁穿孔有膈下游离气体等。

五、鉴别诊断

1.中毒性肠麻痹

原发病为腹泻或败血症时，易将坏死性小肠结肠炎误诊为中毒性肠麻痹，但后者无血便，X 线平片上无肠壁间积气等。

2.机械性肠梗阻

X 线腹平片上液平面的跨度较大，肠壁较薄，无肠壁间隙增宽模糊，无肠壁积气，结合临床不难区别。

3.肠扭转

机械性肠梗阻症状重，呕吐频繁，腹部 X 线平片示十二指肠梗阻影像，腹部阴影密度均匀增深，并存在不规则多形气体影，无明显充气扩张的肠曲。

4.先天性巨结肠

有腹胀，X 线平片上有小肠、结肠充气影，需与早期坏死性小肠结肠炎鉴别。前者有便秘史，无血便，X 线平片动态观察无肠壁积气征。

5.自发性胃穿孔

多由于先天性胃壁肌层缺损引起，常见于胃大弯近贲门处。患儿生后 3～5 天突然进行性腹胀，伴呕吐、呼吸困难和发绀，X 线平片腹部仅见气腹，无肠壁积气或肠管胀气。

六、治疗

（一）内科治疗

1.营养

停止所有肠道喂养，进行胃肠减压。禁食期间根据症状轻重而定，轻者 3～4 天，重者 2～3 周，一般 7～10 天。腹胀消失、肠鸣音恢复、粪便隐血转阴和腹部平片恢复正常是试行进食的指征。恢复喂养必须从少到多、从稀到浓逐渐增加。开始试喂 5%葡萄糖水每次 2～3mL，逐渐过渡为母乳。禁食期间需要从静脉补给液体以维持水和电解质平衡，以及必需的营养物质和热能。

2.抗生素

全部患者必须做血、粪培养，并开始抗生素治疗。针对病原菌可先用青霉素族及氨基糖苷类或第三代头孢菌素。怀疑肠穿孔或已经穿孔者可选用甲硝唑或克林霉素治疗厌氧菌感染。

对耐药的葡萄球菌也可选用万古霉素。早期抗生素疗程2～4天，中期疗程7～14天，晚期疗程14～21天。

3.静脉补液

补液量为120～150mL/(kg·d)，热卡从209kJ/(kg·d)起，逐渐加至418～502kJ/(kg·d)。禁食期间可给予胃肠道外营养，其中脂肪乳剂及小儿用复方氨基酸各从0.5g/(kg·d)起，以后均分别增加0.25g/(kg·d)，最大量均为3g/(kg·d)，另10%～20%葡萄糖12～15g/(kg·d)，24小时内均匀滴入。另每天可于葡萄糖液中加注射用水溶性维生素(水乐维他N)1mL/kg，多种微量元素注射液(Ⅰ)(派达益儿)4mL/kg，于脂肪乳剂中加注射用脂溶性维生素(维他利匹特N)1mL/kg。如患儿位于辐射床上或行光疗，均应增加液体20～30mL/(kg·d)。晚期患儿如有休克、肠壁水肿、腹膜炎、腹水等，补液量可增至200～250mL/(kg·d)。

4.对症与支持疗法

酸中毒者用碳酸氢钠；心功能不全或低血压者可用多巴胺、多巴酚丁胺等，但禁用肾上腺皮质激素；呼吸功能不全者须行机械通气。此外，加强支持治疗可输白蛋白1g/(kg·d)或静脉用丙种球蛋白400mg/(kg·d)。血小板减少到一定程度则须输注血小板。

5.呼吸功能

应迅速评估其呼吸状态(通过体检、血气)，按需吸氧、机械通气。

6.心血管功能

需迅速评估循环状态(体检＋血压)，必要时循环支持治疗。可能需补充血容量，使用生理盐水或新鲜冰冻血浆(10mL/kg)。此时可能需药物支持，用多巴胺3～5μg/(kg·min)改善脾肾血流，患儿氧合、灌注不良常提示将发生循环衰竭，即使动脉血压正常，常需动脉内插管监测血压，但脐动脉近端至肠系膜循环影响这些血管的使用。实际上，任何UAC均应尽快拔管，改用周围动脉插管。如需额外药物支持循环或功能不良心肌，可能必须进一步监测CVP。

7.代谢功能

严重代谢性酸中毒一般采用扩容有效，但可能需用碳酸氢钠(2mmol/kg)。应仔细监测pH、乳酸，另外，需监测电解质、肝功能，密切监测血糖。

8.血液学

应取血涂片行CBC分析。输入血小板纠正严重血小板减少症，用PRBC使Hct维持在>35%。检查PT、PrT、纤维蛋白原、PLT计数寻找DIC证据。FFP治疗凝血病。

9.肾功能

NEC开始低血压时常伴少尿，仔细监测尿量至关重要。另外，应监测血清BUN、肌酐、电解质。必须警惕ATN、凝血坏死、血管病变致肾衰竭的可能，必须相应调整液体疗法。

10.神经系统

评估婴儿情况很难确定疾病的严重程度，但必须警惕脑膜炎、IVH相关问题。惊厥可继发于这些问题或NEC相关代谢紊乱。必须预测这些并发症并迅速诊治。

11.家庭支持

任何有婴儿在NICU的家庭都可能面临困难。NEC患儿对家庭是一个挑战，因疾病常突然恶化。而且即将发生的外科干预、高死亡率和预后不明对其父母而言是最大的问题。工作人员必须与患儿家庭建立信任关系，与之沟通信息。

（二）外科治疗

1.手术指征

(1)内科治疗 24～48 小时无效。

(2)气腹：占 NEC 的 17%，80%见于发病 30 小时内，20%见于发病 30～96 小时，由于气腹并不能代表肠道病变范围，故近年来认为单纯气腹可先采用腹腔引流。

(3)广泛肠壁积气：肠壁积气范围与肠坏死部位相符。

(4)腹腔渗液增多：表示受累肠管已全层坏死，已有小穿孔或即将穿孔，腹腔穿刺抽出渗液多为血性。

(5)腹腔渗液浑浊、呈黄褐色，内含中性粒细胞。

(6)肠管僵直固定，肠间隙增厚达 3mm 以上，肠管边缘模糊，表明该段肠管已坏死。

(7)肠梗阻加重。

(8)临床出现休克、酸中毒经 4 小时矫治无效，大量血便或血小板进行性下降。

(9)门静脉积气：气体与细菌可同时进入血液内，发生败血症，这类患儿常有全肠坏死。

(10)腹壁红肿，有固定性炎症肿块。

对符合上述指征又不能耐受手术者亦可先采用腹腔引流，在存活病例中，半数以上不需剖腹手术。

2.手术原则

(1)切除所有坏死肠段和尽可能保留肠道的长度。

(2)肠道减压。

(3)清除腹腔中的脓液、粪便和坏死组织碎片。

3.手术方法

主要是切除坏死肠段，行肠造口术，部分病例可能行一期吻合术。手术目的是切除坏死肠段，尽可能多保留肠段。检查腹水有无感染指征、送培养，切除肠段送病理检查确诊，将存活肠末端外置。记录所有受累肠段位置，不管是否切除。如果广泛受累，在 24～48 小时行二次探查手术，以明确是否有任何肠段表现坏死但实际上有活性。记录切除肠段长度范围。如果大段切除，记录保留肠段位置，因为这会影响远期预后。有 14%的患儿为全 NEC（十二指肠至直肠全部坏死），几乎肯定都死亡。

（三）长期治疗

一旦患儿情况稳定，治疗有效，可考虑恢复喂养。我们一般在停胃肠减压 2 周后开始喂养。如果婴儿能耐受，在逐渐减少肠外营养的同时极缓慢增加肠道喂养。目前没有最佳喂养方法及类型的结论性资料，但母乳可能更易耐受，因此应选择母乳。发生肠道狭窄可能影响喂养计划。NEC 复发率 4%，没有发现与任何治疗相关。复发 NEC 治疗同前，一般其反应同前。如果需手术，可行回肠或结肠造口术，在充分愈合后行选择性肠道再吻合术。行再吻合术前用造影剂检查远端肠管，了解有无肠道狭窄，如有需在关闭造口时切除。

第八节　先天性消化道畸形

一、先天性肥厚性幽门狭窄

先天性肥厚性幽门狭窄是幽门的环形肌肥厚，使幽门管腔狭窄，从而发生上消化道不全梗阻症状的一种疾病。为新生儿期常见的腹部外科疾病，占消化道畸形的第3位，仅次于肛门直肠畸形和先天性巨结肠。

（一）流行病学

先天性肥厚性幽门狭窄是新生儿常见的消化道疾病，具有明显的地区和种族发病差异。男性较多，国内外统计男女之比为4∶1～5∶1。

（二）病因

1.遗传因素

在病因学上起着很重要的作用，发病有明显的家族性。研究指出，幽门狭窄的遗传机制是多基因性的，是由一个显性基因和一个性修饰多因子构成的定向遗传基因。这种遗传倾向受一定的环境因素影响，如社会阶层、饮食种类、季节等，发病以春秋季为高，但其相关因素不明。常见于高体重的男婴，但与胎龄的大小无关。

2.神经功能

肽能神经的结构改变和功能不全可能是主要病因之一，通过免疫荧光技术观察到环肌中含脑啡肽和血管活性肠肽的神经纤维数量明显减少，应用放射免疫法测定组织中P物质含量减少，由此推测这些肽类神经的变化与发病有关。

3.胃肠激素

近年研究胃肠激素，测定血清和胃液中前列腺素（E_2 和 E_{2a}）浓度，发现患儿胃液中含量明显升高，提示发病机制是幽门肌层局部激素浓度增高使肌肉处于持续紧张状态，而致发病。亦有人对血清胆囊收缩素进行研究，结果无异常变化。

4.肌肉功能性肥厚

机械性刺激一方面可造成黏膜水肿增厚，另一方面也导致大脑皮层对内脏的功能失调，使幽门发生痉挛。2种因素促使幽门狭窄，形成严重梗阻而出现症状。但亦有学者持否定意见，认为幽门痉挛首先引起幽门肌肉的功能性肥厚是不恰当的，因为肥厚的肌肉主要是环形肌，况且痉挛应引起某些先期症状，然而在某些呕吐发作而很早就进行手术的患者中，通常发现肿块已经形成，肿块大小与年龄及病程长短无关。肌肉肥厚至临界值时，才表现为幽门梗阻。

5.环境因素

发病有明显的季节性高峰，以春秋季为主，在活检的组织切片中发现神经节先天性细胞周围有白细胞浸润，推测可能与病毒感染有关。但检测患儿及其母亲的血、粪和咽部，均未能分离出柯萨奇病毒，血清中和抗体亦无变化。用柯萨奇病毒感染动物亦未见病理改变，研究仍在继续。

（三）诊断

1.临床表现

（1）消化道高位梗阻症状：呕吐、上腹部可见胃蠕动波和触及肥大的幽门肿块。

（2）脱水和营养不良：由于呕吐进行性加重，入量不足，常有脱水。初期体重不增，以后迅速下降，日见消瘦，以致小于出生体重，呈营养不良貌。皮下脂肪减少，皮肤松弛、干燥、有皱纹、弹性消失，前囟及眼窝凹陷，颊部脂肪消失，呈老年人面容。

（3）碱中毒：由于长期呕吐，丢失大量胃酸和钾离子，可致低氯、低钾性碱中毒。临床表现为呼吸浅慢。因血中游离钙离子降低，可引起低钙痉挛，表现为手足搐搦、喉痉挛、强直性抽搐等。血浆二氧化碳结合力增高，常在31mmol/L(70%容积)以上。但如患儿脱水严重，肾功能低下，酸性代谢产物潴留体内，部分碱性物质可被中和，故有明显碱中毒者并不多见。少数晚期病例甚至以代谢性酸中毒为主，表现为精神萎靡、拒食、面色灰白。

（4）黄疸：主要为未结合胆红素增高，手术后黄疸逐渐消失。黄疸原因与入量不足、脱水、酸中毒影响肝细胞的葡萄糖醛酰转移酶活力，以及大便排出延迟增加肠肝循环有关。有时出现结合胆红素增高，与肥厚的幽门压迫胆总管产生机械性梗阻、自主神经平衡失调引起胆总管的痉挛、脱水致胆汁浓缩及淤积等有关。

2.辅助检查

腹部X线平片立位时可见胃扩张，胃下界达第2腰椎水平以下，肠道内气体减少。卧位时可在充气的胃壁上见到胃蠕动波的凹痕。再用稀薄钡剂或泛影葡胺进行X线检查即可确诊，主要表现为胃扩张，钡剂至幽门部停止前进，仅有少量进入十二指肠。幽门管细长狭窄，呈线状，固定不变，可长达1.5～3.0cm，直径仅1～3mm。幽门环形肌肥厚对胃窦侧产生压迫，称为“肩征”；对十二指肠球底部产生的压迫使十二指肠球部形似蕈状，称“蕈征”；严重者幽门管不充钡，仅幽门入口充钡，似鸟嘴状，称“鸟嘴征”。钡剂经胃排空时间明显延长，4～6小时后尚有95%的钡剂留在胃内，只少量进入肠腔。诊断后应及时吸出钡剂，以防呕吐时误吸入肺内。

腹部B超可见幽门管延长（超过16mm）、幽门壁增厚（超过4mm）。幽门肌显示低密度回声，相应黏膜层显示高密度回声。超声的敏感性接近90%，可替代钡餐检查。

（四）治疗

1.内科疗法

针对诊断未能确定、症状轻微或发病较晚的病例；无外科手术条件或因并发其他疾病暂不能手术及家长拒用手术治疗时，可采用内科治疗。

2.外科疗法

确定诊断者应手术治疗。

二、肛门直肠畸形

肛门直肠畸形是小儿外科常见的先天畸形之一，其发病率居先天性消化道畸形首位，为1/5000～1/1500，男性发病率稍高。其畸形涉及的范围较大，可包括远端肛门直肠畸形及泌尿生殖道畸形。不同类型的肛门直肠畸形治疗及预后大不相同。

(一)诊断

1.临床表现

因类型较多,临床表现不一,出现症状的时间也不同,大多数患儿无肛门。主要表现为低位肠梗阻的症状。肛门直肠闭锁者,出生后无胎粪排出,腹部逐渐膨胀,进食后呕吐,吐出物为奶,含胆汁和粪样物,症状进行性加重,并出现脱水、电解质紊乱,可引起肠穿孔等合并症,1周内可死亡。肛门直肠狭窄和合并瘘管者可因瘘管的粗细及位置不同,临床表现有很大差异。男孩无肛合并直肠后尿道瘘者,瘘管多较细,肠梗阻症状多较明显,并可出现尿中带胎粪或气体等症状,在尿道口、尿布上沾染极少量胎粪。肛门处无孔道多能早期被发现而就诊。如未得到及时诊治,可反复发生尿道炎。肛门直肠狭窄和女孩合并低位直肠阴道瘘者,瘘管多较粗大,可通过瘘管排便,肠梗阻症状多不明显,常在数月后因添加辅食,大便变稠厚,才出现肠梗阻症状。由于经常排便不畅,粪便积聚在结肠内可形成坚硬的粪石或继发巨结肠,多数影响生长发育,也可引起阴道炎或上行感染。检查肛门,常见臀部平圆,臀沟变浅,肛门处无孔或仅有一痕迹。低位畸形者,指诊可触及直肠盲端的膨胀感。

2.辅助检查

(1)超声检查:可准确测出直肠盲端与肛门皮肤的距离,为无损伤性检查。

(2)X线检查:常用的方法为将患儿倒置1～2分钟,于肛门凹陷处皮肤上贴一金属标记,拍侧位片,测金属标记与充气直肠的距离,以判断直肠盲端的位置。须于生后24小时检查,因吞咽的空气约20小时才能达到直肠盲端,否则易将盲端估计过高。直肠盲端位于PC线上方者为高位型,下方者为低位型,在PC线下,但仍在M线(通过坐骨结节上2/3和下1/3交接点的与PC线平行的线)上方者为中间位型。

(3)瘘管造影:合并瘘管但诊断困难者可采用瘘管造影,侧卧位摄片。

(4)尿道膀胱造影:造影剂充满瘘管或进入直肠,可确定诊断。对新生儿此法不易成功,阳性可肯定诊断,阴性不能除外。

(二)治疗

生后一般情况良好,就诊时间多在生后5天之内。高位肛门直肠闭锁,合并有瘘管(多较细小),不能维持通畅排便者,应在新生儿期尽早行根治手术。低位或中间位闭锁、合并瘘管(常较粗大)、生后可通畅排便者,可延迟至婴儿期手术。先天性狭窄可用探子扩张,须持续1年。如为膜状闭锁,切开隔膜再扩张。肛门部皮肤与直肠盲端距离2cm以内者,经会阴行肛门成形术,术后继续扩肛。肛门皮肤与直肠盲端距离2cm以上以及合并膀胱或尿道直肠瘘者,可先暂时行结肠造瘘或一期会阴肛门成形术,术后也须扩肛,防止瘢痕狭窄。肛门正常,直肠闭锁者需开腹手术。

三、先天性巨结肠

先天性巨结肠(HD)又称先天性肠无神经节细胞症,临床症状以便秘、腹胀为突出表现,是小儿常见的消化道发育畸形,以肠道末端肠壁黏膜下及肌间神经丛内神经节细胞阙如为主要病理特征。其发病率为1/2 000～1/5 000,平均男女比为4∶1。

先天性巨结肠相关小肠结肠炎(HDAEC)是先天性巨结肠患儿面临的最为严重的并发症,表现为发热、腹胀、腹泻、呕吐的综合征,发病率为20%～58%,是造成先天性巨结肠病例死亡的主要直接病因。

(一)病因

胎儿期肠神经发育停顿是导致先天性肠无神经节细胞症的直接原因,但其确切的发病机制尚未明确。近年来对先天性巨结肠的病因学研究主要集中于胚胎发生阶段早期微环境改变及遗传学因素。先天性巨结肠相关小肠结肠炎的复杂发病机制仍不清楚。

(二)诊断

先天性巨结肠在新生儿期主要表现为低位肠梗阻,伴或不伴有败血症,对伴发小肠结肠炎的病例,其早期诊断和针对性治疗尤为紧迫。在大多数起病迅速的病例中,患儿常存在严重败血症,此时先天性巨结肠败血症的根本病因可能因一些其他原因败血症的表现而被掩盖,如呼吸衰竭、血小板减少所致的凝血功能障碍、少尿,以及休克等;少数小婴儿还可能因为肠穿孔而存在腹膜炎体征,因此,往往导致诊断延误。

90%的患儿有胎粪性便秘,必须灌肠或用其他方法处理才有较多胎粪排出。呕吐亦为常见的症状。腹部膨胀,大多数为中等程度,严重时可腹壁皮肤发亮,静脉怒张,往往见到肠型,有时肠蠕动显著,听诊肠鸣音存在。直肠指诊对诊断颇有助,直肠壶腹空虚无粪;指检还可激发排便反射,随着胎粪或粪便排出伴有大量气体。

小肠结肠炎的临床表现为腹胀、腹泻、发热,所排粪汁通常带有特殊腥臭味并含大量气体,腹部直立位平片提示小肠与结肠扩张,可伴有液平面。如做钡灌肠则可见结肠段黏膜粗糙,有锯齿状表现,甚至见到溃疡。

对先天性巨结肠疑似病例,必须实施前后位腹部直立位平片检查以明确低位肠梗阻征象,侧位片有助于了解梗阻水平并及时发现膈下游离气体。近来常用的辅助检查有放射学检查、肛门直肠测压、直肠黏膜乙酰胆碱酯酶组织化学和病理活检4种。

(三)鉴别诊断

凡新生儿在出生后胎粪排出延迟,量较少或经指检、灌肠才排出胎粪,并伴有腹胀和呕吐,均应怀疑存在先天性巨结肠可能。但确有不少疾病在新生儿期酷似肠无神经节细胞症,故需作鉴别。

1.单纯性胎粪便秘

或称胎粪塞综合征。临床也表现为胎粪排出延迟,便秘腹胀,但经直肠指检、开塞露刺激或盐水灌肠后则可排出多量胎粪,且从此不再发生便秘。

2.先天性肠闭锁

为典型的低位肠梗阻,直肠指检仅见少量灰绿色分泌物,盐水灌肠后并未见大量胎粪排出,钡灌肠结肠呈胎儿型结肠,但结肠袋存在。

3.新生儿腹膜炎

临床上也可有腹胀、呕吐、少便或腹泻,与新生儿巨结肠严重合并症小肠结肠炎相似。鉴别时需注意有否胎粪排出延迟,病史中是否存在感染发展情况,务必配合一些辅助诊断。

4.新生儿坏死性小肠结肠炎

本病多见于早产儿，出生后曾有窒息、缺氧、休克的病史，且有便血，X线平片肠壁有积气，在巨结肠则罕见。

5.甲状腺功能减退症（甲减）

为新生儿原发性或继发性甲减引起腹胀、便秘。此类患儿异常安静，少哭吵，生理性黄疸消退延迟，测定血中有关甲状腺素的生物化学指标异常。

（四）治疗

先天性巨结肠患儿的成功治疗取决于快速诊断和早期治疗。作为先天性消化道结构畸形之一，虽然其根本性治疗措施需经由手术得以根治，但在无条件行根治手术或准备作根治术之前处理有纠正患儿全身营养状况、灌肠、扩肛、中西药泻剂、开塞露等辅助应用。其中清洁灌肠是一项既简便又经济的有效措施。

如果新生儿先天性巨结肠病例存在相关小肠结肠炎发病，需要补充适当液体纠正脱水与电解质、酸碱平衡紊乱。清洁灌肠及肛管留置减压是有效缓解病情进展的治疗措施，但需严密控制进出液量，同时注意操作手法，避免出现肠壁穿孔。小肠结肠炎常反复发作，可予以口服抗生素治疗。

第二章

呼吸系统疾病

第一节 急性上呼吸道感染

急性上呼吸道感染(AURI)简称上感,俗称"感冒",常以炎症局限于上呼吸道的某个解剖部位来诊断,如急性鼻咽炎、急性咽炎、急性扁桃体炎等。

一、病因

1.病原体

90%以上由病毒感染引起,最常见的是鼻病毒,有100余种血清型,其次是呼吸道合胞病毒、流感病毒、副流感病毒、腺病毒、柯萨奇病毒、埃可病毒等。婴幼儿病毒感染后易继发细菌感染,其中溶血性链球菌最为常见,其次为肺炎链球菌、流感嗜血杆菌等,肺炎支原体也可引起上呼吸道感染。

2.易感因素

婴幼儿呼吸道解剖、生理及其免疫功能特点是小儿易患上呼吸道感染的因素。疾病因素包括营养不良、维生素A缺陷、佝偻病,诱发因素则往往是气候变化、护理不当等。

二、临床表现

轻重不一,与年龄、病原和机体抵抗力不同有关。婴幼儿全身表现重,易发生危重情况,年长儿症状轻,以呼吸道局部表现为主。

1.一般类型上呼吸道感染

(1)全身及呼吸系统表现:可骤然起病,表现为高热、精神萎靡、食欲缺乏,甚至发生高热惊厥;也可于受凉后1～3天出现鼻塞、打喷嚏、流涕、干咳。体检可见咽部充血、扁桃体肿大、颌下淋巴结肿大,肺部呼吸音正常。少数小儿出现不同形状的皮疹多为肠道病毒感染。

(2)消化系统表现:除食欲缺乏外,婴幼儿患上呼吸道感染可出现呕吐、腹泻;年长儿可出现阵发性脐周疼痛,与肠痉挛、肠系膜淋巴结炎有关。

2.特殊类型的上呼吸道感染

见表2-1。

表 2-1 2 种特殊类型的上呼吸道感染

	疱疹性咽峡炎	咽结合膜热
病因	柯萨奇病毒 A 组Ⅴ型	腺病毒 3 型、7 型
发病季节	夏秋季	春夏季
临床表现	发热、咽痛	发热、咽炎、结合膜炎
体征	2～4mm 疱疹或破溃成溃疡	结合膜充血，颈部、耳后淋巴结可肿大
病程	1 周左右	1～2 周

三、辅助检查

1.血常规

病毒感染时血白细胞数正常或偏低；细菌感染的白细胞增高，以中性粒细胞增高为主。

2.病原学检查

病毒血清学特异性抗体检查、病毒抗原快速诊断、病毒分离，有利于病毒感染的诊断；咽拭子培养可了解细菌感染。

四、诊断

根据临床表现及体征，本病相对较易诊断。但应注意，某些传染病、流行性感冒、病毒性脑炎、急性阑尾炎等早期也常伴有普通上呼吸道感染的表现，如不注意鉴别极易误诊。因此，在考虑上呼吸道感染的诊断前，必须详细询问有无流行病学史及接触史、有无其他疾病的伴随病史及伴随症状，全面询问病史并详细检查各系统症状及体征对其他疾病的早期发现至关重要。许多下呼吸道疾病是由上呼吸道感染发展引起的，如急性支气管炎、肺炎等，故上呼吸道感染患儿如病情加重，出现高热不退、剧烈咳嗽、咳痰时，要想到炎症有蔓延至下呼吸道的可能，密切注意肺部体征，必要时行胸部 X 线检查；如出现抽搐，抽搐后精神不振或有颈项强直体征时，应注意病毒性脑炎的发生，及时行腰椎穿刺检查；如上呼吸道感染后伴有右下腹痛，应及时行腹部超声检查，以鉴别腹痛由腹腔淋巴结炎引起或是急性阑尾炎所致。

五、鉴别诊断

1.流行性感冒

系流感病毒、副流感病毒所致，有明显的流行病史，全身症状重而呼吸道其他症状不明显。

2.急性传染病早期

上呼吸道感染为各种传染病的前驱表现，如麻疹、流行性脑脊髓膜炎、百日咳、猩红热、脊髓灰质炎等，应结合流行病史，动态观察临床表现加以鉴别。

3.急性阑尾炎

上呼吸道感染出现腹痛应与本病鉴别。急性阑尾炎表现为持续性右下腹疼痛，伴腹肌紧张和固定压痛,白细胞增高及中性粒细胞增高。

六、治疗

(一)一般治疗

临床症状轻,不给予药物治疗,主张充分休息、多饮温开水、保持良好的周围环境,注意室内适当的温度、湿度。

(二)对因治疗

1.抗病毒药物

大多数上呼吸道感染由病毒感染引起,目前尚无特效抗病毒药物。可用利巴韦林 10～15mg/(kg·d),口服或静脉滴注,3～5 天为 1 个疗程(严重贫血患者及肝、肾功能异常者慎用);若为流感病毒感染,可用磷酸奥司他韦口服。

2.抗生素

合理应用抗生素,继发有细菌感染可选用抗生素治疗,常用青霉素、头孢菌素类,若为链球菌感染,疗程需 10～14 天。有肺炎支原体或肺炎衣原体感染时应用大环内酯类抗生素,如红霉素、阿奇霉素。

(三)对症治疗

1.降温

虽然口服退热药物联合温水擦浴可缩短退热时间,但会增加患儿不适感,故不推荐使用温水擦浴退热,更不推荐冰水或乙醇擦浴方法退热;体温超过 38.5℃,用适量退热药,儿童常用布洛芬、对乙酰氨基酚。对乙酰氨基酚可引起皮疹,肝肾功能损害、血小板或白细胞减少症,布洛芬可引起恶心、呕吐,甚至胃肠道溃疡及出血、皮疹、增加支气管痉挛及肝肾功能损害等,应适当选择药物,并注意用药剂量,若用过大剂量,容易导致多汗、体温骤降,甚至发生虚脱。

2.镇静

有高热惊厥应给予镇静药。①地西泮 0.2～0.3mg/kg,静脉注射;②苯巴比妥 5～10mg/kg,肌内注射或静脉注射;③5%水合氯醛 1mL/kg,灌肠。

3.局部症状

咽痛、咽部有溃疡可用口腔喷雾剂,如开喉剑喷雾剂,年长儿可口含润喉镇痛消炎片;鼻塞轻者无须处理,严重者,尤其是婴幼儿呼吸困难加重伴拒奶时,可用鼻滴剂,可用 0.5%～1%麻黄碱液 1～2 滴/次滴鼻,此药慎用。

第二节 支气管哮喘

支气管哮喘是儿童常见的呼吸道疾病之一,我国儿童哮喘患病率约为 0.9%～5%,南方个别地区高达 5%,哮喘的患病率仍呈上升趋势。支气管哮喘是由多种细胞,包括炎性细胞(嗜酸性粒细胞、肥大细胞、T 淋巴细胞、中性粒细胞等)、气道结构细胞(气道平滑肌细胞和上皮细胞等)和细胞组分参与的气道慢性炎症性疾病。这种慢性炎症导致易感个体气道反应性增高,当接触物理、化学、生物等诱发因素时,发生广泛多变的可逆性气流受限,从而引起反复发作、可逆的喘息、咳嗽、气促、胸闷等症状。但儿童哮喘在不同年龄具有不同的病因、发病机制,甚至有不同的病理特征,在疾病治疗和预后方面也存在很大的不同。

一、病理生理

(一)病因及发病机制

1.5 岁以下儿童喘息

5 岁以下儿童易患喘息性疾病,但其喘息发作的病因、发病机制与自然病程具有很大的不同。根据起病年龄及预后可以将 5 岁以下儿童喘息分成 3 种临床表型,其病因也有明显的不同:

(1)早期一过性喘息:多见于早产和父母吸烟者,喘息主要是环境因素、宫内发育异常或感染导致肺发育延迟所致,年龄的增长使肺的发育逐渐成熟,大多数患儿在生后 3 岁之内喘息逐渐消失。

(2)早期起病的持续性喘息(指 3 岁前起病):主要表现为与急性呼吸道病毒感染(小于 2 岁的儿童通常为呼吸道合胞病毒感染,2 岁以上的儿童与鼻病毒等其他病毒感染有关)相关的反复喘息,本人无特应症表现,也无家族过敏性疾病史。其原因可能是病毒感染导致的一过性气道反应性增高,随着年龄增大,呼吸道病毒感染减少,症状逐渐减轻,喘息症状一般持续至学龄期,部分患儿在 12 岁时仍然有症状。

(3)迟发性喘息/哮喘:这些儿童有典型的特应症背景,往往伴有湿疹,哮喘症状常迁延持续至成人期,气道有典型的哮喘病理特征。

2.儿童哮喘

60%～80%的 5 岁以上儿童哮喘与呼吸道过敏有关,气道有大量嗜酸性粒细胞、肥大细胞、淋巴细胞等炎性细胞浸润及广泛的黏膜上皮细胞脱落。主要由持续反复吸入低剂量变应原引起,可以使气道反应性明显持续地增加。由于呼吸道尘螨过敏的表达需要 2 年左右的时间,所以儿童过敏性哮喘多在 2 岁左右开始起病。

3.咳嗽变异性哮喘

发病机制与支气管哮喘相似,其只咳不喘的原因或机制还不是非常清楚。部分学者认为可能为气道炎症和气道高反应没有达到哮喘发作的程度;另一些学者认为慢性气道炎症主要集中在中央气道,大气道平滑肌收缩刺激肌梭内咳嗽感受器引起剧烈咳嗽,而没有小气道阻塞表现。

(二)哮喘的诱因

1.呼吸道感染

(1)呼吸道病毒感染:在婴幼儿期主要有呼吸道合胞病毒(RSV),其次为副流感病毒、流感病毒和腺病毒,其他如麻疹病毒、腮腺炎病毒、肠道病毒、脊髓灰质炎病毒偶尔可见。年长儿多见鼻病毒感染。

(2)支原体感染:由于婴幼儿免疫系统不成熟,支原体可以引起婴幼儿呼吸道慢性感染,若处理不恰当,可以导致反复不愈的咳嗽和喘息。

(3)呼吸道局灶性感染:慢性鼻窦炎、鼻炎、中耳炎、慢性扁桃体炎,是常见的儿童上呼吸道慢性局灶性病变,一方面,可以引起反复的感染,另一方面又可以通过神经反射引起反复的咳喘,需要对这些病灶进行及时处理。

2.吸入过敏物质

持续低浓度变应原吸入可以诱发慢性气道变应性炎症,促进气道高反应形成,但短时间吸入高浓度变应原可以诱发急性哮喘发作。这类诱因诱发的哮喘发作较为突然,无上呼吸道感染症状,多数在环境中过敏原浓度较高的季节发作。

3.胃食管反流

由于解剖结构的原因,也有医源性因素(如应用氨茶碱、β受体兴奋药等)可以引起胃食管反流,在婴幼儿尤为多见,它是导致喘息反复不愈的重要原因之一。临床上多表现为入睡中出现剧烈的咳嗽、喘息,平时有回奶或呕吐现象。

4.其他

吸入刺激性气体或剧烈运动、哭闹,以及油漆、煤烟、冷空气吸入均可作为非特异性刺激物诱发哮喘发作。其中油漆散发的气体可触发严重而持续的咳喘发作,应尽量避免。剧烈运动、哭闹使呼吸运动加快,呼吸道温度降低或呼吸道内液体渗透压改变,可诱发哮喘发作。

(三)病理改变

气道黏膜充血、水肿,上皮细胞脱落、崩解;黏膜杯状细胞增多,黏液腺增生;炎性细胞(嗜酸性粒细胞、肥大细胞、T淋巴细胞、中性粒细胞等)、气道结构细胞(气道平滑肌细胞和上皮细胞等)明显增多;支气管平滑肌肥厚,基底膜变厚,使支气管壁增厚、重建;支气管腔内可见黏液或黏液栓,引起肺泡膨胀、过度充气或肺不张。

二、临床表现

儿童哮喘的主要临床表现是间歇性干咳和(或)呼气性喘息,年长儿常会诉说气短和胸闷,而幼龄儿童则常常诉说间歇性非局限性胸部"疼痛"感。呼吸道症状可以在夜间加重,在呼吸道感染和吸入变应原触发下也可以使症状加重。日间症状往往与剧烈运动和玩耍有关。儿童哮喘的其他症状可以表现轻微,无特异性,包括保护性自我限制运动、可能与夜间睡眠异常有关的疲倦和体育运动能力低下等。

哮喘急性发作时听诊通常可以闻及呼气哮鸣音和呼吸延长,偶尔在部分区域有呼吸音下降,部位通常位于前胸右下侧。由于气道阻塞,可有局限性过度通气(气肿)的征象。因气道内有过度的黏液分泌和炎症渗出,哮喘发作时可以闻及湿啰音和干啰音,容易与支气管肺炎相混淆。但是哮喘湿啰音并非广泛肺泡炎症所致,因此其变化快于支气管肺炎时的啰音,随着有效治疗后气道痉挛得到改善,分泌物排出后啰音可以在短时间内得到明显的改善。如果有固定的局限性湿啰音和呼吸音降低,提示有局部肺不张,此时难以与支气管肺炎相鉴别。在严重哮喘急性发作时,广泛的气道阻塞时患者可出现呼吸困难和呼吸窘迫,此时可能闻及双相哮鸣音，即在吸气相也可出现哮鸣音，伴有呼气延长和吸气受限。同时表现为胸骨上和肋骨间隙凹，辅助呼吸机运动。极少部分患者，由于有严重的吸气受限，呼吸音明显下降，甚至不能闻及哮鸣音，即所谓的"闭锁肺"，此为哮喘发作时的危重征象，需采取紧急救治措施。

三、辅助检查

1.肺通气功能测定

是哮喘诊治过程中最主要的检测手段，可以客观了解和评估可逆性气流受限的状况，也是确定哮喘诊断的主要客观指标。对于所有5岁以上可以行肺通气功能检查的哮喘儿童都应该定期检测。肺通气功能测定有一定技术规范要求，一般应该有专职人员操作，并经儿科呼吸专科医师评估后得出检测结论。

与儿童哮喘相关的肺通气功能测定的主要指标：

(1)用力肺活量(FVC)：深吸气至肺总量后以最大用力、最快速度所能呼出的全部气量，反映肺容量的大小。

(2)一秒钟用力呼气容积(FEV_1)：用力呼气第一秒钟内呼出的气量，通过计算FEV_1占FVC的百分数可得出一秒率($FEV_1/FVC\%$)，是评估气流受限的主要指标之一。正常情况下儿童期的呼吸频率与年龄呈反比，年龄越小呼吸频率越快，每次呼吸周期的时间越短。因此，在幼龄儿童中评估气流受限时，可以选择0.5秒钟用力呼气容积($FEV_{0.5}$)作为评估指标，其敏感性更优于FEV_1。

(3)呼气峰流速(PEF)：用力呼气过程中达到的最高呼气流速，可直接反映气道的通气功能状况。

(4)最大呼气中段流量(MMEF)：由FVC曲线计算得到的用力呼出肺活量25%～75%的平均流量，是判断气道阻塞的主要指标之一，尤其对小气道病变的敏感性优于FEV_1。

如无条件进行肺通气功能检测，可以使用简易峰流速仪监测通气功能，通过连续的峰流速测定可以了解肺通气状况，有利于哮喘控制的评估和对治疗的反应性。一般要求每天早晚各测一次，正常情况下，变异率应该＜30%。实际应用时建议在患者无哮喘症状时连续测定2周，首先建立个人最佳值，以后根据此个人最佳值评估疾病状况。

脉冲震荡(IOS)肺功能检测技术对儿童的配合要求较低，可用于3岁以上儿童哮喘的肺功能测定。国际上已有相关IOS检测和评判标准，认可其在儿童哮喘评价中的地位，并纳入了部分哮喘防治指南。但是在具体应用时应该注意到目前国内尚无统一的正常预计值标准，评估时还需慎重。

幼龄儿童也可以采用潮气通气肺功能检测，但是除了缺乏国人的正常预计值标准参数外，还由于其采用非用力呼吸方法获得检测参数，对哮喘气流受限程度评估的价值有限，目前尚未被任何哮喘指南作为检测指标纳入其中。

2.激发试验

当临床症状提示为哮喘而肺通气功能正常时，测定气道反应性的激发试验有助于疾病的诊断。激发试验的方法包括吸入乙酰甲胆碱或组胺等支气管收缩剂刺激的直接激发，和吸入甘露醇或一定强度运动刺激的间接激发。常用的激发试验是通过逐级递增吸入刺激物的浓度或增加运动强度直至达到支气管收缩(以 FEV_1 下降 20%为准)或者达到最大累积吸入激发物浓度或最大运动强度来评估气道的反应性。导致 FEV_1 下降 20%时吸入激发药物的剂量或运动强度越低,表明气道反应性越高。结果以达到 FEV_1 下降 20%时的吸入激发药物剂量(PD_{20})或浓度(PC_{20})表示。如以乙酰甲胆碱激发,一般以 PC_{20} 低于 8mg/mL 判断为激发试验阳性,表明存在气道高反应性,支持哮喘的诊断。但是激发试验阳性并非哮喘所特有,激发试验阳性也可能发生在其他疾病如变应性鼻炎等,因此,激发试验的价值更可能在于排除哮喘诊断,如果未接受抗感染治疗的有症状的儿童,激发试验阴性基本可以排除哮喘诊断。

激发试验有可能导致严重哮喘急性发作,因此,必须严格按操作规范进行,并需配备即刻处理急性支气管收缩所需的医疗设备和急救药物。

3.无创气道炎症标志物测定

气道炎症标志物测定是近年逐渐在临床中开展的无创检测手段,目前临床常用的方法:

(1)诱导痰液检测:通过超声雾化吸入高渗盐水(一般选 3%浓度)诱导获得痰液进行分析。对诱导痰液的细胞学分析和炎症相关因子的测定可以了解气道炎症的性质和严重度。在哮喘患者中进行高渗盐水诱导痰液时有可能导致支气管痉挛,在诱导前必须预防性使用吸入 β_2 受体激动剂。学龄儿童中诱导痰液的成功率约为 80%,而在幼龄儿童中成功率较低,由于不能有效地将痰液咳出,幼龄儿童往往需要通过吸引管获取痰液。

痰液诱导过程较复杂且费时,虽然目前已有痰液诱导方法的质控标准,但是在实际操作中往往难以掌控,而且诱导痰液分析在儿童哮喘诊断和监测中的价值尚未确立,因此,目前此技术尚未在儿科临床中普遍开展,主要应用于哮喘等疾病的临床研究。

(2)呼出气一氧化氮分数:呼出气一氧化氮分数(FeNO)是迄今为止非创伤性气道炎症评估中研究最深入的一种炎症标志物监测方法,也是目前临床应用较广的儿童哮喘检测手段。通过标准化的检测方法,可以在呼气相经口测得稳定的 FeNO,测得的水平以十亿分之一颗粒(ppb)的单位表示。该项检测技术要求高,需要十分精准的评估,因此,使用不同仪器和不同检测单位所获得的结果往往不具有可比性。

FeNO 检测主要通过在线的方法进行,受试者通过口器以 50mL/s 的流速恒定地呼出气体,儿童检测时呼出气需持续 6 秒钟。要避免经鼻呼出气对检测结果的影响,因鼻和鼻窦产生的 NO 远高于下呼吸道。对于幼龄儿童也可以采用离线方法,即通过将呼出气体集于密闭容器后再分析测定,但是此方法可能会受到不同因素的影响,精确度不如在线检测。

在进行 FeNO 评估时要注意可能的影响因素,如过度用力呼吸可以导致 FeNO 水平下降,并维持数分钟,如果需要同时进行肺通气功能检测,一定是先检测 FeNO 后检测肺通气功能。吸烟可以降低 FeNO,而富含硝酸盐或精氨酸的食物可以明显提高 FeNO 的水平。感染对 FeNO 的影响也是不可小觑的一个问题,检测时都应该注意。通过对不同流速时 FeNO 水平的评估,有可能计算出支气管或肺泡来源的 FeNO,但其精确度尚待确认,目前仅限于研究所用。

根据我国最近完成的全国性研究结果显示,我国儿童的 FeNO 略高于国外报道的资料,平均值在12ppb(95%可信区间,5～24ppb),男女性别差别并不大。如果FeNO水平明显增高,达40～50ppb以上或高于正常上限20%,高度提示气道存在嗜酸性细胞性炎症。

FeNO检测有助于变应性哮喘的诊断,尤其当哮喘的症状不明显时。与儿童哮喘时肺功能检测多显示正常不同,在无症状的哮喘儿童中FeNO水平往往可以持续升高。FeNO检测反映的是嗜酸细胞性炎症,在中性细胞性炎症其水平并不升高,因此,必须强调不能仅依据FeNO水平做出哮喘的诊断或排除哮喘诊断。吸入糖皮质激素(ICS)可有效降低FeNO水平,此效应可以发生在ICS治疗后的数天内。在实践中对于已接受ICS治疗个体,FeNO对疾病诊断的临床价值有限,临床上也不推荐仅依据FeNO水平调整ICS的剂量。但是在另一方面,可以通过检测FeNO了解患者对ICS治疗的依从性和疾病状态。经过ICS治疗后FeNO下降的个体中,如FeNO再度上升预示着可能由于停用或减量ICS而使得哮喘控制不良。如果FeNO持续升高提示发生急性发作的危险可能性增高。FeNO反复检测的临床价值高于单次检测,有利于动态评估。

4.过敏状态检测

虽然不能根据变应原检测结果诊断哮喘,但是变应原检测有助于了解哮喘儿童的过敏状态和预测疾病的远期转归,同时可以识别与哮喘相关的可能触发因素,为环境控制提供客观依据,并有利于特异性免疫治疗方案的制订。

常用变应原检测方法有皮肤点刺试验和血清特异性IgE测定,前者为体内试验,后者为体外试验,两者临床意义相近,可以互补。而目前部分单位采用的所谓变应原特异性IgG测定,检测的阳性结果仅表明机体对某一种物质的接触,并非评价过敏状态的标准检测手段,对哮喘儿童过敏状态的评估不具有实际临床意义。

5.血气分析

血气分析有助于判断哮喘急性发作时的严重程度,建议对中、重度哮喘急性发作者都应该进行血气分析。哮喘急性发作时存在不同程度的低氧血症,病初作为代偿,机体试图通过增加每分通气量来改善低氧血症,用力深呼吸。因此,哮喘急性发作初期由于代偿性过度通气,可出现一过性低碳酸血症,pH可以维持接近正常,甚至高于正常水平。当疾病进一步恶化,低氧血症加重,酸性代谢产物增加,呼吸肌疲劳,有效通气量下降,逐渐出现CO_2潴留甚至出现严重的高碳酸血症,血气分析显示混合性酸中毒。因此,当血气分析结果显示CO_2水平由低向正常水平过渡时,表明疾病正在进行性恶化,应该采取紧急医疗措施。

6.放射学检查

哮喘是可逆性气流受限性疾病,大多情况下无须进行放射学检查。但是对于诊断不明或临床治疗效果不佳的年幼喘息儿童,胸部放射学检查有助于排除其他原因所致喘息病变。当哮喘急性发作,病情难以控制或发生急剧恶化时,需考虑发生并发症的可能,如气胸和纵隔气肿或右肺中叶综合征等,此时可能需通过放射学检查得以确诊。

7.支气管镜检查

近年国内儿科临床支气管镜的应用逐渐普及,部分诊断不明或临床控制不佳的喘息儿童可能需要进行此项检查,但需严格掌握指征。

气道内镜检查可以直接了解气道的解剖结构，除外异物吸入，有助于了解黏膜炎症和黏膜下组织增生的程度，并可通过支气管肺泡灌洗液分析，获取气道炎症相关信息。具体操作时要根据病情特点考虑分别进行硬质喉气管镜和纤维支气管镜检查。硬质喉气管镜视野大，有利于更好地观察喉后方的部位及气管上端，并可以较方便地直接移除异物。而纤维支气管镜在评估气道的动力学方面更佳，通过观察呼吸和咳嗽时气道的稳定性可以发现气管/支气管软化等病变。检查时应该对整个气道进行观察，即使在喉部发现了可以解释喘鸣的原因，仍有15%的患者可以同时存在下气道病变。对于迁延性喘息患者，早期进行支气管镜评估可以提供快速准确的诊断，并预防不必要的检查和过度治疗。

四、诊断

（一）儿童哮喘诊断标准

（1）反复发作喘息、咳嗽、气促、胸闷，多与接触变应原、冷空气，物理、化学性刺激，呼吸道感染，以及运动等有关，常在夜间和（或）清晨发作或加剧。

（2）发作时在双肺可闻及散在或弥散性，以呼气相为主的哮鸣音，呼气相延长。

（3）上述症状和体征经抗哮喘治疗有效或自行缓解。

（4）除外其他疾病所引起的喘息、咳嗽、气促和胸闷。

（5）临床表现不典型者（如无明显喘息或哮鸣音），应至少具备以下1项：

①支气管激发试验或运动激发试验阳性。

②证实存在可逆性气流受限：A.支气管舒张试验阳性：吸入速效 β_2 受体激动剂（如沙丁胺醇）后15分钟第一秒用力呼气量（FEV_1）增加≥12%，和绝对值≥预计值的10%；B.抗哮喘治疗有效：使用支气管舒张剂和口服（或吸入）糖皮质激素治疗1～2周后，FEV_1 增加≥12%。

③最大呼气流量（PEF）每天变异率（连续监测1～2周）≥20%。

符合（1）～（4）条或（4）、（5）条者，可以诊断为哮喘。

此诊断标准体现了哮喘是一种临床综合征的现代观念，强调了哮喘症状的反复性和可逆性，但不再限定以发作次数作为诊断依据，这更有利于临床实际操作。当临床出现复发性喘息，经抗哮喘治疗有效或可自然缓解，在可能的条件下排除其他疾病即可做出哮喘的临床诊断，有利于疾病的早期干预。当然，作为诊断和疾病严重度评估的客观指标，所有年龄适合的患者都应该定期进行肺功能检测。

（二）咳嗽变异性哮喘的诊断

部分儿童临床以咳嗽为唯一或主要表现，不伴有明显喘息，需考虑咳嗽变异性哮喘（CVA）的可能。CVA诊断依据：

（1）咳嗽持续＞4周，常在夜间和（或）清晨发作或加重，以干咳为主。

（2）临床上无感染征象或经较长时间抗生素治疗无效。

（3）抗哮喘药物诊断性治疗有效。

（4）排除其他原因引起的慢性咳嗽。

（5）支气管激发试验阳性和（或）PEF每天变异率（连续监测1～2周）≥20%。

(6)个人或一、二级亲属特应性疾病史或变应原检测阳性。

符合以上(1)～(4)项为诊断基本条件。如不进行适当的干预约有30% CVA患者将发展为典型哮喘。

我国研究显示,CVA是儿童慢性咳嗽的首位病因。由于缺乏客观指标,目前临床上存在CVA诊断不足和诊断过度2方面的问题,应引起临床医师的重视。CVA诊断标准中强调了诊断性治疗的重要性,如果经规范抗哮喘治疗临床症状改善不明显,不应一味提高治疗强度,而是应该重新审核CVA诊断的准确性,以避免临床误诊。

(三)幼龄儿童哮喘的诊断

有40%～50%的儿童在3岁前出现过至少1次喘息和呼吸困难等哮喘样症状,但是仅有约30%反复喘息的学龄前儿童到6岁时仍有哮喘症状。事实上发生喘息的幼龄儿童中大约半数仅发生过1次喘息。另一方面,80%儿童持续哮喘患者的喘息症状出现在6岁以前,半数以上的喘息症状发生在3岁以前。而且幼龄儿童喘息的疾病负担远高于年长儿,与学龄儿童相比,<3岁儿童的哮喘控制情况逊于学龄期儿童,临床上有更多的睡眠障碍和活动受限,以及更高的门急诊就诊率和住院率。

由于年龄特点和疾病特征,幼龄儿童的哮喘诊断缺乏明确的客观指标,基本上是依据临床特征和对药物的治疗反应而定。虽然临床上可以根据导致喘息发生的触发因素和临床表现,将婴幼儿喘息进行临床分型,如根据喘息发生和持续的时间分成早期一过性喘息、早期持续性喘息和迟发性喘息/哮喘,或者根据触发喘息的原因分成发作(病毒)性喘息和多因性喘息等不同表型,但是这些分型都有一定的局限性,如根据症状出现和持续的时间分型,前2种表型的确定只能是回顾性分析。而根据触发原因的分型虽然对现症喘息有一定帮助,但是2种表型间常有交叉,也可能随时间迁延而发生相互转变。

如我们将哮喘视为一种临床综合征,在幼龄儿童中诊断哮喘就不会感到困难。只要临床上符合反复喘息的特点,抗哮喘治疗有效,排除其他疾病,临床上即可诊断为哮喘。我国儿童哮喘诊治指南中提出了幼龄儿童喘息患者中可能提示哮喘诊断的临床特征:①多于每月1次的频繁发作性喘息;②活动诱发的咳嗽或喘息;③非病毒感染导致的间歇性夜间咳嗽;④喘息症状持续至3岁以后。在临床实践中更重要的是如何能在幼龄儿童中早期识别发生持续哮喘危险因素,以利于制订合理的治疗方案。

目前临床常用的儿童哮喘预测指数(API),对预测幼龄儿童喘息的远期预后有一定帮助。经过多年实践,目前推出了修订版API(mAPI),具体内容包括3项主要指标(父母有哮喘史、医师诊断的湿疹和吸入变应原致敏)和3项次要指标(食物变应原致敏、外周血中嗜酸性粒细胞≥4%和非感冒性喘息)。如果儿童在生后3年内发生反复喘息(≥4次),同时有3项主要指标中的1项或3项次要指标中的2项,即为mAPI阳性。mAPI预测学龄期儿童持续哮喘的特异性较高但是灵敏度较低,阴性预测值的实际临床意义强于阳性预测值。即如果mAPI阴性,虽然在3岁内有频繁喘息,但是其学龄期发生持续哮喘的机会仅为5%,与我国部分大城市普通人群中学龄儿童的哮喘患病率相似。必须指出mAPI是预测幼龄喘息儿童发生持续性哮喘的指标,并非幼龄儿童哮喘的诊断标准,不能据此诊断哮喘。近年又陆续推出一些类似的儿童哮喘预测参数,分析这些参数可以得出,生命早期过敏状态、喘息严重度、触发因素和性别等与儿童持续喘息的关联度较大。如幼龄儿童早期发生特应症,特别是对气源性吸入变应原致敏是儿童发生持续性喘息的一个重要危险因素。因此,建议对所有年幼喘息儿童进行过敏状态检测,但是不能将变应原检测结果作为哮喘诊断的必备条件。就性别而言,虽然发生早期喘息的儿童中,男童占优,但是女童发生持续喘息的可能性远高于男童,危险度是男童的1倍。

(四)疾病分期与分级

1.分期

根据临床表现,哮喘可分为急性发作期、慢性持续期和临床缓解期。急性发作期是指突然发生喘息、咳嗽、气促、胸闷等症状或原有症状急剧加重;慢性持续期是指近3个月内不同频度和(或)不同程度地出现过喘息、咳嗽、气促、胸闷等症状;临床缓解期系指经过治疗或未经治疗症状、体征消失,肺功能恢复到急性发作前水平,并维持3个月以上。

2.分级

包括病情严重程度分级、哮喘控制水平分级和急性发作严重度分级。

(1)严重程度分级:主要用于初次诊断和尚未按哮喘规范治疗的患儿,作为制订起始治疗方案级别的依据。

(2)控制水平的分级:用于评估哮喘患儿是否达到哮喘治疗目标及指导治疗方案的调整以达到并维持哮喘控制,是儿童哮喘的主要评估指标。

(3)哮喘急性发作严重度分级:儿童哮喘急性发作时起病缓急和病情轻重不一,可在数小时或数天内出现,偶尔可在数分钟内即危及生命,故应即刻对病情做出正确评估,以便给予及时有效的紧急治疗。

五、鉴别诊断

哮喘的症状并非疾病特异性,也可由许多其他疾病所致,并非所有喘息都是哮喘,因此,鉴别诊断十分重要。尤其对于幼龄儿童,由于缺乏客观诊断依据,常会出现误诊和诊断不足,对抗哮喘治疗后的临床疗效判断是诊断儿童哮喘的主要手段。

喘息是哮喘的主要体征,是一种连续性、通常为高音调的笛音性呼吸音,伴有呼气相延长,是气流通过部分受阻的胸腔内气道导致的湍流状气流震动气道壁所产生的异常呼吸音。但是在儿科临床实际工作中往往会将不同异常呼吸音相混淆,最常见的是将喘息与喘鸣相混淆,后者是一种具有音乐声性质的单音调尖锐声音,通常不用听诊器就可以闻及,主要是胸腔外大气道阻塞所致,多见于吸气相。出现喘鸣多提示喉和近端气管的气道阻塞和气流受限。一般通过仔细的病史询问和体格检查可以明确区分两者的不同原因。

哮喘时存在广泛的气道阻塞,因此,可闻及汇集了因不同大小气道内气流受限导致的复音调喘息,此为其有别于具有单音调性质喘鸣音的主要特点。儿童期常见的间歇性复音调喘息可见于哮喘等广泛气道狭窄性疾病,若使用支气管舒张剂试验性治疗可以快速缓解喘息,则高度提示哮喘的诊断。急性的单音调喘息提示有异物吸入的可能,至少有15%异物吸入的儿童可无明显的呛入史。进行性局限性喘息则提示局限性损伤,包括支气管内损伤,如支气管内膜结核和腺瘤;以及中央气道的管腔外压迫,如肿大的淋巴结或其他肿块,对于后者需及时做进一步的检查。总之,临床上如果遇见单音调喘息的儿童都应该进行相关的辅助检查,包括胸片、纤维支气管镜和(或)CT 检查等。

婴儿中最常见的慢性喘鸣原因是喉软化,喘鸣症状可以出现在出生后数天至数月,一般在生后 12～18 个月症状可以自然缓解。喉软化的喘鸣可以因患儿体位的变化而有所不同。

学龄期或青少年期发生的间歇性突发日间喘鸣可能提示声带功能异常(VCD),因声带处于反常的内收状态,患者在吸气时觉得气短、咳嗽、喉发紧,表现为明显的吸气性喘鸣和呼吸窘迫,常可听到喉部喘鸣,部分患者可伴有喘息。症状通常出现在运动时,尤其多见于高强度竞争的年轻运动员。部分患者并无明显的诱因。偶尔也可见同时患有 VCD 与哮喘的病例。如在肺功能检查中发现流速容量环中出现吸气相切迹,要考虑此病的可能,可以进行喉镜检查,直视下见到声带异常运动可确定诊断。VCD 与哮喘另一个不同点是呼出气一氧化氮水平正常。此病对传统的抗哮喘治疗无效,部分患者可以通过语言训练改善症状。

儿童期少见的慢性喘鸣原因还包括声带麻痹(先天性或获得性)、喉裂、声门下狭窄(先天性或获得性)、血管瘤、喉囊肿和喉蹼等。因此,对于反复或持续性喘鸣患者应该考虑进行气道内镜检查。

儿童持续喘息而对 ICS 治疗效应不明显者往往与病毒或细菌感染有关。主要病原体涉及肺炎支原体、肺炎衣原体、流感嗜血杆菌、卡他莫拉菌和肺炎球菌等。持续喘息可能与感染引致的慢性炎症反应有关,对于这些患者需使用抗生素治疗。

在幼龄儿童,迁延性细菌性支气管炎(PBB)是另一种尚未被充分认识的迁延性呼吸道疾病,因喘息也是 PBB 的主要临床表现之一,常被误诊为哮喘而久治不愈。PBB 的主要症状是湿性咳嗽,伴或不伴有痰,而且持续存在(>4 周)。通常湿性咳嗽声音提示支气管内有过多的分泌物,由于夜间痰液的积聚,常常在清晨咳嗽明显,运动可以加重咳嗽。因过多的黏液阻塞,近半数 PBB 患者可以出现喘息症状。其特点是一过性多样性喘息,咳嗽后喘息症状可有明显变化是其特征之一。支气管镜检查是诊断本病的重要手段,不但可以直观地了解气道腔内的变化,并可以直接获取黏膜标本。通过支气管肺泡灌洗方法,获取灌洗液进行病原学和细胞学检查,同时还可以通过祛除黏液栓和分泌物改善气道的通畅性。与 PBB 相关的病原菌以不定型流感嗜血杆菌为主,经适当疗程的敏感抗生素治疗 PBB 可以完全恢复。

有基础疾病儿童的临床喘息表现多不典型,大多数情况下通过仔细询问病史和详尽的体格检查可以排除不典型喘息。在幼龄儿童中慢性咳嗽和喘息提示反复吸入、气管/支气管软化、先天性气道畸形、异物吸入或支气管肺发育不良的可能性较大。

如果病史和体格检查提示为不典型喘息的可能,应立即进行相关进一步检查。通过 X 线胸片和(或)CT 检查,可以大致了解胸腔和肺部病变的范围和性质。年龄合适者都应该进行肺通气功能检查。

六、治疗目标与原则

1.治疗目标

哮喘是一种慢性炎症性疾病,迄今为止尚无任何一种药物可以治愈或改善儿童哮喘的进程，目前的治疗目标是达到和维持哮喘控制，减少疾病的远期风险。具体目标：①达到并维持症状的控制；②维持正常活动，包括运动能力；③维持肺功能水平尽量接近正常；④预防哮喘急性发作；⑤避免因哮喘药物治疗导致的不良反应；⑥预防哮喘导致的死亡。

2.防治原则

儿童哮喘控制治疗应越早越好。要坚持长期、持续、规范、个体化治疗原则。具体治疗包括以下几点。①急性发作期：快速缓解症状，如平喘、抗感染治疗；②慢性持续期和临床缓解期：防止症状加重和预防复发，如避免触发因素、抗炎、降低气道高反应性、防止气道重塑，并做好自我管理。注重药物治疗和非药物治疗相结合，不可忽视非药物治疗如哮喘防治教育、变应原回避、患儿心理问题的处理、生命质量的提高、药物经济学等诸方面在哮喘长期管理中的作用。

七、药物治疗

儿童哮喘是由多种因素共同参与的气道慢性炎症，因此，对气道慢性炎症的控制也是一个综合的系统治疗过程。医生必须根据每个哮喘儿童的临床特点及病程阶段制定出个体化的详细治疗方案，包括诱发因素避免、药物种类、剂量、吸入方法、肺功能监测、哮喘日记及随访时间等，要因人而异，不能千篇一律。不同年龄段哮喘儿童的治疗也有其自身特点，且个体差异较大，因此，治疗上较成年人更为复杂。尽管哮喘的病因及发病机制均未完全阐明，但按照《全球哮喘防治创议》(GINA)和(或)《中国哮喘防治指南》的治疗方案规范地长期治疗，绝大多数患儿的哮喘症状能得到理想的控制，很少乃至不发作，能保持正常的肺功能，与正常儿童一样生活、学习和活动。

哮喘治疗药物可分为控制药物和缓解药物。哮喘控制药物通过抗炎作用达到控制哮喘的目的，需要每天用药并长期使用，主要包括吸入和全身用糖皮质激素、白三烯调节药、长效 β_2 受体激动药(LABA)、缓释茶碱及抗 IgE 抗体等。缓解药物按需使用，用于快速解除支气管痉挛、缓解症状，常用药物包括速效吸入 β_2 受体激动药、吸入抗胆碱能药物、短效茶碱及短效口服 β_2 受体激动药等。

儿童对许多哮喘药物(如糖皮质激素、β_2 受体激动药和茶碱)的代谢快于成年人，年幼儿童对药物的代谢快于年长儿。吸入治疗时进入肺内的药物量与年龄密切相关，年龄越小，吸入的药量越少。

(一)用药方法

哮喘的治疗药物可通过吸入、口服或肠道外(静脉、皮下、肌内注射)给药，其中吸入给药是哮喘治疗最重要的方法。

吸入疗法的主要优点在于高浓度药物直接输送入气道，具有起效快、用药剂量小，从而可减少或避免药物的全身性不良反应等特点。部分平喘药口服不吸收，只能通过吸入方法给药(如抗胆碱能药物及色酮类药物)。现有的吸入方法主要有加压型定量气雾剂吸入器(MDI)、呼吸启动式定量气雾剂吸入器、干粉吸入器(DPI)和以≥6L/min 氧气或压缩空气为动力的雾化吸入。MDI 在临床上最常用，但 MDI 的使用需要患者掌握较为复杂的吸入技术，需要医务人员认真指导和定时检查使用方法，才能保证疗效。儿童常难以掌握正确的MDI使用方法，故使用MDI吸入药物时建议常规加用贮雾罐，可提高药物在肺部的沉积率，从而提高吸入效果，并可减少雾滴在口咽部沉积，而减少局部及高剂量吸入糖皮质激素潜在的全身不良反应。DPI仅适用于5岁以上经指导后能掌握正确使用方法的儿童。雾化吸入适用于各年龄段的儿童，但具有费用高、携带不方便及每次吸入费时较长、肺部沉积率难以准确定量等不足，不推荐作为长期预防治疗的常规方法，但哮喘急性发作，尤其严重发作时雾化吸入为首选的治疗方法。临床医生应根据患者的年龄、哮喘病情严重程度及家庭经济条件等选择合适的吸入装置，在随诊过程中，应定期检查患儿吸入方法，确保吸入方法的正确性。

小儿吸入治疗的常用装置及使用评价如下。

小儿目前常用的吸入疗法种类包括定量手控气雾吸入法、干粉吸入法、射流雾化吸入法和高频振荡结合正压雾化法等。上述方法各有优缺点和适应证，临床上应视具体条件及患儿病情、年龄、配合性等选用。

1.定量手控气雾吸入器(MDI)

药物溶解或悬浮于驱动剂(氟利昂)中，定量吸入器上装有定量阀门，每次开启时随驱动剂喷出的药物能准确定量。

(1)优点：①体积小，携带方便；②能反复定量给药，可随时使用；③不必定期消毒。

(2)缺点：①使用时需较好的配合，操作技术有一定的难度，故不适合于婴幼儿及不能协调配合的患儿(使用储物罐辅助装置则可解决)；②氟利昂对咽部有一定刺激，有的患儿可引起刺激性咳嗽；③药物颗粒易在口咽部沉积，故用药后应及时漱口。

(3)正确使用方法：小儿(或其家人)能正确使用MDI是保证吸入疗法效果的关键。医生必须耐心仔细地教会其正确使用，并定期监督检查。

主要操作步骤：打开盖子→摇匀药液→缓慢呼气(家人可用手按压患儿腹部协助，在吸气开始前一定松开)→嘴唇包住喷嘴→深吸气开始时揿压阀门→吸气末屏气10秒→用后将盖盖回原位。

(4)MDI辅助装置的使用：对于婴幼儿及不能协调配合的患儿，可将MDI与贮雾罐配合使用，从而可解决吸入方法上的配合问题，使MDI的应用适合任何年龄。

贮雾罐能给喷出的气雾提供一个短暂储存的空间，并通过面罩与患儿口鼻连接。贮雾罐的活瓣仅在吸气时打开，因此，患儿可随意反复呼吸，不受吸气与给药之间协调的限制。

通过贮雾罐给药的优点如下。

①适合任何年龄，不受配合及协调方面的限制。

②吸入效果好，可显著增加药物在肺内的沉积。

③减少药物在口咽部的沉积。

④减缓氟利昂对咽部的刺激性。

2.干粉型吸入器

目前有准纳器、都保和胶囊式3种类型。胶囊式和准纳器干粉含有赋型剂，吸入后在咽部与药物分离；都保不含赋型剂。使用者将盛有药物干粉的胶囊装入吸入器后，通过旋转或揿压刺破胶囊，患者通过接嘴快速吸气，将药物吸入肺内。

(1)优点:①药物通过吸入气流分散,克服 MDI 需要手揿与吸气同步协调的缺点;②不含氟利昂;③药物吸入效率高,浪费少;④吸入气流达 13L/min 时即能有效吸入,5 岁以上小儿可以使用;⑤都保不含任何添加剂,药粉无味。

(2)缺点:①添加剂(乳糖)可增加龋齿发生率,故用药后应及时漱口;②药粉刺激可引起少数患者咳嗽或气道痉挛。

3.雾化器

目前临床上以喷射式雾化器较为常用。原理是以压缩空气(或氧气)为动力,将罐内药物溶液变成气雾微小微粒,经面罩或相连的口器持续吸入给药。

(1)优点:①适于任何年龄小儿;②适于其他方法吸入困难或疗效差者;③适于严重哮喘患儿;④起效快、疗效确切、无创伤及明显不良反应;⑤都保不含任何添加剂,药粉无味,几乎没有刺激。

(2)缺点:①体积大,携带不便;②雾量和雾粒大小因机型而异,雾粒直径受压缩气流速影响而改变。

(二)长期控制药物

1.吸入型糖皮质激素(ICS)

ICS 是哮喘长期控制的首选药物,可有效控制哮喘症状、改善生命质量、改善肺功能、减轻气道炎症和气道高反应性(AHR)、减少哮喘发作、降低哮喘病死率。但 ICS 并不能根治哮喘。对间歇性、病毒诱发性喘息的疗效仍有争议。ICS 通常需要长期、规范使用才能起预防作用,一般在用药 1～2 周后症状和肺功能有所改善。主要药物有丙酸倍氯米松、布地奈德和丙酸氟替卡松。每日吸入 100～200μg 布地奈德或其他等效 ICS 可使大多数患儿的哮喘得到控制。少数患儿可能需每日 400μg 或更高剂量布地奈德或其他等效 ICS 才能完全控制哮喘。但大多数 5 岁以下患儿每日 400μg 布地奈德或其他等效 ICS 已接近最大治疗效能。局部不良反应包括声音嘶哑、咽部不适和口腔念珠菌感染。可通过吸药后清水漱口、加用贮雾罐或选用干粉吸入剂等减少其发生率。长期研究未显示低剂量 ICS 治疗对儿童生长发育、骨质代谢、下丘脑-垂体-肾上腺轴(HPAA)有明显的抑制作用。

吸入型糖皮质激素由于分子结构的改变,与全身使用皮质激素相比具有局部抗炎活性强及全身不良反应小的优点。吸入型糖皮质激素经吸入后大部分停留于口咽部,仅有小部分沉积于肺内。口咽部药物经吞咽进入胃肠道从而被吸收,经肝代谢后进入血循环。进入肺部的小部分药物可直接吸收进入血循环,故吸入型糖皮质激素的全身不良反应由经肺及消化道吸收入血的药物总量所致,不良反应的大小取决于所用激素的效价、剂量、生物利用度(经消化道吸入部分)、肝脏首过代谢率及半衰期长短(经肺及肠道吸收后)。骨质疏松、儿童身高增长抑制及 HPAA 功能抑制是备受关注的儿童吸入糖皮质激素潜在的全身不良反应,有关吸入糖皮质激素的安全剂量尚未完全明确,与吸入激素种类、吸入装置、患儿年龄、哮喘严重程度等多种因素相关。如对身高增长的抑制,学龄前期及学龄期儿童较青春发育期儿童更敏感。另外,有研究显示,轻度哮喘患者比重度哮喘患者对吸入激素更为敏感,更易出现全身不良反应,可能与重度患者气道管径狭窄故药物肺部沉积量少有关。目前有较多研究证实儿童每天吸入糖皮质激素≤400μg 一般无明显全身不良反应,对骨密度、身高增长及 HPAA 功能均无明显影响。

但长期高剂量吸入(>800μg/d)仍可产生不同程度全身不良反应,但其治疗指数(疗效/不良反应)明显高于全身使用糖皮质激素。

吸入激素的局部不良反应包括口咽部念珠菌感染、声嘶,偶有因上呼吸道刺激出现咳嗽。有报道儿童吸入糖皮质激素可致口腔黏膜糜烂发生率增加。局部不良反应可经加用贮雾罐(使用 MDI 者)及吸药后漱口予以预防。

尽管吸入皮质激素具有疗效确切、不良反应小的优点,推荐为哮喘长期预防治疗的首选药物,但目前国内普及率较低。据 2000 年一项名为“亚太地区哮喘的透视及现状”的调查结果显示,我国哮喘患者使用吸入型糖皮质激素者仅占 6%。吸入皮质激素难以推广的原因之一是患者及部分医务人员本身的“恐激素心理”,对吸入皮质激素的特点认识不足,担心吸入激素与全身使用激素一样会产生严重的全身不良反应,故加强患者及医务人员本身的教育,使其充分认识吸入皮质激素的特点,是提高普及率的关键。

2.白三烯调节药

白三烯调节药可分为白三烯受体拮抗药(孟鲁司特、扎鲁司特)和白三烯合成酶(5-脂氧化酶)抑制药。白三烯调节药是一类新的非激素类抗炎药,能抑制气道平滑肌中的白三烯活性,并预防和抑制白三烯导致的血管通透性增强、气道嗜酸粒细胞(EOS)浸润和支气管痉挛。目前应用于儿童临床的主要为白三烯受体拮抗药,可单独应用于轻度持续哮喘的治疗,尤其适用于无法应用或不愿使用 ICS 或伴变应性鼻炎的患儿。但单独应用的疗效不如 ICS。可部分预防运动诱发性支气管痉挛。与 ICS 联合治疗中、重度持续哮喘患儿,可以减少糖皮质激素的剂量,并提高 ICS 的疗效。此外,有证据表明可减少 2~5 岁间歇性哮喘患儿病毒诱发性喘息发作。该药耐受性好,不良反应少,服用方便。目前临床常用的制剂为孟鲁司特片:≥15 岁,10mg,每日 1 次;6~14 岁,5mg,每日 1 次;2~5 岁,4mg,每日 1 次。孟鲁司特颗粒剂(4mg)可用于 1 岁以上儿童。

3.LABA

包括沙美特罗和福莫特罗。LABA 目前主要用于经中等剂量吸入糖皮质激素仍无法完全控制的≥5 岁儿童哮喘的联合治疗。由于福莫特罗起效迅速,可以按需用于急性哮喘发作的治疗。ICS 与 LABA 联合应用具有协同抗炎和平喘作用,可获得相当于(或优于)加倍 ICS 剂量时的疗效,并可增加患儿的依从性、减少较大剂量 ICS 的不良反应,尤其适用于中、重度哮喘患儿的长期治疗。鉴于临床有效性和安全性的考虑,不应单独使用 LABA。目前仅有限的资料显示了 5 岁以下儿童使用 LABA 的安全性与有效性。

4.茶碱

茶碱可与糖皮质激素联用于中、重度哮喘的长期控制,有助于哮喘控制、减少激素剂量,尤其适用于预防夜间哮喘发作和夜间咳嗽。有效地控制治疗血药浓度在 55~110μmol/L(5~10mg/L)。最好用缓释(或控释)茶碱,以维持昼夜的稳定血液浓度。但茶碱的疗效不如低剂量 ICS,而且不良反应较多,如厌食、恶心、呕吐、头痛及轻度中枢神经系统功能紊乱、心血管反应(心律失常、血压下降)。也可出现发热、肝病、心力衰竭。过量时可引起抽搐、昏迷甚至死亡。合并用大环内酯类抗生素、西咪替丁及喹诺酮药时会增加其不良反应,与酮替芬合用时可以增加清除率,缩短其半衰期,应尽量避免同时使用或调整用量。

5.长效口服 β_2 受体激动药

包括沙丁胺醇控释片、特布他林控释片、盐酸丙卡特罗、班布特罗等,可明显减轻哮喘的夜间症状。但由于其潜在的心血管、神经肌肉系统等不良反应,一般不主张长期使用。口服 β_2 受体激动药对运动诱发性支气管痉挛几乎无预防作用。盐酸丙卡特罗,口服15~30分钟起效,维持8~10小时,还具有一定抗过敏作用。<6岁:1.25μg/kg,每日1~2次;>6岁:25μg或5mL,每12小时1次。班布特罗是特布他林的前体药物,口服吸收后经血浆胆碱酯酶水解、氧化,逐步代谢为活性物质特布他林,口服作用持久,半衰期约13小时,有片剂及糖浆适用于2岁以上儿童。2~5岁:5mg或5mL;5~12岁:10mg或10mL,每日1次,睡前服用。

6.全身用糖皮质激素

长期口服糖皮质激素仅适用于严重未控制的哮喘患者,尤其是糖皮质激素依赖型哮喘。为减少其不良反应,可采用隔日清晨顿服。但因长期口服糖皮质激素不良反应大,尤其是正在生长发育的儿童,应选择最低有效剂量,并尽量避免长期使用。

全身使用糖皮质激素由于有明显的全身不良反应,故主要用于缓解中、重度哮喘急性发作,而不推荐作为长期预防用药。绝大多数哮喘患者经长期规律吸入糖皮质激素治疗可得到理想控制,全身使用糖皮质激素仅用于经高剂量吸入激素联用其他预防药仍不能有效控制的极个别重度持续性哮喘患者。如果患者需要长期全身使用糖皮质激素治疗,那么应尽可能采用晨间或隔日晨间顿服给药,在保证哮喘有效控制的同时又可减少全身不良反应。在选择药物时应同时兼顾药物的抗炎效价及不良反应,尽量选用抗炎作用强而全身不良反应较少的药物。泼尼松、泼尼松龙及甲泼尼龙因半衰期较短、水钠潴留及肌肉萎缩等不良反应较弱,故推荐优先选用。地塞米松由于半衰期长,易在体内蓄积并可引起明显HPAA功能抑制,故不推荐选用。

对于初始治疗患者,有学者提出应予全身使用糖皮质激素早期强化治疗以迅速缓解症状,使肺功能尽快恢复到最佳状态,再进入长期治疗方案。早期强化治疗建议每日口服泼尼松或泼尼松龙0.5~1mg/kg,3~7天,并同时开始长期吸入激素治疗。对于部分重度持续性哮喘,可静脉用激素(氢化可的松每次4mg/kg或甲泼尼龙每次0.5~1mg/kg,每6~8小时1次),症状体征改善后2~4天改为口服激素+吸入激素,口服激素于1~2周内逐渐减停。

长期全身使用糖皮质激素具有明显全身不良反应,包括骨质疏松、高血压、糖尿病、HPAA功能抑制、白内障、青光眼、肥胖、皮肤变薄,肌萎缩无力、儿童身高增长抑制等。不适当的停药会引起症状反跳现象。对于哮喘同时伴发结核、骨质疏松、糖尿病、消化道溃疡、青光眼、严重抑郁的患者,如果需要长期口服皮质激素治疗,必须予以严密观察。有长期使用糖皮质激素哮喘患者发生致死性疱疹病毒感染的报道,故该类患者一旦感染水痘、带状疱疹时,应停用全身激素,予阿昔洛韦等抗病毒治疗,并予全身使用静脉免疫球蛋白。

7.抗IgE抗体

对IgE介导的过敏性哮喘具有较好的效果。但由于价格昂贵,仅适用于血清IgE明显升高、吸入糖皮质激素无法控制的12岁以上重度持续性过敏性哮喘患儿。

8.抗过敏药物

口服抗组胺药物,如西替利嗪、氯雷他定、酮替芬等对哮喘作用有限,但对具有明显特应症体质者如伴变应性鼻炎和湿疹等患儿的过敏症状的控制，有助于哮喘的控制。

9.变应原特异性免疫治疗(SIT)

SIT可以预防其他变应原的致敏。对于已证明对变应原致敏的哮喘患者，在无法避免接触变应原和药物治疗症状控制不良时，可以考虑针对变应原的特异性免疫治疗，如皮下注射或舌下含服尘螨变应原提取物，治疗尘螨过敏性哮喘。一般不主张多种变应原同时脱敏治疗。皮下注射的临床疗效在停止特异性免疫治疗后可持续6～12年甚至更长时间。但是5岁以下儿童SIT的有效性尚未确定。应在良好环境控制和药物治疗的基础上，考虑对确定变应原致敏的哮喘儿童进行SIT。要特别注意可能出现的严重不良反应，包括急性全身过敏反应(过敏性休克)和哮喘严重发作。

(三)缓解药物

1.吸入速效β_2受体激动药

短效β_2受体激动药(SABA)是目前最有效、临床应用最广泛的支气管舒张药，尤其是吸入速效β_2受体激动药广泛用于哮喘急性症状的缓解治疗，适用于任何年龄的儿童。它主要通过兴奋气道平滑肌和肥大细胞表面的β_2受体，舒张气道平滑肌，减少肥大细胞和嗜碱粒细胞脱颗粒，阻止炎性递质释放，降低微血管通透性，增强上皮细胞纤毛功能，缓解喘息症状。常用的短效β_2受体激动药有沙丁胺醇和特布他林。可吸入给药或口服、静脉给药。

(1)吸入给药：最常使用，包括气雾剂、干粉剂和雾化溶液，直接作用于支气管平滑肌，平喘作用快，通常数分钟内起效，疗效可维持4～6小时，是缓解哮喘急性症状的首选药物，适用于所有儿童哮喘。也可作为运动性哮喘的预防药物，后者作用持续0.5～2小时。全身不良反应(如心悸、骨骼肌震颤、心律失常、低血钾)较轻，应按需使用。沙丁胺醇每次吸入100～200μg，特布他林每次吸入250～500μg。不宜长期单一使用，若1天用量超过4次或每月用量≥1支气雾剂时应在医师指导下使用或调整治疗方案。严重哮喘发作时可以在第1小时内每20分钟1次吸入短效β_2受体激动药溶液或第1小时连续雾化吸入，然后根据病情每1～4小时吸入1次。

(2)口服或静脉给药：常用的口服制剂有沙丁胺醇、特布他林片等，常在口服15～30分钟后起效，维持4～6小时，一般用于轻、中度持续发作的患儿，尤其是无法吸入的年幼儿童，每日3～4次，心悸和骨骼肌震颤现象较吸入多见。对持续雾化吸入无效或无法雾化吸入的严重哮喘发作者可考虑静脉注射β_2受体激动药，沙丁胺醇15μg/kg缓慢静脉注射持续10分钟以上，危重者可静脉维持滴注1～2μg/(kg·min)[≤5μg/(kg·min)]。应特别注意心血管系统不良反应，如心动过速、QT间隔延长、心律失常、高血压或低血压及低血钾等。

长期应用短效β_2受体激动药(包括吸入和口服)可造成β_2受体功能下调，药物疗效下降，停药一段时间后可恢复。

2.全身型糖皮质激素

哮喘急性发作时病情较重，吸入高剂量激素疗效不佳或近期有口服激素病史的患儿早期加用口服或静脉糖皮质激素可以防止病情恶化、减少住院、降低病死率。短期口服泼尼松1～7天，每日1～2mg/kg(总量不超过40mg)，分2～3次。对严重哮喘发作应及早静脉给药，常用药物有甲泼尼龙1～2mg/kg或琥珀酸氢化可的松5～10mg/kg，可每4～8小时使用1次，一般短期应用,2～5 天内停药。全身用糖皮质激素连续使用 10 天以上者,不宜骤然停药,应减量维持,以免复发。短期使用糖皮质激素不良反应较少。儿童哮喘急性发作时使用大剂量激素冲击疗法并不能提高临床有效性,但可增加与激素治疗相关的不良反应的危险性,故不推荐在哮喘治疗中使用激素冲击疗法。地塞米松为长效糖皮质激素,对内源性皮质醇分泌的抑制作用较强,而且药物进入体内需经肝脏代谢成活性产物才能产生临床效应,起效时间慢,不宜作为首选药物。

3.吸入抗胆碱能药物

吸入抗胆碱能药物,如异丙托溴铵,可阻断节后迷走神经传出支,通过降低迷走神经张力而舒张支气管,其作用比 β_2 受体激动药弱,起效也较慢,但长期使用不易产生耐药,不良反应少,可引起口腔干燥与苦味。常与 β_2 受体激动药合用,使支气管舒张作用增强并持久,某些哮喘患儿应用较大剂量 β_2 受体激动药不良反应明显,可换用此药,尤其适用于夜间哮喘及痰多患儿。剂量为每次 250～500μg,用药间隔同 β_2 受体激动药。

(1)作用机制:抗胆碱能药物通过阻断气道胆碱能神经释放的乙酰胆碱与胆碱能 M 受体的结合,降低气道内源性迷走神经张力从而引起气道平滑肌舒张,并可抑制吸入刺激物所致的反应性气道收缩。其扩张支气管的作用较 β_2 受体激动药弱,起效也较缓慢,但持续时间较长(6～8 小时)。

(2)临床地位及应用:由于吸入抗胆碱能药物的支气管扩张作用较 β_2 受体激动药弱,且起效较缓慢,故不推荐作为缓解哮喘急性发作的单一用药。但研究显示,联合吸入速效 β_2 受体激动药+抗胆碱能药物具有协同作用,与单独吸入速效 β_2 受体激动药相比,能进一步改善肺功能,降低住院率。轻度哮喘急性发作一般仅需单独吸入 β_2 受体激动药,而中、重度哮喘急性发作建议常规联用吸入速效 β_2 受体激动药+抗胆碱能药物。抗胆碱能药物在哮喘长期治疗中的地位目前尚未明确,2002 年 GINA 提出,如吸入速效 β_2 受体激动药出现心动过速、心律失常、肌肉震颤等明显不良反应,患者不能耐受时可用吸入抗胆碱能药物替代。

(3)不良反应:该类药物安全性好,相关不良反应包括口干及口感不良,目前无证据显示其具有抑制气道黏液分泌从而引起痰液黏稠的不良反应。

(4)常用药物:目前用于哮喘治疗的抗胆碱能药物主要有溴化异丙托品和氧托品,该类平喘药口服不吸收,只能通过吸入给药。溴化异丙托品有雾化溶液(250μg/mL)和 MDI(20 微克/喷),氧托品仅有 MDI(100 微克/喷)。中、重度哮喘急性发作首选雾化吸入方法。0.025%溴化异丙托品每次 5～10mg/kg(因雾化吸入溴化异丙托品安全性好,故可按＜4 岁 0.5 毫升/次,4～12 岁 1 毫升/次,＞12 岁 2 毫升/次粗略计算),加入 β_2 受体激动药中同时雾化吸入,根据病情严重程度每 4～6 小时联用 1 次。

4.茶碱

具有舒张气道平滑肌、强心、利尿、扩张冠状动脉、兴奋呼吸中枢和呼吸肌等作用,可作为哮喘缓解药物。但由于“治疗窗”较窄,毒性反应相对较大,一般不作为首选用药,适用于对最大剂量支气管扩张药物和糖皮质激素治疗无反应的重度哮喘。一般选用氨茶碱,先给负荷量 4～6mg/kg(≤250mg),加 30～50mL 液体,于 20～30 分钟缓慢静脉滴注,继续用维持量 0.7～1.0mg/(kg·h)静脉泵维持;或每 6～8 小时 4～6mg/kg 静脉滴注。24 小时内用过氨茶碱者,首剂剂量减半。用氨茶碱负荷量后30～60分钟测血药浓度，茶碱平喘的有效血药浓度为10～20mg/L，若<10mg/L，应追加1次氨茶碱，剂量根据1mg/kg提高血药浓度2mg/L计算。若血药浓度>20mg/L应暂时停用氨茶碱，4～6小时后复查血药浓度。应特别注意不良反应，有条件者应在ECG监测下使用。

（四）其他药物

1.抗菌药物

多数哮喘发作由病毒感染诱发，因而无抗生素常规使用指征。但对有细菌或非典型病菌感染证据者给予针对性治疗可取得比单用抗哮喘治疗更好的疗效。

2.免疫调节药

因反复呼吸道感染诱发喘息发作者可酌情加用。

3.中药

治疗哮喘的中成药和验方有很多，有的具有平喘作用，如珠贝定喘丸、艾叶油丸、单味椒目等，适用于哮喘急性发作期；有的平喘作用弱，但可调节机体免疫功能，如黄芪注射液、喘可治、川芎嗪注射液、复方冬虫夏草等。

（五）新型平喘药的研究发展方向

1.炎性递质拮抗药和合成抑制药

与哮喘相关的炎性递质有数十种，其中花生四烯酸的代谢产物（前列腺素、白三烯）备受重视。许多学者经过多年的研究，希望发展一些新的药物，阻断这些介质的作用，达到防治哮喘的目的。研究较为深入的药物如下。

（1）前列腺素受体阻断药：前列腺素是重要的炎性递质，由花生四烯酸经过环氧化酶（COX）的作用而产生。近年的研究发现，COX有2种亚型：COX_1 和 COX_2。COX_1 主要产生内源性的前列腺素，而 COX_2 主要与炎症过程中的前列腺素产生有关。有许多的研究希望能发展特异性抑制 COX_2 的药物，但目前尚未有成功的药物。多数的研究重点仍然是希望发展特异性抑制主要参与哮喘发病的前列腺素，如血栓素 A_2 受体拮抗药。目前正在研究的药物有BAYu3405和ICI192605等，尽管实验研究证明其有一定的平喘和保护气道的作用，但临床作用却不明显。

（2）缓激肽受体阻断药：缓激肽是一组具有广泛活性的肽类物质，是强烈的支气管收缩药，同时有舒张血管，增加血管通透性，增加气道分泌，刺激感觉神经释放神经肽等作用。其主要通过与 β_2 受体结合而发挥作用。通过阻断缓激肽 β_2 受体，可阻断缓激肽的作用。实验研究显示，缓激肽 β_2 受体阻断药，如HOE 140、NPC 19731等，能够阻断抗原引起羊的气道高反应性，但在人哮喘中的作用仍有待进一步研究。

（3）其他：由于参与哮喘炎症过程的介质很多，对许多的介质拮抗药都有一定的研究，包括血小板激活因子（PAF）受体阻断药、磷脂酶 A_2（PLA_2）抑制药、磷脂酶C（PLC）抑制药、内皮素受体拮抗药等。尽管有较多的研究报道，但尚无临床应用研究证明有明确的疗效。

2.神经源性炎症抑制药

气道内自主神经释放的介质参与了气道炎症的过程，这些介质包括有神经激肽1（NK1）、神经激肽2（NK2）、降钙素基因相关肽（CGRP）。研究特异性针对这些神经激肽的受体拮抗药,有可能减轻神经源性炎症,有利于哮喘的长期稳定。

3.IgE合成抑制药

IgE是速发型哮喘发病过程中重要的环节。研究证明,白介素4(IL-4)是调节IgE合成的重要细胞因子。通过研究发展IL-4受体阻断药,减少IgE的生成,可能有利于哮喘的控制。

4.细胞因子抑制药

众多的细胞因子参与哮喘气道炎症的发病过程。这些细胞因子包括有白介素3、4、5、6、8,粒细胞-单核细胞集落刺激因子(GM-CSF)等。通过研究反义寡核苷酸mRNA来阻断这些细胞因子的合成或研究其受体阻断药阻断其作用,可望成为新的平喘药物。

5.钾通道开放药

由于高导电Ca^{2+}激活的钾通道(βKca)的开放,可使气道平滑肌舒张,研究钾通道开放药可望成为新的平喘药物。苯并咪唑酮化合物,加钠金钱草具有一定的钾通道开放的作用,已有实验研究报道应用这些化合物能使气道平滑肌舒张。

总的来说,近20多年来,对哮喘的发病机制有了更深的认识。平喘药物的研究,除了对原有药物有进一步发展,亦探讨开发了一些新的药物。白三烯调节药的临床应用就是一个例子。未来研究的方向,一方面探讨每一种药物的临床合理应用的方案和临床地位;另一方面,进一步探索新的药物,尤其是从基因表达调控、炎性递质和细胞因子受体阻断药的发展角度,希望能发展出一些新的有效的平喘药物。

(六)儿童哮喘长期治疗方案

根据年龄分为5岁及以上儿童哮喘的长期治疗方案和5岁以下儿童哮喘的长期治疗方案。长期治疗方案分为5级,从第2级到第5级的治疗方案中都有不同的哮喘控制药物可供选择。对以往未经规范治疗的初诊哮喘患儿根据病情严重程度分级,选择第2级、第3级或第4级治疗方案。在各级治疗中,每1～3个月审核一次治疗方案,根据病情控制情况适当调整治疗方案。如哮喘控制,并维持至少3个月,治疗方案可考虑降级,直至确定维持哮喘控制的最小剂量,如部分控制,可考虑升级治疗以达到控制。但升级治疗之前首先要检查患儿吸药技术、遵循用药方案的情况、变应原回避和其他触发因素等情况。如未控制,升级或越级治疗直至达到控制。

在儿童哮喘的长期治疗方案中,除每日规定地使用控制治疗药物外,根据病情按需使用缓解药物。吸入型速效β_2受体激动药是目前最有效的缓解药物,是所有年龄儿童急性哮喘的首选治疗药物,通常情况下1天内不应超过3～4次,也可以选择联合吸入抗胆碱能药物作为缓解药物。5岁及以上儿童如果使用含有福莫特罗和布地奈德单一吸入剂进行治疗时,可作为控制和缓解药物应用。

1.5岁及以上儿童哮喘的长期治疗方案

我国地域广,社会经济发展很不平衡,因此,联合治疗方法的选择除了考虑疗效外,还需要同时考虑地区、经济的差异。

2.5岁以下儿童哮喘的长期治疗方案

对于5岁以下儿童哮喘的长期治疗,最有效的治疗药物是ICS,对于大多数患者推荐使用低剂量ICS(第2级)作为初始控制治疗。如果低剂量ICS不能控制症状,增加ICS剂量是最佳选择。无法应用或不愿使用ICS或伴变应性鼻炎的患儿可选用白三烯受体拮抗药。口服缓释茶碱在5岁以下儿童哮喘长期治疗中具有一定疗效,临床不应完全摒弃该药的使用,但是茶碱的疗效不如低剂量ICS,而不良反应却更显著。LABA或联合制剂尚未在5岁以下儿童中进行充分的研究。

必须强调任何年龄都不应将LABA作为单药治疗,只能在使用适量ICS时作为联合治疗使用。

(七)儿童哮喘急性发作期治疗

要根据急性发作的严重程度及对初始治疗措施的反应,在原基础上进行个体化治疗。

如哮喘急性发作经合理应用支气管舒张药和糖皮质激素等哮喘缓解药物治疗后,仍有严重或进行性呼吸困难者,称为哮喘危重状态(哮喘持续状态)。如支气管阻塞未及时得到缓解,可迅速发展为呼吸衰竭,直接威胁生命,此时称为危及生命的哮喘发作。对任何危重哮喘患儿应置于良好的医疗环境中,供氧以维持血氧饱和度在92%～95%以上,进行心肺监护,监测血气分析和通气功能,对未作气管插管者,禁用镇静药。

1.吸入速效β_2受体激动药

使用氧驱动雾化(氧气流量6～8L/min)或空气压缩泵。第1小时可每20分钟吸入1次,以后根据病情每1～4小时重复吸入治疗。药物剂量:每次吸入沙丁胺醇2.5～5mg或特布他林5～10mg。如无雾化吸入器,可使用压力型定量气雾剂(pMDI)经贮雾罐吸药,每次单剂喷药,连用4～10喷,用药间隔与雾化吸入方法相同。

如无条件使用吸入型速效β_2受体激动药,可使用肾上腺素皮下注射,但应加强临床观察,预防心血管等不良反应的发生。药物剂量:每次皮下注射1∶1 000肾上腺素0.01mL/kg,最大剂量不超过0.3mL。必要时可每20分钟1次,但不可超过3次。

经吸入速效β_2受体激动药治疗无效者,可按需要静脉应用β_2受体激动药。药物剂量:沙丁胺醇15μg/kg缓慢静脉注射,持续10分钟以上;病情严重需静脉维持滴注时剂量为1～2μg/(kg·min)[≤5μg/(kg·min)]。静脉应用β_2受体激动药时容易出现心律失常和低钾血症等严重不良反应,使用时要严格掌握指征及剂量,并做必要的心电图、血气分析及电解质等监护。

2.糖皮质激素

全身应用糖皮质激素是治疗儿童重症哮喘发作的一线药物,早期使用可以减轻疾病的严重度,给药后3～4小时即可显示明显的疗效。药物剂量:口服泼尼松1～2mg/(kg·d)。重症患者可静脉注射琥珀酸氢化可的松每次5～10mg/kg或甲基泼尼松龙每次1～2mg/kg,根据病情可间隔4～8小时重复使用。

大剂量ICS对儿童哮喘发作的治疗有一定帮助,选用雾化吸入布地奈德悬液每次1mg,每6～8小时1次。但病情严重时不能以吸入治疗替代全身糖皮质激素治疗,以免延误病情。

3.抗胆碱药

它是儿童危重哮喘联合治疗的组成部分,其临床安全性和有效性已确立,对β_2受体激动药治疗反应不佳的重症者应尽早联合使用。药物剂量:异丙托溴铵每次250～500μg,加入β_2受体激动药溶液作雾化吸入,间隔时间同吸入β_2受体激动药。

4.氨茶碱

静脉滴注氨茶碱可作为儿童危重哮喘附加治疗的选择。药物剂量:负荷量 4～6mg/kg(≤250mg),缓慢静脉滴注 20～30 分钟,继之根据年龄持续滴注维持剂量 0.7～1mg/(kg・h),如已用口服氨茶碱者,直接使用维持剂量持续静脉滴注。也可采用间歇给药方法,每 6～8 小时缓慢静脉滴注 4～6mg/kg。

5.硫酸镁

有助于危重哮喘症状的缓解,安全性良好。药物剂量:25～40mg/(kg・d)(≤2g/d),分 1～2 次,加入 10%葡萄糖溶液 20mL 缓慢静脉滴注(20 分钟以上),酌情使用 1～3 天。不良反应包括一过性面色潮红、恶心等,通常在药物输注时发生。如过量可静脉注射 10%葡萄糖酸钙拮抗。

儿童哮喘危重状态经氧疗、全身应用糖皮质激素、β_2 受体激动药等治疗后病情继续恶化者,应及时给予辅助机械通气治疗。

(八)哮喘急性发作的预防

哮喘的临床特点是反复发作,积极主动的预防比治疗更重要。多数重症哮喘发作是可以预防的。预防的措施包括以下几方面。

1.注意发作的诱发因素

认识和避免诱因对预防发作有积极的意义。尽管部分患者的急性发作找不到明确的诱发因素,但对于每一次发作,都应该询问有可能的诱因,如过敏原、药物、病毒感染等。

2.制订合理的治疗方案

为了避免或减少急性发作,治疗上要注意:①急性发作期或开始治疗时,应有强化治疗阶段,使哮喘症状尽快控制、肺功能尽快恢复到最佳状态,逐渐过渡到稳定期的治疗,这样有利于病情的长期稳定。②建立长期治疗方案,长期规律应用吸入激素是第一线的基础治疗。对于中重度患者,除增加吸入激素的剂量外,宜联合吸入长效 β_2 受体激动药、口服小剂量茶碱、白三烯调节药等药物。联合用药时能明显提高疗效,并可减少单药的剂量,从而减少不良反应。

3.选择最佳吸入方法并定期检查吸入方法的正确性和长期用药的依从性

吸入方法有 MDI、MDI+贮雾罐、DPI 和以≥6L/min 氧气或压缩空气为动力的雾化吸入。临床医生应根据患者的年龄、哮喘病情严重程度及家庭经济条件等选择合适的吸入装置。雾化吸入适用于各年龄段的儿童,但具有费用高、携带不方便及每次吸入时间较长等不足。MDI 在临床上最常用,MDI 的使用需要患者掌握较为复杂的吸入技术,需要医务人员认真指导和定时检查使用方法,才能保证疗效。儿童常难以掌握正确的吸入方法,故使用 MDI 吸入药物时建议常规加用贮雾罐,可保证吸入效果并可减少雾滴在口咽部沉积引起不良反应。干粉吸入剂仅适用于 5 岁以上经指导后能掌握正确使用方法的儿童。在随诊过程中,应定期检查患儿吸入方法,确保吸入方法的正确性。另外,在慢性病的长期治疗中,依从性是重要的问题,尤其是在儿童及老年患者,不按照医嘱用药者超过 30%。在每次随诊中询问实际用药情况和解释长期治疗(尤其是吸入激素)的重要性,是提高依从性的关键。

4.患者的教育和管理

哮喘患者的教育和管理是提高疗效、减少复发、提高患者生活质量的重要措施。根据不同的对象和具体情况，采用适当、灵活多样、为患者及其家属乐意接受的方式对他们进行系统教育，提高积极治疗的主动性，提高用药的依从性，才能保证疗效。

5.其他预防措施

对于有明显过敏体质的患者，可试用脱敏疗法，部分患者有明显改善病情的作用。有报道采用卡介苗多糖核酸治疗有助于减少发作，但缺乏对照性研究的数据。其确切的临床意义尚有待进一步探讨。

（九）哮喘缓解期的治疗

哮喘急性发作经过治疗后症状虽得到控制，但气道的慢性炎症改变仍然存在，因此，必须制订哮喘的长期治疗方案，其主要目的是防止哮喘再次急性发作及因反复发作导致不可逆的肺功能损害。GINA 及中国哮喘防治指南均提出了哮喘长期管理的阶梯式治疗方案，根据哮喘非急性发作期的病情严重程度选择适级的起始治疗方案，病情恶化时迅速予以升级治疗，如经规律治疗病情逐渐改善至稳定后 3～6 月予以降级治疗。给药方法首选吸入法，其作用迅速，气道内药量高，全身不良反应少。平喘药物的减药次序为，全身性激素、口服 β_2 受体激动药、茶碱类、吸入 β_2 受体激动药、吸入激素。

在 GINA 的哮喘长期管理阶梯式治疗方案中，推荐间歇发作无须使用长期控制药物，但国内外均有学者提出异议，认为即使间歇发作型哮喘仍应坚持长期吸入低剂量皮质激素。主要依据：①哮喘的本质是气道的慢性炎症，无论哮喘的严重程度如何，即使是间歇发作型哮喘，气道炎症依然存在；②有研究证实，哮喘的疗效及预后与开始规范治疗时的病程长短密切相关，早期治疗可避免不可逆气道阻塞的发生，有利于肺功能的完全恢复，从而增加完全缓解的机会；③哮喘急性发作的严重程度不一定与总体严重程度一致，间歇发作型哮喘及轻度持续性哮喘患者也可出现严重的甚至是危及生命的急性发作，故应高度重视及予以相应治疗，避免不必要的严重发作甚至死亡；④目前已基本肯定，哮喘儿童长期吸入低剂量皮质激素（每日100～200μg）是相当安全的，无须担心全身性不良反应的产生。因此，中华医学会儿科学分会呼吸学组于 2003 年修订的儿童哮喘长期管理的阶梯式治疗方案中推荐部分间歇发作型哮喘患者可吸入低剂量皮质激素（每日 100～200μg）。

对于经过系统治疗症状控制仍不理想者，应从几个因素来考虑。

1.诊断方面

要论证诊断是否正确。

2.治疗方面

应检查药物的依从性和使用方法是否正确。详细的指导和反复检查是保证吸入疗法使用正确的关键。

3.合理的治疗方案和联合用药

合理的治疗方案和联合用药是提高疗效和减少不良反应的重要措施。为取得理想的治疗效果，应该注意以下几点。

(1)急性发作期或开始治疗时，应有强化治疗阶段，以迅速缓解症状，使肺功能恢复到最佳状态，再进入长期治疗方案。对于轻、中度哮喘，建议每日口服泼尼松或泼尼松龙 0.5～1mg/kg 3～7 天，并同时开始长期吸入激素治疗。对于重度哮喘，建议静脉用激素（琥珀酸氢化可的松每次4mg/kg或甲泼尼龙每次0.5～1mg/kg，每6～8小时1次），症状体征改善后2～4天改为口服激素＋吸入激素，口服激素于1～2周内逐渐减停。

(2)中、重度患者，除增加吸入抗炎药物的剂量外，宜联合应用长效β_2受体激动药、小剂量茶碱、白三烯调节药等药物。联合用药时能明显提高疗效，并可减少单药的剂量，从而减少不良反应。近年的临床研究结果显示，联合应用长效β_2受体激动药或小剂量茶碱，可增强吸入激素的抗炎作用。

对于支气管哮喘的抗感染治疗到底要持续多久，国内外均无统一的标准，应根据每个患者的具体情况而定。对于成年人哮喘患者，一般建议终身治疗。对于儿童患者一般主张吸入激素至少用至症状完全缓解后1～3年。目前尚无确切的停药指标，有人建议停药前进行非特异性支气管激发试验，如为阴性才考虑停药。

八、联合治疗方案

在全球哮喘防治创议(GINA)2006年版中提出，对于5岁以上儿童、青少年和成年人哮喘患者，其慢性持续期长期控制治疗应根据每个患者当前的哮喘控制水平，将其归纳到5个治疗级别之一。其中，治疗级别第3级、第4级和第5级提倡联合治疗。目前主要应用的联合治疗方案为吸入型糖皮质激素(ICS)联合吸入型长效β_2受体激动药(LABA)、ICS联合长效茶碱和ICS联合白三烯调节药。2种药物的联合治疗方法应该符合下列条件。①符合基础的药理学原理；②有确切的治疗作用；③疗效优于单一药物；④无增加不良反应等。上述4种方案符合这几方面条件，因此，是合理的联合疗法。

(一)ICS联合吸入型LABA

1.作用机制

ICS包括二丙酸倍氯米松(BDP)、丙酸氟替卡松(FP)、布地奈德(BUD)等，具有较强的局部抗炎作用和较少的全身不良反应，其主要作用机制是抑制炎症细胞的迁移和活化、抑制细胞因子的生成，抑制炎性递质的释放，增强平滑肌细胞β_2受体的反应性。β_2受体激动药主要通过激活呼吸道β_2受体，激活腺苷酸环化酶，使细胞内环磷酸腺苷(cAMP)含量增高，游离Ca^{2+}减少，从而松弛支气管平滑肌，被视为最有效及最常用的支气管扩张药。短效吸入型β_2受体激动药，如沙丁胺醇等，可以迅速缓解症状，但作用维持时间仅4～6小时。而吸入型LABA如沙美特罗(SM)等，是一种高亲脂性药物，对β_2受体选择性强，作用强而持久，达12小时，但是它是部分激动药，无剂量效应关系。福莫特罗(FM)具有中度亲脂性，可直接激活受体，起效迅速，时间与沙丁胺醇相似；又能穿过细胞膜，逐渐释放，发生侧向弥散产生与SM相近的持续作用，并且它是完全激动药，具有剂量效应关系。两者作用时间长，可以长期控制哮喘，尤其适于夜间哮喘。

2.协同效应

ICS和LABA除各自的抗炎及扩张支气管作用外，联合应用尚有较强的互补协同效应，即ICS和LABA合用在分子、受体和细胞水平上具有互补作用。①两药作用机制不同，分别从不同角度治疗哮喘。LABA通过对细胞膜上β_2受体的激动，使气道平滑肌细胞松弛、肥大细胞脱颗粒减少和胆碱能神经递质分泌减少而缓解哮喘症状;ICS则通过对细胞质内激素受体活化而发挥抗炎作用。②LABA和ICS在分子水平上的相互作用,一方面,ICS在细胞核内与糖皮质激素反应成分(GRE)结合,除启动脂皮质素基因等抗炎基因发挥抗炎作用外,还能启动β_2受体基因,增强人体肺组织细胞膜上β_2肾上腺素受体转录和呼吸道黏膜上β_2受体蛋白的合成或者逆转β_2受体的下调。另一方面,LABA在激动细胞膜β_2受体发挥平喘作用的同时,还能通过丝裂素活化蛋白激酶(MAPK)使细胞质内无活性的糖皮质激素受体磷酸化,使之“预激活”。预激活后的糖皮质激素受体对类固醇激素的刺激较为敏感,可增强激素的抗炎作用。③在细胞水平上,对于气道平滑肌细胞和上皮细胞代谢、炎性递质释放及呼吸道黏膜保护等方面,两药联用疗效比其中一种药单用好。Dowling指出在呼吸道黏膜的保护中,分别使用低浓度的LABA和低浓度的糖皮质激素,仅有临界性的细胞保护作用;而联合使用两者,即使低浓度也令纤维表面得到近乎完全的保护,可抵御呼吸道病原体的侵袭。

糖皮质激素的剂量呈剂量-反应曲线。当用量达其峰值后,再增加药量不但不能增强其临床效应,反而使药物的不良反应增强。如果按推荐剂量使用无效,应考虑加用其他控制药物,而不是盲目地增加ICS剂量。吸入含糖皮质激素和LABA的药物对哮喘的预防和管理尤为重要,这样的联合使用可以起到降低激素用量和预防β_2受体敏感性降低的双重作用。有研究证明,使用FP不能良好控制哮喘患者,加用SM较加倍剂量吸入FP更有效,并且在气道炎症的减轻与控制明显优于加用倍氯米松等药物。所以,GINA 2002年版及其之后的系列版本均将该联合疗法列为单用ICS病情控制不佳中度持续和重度持续5岁以上儿童哮喘治疗的首选方法。

3.新型复方制剂

医学界最早于1994年开始联合应用ICS和LABA治疗哮喘,并取得显著成绩。目前认为2种药物混合置于一个吸入装置(复方制剂),能更好地发挥作用。①提高药物疗效:以同一装置同一方式同时吸入,2种药物可等比均匀地沉积在气道,共同作用在同一细胞上,更能发挥两者的协同作用。②提高依从性:2种药物混合置于一个吸入装置,方便患者使用,提高用药依从性。一项多中心、双盲Seretide(沙美特罗替卡松,商品名舒利迭,FP+SM复方制剂)研究结果进一步证实Seretide优于分别单独经2个吸入器吸入药物的疗效。

目前常用的2种该药的复方制剂:①沙美特罗替卡松是由葛兰素史克公司开发的用于成年人及4岁以上儿童哮喘的复方吸入型药物。该吸入剂含有SM和FP。该复方吸入剂由碟式准纳器经口吸入,每次仅需吸入1剂,使用方便,疗效可靠,药效时间长,不良反应小。②布地奈德福莫特罗(信必可都保)是由阿斯利康公司开发的复方吸入型药物,含有FM和BUD。本吸入剂为都保装置,适于6岁以上的儿童和成年人。复方制剂受到国内外哮喘患者的广泛欢迎和临床医师们的广泛关注。多项研究结果均提示ICS和LABA联合是治疗中、重度哮喘最好的方案之一,该方案治疗哮喘起效快、疗效显著,可以显著改善患者生命质量,且安全性良好。吸入SM/FP复方制剂治疗儿童哮喘疗效显著,既能抗炎,又能扩张支气管,且患儿耐受性良好。

4.注意事项

虽然ICS和LABA有很好的应用指征,但在应用这一联合方案时需注意以下2个问题。

①两者的互补作用是有一定范围的。ICS 对长期应用 LABA 造成的受体减敏的改善以及 LABA 对糖皮质激素的减量作用都是有限的，临床上还应以预防为本。对于受体减敏的问题，可尽量选择部分激动药，因其较完全激动药不易产生受体减敏，是长期预防和控制病情的最佳选择。当然，良好的症状控制、减少短效 β_2 受体激动药的使用也非常重要。②选择最佳的用药时机。由于糖皮质激素的全身性不良反应，许多患者常在其他药物均无效的情况下才选用糖皮质激素治疗。但糖皮质激素的抗炎效果与开始治疗时间呈正相关。

（二）ICS 联合白三烯调节药

1.作用机制及协同效应

白三烯是哮喘发病过程中最重要的炎性介质，不仅能收缩气道平滑肌，而且能促进炎症细胞在气道聚集，并促进气道上皮、成纤维细胞等增殖，从而参与气道炎症和重塑的过程。正是由于白三烯在哮喘发病机制中具有重要的作用，医学界着手研究白三烯调节药，并于 20 世纪 90 年代中期开始上市，它是一重要的新型非甾体类抗哮喘药物，兼有抗炎（拮抗白三烯的前炎症活性）和扩张支气管（拮抗白三烯诱发的支气管平滑肌收缩）的双重作用，可分为白三烯受体拮抗药和 5-脂氧酶抑制药。前者有扎鲁司特、孟鲁司特及普鲁司特，后者有齐留通等。疗效较好的是孟鲁司特和扎鲁司特。扎鲁司特每日 2 次，孟鲁司特仅需每日口服 1 次。该类药物的优点是口服使用，不良反应少，有较强的抗炎活性，控制哮喘症状的作用优于茶碱（但弱于 LABA）。Storms 等在一项多中心、随机、双盲、安慰药对照试验中，观察了 3000 多例哮喘成年人和儿童使用孟鲁司特治疗的情况，在最长达 4 年多的治疗期间，孟鲁司特的不良反应发生率与安慰药比较，差异无显著性。部分患者使用常规剂量 20 倍的孟鲁司特（200mg/d）治疗 5 个月，也未发现与剂量相关性的不良反应，表明孟鲁司特具有良好的安全性。正是由于其具有的良好安全性，尤为适用于儿童哮喘者。但是白三烯调节药价格较贵。在美国使用孟鲁司特治疗的费用大约是使用 FP 的 2 倍，如果比较同期治疗的总费用（包括因哮喘控制不佳、急性加重等额外治疗费用），孟鲁司特组比 FP 组高出 5 倍以上。一项有 191 例 ICS 控制良好的中、重度哮喘患者参加的多中心、双盲试验，每 8 周减少 50% ICS 用量，并在开始时即加用孟鲁司特钠 10mg 或安慰药共 24 周，结果显示，孟鲁司特钠组晨间和夜间最大呼气流量（PEF）值均保持不变，而安慰药组晨间和夜间 PEF 值均有明显下降。表明对于需要高剂量 ICS 的哮喘患者，加用孟鲁司特钠可减少其用量而症状控制良好。另有一项为期 16 周、纳入 639 名患者的多中心研究也显示，有轻度气道阻塞和持续哮喘症状的患者，即使已使用 ICS，同时使用孟鲁司特钠亦可使症状恶化天数减少、无哮喘天数增加，夜间觉醒、β 受体激动药使用减少及晨间 PEFR 上升。证实孟鲁司特钠与糖皮质激素有协同作用，可减少糖皮质激素用量，以避免高剂量 ICS 的不良反应。另有研究显示，正接受低至中等剂量 ICS 治疗，但呼出气一氧化氮（eNO）仍处高水平的轻、中度持续哮喘儿童，补充孟鲁司特钠治疗 3 周后，eNO 浓度较继续 ICS 组明显降低，停止治疗 2 周后，eNO 又恢复到原先水平。表明孟鲁司特钠对 ICS 还有补充的抗炎作用。所以，白三烯调节药单药主要是用于部分不愿使用 ICS 或不能正确使用 ICS 的轻、中度患者。由于白三烯调节药的抗炎谱相对较窄，所以尚不能完全替代糖皮质激素的抗炎作用，不能单独用于治疗中、重度哮喘患者。每日用孟鲁司特 10mg 与 BDP 400μg 治疗的轻、中度哮喘患者进行比较发现，BDP 对肺功能的改善显著优于孟鲁司特，间接表明孟鲁司特的抗炎作用低于 ICS。

因为白三烯调节药对 ICS 有一定的相加治疗作用。所以，对吸入中等和大剂量 ICS 后哮喘症状仍控制不满意的中、重度患者，白三烯调节药可与 ICS 联合使用。

2.与其他联合疗法的比较

白三烯调节药与 ICS 合用可增强药物疗效、减少糖皮质激素使用剂量，但其疗效仍不及 ICS 联用 LABA。一个涉及 447 例为期 3 个月的双盲、双模拟平行对照研究，比较了 SM/FP（50μg/100μg）每日 2 次与 FP 100μg 加孟鲁司特 100mg 每天 1 次的疗效。结果显示，前者提高晨间、晚间 PEF 的幅度是后者的 2 倍，前者明显减少急救药物的使用次数.说明前者更好改善哮喘控制、降低哮喘恶化率。

（三）ICS 联合长效茶碱

1.作用机制及协同效应

茶碱类药物除能抑制磷酸二酯酶，提高平滑肌细胞内的 cAMP 浓度外，同时具有腺苷受体的拮抗作用，刺激肾上腺分泌肾上腺素，增强呼吸肌的收缩，增强气道纤毛清除功能和抗炎作用。目前认为，茶碱可抑制 T 细胞、嗜酸粒细胞、肥大细胞和巨噬细胞等炎症细胞的活化，可干扰肿瘤坏死因子（TNF）-1 的活性，抑制由 TNF-1 诱发的气道高反应性，在哮喘治疗中与糖皮质激素合用可有增效协同作用。有文献报道，使用 BUD 400μg/d 联合小剂量茶碱与单用 BUD 800μg/d 治疗中度哮喘患者可获得相同的疗效，且前者的治疗费用更低，并可避免因大剂量 ICS 对肾上腺皮质轴的抑制作用。茶碱有助于控制大剂量 ICS 而不能有效控制哮喘症状，茶碱联合糖皮质激素治疗优于单用糖皮质激素治疗。吸入 300μg/d BDP 联合小剂量茶碱与吸入 600μg/d BDP 治疗哮喘的临床疗效相当。有学者研究表明，小剂量茶碱配合 ICS，可使皮质激素减量过程缩短，维持剂量小，因而减少了激素的不良反应，几乎不产生茶碱的不良反应。但小剂量吸入 ICS 联合茶碱仅适合于轻度和部分中度哮喘患者。另有学者开展 ICS 联合缓释茶碱治疗中、重度哮喘的研究，表明 ICS 联合缓释茶碱与双倍剂量 ICS 对中、重度哮喘在控制哮喘、改善症状、抗气道炎症方面和改善肺功能方面有相同的疗效和安全性，治疗哮喘具有“节省”激素的作用，并认为 ICS 联合缓释茶碱治疗哮喘可减少激素用量及长期大剂量 ICS 所带来的不良反应的潜在危险。并认为在目前的联合治疗方案中，ICS＋LABA 是较好的方案，但 LABA 价格较昂贵，而缓释茶碱较便宜，更容易为低收入哮喘人群所接受。所以，对需要使用大剂量 ICS 患者，中等剂量 ICS 联合茶碱可作为一种优先采用的治疗方案之一。

2.与其他联合疗法的比较

与 LABA 相比，长效茶碱的缺点是控制症状稍差，治疗量和中毒剂量接近；优点是有一定的抗炎活性，并且价格低廉。茶碱的扩张支气管作用远远不及 LABA，且有明显的不良反应，如恶心、呕吐、失眠等。Lorenzo 提出，在治疗哮喘中，LABA 比茶碱更有效地增加晨间 PEF 数值，减少急救药物次数，提高生活质量。

总之，联合治疗在病情严重度分级为重度持续和单用 ICS 病情控制不佳的中度持续的儿童哮喘的治疗中发挥着重要的作用。应根据患者的具体情况选择不同的联合疗法。部分重度患儿可能需要联合 2 种以上的二线药物使用。文献报道，联合使用 β_2 受体激动药和茶碱，对扩张支气管没有相加作用。在 ICS 和 LABA 治疗的基础上再加长效茶碱联合治疗是否可以进一步增强疗效，目前尚无临床证据。白三烯调节药与 β_2 受体激动药和茶碱的作用机制明显不同，从理论上讲与这 2 种药物联合应用可能有相加的作用，但尚无循证医学的证据，有待更多的临床观察和研究来回答这些问题。

九、机械通气辅助治疗

（一）无创通气

适用于有严重呼吸困难、又无紧急气管插管指征的患儿，有利于减少呼吸功、减轻呼吸肌疲劳、为药物治疗发挥作用争取时间。可采用面罩行持续气道正压通气（CPAP）。如果应用无创通气后患儿病情无改善甚至恶化，应尽早改为气管插管通气，以免贻误治疗时机。

（二）有创通气

1.适应证

a.绝对适应证：心跳呼吸骤停、严重缺氧、意识状态急剧恶化等；b.相对适应证：尽管积极治疗 $PaCO_2$ 仍持续增高（>40mmHg）伴进行性呼吸性酸中毒，并伴发严重代谢性酸中毒，持续低氧血症，烦躁不安或反应迟钝、呼吸窘迫、大汗淋漓提示严重呼吸肌疲劳或衰竭，既往曾因哮喘危重状态行气管插管机械通气等。

2.气管插管

a.推荐经口气管插管，优点在于操作相对简单、快速；导管口径相对较大，便于吸痰和降低气道阻力；哮喘患儿常伴有鼻部疾病如鼻窦炎等，经鼻插管可能增加鼻窦炎、中耳炎的发生率；哮喘患者上机时间一般较短，无须长期进行口腔护理。b.插管前先给 100%氧气吸入，吸痰清理呼吸道，对烦躁不安的患儿可先应用镇静剂如地西泮对症治疗，由操作熟练的医生完成插管。

3.呼吸机参数的设定

设置呼吸机参数需结合重症哮喘的病理生理学特点进行考虑，患者因存在气道阻力增高、呼吸功和静态肺容量增加，而伴有气体陷闭和增加的 auto-PEEP。气体陷闭是由于支气管痉挛、炎症、分泌物等形成的活瓣阻塞气道。静态肺容量增加可导致 auto-PEEP 增高。所以，应采用小潮气量、高吸气流速、低呼吸频率以避免气压伤和过高的 auto-PEEP。同时采用“允许性高碳酸血症”策略，即在进行低通气纠正低氧血症的同时，允许 $PaCO_2$ 有一定程度的升高，血液 pH 在允许的范围内（一般为 pH>7.2），而不强调使 $PaCO_2$ 迅速降至正常。采用“允许性高碳酸血症”是为了避免并发症的过渡方式，只在常规通气方式和相应措施无效时才考虑使用。

机械通气模式可选择压力控制或者容量控制。压力控制模式采用递减气流，有利于达到吸气峰压（PIP），但是随着气道阻力的变化，潮气量也随之变化，可能导致通气不足、二氧化碳潴留。容量控制模式在没有明显漏气的情况下可输送恒定潮气量，通过测量 PIP 和平台压可动态观察气道阻力的变化，避免气压伤产生，但是不足之处是由于潮气量恒定，如果呼气不完全则可造成肺过度膨胀，严重时导致气胸等并发症的发生。PEEP 的应用目前存在争议。但是对于有自主呼吸的患儿，若 PEEP 小于 auto-PEEP 则有利于萎陷的肺泡复张，改善通气/血流值，增加肺的顺应性，减少呼吸功，缓解呼吸困难。呼吸机参数的初始设置见表 2-2。

表 2-2 危重哮喘患者呼吸机参数的初始设置

参数	推荐
通气模式	A/C
容量/压力控制	容量控制或者压力控制
呼吸频率	低频率，各年龄段正常呼吸频率的 1/2
潮气量	6mL/kg
平台压	$<30cmH_2O$
吸呼比	1∶3，吸气时间 0.75～1.5 秒
PEEP	$0\sim3cmH_2O$
FiO_2	开始 100%，此后选择维持 $PO_2>60mmHg$ 的浓度

4.镇静剂、麻醉剂和肌松剂的应用

①镇静剂：过度焦虑、需要插管的患儿可应用，使用时需严密观察病情。常用地西泮 0.3～0.5mg/kg、咪唑安定等。

②麻醉剂：与镇静剂联用可给予患儿舒适感，防止人机对抗，降低氧耗和二氧化碳产生。首选氯胺酮，其具有镇静、镇痛和舒张支气管的作用，首剂 2mg/kg，之后 0.5～2mg/(kg·h)维持；但氯胺酮有扩张脑血管作用，颅内高压患儿慎用。

③肌松剂：如果已用镇静、麻醉药物后仍然存在人机对抗，气道压力高，可考虑使用肌松剂抑制患儿自主呼吸。常用维库溴铵，参考用量为 4 个月内小儿(包括新生儿)首剂 0.01～0.02mg/kg，5 个月以上小儿 0.08～0.1mg/kg，静脉注射，速度为 0.8～1.4μg/(kg·h)。使用时间不宜过长，尤其是与糖皮质激素合用时容易发生急性肌病综合征。

5.撤机

气道阻力下降，PaO_2 正常，镇静药、麻醉药和肌松剂已撤除，症状体征明显好转后考虑撤机。

6.常见并发症

包括低血压、气压伤、低氧、气胸、皮下气肿、心搏骤停等。

第三节　支气管肺炎

支气管肺炎是小儿的一种主要常见病，尤多见于婴幼儿，也是婴儿时期主要死亡原因。支气管肺炎又称小叶性肺炎，肺炎多发生于冬春寒冷季节及气候骤变时，但夏季并不例外。甚至有些华南地区反而在夏天发病较多，患病后免疫力不持久，容易再受感染。支气管肺炎由细菌或病毒引起。

一、病因及发病机制

1.好发因素

婴幼儿时期容易发生肺炎是由于呼吸系统生理解剖上的特点，如气管、支气管管腔狭窄、黏液分泌少、纤毛运动差、肺弹力组织发育差、血管丰富易于充血、间质发育旺盛、肺泡数少、肺含气量少、易为黏液所阻塞等。在此年龄阶段免疫上也有弱点，防御功能尚未充分发展，容易发生传染病、营养不良、佝偻病等疾患，这些内在因素不但使婴幼儿容易发生肺炎，并且比较严重。1岁以下婴儿免疫力很差，故肺炎易于扩散，融合并延及两肺，年龄较大及体质较强的幼儿，机体反应性逐渐成熟，局限感染能力增强，肺炎往往出现较大的病灶，如局限于一叶则为大叶性肺炎。

2.病原菌感染

凡能引起上呼吸道感染的病原均可诱发支气管肺炎，但以细菌和病毒为主，其中肺炎链球菌、流感嗜血杆菌、呼吸道合胞病毒(RSV)最为常见。20世纪90年代以后美国等发达国家普遍接种b型流感嗜血杆菌(Hib)疫苗，因而流感嗜血杆菌所致肺炎已明显减少，一般支气管肺炎大部分为肺炎链球菌所致，占细菌性肺炎的90%以上。其他细菌，如葡萄球菌、链球菌、流感嗜血杆菌、大肠埃希杆菌、肺炎克雷伯杆菌、铜绿假单胞菌则较少见，肺炎链球菌至少有86个不同血清型，都对青霉素敏感，所以目前分型对治疗的意义不大，较常见肺炎链球菌型别是第14、18、19、23等型。

有毒力的肺炎链球菌均带荚膜，含有型特异性多糖，因而可以抵御噬菌作用。而无症状的肺炎链球菌致病型的携带者在散播感染方面起到比肺炎患者更重要的作用，此病一般为散发，但在集体托幼机构有时可有流行。β溶血性链球菌往往在麻疹或百日咳病程中作为继发感染出现，凝固酶阳性的金黄色葡萄球菌是小儿重症肺炎的常见病原菌，但白色葡萄球菌肺炎近几年来有增多趋势，流感嗜血杆菌引起的肺炎常继发于支气管炎、毛细支气管炎或败血症，3岁以前较为多见。大肠埃希杆菌所引起的肺炎主要见于新生儿及营养不良的婴儿，但在近年来大量应用抗生素的情况下，此病与葡萄球菌肺炎一样，可继发于其他重病的过程中，肺炎克雷伯杆菌肺炎及铜绿假单胞菌肺炎较少见，一般均为继发性，间质性支气管肺炎大多数为病毒所致，主要为腺病毒、呼吸道合胞病毒、流感病毒、副流感病毒、麻疹病毒等，麻疹病程中常并发细菌性肺炎，但麻疹病毒本身亦可引起肺炎，曾自无细菌感染的麻疹肺炎早期死亡者肺内分离出麻疹病毒，间质性支气管肺炎也可为流感嗜血杆菌、百日咳杆菌、草绿色链球菌中某些型别及肺炎支原体所引起。

3.发病机制

气道和肺泡壁的充血、水肿和渗出，导致气道阻塞和呼吸膜增厚，甚至肺泡填塞或萎陷，引起低氧血症和(或)高碳酸血症，发生呼吸衰竭，并引起其他系统的广泛损害，如心力衰竭、脑水肿、中毒性脑病、中毒性肠麻痹、消化道出血、稀释性低钠血症、呼吸性酸中毒和代谢性酸中毒等。一般认为，中毒性心肌炎和肺动脉高压是诱发心力衰竭的主要原因，但近年来有研究认为，肺炎患儿并无心肌收缩力的下降，而血管紧张素Ⅱ水平的升高，心脏后负荷的增加可能起重要作用，重症肺炎合并不适当抗利尿激素分泌综合征亦可引起非心源性循环充血症状。

二、临床表现

（一）一般肺炎

1.一般症状

起病急骤或迟缓，骤发的有发热、呕吐、烦躁及喘憋等症状。发病前可先有轻度的上呼吸道感染数天，早期体温多在38～39℃，亦可高达40℃左右，大多为弛张型或不规则发热，新生儿可不发热或体温不升，弱小婴儿大多起病迟缓、发热不高、咳嗽与肺部体征均不明显，常见呛奶、呕吐或呼吸困难，呛奶有时很显著，每次喂奶时可由鼻孔溢出。

2.咳嗽

咳嗽及咽部痰声，一般在早期就很明显，早期为干咳，极期咳嗽可减少，恢复期咳嗽增多、有痰，新生儿、早产儿可无咳嗽，仅表现为口吐白沫等。

3.气促

多发生于发热、咳嗽之后，呼吸浅表，呼吸频率加快（2个月龄内＞60次/分，2～12个月＞50次/分，1～4岁＞40次/分），重症者呼吸时呻吟，可出现发绀，呼吸和脉搏的比例自1∶4上升为1∶2左右。

4.呼吸困难

常见呼吸困难，口周或指甲青紫及鼻翼翕动，重者呈点头状呼吸、三凹征、呼气时间延长等，有些病儿头向后仰，以便较顺利地呼吸，若使患儿被动地向前屈颈时，抵抗很明显，这种现象应和颈肌强直区别。

5.肺部固定细湿啰音

胸部体征早期可不明显或仅呼吸音粗糙或稍减低，以后可闻及固定的中、细湿啰音或捻发音，往往在哭闹、深呼吸时才能听到，叩诊正常或有轻微的叩诊浊音或减低的呼吸音，但当病灶融合扩大累及部分或整个肺叶时，可出现相应的肺实变体征，如果发现一侧肺有明显叩诊浊音和（或）呼吸音降低则应考虑有无合并胸腔积液或脓胸。

（二）重症肺炎

重症肺炎除呼吸系统严重受累外，还可累及循环、神经和消化等系统，出现相应的临床表现。

1.呼吸衰竭

早期表现与肺炎相同，一旦出现呼吸频率减慢或神经系统症状应考虑呼吸衰竭可能，及时进行血气分析。

2.循环系统病变

较重肺炎病儿常见心力衰竭，表现为以下几点：

（1）呼吸频率突然加快，超过60次/分。

（2）心率突然加快，超过160次/分。

（3）骤发极度烦躁不安，明显发绀，面色发灰，指（趾）甲微血管充盈时间延长。

(4)心音低钝,奔马律,颈静脉怒张。

(5)肝脏显著增大或在短时间内迅速增大。

(6)少尿或无尿,颜面眼睑或双下肢水肿。

以上表现不能用其他原因解释者即应考虑心力衰竭,指端小静脉网充盈或颜面、四肢水肿,则为充血性心力衰竭的征象,有时四肢发凉、口周灰白、脉搏微弱,则为末梢循环衰竭。

3.神经系统病变

轻度缺氧常见表现为烦躁、嗜睡,很多婴幼儿在早期发生惊厥,多为高热或缺钙所致,如惊厥的同时有明显嗜睡和中毒症状或持续性昏迷,甚至发生强直性痉挛、偏瘫或其他脑征,则可能并发中枢神经系统病变如脑膜脑炎或中毒性脑病,脑水肿时出现意识障碍、惊厥、呼吸不规则、前囟隆起、脑膜刺激征等,但脑脊液化验基本正常。

4.消化系统病变

轻症肺炎常有食欲缺乏、呕吐、腹泻等,重症可引起麻痹性肠梗阻,表现为腹胀、肠鸣音消失。腹胀可由缺氧及毒素引起,严重时膈肌上升,可压迫胸部,可更加重呼吸困难,有时下叶肺炎可引起急性腹痛,应与腹部外科疾病鉴别,消化道出血时可呕吐咖啡渣样物,大便隐血阳性或排柏油样便。

三、检查

1.血象

外周血白细胞计数和分类计数对判断细菌或病毒有一定价值,细菌感染以上指标大多增高,而病毒感染多数正常。支原体感染者外周血白细胞总数大多正常或偏高,分类以中性粒细胞为主,但在重症金黄色葡萄球菌或革兰阴性杆菌肺炎,白细胞可增高或降低。

2.特异性病原学检查

(1)鼻咽部吸出物或痰标本

①病毒检测:病毒性肺炎早期,尤其是病程在 5 天以内者,可采集鼻咽部吸出物或痰(脱落上皮细胞)进行病毒检测,目前大多通过测定鼻咽部脱落细胞中病毒抗原、DNA 或 RNA 进行早期快速诊断。

②细菌检查:肺炎患儿的细菌学检查则较为困难,由于咽部存在着大量的正常菌群,而下呼吸道标本的取出不可避免地会受到其污染,所以呼吸道分泌物培养结果仅供参考,从咽拭或消毒导管吸取鼻咽部分泌物做细菌培养及药物敏感试验,可提供早期选用抗生素的依据。

(2)血标本:血和胸腔积液培养阳性率甚低,如同时还有败血症的症状,应做血培养。病程相对较长的患儿则采集血标本进行血清学检查,测定其血清特异 IgM 进行早期快速病毒学诊断。病毒分离与急性期/恢复期双份血清抗体测定是诊断病毒感染最可靠的依据,但因费时费力,无法应用于临床。

(3)胸腔积液检查:出现胸腔积液时,可作胸穿,取胸腔积液培养及涂片检查,一般有 30% 肺炎双球菌肺炎病例。

(4)其他:通过纤维支气管镜取材,尤其是保护性毛刷的应用,可使污染率降低至 2% 以下，有较好的应用前景，肺穿刺培养是诊断细菌性肺炎的金标准。但患儿和医生均不易接受，最近 Vuori Holopainen 对肺穿刺进行了综述评价，认为该技术有着其他方法无法比拟的优点，而且引起的气胸常无症状，可自然恢复，在某些机构仍可考虑使用。

3.支原体检测

支原体检测与病毒检测相似，早期可直接采集咽拭子标本进行支原体或 DNA 检测，病程长者可通过测定其血清特异 IgM 进行诊断。

4.非特异性病原学检查

如外周血白细胞计数和分类计数、血白细胞碱性磷酸酶积分、四唑氮蓝试验等，对判断细菌或病毒可能有一定的参考价值。细菌感染以上指标大多增高，而病毒感染多数正常；支原体感染者外周血白细胞总数大多正常或偏高，分类以中性粒细胞为主；血 C 反应蛋白(CRP)、前降钙素(PCT)、白细胞介素-6(IL-6)等指标，细菌感染时大多增高，而病毒感染大多正常，但两者之间有较大重叠，鉴别价值不大，如以上指标显著增高，则强烈提示细菌感染；血冷凝集素试验对支原体肺炎有辅助诊断价值。

5.血气分析

对肺炎患儿的严重度评价、预后判断及指导治疗具有重要意义。

6.X 线检查

支气管肺炎的病因不同，因此，在 X 线上所表现的变化，既有共同点，又各有其特点，早期见肺纹理增粗，以后出现小斑片状阴影，以双肺下野、中内带及心膈角区居多，并可伴有肺不张或肺气肿，斑片状阴影亦可融合成大片，甚至波及整个节段。

(1)病灶的形态：支气管肺炎主要是肺泡内有炎性渗出，多沿支气管蔓延而侵犯小叶、肺段或大叶。X 线征象可表现为非特异性小斑片状肺实质浸润阴影，以两肺、心膈角区及中内带较多，这种变化常见于 2 岁以下的婴幼儿。小斑片病灶可部分融合在一起成为大片状浸润影，甚至可类似节段或大叶肺炎的形态，若病变中出现较多的小圆形病灶时，就应考虑可能有多种混合的化脓性感染存在。

(2)肺不张和肺气肿征：由于支气管内分泌物和肺炎的渗出物阻塞，可产生部分性肺不张或肺气肿，在小儿肺炎中肺气肿是早期常见征象之一，中毒症状越重肺气肿就越明显，在病程中出现泡性肺气肿及纵隔气肿的机会也比成人多见。

(3)肺间质 X 线征：婴儿的肺间质组织发育好，患支气管肺炎时，可以出现一些肺间质的 X 线征象，常见两肺中内带纹理增多、模糊，流感病毒性肺炎、麻疹病毒性肺炎、百日咳杆菌肺炎所引起的肺间质炎性反应都可有这些 X 线征象。

(4)肺门 X 线征：肺门周围局部的淋巴结大多数不肿大或仅呈现肺门阴影增深，甚至肺门周围湿润。

(5)胸膜的 X 线征：胸膜改变较少，有时可出现一侧或双侧胸膜炎或胸腔积液的现象，尽管各种不同病因的支气管肺炎在 X 线表现上有共同点，但又不尽相同，因此，必须掌握好各种肺炎的 X 线表现，密切结合临床症状才能做出正确诊断。

7.B 超及心电图检查

B 超检查：有肝脏损害或肝瘀血时，可有肝脏肿大。心电图检查：有无心肌损害。

四、诊断及鉴别诊断

1.诊断

根据典型临床症状,结合X线胸片所见,诊断多不困难,根据急性起病,呼吸道症状及体征,必要时可做X线透视、胸片或咽拭、气管分泌物培养或病毒分离。白细胞明显升高时能协助细菌性肺炎的诊断,白细胞减低或正常,则多属病毒性肺炎。

2.鉴别诊断

需与肺结核、支气管异物、哮喘伴感染相鉴别,同时应对其严重度、有无并发症和可能的病原菌做出评价。

(1)肺结核:活动性肺结核的症状及X线胸片,与支气管肺炎有相似之处,鉴别时应重视家庭结核病史,结核菌素试验及长期的临床观察,同时应注意肺结核多见肺部病变而临床症状较少,二者往往不成比例。

(2)发生呼吸困难的其他病症:喉部梗阻的疾病一般表现为嘶哑等症状,如病儿的呼吸加深,应考虑是否并发酸中毒,哮喘病的呼吸困难以呼气时为重,婴儿阵发性心动过速虽有气促、发绀等症状,但有心动过速骤发骤停的特点,还可借助于心电图检查。

五、并发症

若延误诊断或病原体致病力强者(如金黄色葡萄球菌感染)可引起并发症,如心肌炎、心包炎、溶血性贫血、血小板减少、脑膜炎、肝炎、胰腺炎、脾肿大、消化道出血、肾炎、血尿、蛋白尿等,如在肺炎治疗过程中,中毒症状或呼吸困难突然加重,体温持续不退或退而复升,均应考虑有并发症的可能,如脓胸、脓气胸、肺大疱等。

六、治疗

(一)一般治疗

1.护理

环境要安静、整洁。要保证患儿休息,避免过多治疗措施。室内要经常通风换气,使空气比较清新,并须保持一定温度(20℃左右)、湿度(相对湿度以60%为宜)。烦躁不安常可加重缺氧,可给镇静剂。但不可用过多的镇静剂,避免咳嗽受抑制反使痰液不易排出。避免使用呼吸兴奋剂,以免加重患儿的烦躁。

2.饮食

应维持足够的入量,给以流食,并可补充维生素,应同时补充钙剂。对病程较长者,要注意加强营养,防止发生营养不良。

(二)抗生素疗法

细菌性肺炎应尽量查清病原菌后,至少要在取过体液标本作相应细菌培养后,开始选择敏感抗生素治疗。一般先用青霉素类治疗,不见效时,可改用其他抗生素,通常按照临床的病原体诊断或培养的阳性病菌选用适当抗生素。对原因不明的病例,可先联合应用2种抗生素。

目前,抗生素,尤其头孢菌素类药物发展很快,应根据病情、细菌敏感情况、患者的经济状况合理选用。

儿童轻症肺炎首先用青霉素、第一代头孢菌素、氨苄西林,以上无效时改用哌拉西林、阿莫西林克拉维酸钾等。对青霉素过敏者用大环内酯类。疑为支原体或衣原体肺炎,首先用大环内酯类。

院内获得性肺炎及重症肺炎常由耐药菌引起,选用抗生素如下:①第二代或第三代头孢菌素,必要时可选用碳青霉烯类;②阿莫西林克拉维酸钾或磷霉素;③金黄色葡萄球菌引起的肺炎,选用万古霉素、利福平,必要时可选用利奈唑胺;④肠杆菌肺炎宜用第三代头孢菌素或头孢哌酮舒巴坦,必要时可选用碳青霉烯类或在知情同意后联合氨基糖苷类。

抗生素应使用到体温恢复正常后 5～7 天。停药过早不能完全控制感染;不可滥用抗生素,否则易引起体内菌群失调,造成致病菌耐药和真菌感染。

(三)抗病毒疗法

如临床考虑病毒性肺炎,可试用利巴韦林,为广谱抗病毒药物,可用于治疗流感、副流感病毒、腺病毒及 RSV 感染。更昔洛韦目前是治疗 CMV 感染的首选药物。另外,干扰素、聚肌胞注射液及左旋咪唑也有抗病毒作用。奥司他韦是神经氨酸酶抑制剂,可用于甲型和乙型流感病毒的治疗。

(四)免疫疗法

大剂量免疫球蛋白静脉注射对严重感染有良好治疗作用,可有封闭病毒抗原、激活巨噬细胞、增强机体的抗感染能力和调理功能。要注意的是,选择性 IgA 缺乏者禁用。但由于其价格昂贵,不宜作常规治疗。

(五)中医疗法

本病在祖国医学中属于温热病范畴中的“风温犯肺”“肺热咳喘”等证。小儿肺炎发病急、变化快,邪热容易由卫、气迅速转入营、血,进而引起心、肝两经证候,故按临床表现分为轻、重 2 大类型施治,并注意并发症及肺炎恢复期的治疗。

(六)对症治疗

包括退热与镇静、止咳平喘的治疗、氧疗等。对于有心力衰竭者,应早用强心药物。部分患儿出现腹胀,多为感染所致的动力性肠梗阻(麻痹性肠梗阻),一般采用非手术疗法,如禁食、胃肠减压等。弥散性血管内凝血(DIC)的治疗包括治疗原发病、消除诱因、改善微循环、抗凝治疗、抗纤溶治疗、血小板及凝血因子补充、溶栓治疗等。在积极治疗肺炎时应注意纠正缺氧酸中毒、改善微循环、补充液量等。

(七)液体疗法

一般肺炎患儿可口服保持液体入量,不需输液。对不能进食者,可进行静脉滴注输液。总液量以 60～80mL/(kg·d)为宜,婴幼儿用量可偏大,较大儿童则应相对偏小。有明显脱水及代谢性酸中毒的患儿,可 1/2～1/3 等渗的含钠液补足累积丢失量,然后用上述液体维持生理需要。有时,病程较长的严重患儿或在大量输液时可出现低钙血症,有手足搐搦或惊厥,应由静脉缓慢注射 10%葡萄糖酸钙 10～20mL。

（八）激素治疗

一般肺炎不需用肾上腺皮质激素。严重的细菌性肺炎，用有效抗生素控制感染的同时，在下列情况下可加用激素：①中毒症状严重，如出现休克、中毒性脑病、超高热（体温在 40℃以上持续不退）等；②支气管痉挛明显或分泌物多；③早期胸腔积液，为了防止胸膜粘连也可局部应用。以短期治疗不超过 3～5 天为宜。一般静脉滴注氢化可的松 5～10mg/(kg·d)、甲泼尼龙 1～2mg/(kg·d)或口服泼尼松 1～2mg/(kg·d)。用激素超过 5～7 天者，停药时宜逐渐减量。病毒性肺炎一般不用激素，毛细支气管炎喘憋严重时，也可考虑短期应用。

（九）物理疗法

对于啰音经久不消的患儿宜用光疗、电疗。

（十）并发症的治疗

肺炎常见的并发症为腹泻、呕吐、腹胀及肺气肿。较严重的并发症为脓胸、脓气胸、肺脓肿、心包炎及脑膜炎等。如出现上述并发症，应给予针对性治疗。

第四节　肺结核

一、原发性肺结核

原发性肺结核是儿童最常见的结核病类型，包括原发综合征和支气管淋巴结结核。结核分枝杆菌由呼吸道进入肺部后，在局部引起炎症反应即原发灶，再由淋巴管引流到局部气管旁或支气管旁淋巴结，形成原发综合征。由于原发灶常位于胸膜下，多累及胸膜，因此，胸膜反应或胸膜炎也是原发综合征的组成部分。如原发灶甚小或已经吸收致 X 线检查无法查出，诊断为支气管淋巴结结核。

（一）病因

结核分枝杆菌初次感染肺部引起。

（二）临床表现

1.症状

主要表现为发热、咳嗽和结核中毒症状。其特点为中毒症状和呼吸道症状与高热不相称。发生支气管淋巴结结核时，肿大的淋巴结压迫气道，可出现喘息、刺激性咳嗽和气促等症状。对于发热、咳嗽或喘息超过 2 周应考虑本病的可能。

2.体格检查

病程长、病情重者，可有营养不良。多无卡疤。肺部体征多不明显，与肺内病变不成比例。病灶范围广泛或合并肺不张，可闻及呼吸音减低。浅表淋巴结可轻度或中等度肿大。

（三）辅助检查

1.影像学检查

(1)胸部 X 线检查：原发综合征表现为肺内原发病灶和气管或支气管旁淋巴结肿大，病情恶化引起干酪性肺炎时，可表现为肺内高密度实变，并有空洞形成；支气管淋巴结结核表现为肺门或支气管旁淋巴结肿大，肿大的淋巴结可压迫气道，出现支气管狭窄、变形。发生淋巴结-支气管瘘，引起支气管结核时可合并肺不张、肺实变，同时有支气管狭窄、闭塞、变形。病程长时，可发现肺内和淋巴结内的钙化。

(2)胸部CT检查：对支气管旁淋巴结肿大、小的原发病灶、空洞的显示优于常规胸部X线片。增强CT扫描可发现肿大的淋巴结，典型的表现为边缘呈环形强化，内部有低密度坏死。

2.结核菌素皮肤试验

PPD皮试阳性对诊断具有较大价值，为当前重要的诊断依据。目前常规以5单位PPD作为临床试验。结果判断：硬结平均直径5～9mm为阳性反应(+)，10～19mm为(++)，≥20mm为(+++)，如又有双圈反应或硬结，淋巴管炎则属(++++)。结核菌素试验阳性，除外接种卡介苗引起的反应，对结核病诊断有重要意义。

3.结核分枝杆菌检测

胃液或痰液结核分枝杆菌涂片或培养阳性，结核病的诊断可确立。

4.支气管镜检查

对支气管结核的诊断有很大帮助。可观察到：①肿大淋巴结造成支气管受压、移位；②支气管内膜结核病变包括溃疡、穿孔、肉芽组织、干酪坏死等；③采集分泌物、支气管肺泡灌洗液找结核菌；④取病变组织(溃疡、肉芽肿)进行病理检查。

(四)诊断

根据症状、体征、影像学表现、PPD皮试阳性或结核病接触史可做出临床诊断。对PPD皮试阴性病例，根据支气管镜检查结果、结核分枝杆菌检查阳性或抗结核治疗有效反映诊断。

(五)鉴别诊断

应与各种病原体肺炎、肺囊肿、肺脓肿、淋巴瘤等鉴别。鉴别要点如下：

1.临床表现

原发性肺结核起病亚急性或慢性，咳嗽、中毒症状及肺部体征较轻，与影像学表现不一致。

2.胸部CT检查

原发性肺结核大多数有肺门和气管旁淋巴结肿大。

3.结核分枝杆菌感染证据

PPD皮试阳性或胃液、痰液找到结核分枝杆菌或有密切结核病接触史。

4.治疗反应

抗结核药物治疗有效。

(六)治疗

1.抗结核药物

原发肺结核未合并支气管结核，可应用异烟肼、利福平6～9个月。合并支气管结核，在治疗的强化阶段联合使用异烟肼、利福平、吡嗪酰胺2～3个月，维持治疗阶段继用异烟肼、利福平3～6个月。注意检测肝功能。

2.辅助治疗

发生支气管结核者，可进行支气管镜介入治疗。肿大的淋巴结压迫气道，出现明显喘息、呛咳、气促时,可短期应用糖皮质激素。

二、急性血行播散型肺结核

多数为原发性肺结核恶化后的并发症,是儿童结核病的较严重类型,可单独发生,也可合并全身其他部位播散性结核病如腹腔、肝脾及中枢神经系统等。

(一)病因

位于肺部病灶和支气管淋巴结内的结核分枝杆菌进入血流后,广泛播散到肺而引起。大量结核分枝杆菌在极短时间内进入血液循环则发生急性血行播散型肺结核。

(二)临床表现

1.症状

主要表现为长期发热和结核中毒症状,可伴有咳嗽。小婴儿可有喘憋。一些患者可合并脑膜炎的症状。

2.体格检查

病程长、病情重者,可有营养不良。多无卡疤。肺部体征多不明显,与肺内病变不成比例。小婴儿可有呼吸急促,肺部存在湿性啰音。半数患者浅表淋巴结和肝脾大。一些患者伴有脑膜刺激征或精神萎靡。少数患儿有皮肤粟粒疹。

(三)辅助检查

1.影像学检查

(1)胸部X线检查:可见双肺密度、大小、分布均匀的粟粒结节阴影,纵隔或肺门可有肿大淋巴结或肺内原发病灶。

(2)胸部CT检查:上述表现更典型,并且有助于发现早期粟粒影。对于急性血行播散型肺结核患儿,应常规进行头颅CT检查,以尽早观察有无结核性脑膜炎的表现如脑积水等。

2.结核菌素皮肤试验

PPD皮试阳性对诊断具有较大价值,为当前重要的诊断依据。

3.结核菌检测

胃液或痰液结核分枝杆菌培养阳性,结核病的诊断可确立。

4.脑脊液检查

急性血行播散型肺结核患者,应常规进行脑脊液检查,观察有无合并结核性脑膜炎。

(四)诊断

根据症状、体征、影像学表现、PPD皮试阳性或结核病接触史可做出临床诊断。对PPD皮试阴性或疑难病例,可根据抗结核治疗有效反应或结核分枝杆菌培养阳性做出诊断。

(五)鉴别诊断

应与各种肺间质性疾病如支原体肺炎、衣原体肺炎、病毒性肺炎、朗格汉斯细胞组织细胞增生症、特发性肺含铁血黄素沉着症及过敏性肺泡炎等鉴别。鉴别要点如下。

1.胸部CT检查

急性血行播散型肺结核表现为双肺叶间、大小、分布均匀的粟粒结节阴影,纵隔或肺门可有肿大淋结或肺内原发病灶。

2.结核菌感染证据

PPD皮试阳性或密切结核病接触史或胃液、痰液找到结核分枝杆菌。

3.治疗反应

抗结核药物治疗有效。

(六)治疗原则

1.抗结核药物

在治疗的强化阶段联合使用异烟肼、利福平、吡嗪酰胺3个月，维持治疗阶段继用异烟肼、利福平6～9月。注意检测肝功能。如病情严重，可使用链霉素或乙胺丁醇，但必须知情同意，并检测听力和视力。合并结核性脑膜炎时，结脑治疗。

2.辅助治疗

对于有高热和中毒症状、肺部有弥漫粟粒者，可使用糖皮质激素。

三、继发性肺结核

继发性肺结核多见于10岁以上的较大儿童，为体内结核分枝杆菌复燃或再次感染引起的结核病，病情轻重不一，严重的病例多见于青春期青少年。

(一)病因

儿童继发性肺结核为已感染过结核分枝杆菌的儿童，在原发病灶吸收或钙化一个时期后，又发生了活动性肺结核。

(二)临床表现

1.症状

主要表现为结核中毒症状、咳嗽，可有高热和咯血表现。

2.体格检查

病情严重者，可有营养不良。病变广泛时，肺部可闻及湿性啰音。

(三)辅助检查

1.影像学检查

(1)胸部X线检查:表现为肺内浸润病灶，可伴有空洞、支气管播散病灶及钙化灶。肺内浸润病灶在儿童多见于下肺。可合并胸腔积液。

(2)胸部CT检查:有助于发现小的空洞和支气管播散病灶及钙化灶。

2.结核菌素皮肤试验

PPD皮试阳性对诊断具有较大价值，为当前重要的诊断依据。

3.结核分枝杆菌检测

痰液结核分枝杆菌涂片或培养阳性，结核病的诊断可确立。

(四)诊断

根据症状、体征、影像学表现、PPD皮试阳性或结核病接触史可做出临床诊断。对PPD皮试阴性病例，可根据抗结核治疗有效反应或痰液结核分枝杆菌涂片或培养阳性明确诊断。

(五)鉴别诊断

应与各种肺炎，尤其是支原体肺炎、细菌性肺炎、真菌性肺炎鉴别。鉴别诊断要点如下。

(1)胸部CT表现。

(2)结核菌感染证据：PPD皮试阳性或痰液找到结核分枝杆菌或密切结核病接触史。

(3)治疗反应：抗结核药物治疗有效。

(六)治疗原则

在治疗的强化阶段联合使用异烟肼、利福平、吡嗪酰胺3个月，维持治疗阶段继续用异烟肼、利福平3～6个月。注意检测肝功能。如合并支气管播散或肺空洞时，可使用链霉素或乙胺丁醇，家属和(或)患儿必须知情同意，并检测听力和视力。

四、结核性胸膜炎

结核性胸膜炎是结核病的一种类型，系结核菌由邻近胸膜的原发病灶直接侵入胸膜或经淋巴管和血管播散至胸膜而引起的渗出性炎症。分为干性胸膜炎和浆液性胸膜炎。小儿结核性胸膜炎多为肺结核病灶直接浸润引起。在治疗上应早期诊断、积极抽液、早期正规全程抗结核治疗，可减少包裹性积液及胸膜肥厚的发生。

(一)病因及发病机制

1.病因

原发性结核病是结核杆菌首次侵入机体所引起的疾病，结核杆菌有4型：人型、牛型、鸟型和鼠型，而对人体有致病力者为人型结核杆菌和牛型结核杆菌，我国小儿结核病大多数由人型结核菌引起，结核杆菌的免疫力较强，除有耐酸、耐碱、耐酒精的特性外，对冷、热、干燥、光线及化学物质等都有较强的耐受力，湿热对结核菌的杀菌力较强，在65℃ 30分钟、70℃ 10分钟、80℃ 5分钟即可杀死，干热杀菌力较差，干热100℃需20分钟以上才能杀死。因此，干热杀菌，温度需高，时间需长，痰内的结核菌在直接太阳光下2小时内被杀死，而紫外线仅需10分钟，相反在阴暗处可存活数月之久，痰液内的结核菌如用5%的石炭酸(苯酚)或20%漂白粉液消毒，则需24小时方能生效。

2.发病机制

引起结核性胸膜炎的途径：

(1)肺门淋巴结核的细菌经淋巴管逆流至胸膜。

(2)邻近胸膜的肺结核病灶破溃，使结核杆菌或结核感染的产物直接进入胸膜腔内。

(3)急性或亚急性血行播散性结核引致胸膜炎。

(4)机体的变应性较高，胸膜对结核毒素出现高度反应引起渗出。

(5)胸椎结核和肋骨结核向胸膜腔溃破，以往认为结核性胸腔积液系胸膜对结核毒素过敏的观点是片面的，因为针式胸膜活检或胸腔镜活检已经证实80%结核性胸膜炎壁层胸膜有典型的结核病理改变，因此，结核杆菌直接感染胸膜是结核性胸膜炎的主要发病机制。

早期胸膜充血，白细胞浸润，随后为淋巴细胞浸润占优势，胸膜表面有纤维素性渗出，继而出现浆液性渗出，由于大量纤维蛋白沉着于胸膜，可形成包裹性胸腔积液或广泛胸膜增厚，胸膜常有结核结节形成。

(二)临床表现

1.症状

起病可急可缓，多较急，起病多有发热，开始高热，1～2周后渐退为低热，同时有患侧胸痛、疲乏、咳嗽和气促等，咳嗽时积液侧胸痛加剧，如针刺样，待积液增多后胸痛即可减轻或消失，呼吸困难和发憋的有无与积液的多少有关，大量积液时可有呼吸困难、胸闷。

2.体征

积液少时可无明显体征，早期纤维素渗出阶段可有胸膜摩擦音，积液较多时，患侧胸廓饱满、肋间隙消失、呼吸运动减弱，触诊语颤减低，叩诊浊音，听诊呼吸音明显低于健侧，偶可闻少许水泡音，大量积液时气管移向健侧，慢性期广泛胸膜增厚、粘连、包裹，可出现病侧胸廓凹陷，呼吸运动及呼吸音减弱。

3.查体

可见患侧胸廓较健侧膨隆，肋间隙变宽或较饱满，病例胸廓呼吸动度减弱，叩诊浊或实音，听诊呼吸音减低或消失，当渗出液刚出现或消退时可听到胸膜摩擦音。

（三）检查

结核性胸膜炎初期，血中白细胞总数可增高或正常，中性粒细胞占优势，白细胞计数正常，并转为淋巴细胞为主，红细胞沉降率增快。

胸液外观多呈草黄色、透明或微浊或呈毛玻璃状，少数胸液可呈黄色、深黄色、浆液血性乃至血性，比重 1.018 以上，Rivalta 试验阳性，pH 约 7.00～7.30，有核细胞数（0.1～2.0）$\times 10^9$/L，急性期以中性粒细胞占优势，而后以淋巴细胞占优势，蛋白定量 30g/L 以上，如大于 50g/L，更支持结核性胸膜炎的诊断。葡萄糖含量＜3.4mmol/L、乳酸脱氢酶（LDH）＞200U/L、腺苷脱氨酶（ADA）＞45U/L、干扰素-γ＞3.7μg/mL、癌胚抗原（CEA）＜20μg/L、流式细胞术细胞呈多倍体。目前有报道测定胸腔积液的结核性抗原和抗体，虽然结核性胸膜炎者其胸腔积液的浓度明显高于非结核性者，但特异性不高，限制其临床应用。胸腔积液结核杆菌阳性率低于25%，如采用胸腔积液离心沉淀后涂片，胸腔积液或胸膜组织培养，聚合酶链反应（PCR）等，可以提高阳性率，胸腔积液间皮细胞计数＜5%。

1.胸膜活检

针刺胸膜活检是诊断结核性胸膜炎的重要手段。活检的胸膜组织除了可行病理检查外，还可行结核菌的培养，如壁层胸膜肉芽肿改变提示结核性胸膜炎的诊断。虽然其他的疾病如真菌性疾病、结节病、土拉菌病和风湿性胸膜炎均可有肉芽肿病变，但 95%以上的胸膜肉芽肿病变系结核性胸膜炎，如胸膜活检未能发现肉芽肿病变，活检标本应该做抗酸染色，因为偶然在标本中可发现结核杆菌，第 1 次胸膜活检可发现 60%的结核肉芽肿改变，活检 3 次则为80%左右，如活检标本培养加上显微镜检查，结核的诊断阳性率为 90%，也可用胸腔镜行直视下胸膜活检，阳性率更高。

2.X 线检查

胸腔积液在 300mL 以下时，后前位 X 线胸片可能无阳性发现，少量积液时肋膈角变钝，积液量多在 500mL 以上，仰卧位透视观察，由于积聚于胸腔下部的液体散开，复见锐利的肋膈角，也可患侧卧位摄片，可见肺外侧密度增高的条状影。中等量积液表现为胸腔下部均匀的密度增高阴影、膈影被遮盖，积液呈上缘外侧高、内侧低的弧形阴影。大量胸腔积液时，肺野大部呈均匀浓密阴影，膈影被遮盖，纵隔向健侧移位。结核性胸腔积液有些可表现为特殊类型，常见的有以下几种。

（1）叶间积液：液体积聚于一个或多个叶间隙内，表现为边缘锐利的梭形阴影或圆形阴影，在侧位胸片上显示积液位置与叶间隙有关。

(2)肺下积液:液体主要积聚于肺底与膈肌之间,常与肋胸膜腔积液同时存在,直立位时,表现为患侧膈影增高,膈顶点由正常的内 1/3 处移到外 1/3 处,中部较平坦,左侧肺底积液表现为膈影与胃泡之间的距离增大,患侧肋膈角变钝,如怀疑肺下积液,嘱患者患侧卧位 20 分钟后做胸透或胸片检查,此时液体散开,患侧肺外缘呈带状阴影,并显出膈肌影,带状阴影越厚,积液越多。

(3)包裹性积液:胸膜粘连形成的局限性胸腔积液。肋胸膜腔包裹性积液常发生于下部的后外侧壁,少数可发生在前胸壁,X 线征象直立位或适当倾斜位时可显示底边贴附于胸壁,内缘向肺野凸出的边界锐利,密度均匀的梭形或椭圆形阴影,阴影边缘与胸壁呈钝角。

(4)纵隔积液:纵隔胸膜腔的积液。前纵隔积液表现为沿心脏及大血管边沿的阴影,右前上纵隔积液阴影颇似胸腺阴影或右上肺不张阴影,取右侧卧位,左前斜 30°位置 20~30 分钟后,摄该体位的后前位胸片,显示上纵隔阴影明显增宽,前下纵隔积液须与心脏增大阴影或心包积液相鉴别,后纵隔积液表现为沿脊柱的三角形或带状阴影。

3.超声波检查

超声探测胸腔积液的灵敏度高,定位准确,并可估计胸腔积液的深度和积液量,提示穿刺部位,亦可以和胸膜增厚进行鉴别。

(四)诊断及鉴别诊断

1.诊断

根据病史和临床表现,结核性胸膜炎一般可确诊。临床表现主要为中度发热、初起胸痛以后减轻、呼吸困难,体格检查、X 线检查及超声波检查可做出胸液的诊断。诊断性胸腔穿刺、胸液的常规检查、生化检查和细菌培养等为诊断的必要措施,这些措施可对 75%的胸液病因做出诊断。

2.鉴别诊断

不典型的结核性胸膜炎应与下列疾病鉴别:

(1)细菌性肺炎合并脓胸:

患儿年龄较小,多见于 5 岁以下的幼儿,而结核性胸膜炎多见于 5 岁以上的少年儿童,肺部体征及 X 线检查、胸腔穿刺液检查可助鉴别。

(2)病毒性肺炎合并胸腔积液:多见于婴幼儿,临床表现较重,咳嗽、喘憋明显,严重者合并心脏功能衰竭。

(3)风湿性胸膜炎:多见于年长儿,且发生在风湿热极期,血沉往往较高。

(4)恶性肿瘤合并胸腔积液:胸腔积液多为漏出液或为血性,抽出积液后胸腔积液增长较快,胸腔积液病理检查找到肿瘤细胞的阳性率较高,可作为诊断的重要依据。

(5)支原体肺炎合并胸膜炎:近年也不少见,如及时做冷凝集试验及支原体抗体测定,可鉴别。

(五)并发症

可形成叶间胸膜炎、纵隔胸膜炎、包裹性积液和肺底积液等。治疗不及时或治疗不当,会很快发展为包裹性积液。单纯性结核性胸膜炎治疗不当或未完成规定的疗程,5 年内约 2/3 的患者发生其他部位结核或重症结核,如播散性结核、肺结核、胸壁结核等。肺内空洞及干酪样病变靠近胸膜部位破溃时,可引起结核性脓气胸。亦可逐渐干酪化甚至变为脓性,成为结核性脓胸。一侧胸膜肥厚形成纤维板束缚肺功能可并发对侧肺气肿，亦可导致慢性肺源性心脏病，甚至心肺功能衰竭。

（六）治疗

1.一般治疗

体温38℃以上可卧床休息，一般患者可以适当起床活动。总的休息时间大约以体温恢复正常、胸液消失后仍须持续2～3个月。

2.胸腔穿刺抽液

由于结核性胸膜炎胸液蛋白含量和纤维蛋白含量高，容易引起胸膜粘连，故原则上应尽快抽尽胸腔内积液，每周2～3次。首次抽液不要超过700mL，以后每次抽取量约1 000mL，最多不要超过1 500mL。如抽液过多、过快，可由于胸腔内压力骤降发生复张后肺水肿和循环衰竭。

若出现头晕、出汗、面色苍白、脉搏细弱、四肢发冷、血压下降等反应，立即停止抽液，皮下注射0.5%肾上腺素0.5mL，同时静脉内注射地塞米松5～10mg，保留静脉输液导管，直至症状消失。如发生肺复张后肺水肿，应进行相应的抢救。胸腔抽液有以下作用：

(1)减轻中毒症状，加速退热。

(2)解除肺脏和心脏血管受压，改善呼吸及循环功能。

(3)防止纤维蛋白沉着所致胸膜粘连肥厚。目前也有学者主张早期大量抽液或胸腔插管引流可减少胸膜增厚和胸膜粘连等并发症。

3.抗结核药物治疗

一般采用链霉素(SM)、异烟肼(INH)和利福平(RFP)，或链霉素(SM)、异烟肼(INH)、乙胺丁醇(EMB)联合治疗。链霉素(SM)0.75～1.0g/d，肌内注射，疗程2～3个月。异烟肼(INH)0.3g/d，顿服，利福平(RFP)0.45～0.6g/d，顿服，乙胺丁醇(EMB)0.75g/d，顿服，上述口服药物均连续服用1.0～1.5年。治疗过程必须注意抗结核药物的不良反应，如听力的变化、视觉的变化和肝功能等，发生时应根据情况减量或停用。

结核性胸膜炎不主张常规使用糖皮质激素，因为有许多不良反应。当大量胸腔积液、吸收不满意或结核中毒症状严重时可用泼尼松30mg/d，至胸液明显减少或中毒症状减轻时每周减少5～10mg，一般4～6周停药。减药太快或用药时间太短，容易产生胸液或毒性症状的反跳。胸腔内注射抗结核药物或皮质激素没有肯定意义。抗结核药物在胸液的浓度已经足够，胸腔内注射药物对胸液的吸收及预防胸膜增厚与不用药物者没有显著差异。

4.外科治疗

经过内科治疗，临床症状消失，胸膜明显增厚，影响病儿的发育及呼吸功能，宜做胸膜剥脱术。此外，包裹性结核性脓胸，内科治疗疗效不佳，应及早手术治疗。

5.预后

及时正确治疗预后多良好，如病程迁延至胸膜粘连、包裹，造成营养不良等，影响预后。

（七）预防

1.控制传染源，减少传染机会

结核菌涂片阳性患者是小儿结核主要传染源，早期发现和合理治疗涂片阳性结核患者，是预防小儿结核病的根本措施。婴幼儿患活动性结核，其家庭成员应做详细检查(摄胸片、PPD

等)，对小学和托幼机构工作人员应定期体检，及时发现和隔离传染源，能有效地减少小儿感染结核的机会。

2.普及卡介苗接种

实践证明，接种卡介苗是预防小儿结核病的有效措施，卡介苗为法国医师 Calmette 和 Guerin 在 1921 年所发明，故又称 BCG，我国规定在新生儿期接种卡介苗，按规定卡介苗接种于左上臂三角肌上端，皮内注射，剂量为 0.05mg/次，划痕法现已很少采用，原卫计委 1997 年通知取消 7 岁和 12 岁的卡介苗复种计划，但必要时，对该年龄结核菌素试验阴性儿童仍可给予复种，新生儿期卡介苗可与乙肝疫苗分手臂同天注射。

接种卡介苗禁忌证：阳性结核菌素反应、湿疹或皮肤病患、急性传染病恢复期(1 个月)、先天性胸腺发育不全症或严重联合免疫缺陷病患者。

3.预防性化疗

(1)3 岁以下婴幼儿未接种过卡介苗而结核菌素试验阳性者。

(2)与开放性肺结核患者(多系家庭成员)密切接触者。

(3)结核菌素试验新近由阴性转为阳性者。

(4)结核菌素试验呈强阳性反应者。

(5)结核菌素试验阳性：小儿需较长期使用肾上腺皮质激素或其他免疫抑制剂者。

用于化学预防药物主要为异烟肼，剂量为 10mg/(kg・d)，疗程 6～9 个月，父母新患肺结核的家中 6 岁以下儿童和患结核病产妇所娩出的新生儿，不管结核菌素试验结果如何，均应给予异烟肼治疗，剂量同上，用药 3 个月后再做毒素试验，若呈阳性，则持续用异烟肼到 9 个月；若结核菌素试验阴性(＜5mm)，则停用异烟肼。

抗 HIV 阳性儿童有结核接触史者，不管结核菌素试验结果如何均应接受异烟肼治疗 12 个月。

儿童接触的结核患者若系抗异烟肼株，则化疗药物应改为利福平，15mg/(kg・d)，6～9 个月；若系耐异烟肼又耐利福平株，则建议给吡嗪酰胺加氧氟沙星 6～9 个月或吡嗪酰胺加乙胺丁醇 6～9 个月。

第五节　气胸

气胸指胸膜腔内蓄积有气体，若同时有脓液存在，则称为脓气胸。二者病因与临床表现大同小异，故合并叙述。从早产婴到年长儿均可见，可为自发性气胸或继发于疾病、外伤或手术后。

一、病因及发病机制

(一)病因

1.穿透性或非穿透性外伤

穿透性或非穿透性外伤，由于支气管或肺泡破裂，小儿胸外伤多发生于车祸或自高处摔下,外伤伴有肋骨骨折及穿透性损伤,累及脏层胸膜时多伴有血胸。

2.吞咽腐蚀性药物

吞咽腐蚀性药物可致食管溃烂使空气逸入胸腔,如支气管裂口处形成活瓣机制,空气能吸进胸腔而不能排出,形成张力性气胸,在整个呼吸周期,胸腔内压力均高于大气压,对心肺功能影响极大,不只有严重通气障碍,更因正压传到纵隔引起静脉回流心脏的血流量减少。由于有严重缺氧及休克,张力性气胸属小儿严重急症,应立即正确诊断及治疗。

3.各种穿刺

各种穿刺如胸膜穿刺或肺穿刺、针灸时进针太深,均可引起气胸发生。

4.手术后

可发生支气管胸膜瘘伴发气胸。施行气管切开术时如部位过低穿破胸壁时。

5.机械通气

机械通气特别是终末正压比间歇正压更易引起气胸,那些有广泛肺泡损伤伴肺顺应性严重减低的新生儿,用人工机械通气最易合并气胸,同时空气进入纵隔引起纵隔气肿及皮下气肿,严重者同时合并腹腔或心包积气。

6.呼吸道严重梗阻

呼吸道严重梗阻时(如新生儿窒息、百日咳、气道异物吸入、哮喘等),也可使肺组织破裂发生气胸。

7.肺部感染

肺部感染继发于肺部感染的气胸,最多见为金黄色葡萄球菌性肺炎,其次为革兰阴性杆菌肺炎,又可继发于肺脓肿、肺坏疽,都是由于感染致肺组织坏死穿破脏层胸膜发生气胸或脓气胸。

8.肺弥漫病变

继发于肺弥漫病变,如粟粒型肺结核、空洞性肺结核、朗格汉斯组织细胞增生症及先天性肺囊肿等病,某医院曾见1例先天性肠源性肺囊肿(胃重复畸形)由于溃疡破溃,与肺及胸膜相通,引起双侧气胸。偶见气胸并发于恶性肿瘤,如恶性淋巴瘤、小儿成骨肉瘤、肺结核等。

当胸膜腔和外界大气有交通时如胸廓外伤或手术,空气经壁层胸膜进入胸腔时,以及任何原因引起的肺泡破裂或支气管胸膜瘘,空气从气道或肺泡逸入胸膜腔均可造成气胸。

9.自发性气胸

原因不明,较常见于青年及年长儿童,容易复发,有报告复发率高,约有1/3～1/2患者在同侧再次自发气胸,偶可呈家族性。

(二)发病机制

肺内压力持续性增高致新生儿肺泡破裂;年长儿童肺表面干酪样病灶,肿瘤所致肺组织坏死、液化等因素,均可导致肺泡破裂,形成支气管胸膜瘘而发生气胸,胸壁穿透性创伤与胸外科手术损伤引起气胸。由于大量或持续不断的气体漏出,增加了胸膜腔内的压力,如超过大气压时,则称谓“张力性气胸”,此时患侧肺受压而萎陷,而对侧肺则过度膨胀,从而导致一系列严重后果。

二、临床表现

气胸的症状与起病急缓、胸腔内气量多少、原先肺部病变范围大小、气胸的类型等有关。一般而言,气胸大多是突然发生、症状较凶险,气胸症状及体征依胸腔内气量大小及是否张力性而异,多在原有疾病基础上突然恶化,出现呼吸加快及窘迫。因缺氧小儿表情惶恐不安,婴幼儿气胸发病多较急重,大都在肺炎病程中突然出现呼吸困难。小量局限性气胸可全无症状,只有X线检查可以发现;如果气胸范围较大,可致胸痛、持续性咳嗽、发憋和青紫、出现呼吸减弱、胸部叩诊鼓音及病侧呼吸音减弱或消失等,如果用两个钱币在背上相击,在胸前听诊可闻空性响音,如果支气管瘘管继续存在,呼吸音可呈空瓮性,胸腔内大量积气,特别为张力性气胸时,可见肋间饱满,膈肌下移,气管与心脏均被推移至健侧。同时,气促加重、严重缺氧、脉甚微、血压降低、发生低心搏出量休克,都是张力性气胸所致的危象。脓气胸与气胸的症状基本相似,但有明显中毒症状、发热较高,若脓液较薄,则在听诊的同时,摇动小儿上半身,可听到拍水声,但若胸膜已有粘连物发生,此症不易查见。

三、检查

由于大多气胸为感染所致,故血白细胞多较高,脓气胸时更为显著。胸部摄片,可发现无临床症状的小量积气,若气量较多,则显示患侧肺被压缩,纵隔及心脏移向健侧,脓气胸可见有脓液平,体位变动时透视,变化更为明显。X线正及侧位透视和拍片可协助诊断,可见萎陷的肺边缘即气胸线,压迫性肺不张的肺组织被推向肺门呈一团状,气胸部分呈过度透明,不见任何肺纹理,但在新生儿气胸可位于前及内方而将肺组织推向后方,后前位照不见气胸线或仅在肺尖可见肺外线有少许气胸影像,而气胸呈一透明弧形影,凸面向外,在透亮弧形圆边外,可见到致密的萎陷肺阴影,张力性气胸时可见气管及心脏被推向健侧,横膈下移。

四、诊断及鉴别诊断

(一)诊断

根据典型症状及体征临床诊断不难,再结合X线检查即可明确诊断,新生儿气胸有时诊断困难,用透光法可查出患侧透光度增加以协助诊断。

(二)鉴别诊断

气胸应与肺大疱、大叶性肺气肿、先天性含气肺囊肿或横膈疝相鉴别。

1.支气管哮喘和阻塞性肺气肿

有气急和呼吸困难,体征亦与自发性气胸相似,但肺气肿呼吸困难是长期缓慢加重的,支气管哮喘患者有多年哮喘反复发作史。当哮喘和肺气肿患者呼吸困难突然加重且有胸痛,应考虑并发气胸的可能,X线检查可以做出鉴别。

2.急性心肌梗死

患者亦有急起胸痛、胸闷,甚至呼吸困难、休克等临床表现,但常有高血压、动脉粥样硬化、冠心病史。体征、心电图和X线胸透有助于诊断。

3.肺栓塞

肺栓塞有胸痛、呼吸困难和发绀等酷似自发性气胸的临床表现,但患者往往有咯血和低热,并常有下肢或盆腔栓塞性静脉炎、骨折、严重心脏病、心房纤颤等病史,或发生在长期卧床的老年患者。体检和X线检查有助于鉴别。

4.肺大疱

位于肺周边部位的肺大疱有时在X线下被误为气胸。肺大疱可因先天发育形成,也可因支气管内活瓣阻塞而形成张力性囊腔或巨型空腔,起病缓慢,气急不剧烈,从不同角度做胸部透视,可见肺大疱或支气管源囊肿为圆形或卵圆形透光区,在大疱的边缘看不到发线状气胸线,疱内有细小的条纹理,为肺小叶或血管的残遗物。肺大疱向周围膨胀,将肺压向肺尖区、肋膈角和心膈角,而气胸则呈胸外侧的透光带,其中无肺纹可见。肺大疱内压力与大气压相仿,抽气后,大疱容积无显著改变。

五、治疗要点

1.非手术治疗

主要适用于稳定型小量气胸。小量气胸一般指气胸容积占胸腔容积不到20%者。应严格卧床休息,酌情给予镇静、镇痛药物。一般可经过1～2个月自行吸收。当气胸容积占胸腔容积超过20%时,高浓度吸氧(甚至吸纯氧)可加快胸腔内气体的吸收(其原理为吸入高浓度氧气可造成胸膜腔及血液的氧浓度梯度差增大)。注意基础疾病的治疗。

2.排气疗法

(1)胸腔穿刺抽气:适用于小量气胸、呼吸困难较轻、心肺功能尚好的闭合性气胸患者。抽气可加速肺复张,迅速缓解症状。

(2)胸腔闭式引流:适用于不稳定型气胸,呼吸困难明显、肺压缩程度较重,交通性或张力性气胸,反复发生气胸患者。不论气胸容量多少,均应尽早进行胸腔闭式引流。位置应在锁骨中线第2或第3肋间或腋中线乳头水平,若穿刺位置难以定位,可借助超声检查辅助定位。

3.手术治疗

经内科治疗无效的气胸可为手术的适应证,主要适用于长期气胸、血气胸、双侧气胸、复发性气胸、张力性气胸引流失败、胸膜增厚致肺膨胀不全或影像学有多发性肺大疱者。可选择胸腔镜或开胸手术治疗。

4.并发症的处理

常见的并发症为脓气胸、血气胸、纵隔气肿及皮下气肿等。并发症的及时处理可有效控制气胸的发展。

第三章

消化系统疾病

第一节　周期性呕吐综合征

周期性呕吐综合征(CVS)又称再发性呕吐综合征(RVS),是一种严重影响患儿和家长身心健康和生活质量的临床综合征。该病最早由法国的 Heberden 提出和英国的 Samuel Gee 进一步描述。近年来被明确归入功能性胃肠道疾病,目前公认的定义为 3 次或反复多次的发作性顽固的恶心和呕吐,每次发作持续数小时至数日,2 次发作间期有长达数周至数日的完全无症状间隙期。CVS 常于儿童期发病,主要在学龄前期,除胃食管反流症外,CVS 被认为是引起儿童反复呕吐的第二位常见原因。CVS 患者不存在任何代谢、神经及消化等系统的异常。

一、流行病学

CVS 可发生在各个民族和种族,但真正的流行病学和发生率尚不完全清楚。20 世纪 60 年代 Gullen 调查了 1 000 名 4～15 岁澳大利亚儿童。CVS 的发病率为 2%～3%;90 年代 Abu-Arateh 等报道 CVS 在 2 165 名 5～15 岁英国苏格兰儿童中发病率为 1.9%;本世纪初 Ertekin 等报道美国俄亥俄州儿童 CVS 发病率为 0.4%。CVS 通常在儿童起病,主要在学龄前期,儿童平均发病年龄是 4.8 岁,国外资料显示,多数有偏头痛家族史。男女均可发病,女稍多于男(55∶45)。

二、病因和发病机制

CVS 的发病机制还不十分清楚,近年来的研究认为与偏头痛、线粒体、离子通道、脑肠轴、内分泌激素异常,以及自主神经功能不良有关。也有认为与遗传有关。

1.偏头痛及相关因素

早在 19 世纪就观察到,CVS 与偏头痛存在广泛的临床联系,二者的发作有惊人的相似之处,即均呈刻板、周期性发作,可持续数小时至数天,有面色苍白、嗜睡、恶心、厌食及畏寒等,均为自限性疾病。发作间期完全健康。CVS 家族成员中有较高的偏头痛发病率,部分 CVS 以后可进展为偏头痛,抗偏头痛药物普遍被推荐用于治疗 CVS,并取得很好的疗效。

2.下丘脑-垂体-肾上腺轴和刺激应答

由下丘脑-垂体-肾上腺素轴(HPA)调节的应激反应显示对 CVS 发病起作用。感染、生理和心理因素已被鉴定为CVS的触发因素。研究发现CVS患儿发病前有过度的HPA激活，表现为血清促肾上腺皮质激素(CRF)、糖皮质激素水平升高，及随后血清血管升压素、前列腺素E_2和血尿儿茶酚胺水平增加，部分患儿表现发病时有高血压及液体潴留。目前较为注意的是CRF在CVS中的发病作用。CRF的清晨峰值也可解释CVS多于清晨发作的原因。

3.自主神经功能不良

自主神经系统对CVS既有中枢性又有周围性的作用。CVS发病时许多症状如苍白、发热、嗜睡、恶心、呕吐及过量流涎等都为自主神经功能紊乱症状。近年研究发现，与对照组相比CVS显示有明显增高的交感神经心血管张力。

三、临床表现

1.CVS分期和分级

CVS分为4个时期。①间歇期：几乎没有症状；②前驱期：有接近于发作的表现，通过药物尚能控制；③呕吐期：持续而强烈的恶心、呕吐、干呕和其他症状；④恢复期：恶心很快停止，患者恢复食欲及精神状态。

按发病严重程度不同分为3级。①轻度：不影响学习和生活；②中度：学习和生活有困难；③重度：不能学习，生活受到很大影响。

2.CVS临床表现特点

CVS以反复发生、刻板发作的剧烈恶心、呕吐为特征，持续数小时到数天。间歇期无症状，可持续数周到数月。每日发作时间比较固定，通常在晚上或凌晨。一旦发作，在最初的数小时内便达到最大强度，发作和停止却非常快速，呈一种“开—关”刻板模式。

发作时常伴有自主神经和胃肠道症状，如苍白、嗜睡、虚弱、流涎，对光、声音、气味不耐受，少数有高血压，胃肠道症状除呕吐外，腹痛、干呕、厌食及恶心是最常见症状，80%的病例存在诱发因素，包括生理、心理应激和感染。心理应激包括正面因素(生日和节日)和负面因素(家庭和学校因素)，生理应激包括饮食因素、体力消耗和缺乏睡眠，女孩月经期也是典型的诱发因素。

四、诊断和鉴别诊断

1.诊断CVS需注意的问题

虽然CVS有较独特的临床表现，但因呕吐症状为非特异性，因此，诊断CVS前先要求排除常见的或较易治疗的疾病和器质性疾病。详细询问病史在CVS的诊断中非常重要。文献提示，以下关键问题的答复是肯定的，则诊断CVS的可能性占70%以上：患者是否以前有过≥3次类似呕吐、间隙期完全正常，每次发作都类同，呕吐最严重时超过1次/15分，伴面色苍白、嗜睡、腹痛、厌食和恶心；有偏头痛家族史。

2.CVS诊断标准

(1)伦敦CVS国际诊断标准

①必需条件：a.3次或以上发作性呕吐，持续数小时至数天；b.发作间歇期无症状，长达数

周至数月;c.刻板的反复发作,有相同的发作时间和症状持续时间;d.无器质疾病因素(缺少实验室或影像学证据)。

②支持条件:a.发作具有自限性;b.伴随症状包括恶心、腹痛、头痛、运动病、畏光及倦怠;c.相关体征有发热、苍白、脱水、过度流涎及社交不能。其中恶心和倦怠被认为具有诊断价值。

(2)罗马Ⅱ标准(小儿CVS诊断标准):①3个或3个周期以上剧烈的恶心、顽固性呕吐,持续数小时到数日,间隙期持续数日到数月;②排除代谢性、胃肠道及中枢神经系统器质性疾病。

(3)罗马Ⅲ标准[小儿4岁婴幼儿及儿童、青少年(4～18岁)CVS诊断标准]:①2次或以上发作性剧烈恶心、顽固性呕吐,持续数小时甚至数天;②间歇期为健康状态,可持续数周到数月。

3.鉴别诊断及所需的辅助检查

CVS的诊断需排除以下3类疾病:胃肠疾病、胃肠外疾病,同时必须注意与慢性呕吐相区别(表3-1、表3-2)。

表3-1 CVS需要鉴别的疾病

消化系统	消化性损伤:食管、胃炎及胃溃疡等;畸形:旋转不良等;炎症性肠病:慢性阑尾炎;肝胆病:胆囊收缩不良等;胰腺炎:家族性自主神经功能不良及假性梗阻
神经系统	腹型偏头痛、慢性鼻窦炎、颅压增高(肿瘤)及腹型癫痫
泌尿系统	继发性于输尿管膀胱连接点梗阻的急性肾盂积水、肾结石
代谢/内分泌	Addison病、糖尿病及嗜铬细胞瘤;有机酸血症:丙酸血症、脂酸氧化障碍、线粒体病、尿素循环障碍、氨基酸尿、急性间断性卟啉症及Hypothalamic surge
其他	由催吐剂引起呕吐;焦虑及抑郁

表3-2 CVS与慢性呕吐的区别

特征	CVS	慢性呕吐
女∶男比例	3∶1	1∶1
发作时间	夜间	每天任何时候
前驱症状	常见	不常见
病因	非胃肠道因素占65%	胃肠道因素占72%
发作频率	<9次/月(每2周至3个月)	≥9次/月(约36次)
呕吐次数	>4次/时(约11～14次)	<4次/时(约1.5次)
血清生化异常(%)	14	2
白细胞增多(%)	3	2
偏头痛家族史(%)	40～60	11～14

五、治疗

因CVS的病因和发病机制尚未完全明确,故治疗仍然是经验性综合治疗。

1.避免触发因素

避免感染、食物、晕车等触发因素，对某些心理应激(如家庭和学校)因素也应避免，适当应用抗焦虑药物(如奥沙西泮)偶可预防发作。

2.发作期支持治疗

发作期给予患儿安静舒适环境，避免光和强声刺激，按需补液，纠正水、电解质紊乱和酸碱失衡，保证热能供应。文献提示，单纯葡萄糖和电解质输入，有效率达42%。镇静药如氯丙嗪、劳拉西泮等的应用，可使患儿安静休息，缓解顽固恶心和镇吐。呕吐重者可用5-HT_3拮抗药格雷司琼和昂丹司琼静脉输入。有明显胃肠黏膜损伤(呕吐咖啡样物)时适当加用黏膜保护药和抑酸药。

3.预防性药物治疗

对于发作超过1次/月，且每次发作持续，应进行预防用药。目前常用药物有抗偏头痛药、精神安定药和促胃肠动力药。近年来，以上药物应用已明显改善CVS的临床过程。有学者报道各种药物治疗CVS的有效率：小剂量普萘洛尔治疗有效率为57%；赛庚啶0.3mg/(kg·d)，分3～4次口服，治疗有效率为39%；阿米替林25～50mg/d，治疗有效率为67%。苯噻啶在英国和澳大利亚被广泛应用。Aanpreung等研究显示，阿米替林和苯噻啶治疗有效率分别为83.3%和50%。也有报道胃动素受体激动药红霉素治疗有效率达75%。

4.针灸治疗

常用穴有中脘、天枢、内关、足三里等。幼儿用灸法。年长儿可针、可灸。

5.精神治疗

CVS不仅对患儿，而且对整个家庭是一种威胁，反复发病使他们感到沮丧、压抑和愤怒，为此，除了使用有效的药物迅速控制呕吐外，应让家长了解到家庭环境和患儿的不良情绪等均可诱发呕吐发作，要积极进行心理治疗。

第二节　消化道出血

消化道出血是指由于各种原因引起的从口腔至肛门的整个消化道的出血，其中以食管、胃、十二指肠、空肠及胆道的急性上消化道出血多见。在小儿任何年龄均可发生。消化道出血的病因复杂，除了消化道本身疾病外，也可能是全身出血性疾病的局部表现，出血部位可以是上消化道，也可以是下消化道，出血量悬殊大，可以是一次大量出血，也可以是慢性小量出血。

一、病因

1.全身性疾病

(1)血液系统疾病：血小板减少性紫癜、再生障碍性贫血、白血病、血友病及各种原因引起的弥散性血管内凝血等。

(2)维生素缺乏症：维生素K缺乏症(新生儿自然出血症)及维生素C缺乏症。

(3)急性传染病:流行性出血热、暴发性肝炎、伤寒、副伤寒、斑疹伤寒、副霍乱、细菌性痢疾及新生儿败血症等。

(4)寄生虫病:钩虫、血吸虫、恙虫病、阿米巴痢疾。

(5)食物过敏:婴儿牛奶蛋白过敏。

(6)中毒性疾病:植物中毒(毒蕈、棉子、苍耳子)、化学毒物(升汞、砷)及尿毒症。

(7)结缔组织疾病:播散性红斑狼疮、皮肌炎及结节性多动脉炎。

(8)药物引起:应用止痛药引起消化道出血,如阿司匹林、保泰松、消炎痛等。

(9)其他:遗传性毛细血管扩张症。

2.食管疾病

食管静脉曲张、胃食管反流、食管炎、食管重复畸形、食管异物、食管裂孔疝、食管贲门黏膜撕裂症等。

3.胃十二指肠、胆道疾病

原发性胃十二指肠溃疡、各种原因所致的应激性溃疡、急性胃炎、胃扭转、胃结核、胃黏膜脱垂或胆道出血,以及肿瘤。

4.小肠疾病

肠套叠、肠重复畸形、梅克尔憩室、肠扭转、急性肠炎、绞窄性肠梗阻、小肠血管瘤、黑色素斑点-胃肠道多发性息肉症候群、出血性坏死性小肠炎、局限性肠炎、小肠肿瘤。

5.结肠直肠疾病

溃疡性结肠炎、结肠息肉、直肠息肉。

6.肛门

肛裂、脱肛。

二、病理

消化道出血的病理变化根据不同病因、不同部位而不同,由于全身性原因引起的出血大多数为弥散性,表现为消化道某一部位或广泛发生的黏膜渗血或为局灶性出血。

食管疾患的出血可见到食管中下段黏膜下方迂曲的静脉曲张团块及某一部位破裂出血,食管炎出血多为较弥散性出血或合并溃疡。

胃、十二指肠溃疡及各种应激性溃疡出血可以见到消化道相应部位水肿、溃疡形成,合并出血时往往涉及溃疡底部腐蚀血管。

肠道息肉出血多见于息肉脱落或较大息肉表面形成溃疡出血,梅克尔憩室或肠重复畸形的出血多系继发的溃疡出血。痔、肛裂出血在局部可见到导致出血的病变。

三、临床表现

一般取决于病变的性质、部位、失血的量与速度及患儿出血前的全身情况。上消化道出血表现为呕血和黑便,下消化道出血表现为便血。

呕血与便血是消化道出血的特有症状,呕血是指呕吐鲜血或咖啡残渣样血液。上消化道出血可出现黑便或暗红色血液，小肠出血量多，排出速度较快时，血便可呈暗红色、鲜红色或紫红色血块，当小肠出血量小，血液在肠内停留时间较长，也可呈柏油样大便。结肠和直肠出血时，由于血液在肠道内停留时间较短，往往排出较新鲜的血液，上位结肠出血时，血与大便常混杂，乙状结肠和直肠出血时，可有新鲜血液附着于成形的大便表面；血在大便后滴下多见于肛裂、直肠息肉等肛门直肠疾患。

急性大量出血时，由于小儿血容量相对较少，故出血后很快产生血容量减少性周围循环衰竭，出现休克时，表现烦躁不安、口渴、脉速、血压下降。血蛋白质消化产物在肠道中的吸收易致出血后氮质血症。由于分解产物的吸收，血容量减少，贫血或循环衰竭引起体温调节中枢紊乱，引起出血后发热。

其他伴随症状根据原发病不同而有不同的伴随症状。①伴剧烈腹痛：多见于绞窄性肠梗阻、出血性坏死性小肠炎、过敏性紫癜或肠套叠等；②伴腹部肿物：见于肠套叠、肠结核、肠肿瘤或肠重复畸形等；③伴发热：常见于急性肠道感染、流行性出血热等急性传染病；④腹泻：如急性肠炎、出血性小肠炎等。

四、诊断及鉴别诊断

诊断的主要关键在于确定病因，由于病因众多，且在出血时期有些检查受到限制，故而很多患儿要在出血停止后进行系统检查，才能肯定出血部位和病因。

1.出血量的估计

通过询问病史及呕吐、便血次数及出血量有助于估计失血量，但所出血液可在胃肠内停留数小时后才排出，故应动态观察患儿精神、神志、面色、脉搏、血压、皮肤毛细血管充盈及尿量。失血量不足血容量10%时，患儿常无明显症状及体征；失血量达血容量10%～20%时，出现面色苍白、口渴、多汗、头晕、心悸、血压下降、尿少、四肢凉等。血压可因机体代偿保持在正常范围，但脉压降低。失血达25%～40%时，出现面色发灰、口渴难忍、烦躁、四肢凉、发绀、皮肤发花、血压中度下降、尿量明显减少。等失血量>40%时，患儿神志不清、呼吸障碍、脉搏难触及、血压极低或测不到、无尿。此外，发病年龄越小，对失血耐力越差，婴儿失血>30%即可出现严重休克，失血越急越易引起休克。

2.推测出血部位

呕血或经胃管吸出血液，提示上消化道出血，因血液下流至下消化道常见有柏油样黑便。反复黑便而无呕血者提示出血来自十二指肠或空肠。暗红色血便多来自小肠，血液与粪便均匀混合。鲜红色血便提示直肠、结肠出血。肛门直肠部位出血时血液不与粪便混合。大便潜血可来自消化道任何部位。

3.判断出血的病因

注意其他全身症状以除外全身性出血疾病。小儿外科领域的消化道出血主要限于器质性疾病，可依据好发年龄初步判断引起出血的疾病。

4.消化道出血与年龄关系

(1)新生儿期出现消化道出血应考虑新生儿出血症、坏死性小肠结肠炎、应激性溃疡、维生素K缺乏症、牛奶过敏、咽下综合征、应激性胃炎、血小板减少、感染性腹泻、肛裂等。

(2)婴儿期多见肠套叠、坏死性小肠结肠炎、细菌性痢疾、钩虫病、肠旋转不良、溶血/尿毒综合征、胃底食管静脉曲张、肠重复畸形、梅克尔憩室、出血性疾患等。

(3)学龄前及学龄期儿童应考虑消化道溃疡、肠息肉、过敏性紫癜、血小板减少性紫癜、细菌性痢疾、胆道出血、食管静脉曲张、胃黏膜脱垂症、反流性食管炎、梅克尔憩室炎性肠病及各种中毒等。

(4)任何年龄均可发生消化道出血的疾病,多见应激性溃疡、DIC、血小板减少性紫癜、血友病、再生障碍性贫血、遗传性毛细血管扩张症、肠伤寒、尿毒症等。

5.伴随症状及体征

(1)呕血伴有便血应考虑食管静脉曲张、消化道溃疡、过敏性紫癜、新生儿出血症、DIC、胃黏膜脱垂症及胃炎等。

(2)便血伴腹痛应考虑肠套叠、过敏性紫癜、胆道出血、坏死性小肠结肠炎、食物中毒。胸骨后疼痛应考虑食管裂孔疝。

(3)便血伴休克者体温正常时,考虑回肠远端憩室、消化性溃疡、食管静脉曲张。发热时考虑细菌性痢疾、坏死性小肠结肠炎、DIC。

(4)便血伴皮肤出血点,有过敏性紫癜、血小板减少性紫癜、再生障碍性贫血、白血病、血友病、DIC等。

(5)便血伴黄疸应考虑急性重型肝炎、肝性脑病、溶血-尿毒综合征、严重胆道感染。

(6)便血伴肛诊有包块多见于肠息肉,指套有果酱样大便考虑为肠套叠等。

(7)正常便伴少许血液且伴有肛门疼痛时,应考虑肛裂。

(8)便血伴腹胀应考虑坏死性小肠结肠炎。

6.实验室及其他检查

(1)筛查全身出血性疾病:血常规、血小板、血细胞比容、血型及交叉配血时间、出血时间、凝血时间、凝血酶原时间、部分凝血活酶激活时间及凝血因子,可以筛出大部分凝血缺陷疾病。如出血时间延长提示血小板疾病;凝血酶原时间延长可见于血液病;肝脏或胆道梗阻所致维生素K吸收不良;部分凝血活酶时间延长伴正常凝血酶原时间,表示有凝血因子Ⅷ、Ⅸ或Ⅺ缺乏,提示血友病等。

(2)X线检查:普通透视、钡餐、钡灌肠及气钡双重造影,可酌情施行。

(3)吞线法:可粗略地判断出血部位。用一条白线,长度是从口腔耳后到耻骨,一端扎上小块糖,使患儿吞下,线的另一端用胶布固定在口角处。患儿取右侧卧位,24小时后,当看到有规律的蠕动后,线即达十二指肠,把线抽出。正常时线染成白-黄色;如胃内有出血,则呈白-红-黄色;如十二指肠内出血则为白-红色;食管内出血为红-白色或咖啡色-黄色。拉线时要轻,以免损伤黏膜,出现假阳性。

(4)器械检查:利用器械检查可以发现出血部位、原因、病变范围,甚至可以同时取活检以判断病变的性质。器械检查主要利用各类内镜如纤维胃十二指肠镜、纤维小肠镜、纤维结肠镜、乙状结肠镜、肛门镜等。可以直接观察病变,照相、录像、造影及取活检等。

(5)腹部放射性核素扫描:当怀疑出血来自梅克尔憩室、肠重复畸形时,可用放射性核素^{99m}Tc腹部扫描，能发现憩室内的胃黏膜出血灶。

(6)选择性腹腔动脉造影：有助于确定出血部位，仅适用于出血不止、诊断困难患儿。可显示出血的血管部位及病变性质。

上述各种检查并非每一个出血病例都需要进行，应结合病史及病情有选择地采用，先用普通的无损伤的检查方法，后采用复杂、价格昂贵或有创伤的检查方法。尽管如此，临床上仍有10%左右的病例术前找不到消化道出血病因，有8%左右的病例剖腹探查后亦不能找到出血部位。

五、治疗

1.一般治疗

(1)护理：急性期需暂时卧床休息、吸氧。记录血压、脉搏、出血量，观察意识、皮肤色泽、四肢温度和肠鸣音等。轻度出血者，可进流质饮食；中度以上出血或频繁呕吐者，需暂禁食。必要时插胃管。食管静脉曲张出血者需禁食，血止2～3天方可进流质饮食。大量出血时可及时从胃管吸出胃内容，防止吸入性肺炎，应用冰盐水洗胃后有助于胃镜检查。

(2)营养管理：由护士对患者的营养状况进行初始评估，记录在“住院患者评估记录”中。总分≥3分，有营养不良的风险，需在24小时内通知营养科医师会诊。

(3)疼痛管理：由护士对患者的腹痛情况进行初始评估，疼痛评分在4分以上的，应在1小时内报告医师，联系麻醉科医师会诊。

2.尽快补充有效血容量

尽快补充血容量，防治休克。用生理盐水或葡萄糖盐水、右旋糖酐-40(每日≤1 000mL)，快速静脉输入。有代谢性酸中毒时应及时纠正。待配血后立即输血。轻度出血不必输血，通过输液大部分可以纠正。当失血量>20%时，即可发生失血性休克，应尽可能快速输入足量全血，以维持有效循环；也可输注浓缩红细胞。在紧急情况下可输注右旋糖酐-40，能提高胶体渗透压、扩张血容量，每次15～20mL/kg，每天1～2次，但大量输入右旋糖酐-40后可引起凝血障碍，个别患儿可发生过敏和溶血，故应掌握适应证和用量。

紧急输血指标：①血红蛋白<70g/L或血细胞比容<25%；②收缩压<90mmHg或较基础压下降25%以上；③体位改变时出现晕厥，脉搏≥120次/分。

3.药物治疗

应针对不同的病因选用不同的药物治疗。如小静脉或毛细血管渗血可用酚磺乙胺、巴曲酶等，门静脉高压食管静脉破裂出血可用生长抑素，应激性溃疡、消化性溃疡出血则用黏膜保护药和制酸药。

(1)巴曲酶：从巴西腹蛇毒液中提炼出的凝血素，在血管破损处局部发挥作用而不发生血管内凝血，<1岁，每次0.2～0.3kU；1～3岁，每次0.33kU；>3岁，每次0.5kU，每天1次，肌内注射或静脉注射连续2～3天。

(2)生长抑素及其衍生物：可使内脏血管收缩，减少门静脉主干血流量的25%～30%，降低门静脉压12.5%～50%；还可抑制胃肠道和胰腺的内分泌，保护胃黏膜。常用药物有生长抑素，半衰期为1～3分钟，首剂250μg加入5%葡萄糖液10mL中，缓慢静脉注射，维持量为3.5μg/(kg·h)，止血后维持48～72小时。

(3)制酸药：血小板及凝血因子只有当pH>6时才能发挥作用，新形成的凝血块在胃液pH<5时会被消化，因此，制酸药对控制消化道溃疡出血效果明显。西咪替丁，每次10mg/kg，静脉注射，每天2～3次；奥美拉唑，每次0.8mg/kg，静脉注射，每天1次。

4.胃灌洗止血

(1)凝血酶200U加入生理盐水10mL中注入胃内保留，每6～8小时可重复1次，此溶液温度不宜超过37℃，同时给予制酸药，效果会更好。

(2)胃内降温法：冰盐水洗胃可使胃内局部降温，胃黏膜表面血管收缩，达到止血目的；除去胃内积血，有利于观察出血是否停止，亦是急诊胃镜检查前的准备。

5.内镜止血

上消化道出血可用胃镜直视止血，食管和胃底静脉曲张破裂出血，注入硬化剂，使曲张静脉栓塞机化，达到止血和预防再出血；另行曲张静脉环扎术，也可达到上述目的，但技术要求较高。胃和十二指肠糜烂、溃疡出血，根据病变的不同选择不同的止血方法，如直接喷洒药物、电凝、激光、微波和钳夹止血等。结肠、直肠和肛管出血，可用结肠镜和直肠镜止血，有电凝、激光、微波和钳夹止血等方法；如息肉出血，可行息肉切除。

6.血管栓塞术

选择性动脉造影找到出血的血管，然后行栓塞术，此方法在临床应用较少。

7.外科手术治疗

经积极内科治疗，仍继续出血者或反复再出血者可外科手术。手术适应证：①出血量大，经内科治疗仍不能止血，并严重威胁患儿生命；②复发性慢性消化道出血引起的贫血不能控制；③一次出血控制后且诊断明确，有潜在大出血的危险者。

第三节　消化性溃疡

消化性溃疡(PU)是指那些接触消化液(胃酸和胃蛋白酶)的胃肠黏膜及其深层组织的一种局限性黏膜缺损，其深度达到或穿透黏膜肌层。溃疡好发于十二指肠和胃，但也可发生于食管、小肠及胃肠吻合口处，极少数发生于异位的胃黏膜，如Meckel憩室。本病95%以上发生在胃和十二指肠，即又称胃溃疡和十二指肠溃疡。近年来随着诊断技术的进步，尤为消化内镜在儿科的普及应用，该病的检出率明显上升，某医院溃疡病平均检出率占胃镜检查的12%；成人中报道约有10%的人在其一生中有过溃疡病。

一、病因及发病机制

消化性溃疡的病因繁多，有遗传、精神、环境、饮食、吸烟及内分泌等因素，迄今尚无定论，发病机制多倾向于攻击因素-防御因素失衡学说。正常情况下胃黏膜分泌黏液，良好的血液运输、旺盛的细胞更新能力及胃液分泌的调节机制等防御因素处于优势，或与盐酸、胃蛋白酶及幽门螺杆菌等攻击因素保持平衡。一旦攻击因素增强或(和)防御因素削弱则可形成溃疡。目前认为，在上述因素中 2 大环境因素对大多数溃疡患者的发病有重要意义，即幽门螺杆菌感染与非甾体类抗炎药的使用。

(一)致消化性溃疡的有害因素

消化性溃疡形成的基本因素是胃酸及胃蛋白酶分泌增加。

1.胃酸

1910 年 Schwartz 提出“无酸无溃疡”的名言，现在仍然正确。胃酸由胃黏膜的壁细胞分泌，壁细胞上有 3 种受体即乙酰胆碱受体、胃泌素受体及组胺受体。这 3 种受体在接受相应物质乙酰胆碱、胃泌素及组胺的刺激后产生泌酸效应。迷走神经活动亦与胃酸分泌有关。

(1)壁细胞泌酸过程可分 3 步：①组胺、胆碱能递质或胃泌素与细胞底-边膜上的相应受体结合；②经第二信息(AMP、Ca^{2+})介导，使刺激信号由细胞内向细胞顶端膜传递；③在刺激下，使 H^+-K^+-ATP 酶移至分泌性微管，将 H^+ 从胞质泵向胃腔，生成胃酸。一般情况下组胺、乙酰胆碱和胃泌素除单独地促进胃酸分泌外，还有协同作用。

(2)正常人平均每日胃液分泌量 1 000～1 500mL，盐酸 40mmol/L；十二指肠溃疡(DU)患者每日胃液分泌量 1 500～2 000mL，盐酸 40～80mmol/L；而胃溃疡(GU)患者每日胃液分泌量及盐酸多在正常范围。胃酸分泌随着年龄改变而变化，小儿出生时胃液呈碱性，24～48 小时游离酸分泌达高峰，此认为与来自母体的胃泌素通过胎盘有直接关系，2 天后母体胃泌素减少，胃酸降低。10 天以后上升，1～4 岁持续低水平，4 岁以后渐升高。所以新生儿在出生 2 天后就可发生急性胃溃疡及胃穿孔。由于胃酸分泌随年龄增加，年长儿消化性溃疡较婴儿多。

(3)胃酸增高的原因

①壁细胞数量增加：正常男性为 1.09×10^9，女性为 0.82×10^9。而 DU 为 1.8×10^9(增加 1 倍多)，GU 为 0.8×10^9(接近正常)。

②胃泌素：又称促胃液素，胃泌素 G17(胃窦部最高)或 C34(十二指肠最高)增高，DU 患者胃泌素无增加。有学者曾给 DU 及非溃疡(NUD)患者注射 8 个不同剂量的胃泌素，结果达到最大胃酸分泌量(MAO)时 NDU 胃泌素半数有效量的均值为 148.2 ± 30.3，DU 为 60.5 ± 96，说明 DU 患者酸分泌过高是壁细胞对胃泌素敏感所致。

③其他因素：神经、内分泌及旁分泌等因素可影响胃酸分泌增加，消化性溃疡患者基础胃酸分泌量分泌的紧张度增加，敏感性也增加。

2.胃蛋白酶

胃壁主细胞分泌胃蛋白酶原，按照免疫化学分型，分为蛋白酶原Ⅰ(PGI)和蛋白酶原Ⅱ(PGⅡ)。PGI 存在 5 种亚型，分布于胃体主细胞，PGⅡ存在于胃体及胃窦。应用放免法可在 30%～50% DU 患者血中测出 PGI 升高，当达到 130μg/L，其致 DU 的危险较正常人增高 3 倍。PCⅡ升高时致 GU 危险性增高 3 倍。

胃蛋白酶的消化作用是与胃酸紧密联系在一起的，当胃酸 pH 1.8～2.5 时胃蛋白酶活性达到最佳状态，当 pH>4 时胃蛋白酶失去活性，不起消化作用。故消化作用必须有足够的酸使 pH 达到 3 以下才能激活胃蛋白酶，胃酸与胃蛋白酶共同作用产生溃疡，但胃酸是主要因素。小儿出生时胃液中胃蛋白酶含量极微，以后缓慢增加，至青春期达到成人水平。

3.胆汁酸盐

胆汁与胃溃疡的关系早有报道。在胃窦或十二指肠发生动力紊乱时，胆汁反流入胃，引起胃黏膜损伤，特别是胆汁和胰液在十二指肠互相混合生成溶血卵磷脂，后者破坏胃黏膜屏障，使氢离子反向弥散而损害胃黏膜。现认为胆汁对胃黏膜的损伤，主要是由胆汁酸(胆盐)所致。胆盐有增加胃内氢离子的反向弥散和降低黏膜电位差的作用，与胃内的酸性环境和胆汁的浓度有密切关系。动物实验表明氢离子反向弥散在胆汁高浓度和 pH2 的条件下反应最显著，低浓度和 pH8 的条件下反应轻微。

胆汁酸刺激肥大细胞释放组胺，组胺可使胃黏膜血管扩张，毛细血管壁的通透性增加，导致黏膜水肿、出血、发炎及糜烂，在这样的情况下黏膜很容易发展成溃疡。

4.幽门螺杆菌感染

幽门螺杆菌与慢性胃炎密切相关，抑制幽门螺杆菌使原发性消化性溃疡愈合率增加，消除幽门螺杆菌以后溃疡复发率显著下降，细菌的消除以及胃十二指肠炎的消退在很多研究中与溃疡不复发有关。文献报道，在未服用 ASA 及其他 NSAIDs 的胃十二指肠溃疡患者中，90%以上均有幽门螺杆菌感染引起的慢性活动性胃炎，仅约 5%～10%的十二指肠溃疡患者及 30%的胃溃疡患者无明确的幽门螺杆菌感染的证据。且根除幽门螺杆菌后消化性溃疡 1 年复发率<10%，而幽门螺杆菌(+)的消化性溃疡愈合后 1 年复发率 50%左右，2 年复发率几乎达 100%，所以，无酸无溃疡，有被“无幽门螺杆菌感染无溃疡”取代或者两者并存的趋势。

幽门螺杆菌感染在胃黏膜的改变很大程度上可能与幽门螺杆菌的产物(细胞毒素及尿素酶)以及炎症过程有关。幽门螺杆菌感染和黏膜的炎症可破坏胃及十二指肠黏膜屏障的完整性，DU 不伴幽门螺杆菌少见，但不清楚的是为什么只有一小部分感染了幽门螺杆菌的患者发展为消化性溃疡，其发病机制如何？现认为可能与以下有关。

(1)幽门螺杆菌菌株：不同的幽门螺杆菌菌株有不同的致病性，可产生不同的临床结果，具有细胞空泡毒素(CagA 及 VagA)的幽门螺杆菌菌株感染，使患溃疡的机会增加。目前已发现儿童溃疡患者感染此菌比例很高。

(2)宿主的遗传易感性：O 型血的人较其他血型者 DU 发生率高 30%～40%，血型物质不分泌型者发生 DU 的可能性高 40%～50%，也有研究认为幽门螺杆菌感染和不同的血型抗原是 DU 发生中 2 个独立的因素。

(3)炎症反应：中性粒细胞引起氧化反应。幽门螺杆菌表面蛋白质激活单核细胞和巨噬细胞，分泌 IL-1 及 TNF，合成血小板激活因子而产生严重的病理反应。

(4)酸分泌反应：有报道幽门螺杆菌感染者，食物蛋白胨等可引起胃窦 G 细胞胃泌素的释放增加，细菌消除后恢复正常。更多认为幽门螺杆菌感染导致胃窦部炎症，使胃窦部胃泌素释放增加，生长抑素分泌下降而致胃酸分泌增加。

(5)十二指肠的胃上皮化生：幽门螺杆菌引起十二指肠胃黏膜化生，使十二指肠碳酸氢盐分泌降低，胃酸分泌增加。

另有学者认为幽门螺杆菌产生的细胞空泡毒素在胃液中释放与激活，通过幽门到肠管，活化的空泡毒素在未被肠内一些蛋白酶消化前，即引起十二指肠上皮细胞空泡形成，于是在十二指肠缺乏幽门螺杆菌存在的条件下导致十二指肠溃疡。

5.药物因素

引起消化性溃疡的药物中较重要的有3类：

(1)阿司匹林(ASA)。

(2)非甾体抗炎药物(NSAIDs)，如吲哚美辛及保泰松。

(3)肾上腺皮质激素。ASA及大多数其他NSAIDs与消化性溃疡的相互作用表现在几个方面：小剂量时可致血小板功能障碍；稍大剂量可引起急性浅表性胃黏膜糜烂致出血，约2/3长期使用NSAIDs的患者存在胃十二指肠黏膜病变，其中大多数为浅表损害，约1/4长期应用药物的患者有溃疡病。但ASA/NSAIDs致胃溃疡机制尚不清楚，现认为是这些药物直接损伤胃黏膜，除使氢离子逆向弥散增加之外，还可抑制前列腺素合成，使胃酸及胃蛋白酶分泌增加，胃黏膜血液供应障碍，胃黏膜屏障功能下降。

6.遗传因素

(1)GU和DU同胞患病比一般人群高1.8倍和2.6倍，GU易患GU、DU易患DU。儿童中DU患儿家族史明显。O型血发生PUD高于其他血型35%左右，主要为DU；且溃疡伴出血、穿孔、并发症者以O型多见。调查发现，DU患儿男性多于女性，48.08%系DU家族史，家族发病率一级家属＞二级家属＞三级家属，一级家属的发病率高于普通人群的11倍，O型血多见，占患儿的44.23%，且症状严重。

(2)HLA是一种复杂的遗传多态性系统，基因位点在第6对染色体的短臂上，至今发现多种疾病与某些HLA抗原有相关性。HLA血清分型发现HLA-B5、HLA-B12、HLA-BW35与DU有相关性。HIA-DQA1 * 03基因与DU有关。某医院对十二指肠溃疡患儿HIA-DQA1基因检测发现，DU患儿 * 03等位基因频率明显低于健康正常儿童，提示 * 03基因对DU有重要的抵抗作用。

(3)胃蛋白酶原(PG)是胃蛋白酶前体，分泌PGI及PGⅡ，家系调查发现DU患者一半血清中PGI含量增高，在高PGI后代，50%也显示高PGI，表明PGI血症患者为单染色体显性遗传，支持DU遗传基因存在。

7.精神因素

15年前，对胃造瘘患者观察发现，人胃黏膜随人的情绪变化而出现不同的反应，兴奋时，胃黏膜充血，胃液分泌增多，胃运动加强；而抑郁和绝望时，胃黏膜苍白，胃运动减慢。近代研究发现，当机体处于精神紧张或应激状态时，可产生一系列的生理、神经内分泌及神经生化。胃肠道的功能，包括胃液分泌及胃肠运动都会在情绪、催眠和生物反馈抑制的影响下发生变化。

应激时，胃酸分泌增加，胰腺分泌下降，胃的排空率明显下降，溃疡患者在应激时产生的恐惧程度高于健康人群。

Mark等分析发现：溃疡患者多疑、固执，有较强的依赖感，处理事物能力差，不成熟，易冲动，易感到孤独，自我控制能力差，易处于受压和焦虑的状态。对生活事件往往做出消极的反应。学龄儿童消化性溃疡发病率增加与学习负担过重、精神压力和心理因素逐渐复杂有关。

8.食物因素

中国南方食米区,消化性溃疡发病率较食面食为主的北方地区为高。乱吃冷饮,嗜好辛辣食品或暴饮暴食,早餐不吃,晚上贪吃,过食油炸食物、含气饮料等不良习惯都对胃黏膜造成直接损伤。

(二)消化性溃疡的防御因素

1.胃黏膜屏障作用

胃黏膜屏障是由黏膜表层上皮细胞的细胞膜及细胞间隙的紧密连接所组成的,黏膜抵抗氢离子反渗的作用过程有3个部分:

(1)维持胃液中氢离子浓度与胃壁组织液中氢离子浓度的梯度差。

(2)抵挡氢离子逆向弥散及其他有害物质如胆汁、药物及胃蛋白酶对黏膜的损害。

(3)上皮和黏膜/黏膜下血循环营养黏膜,并促进愈合。

2.黏液屏障作用

胃黏膜表面覆盖着一层黏液,其由黏膜上皮细胞及胃隐窝处颈黏膜细胞分泌,内含大分子物质如糖蛋白、黏多糖、蛋白质及磷脂等,其厚度约为上皮细胞的10～20倍。使其下面的黏膜与胃腔内容物隔离,阻挡氢离子及胃蛋白酶的损害。

3.碳酸氢盐分泌

胃和十二指肠黏膜近端还能分泌小量碳酸氢盐进入黏膜层,中和黏膜层表面的酸,使上皮细胞表面能经常维持pH 6～8的范围,抵挡氢离子的逆向弥散作用。

4.胃黏膜血液供应与上皮细胞再生能力

胃、十二指肠黏膜层有丰富的血液供应,能向黏膜细胞输送足够的营养物质并不断清除代谢产物,使上皮细胞及时更新。动物实验证实黏膜损伤后能在30分钟内迅速修复。因此,脱落与更新之间维持在平衡状态,从而保持了黏膜的完整性。当胃黏膜供血不足,黏膜缺血坏死,细胞再生更新延缓时,则有可能形成溃疡。

5.前列腺素作用

胃黏膜上皮细胞有不断合成及释放内源性前列腺素(PG)的作用,主要是PCE_2。后者具有防止各种有害物质对消化道上皮细胞损伤和酸坏死的作用,这种作用称为细胞保护。具体表现:保护胃黏膜免遭有毒物质的损害;减少NSAIDs所致消化道出血,凡在酸性pH下不解离并溶于脂肪的物质,在胃内很容易进入黏膜细胞,一旦进入细胞后,由于pH的改变而发生解离,其通透性降低,潴留在黏膜细胞内起毒性作用,如NSAIDs。

PG细胞保护作用的机制:

(1)促使胃黏膜上皮细胞分泌黏液及HCO_3^-。

(2)抑制基础胃酸及进餐后胃酸分泌。

(3)加强黏膜的血液循环和蛋白质合成。

(4)促进表面活性磷脂的释放,从而加强了胃黏膜表面的流水性。

(5)清除氧自由基。非甾体类消炎药抑制前列腺素合成,故可诱发溃疡。除前列腺素外,一些脑肠肽如生长抑素、胰多肽及脑啡肽等也有细胞保护作用。

6.表皮生长因子

表皮生长因子(EGF)是从唾液腺、十二指肠黏液中的 Brunner 腺及胰腺等组织分泌的多肽。已有不少报道,EGF 在胃肠道内与胃黏膜的特异受体结合而发挥细胞保护作用。如给予外源性的 EGF 后,能明显减轻乙醇及阿司匹林等有害物质对胃黏膜的损伤,初步的临床观察给消化性溃疡患者口服 ECF 后,可促进溃疡愈合。

ECF 保护胃黏膜促进溃疡愈合的作用,可能与 EGF 参与胃黏膜上皮细胞再生的调节,刺激消化道黏膜 DNA 合成,促进上皮再生与痊愈有关,也有报道 EGF 可使胃黏膜血流量增多。

二、临床表现

(一)原发性消化性溃疡

小儿年龄不同,临床表现也不相同,新生儿和婴儿缺乏述说能力,不能表达自觉症状;学龄前儿童多数也难以准确地形容症状的部位和性质,往往把腹部不适说成腹痛。新生儿多为急性溃疡,无性别差异,出生后 24～48 小时发病最多,可能与此时胃酸分泌增多有关。多数患儿以呕血、便血、穿孔为最早发现的症状。婴幼儿常表现为食欲缺乏、反复呕吐、烦躁不安,以呕血、便血就诊。学龄前和学龄儿童,90%患儿可述说腹痛,疼痛部位多位于上腹部或脐周围,与进食无明显关系,且多伴有恶心、反酸、食欲缺乏、贫血。溃疡病可自愈或治愈,Hp 阳性的溃疡病患者,根除 Hp 后复发率很低。

(二)继发性消化性溃疡

多与应激因素或服用非甾体类抗炎药(NSAIDs)有关,小儿常见的应激因素有严重全身性感染、休克、败血症、手术、外伤等。一般来说,继发性消化性溃疡病情较重,易并发出血、穿孔、休克等,且缺乏明显的临床症状,至出现出血、穿孔或休克时才被发现。

三、辅助检查

(一)内镜检查

是诊断消化性溃疡最好的检查方法,胃镜下见黏膜缺损呈圆形、椭圆形、线形、不规则形,底部平坦,边缘整齐,为白苔或灰白苔覆盖。或为一片充血黏膜上散在小白苔,形如霜斑,称“霜斑样溃疡”。

(二)上消化道钡剂检查

小儿溃疡病与成年人比,其病变比较浅,故钡剂显影不如成年人典型,不是最好的方法。

(三)Hp 检测

对活检胃黏膜做组织切片、快速尿素酶试验或细菌培养,或进行^{13}C-尿素呼气试验及血清学 Hp-IgG、大便 Hp 抗原等,以判断有无 Hp 感染。合并 Hp 感染的诊断标准:①胃黏膜组织 Hp 细菌培养阳性;②胃黏膜组织切片染色见到大量典型 Hp 细菌;③胃黏膜组织切片见到少量 Hp 细菌、快速尿素酶试验、^{13}C-尿素呼气试验、血清学 Hp 抗体、大便 Hp 抗原;①或②或第③点中任意 2 项阳性均可诊断 Hp 感染。若患儿 2 周内曾服用抗生素、抑酸药者,上述检查可呈假阴性。

(四)其他

怀疑促胃液素瘤时,做血清促胃液素测定和胃液分析,促胃液素瘤时血清胃液素、基础胃酸分泌率及最大胃酸分泌率均升高。活动性溃疡时大便隐血试验可呈阳性。

四、分类及分期

溃疡根据部位分为:胃溃疡、十二指肠球部溃疡及复合性溃疡。根据胃镜下所见分期:①活动期。溃疡基底部有白色或灰白色厚苔,边缘整齐,周围黏膜充血、水肿,有时易出血;水肿消退,呈黏膜向溃疡集中。十二指肠溃疡有时表现为一片充血黏膜上散在小白苔,即霜斑样溃疡。②愈合期。溃疡变浅,周围黏膜充血水肿消退,基底出现薄苔;薄苔是愈合期的标志。③瘢痕期。溃疡基底部白苔消失,遗下红色瘢痕,以后红色瘢痕转为白色瘢痕,其四周黏膜呈辐射状,表示溃疡完全愈合,但仍可遗留轻微凹陷。

五、鉴别诊断

(一)腹痛的鉴别

如反流性食管炎,急、慢性胃炎,十二指肠炎,小肠和大肠的急、慢性炎症及功能性动力紊乱,肝、胆、胰腺和泌尿生殖系统的急、慢性炎症,以及呼吸系统感染出现腹腔淋巴结炎时,也都出现腹痛症状。长期有规律性剑突下疼痛者,可考虑行胃镜检查以协助诊断。

(二)呕血的鉴别

呕血除来自消化性溃疡外,还见于食管的溃疡、食管静脉曲张、急慢性胃炎、十二指肠炎、胆道出血、急性胰腺炎并发胃黏膜损伤时,以及全身性疾病,如血液病、过敏性紫癜、新生儿出血症等。此外,还应注意来自消化道的假性呕血,如鼻、咽部出血及咯血等。出血量的多少大致可以估计,如呕出血液为咖啡色,表明出血量较少。如呕出暗红色血液,示出血量较大。出血量达全身血容量的20%时,可出现失血性休克。婴儿消化道出血超过3mL,大便可呈黑色,如超过10mL,大便可呈红色。

(三)血便的鉴别

胃及十二指肠溃疡出血多为柏油样便,红色血便仅见于大量出血者。主要应与肠套叠、回肠远端憩室出血、肠息肉、肠重复畸形、肠伤寒、过敏性紫癜及其他血液病等鉴别。

六、治疗

消化性溃疡的治疗目前已取得很大进展,过去常选用中和胃酸或抑制胃酸分泌的药物,仅可有效控制症状和溃疡暂时愈合,新的观点认为消化性溃疡是一种环境因素所致的疾病,如果明确并去除潜在的致病因素,即可得到永久性的治愈。然而在实践中却难以做到。幽门螺杆菌感染与NSAIDs/ASA诱发的胃炎是消化性溃疡的2大潜在因素,所以对幽门螺杆菌阳性的溃疡患者亦予以幽门螺杆菌根除疗法;如果可能,停用ASA/NSAIDs。

(一)护理

使患儿保持生活规律,精神愉快。一般不需卧床休息。

（二）饮食疗法

过去主张少量多餐，近年发现所有食物，包括牛奶，进食后均可刺激胃酸分泌。多次进食，有时反而有害。主张一般饮食，症状发作严重时，白天可每 2 小时进食一次，症状减轻改为一日三餐，限制咖啡、浓茶和汽水等饮料，忌用阿司匹林一类药物。

（三）幽门螺杆菌阴性消化性溃疡的传统治疗

在下述药物中，以 H_2 受体阻滞剂应用最多，其机制为抑制组胺对壁细胞的泌酸作用，但对胆碱能神经或胃泌素合并的餐后胃酸分泌影响较小。

（1）抗酸治疗：中和胃酸，降低胃及十二指肠内的酸度，减轻胃酸对胃肠黏膜的损伤。

目前用得较多的是镁、铝或钙盐合剂，效果：水剂＞粉剂＞片剂，片剂应咬碎服用，餐后 1～1.5 小时及睡前服。如复方碳酸钙咀嚼片、铝碳酸镁、碳酸氢钠、氢氧化铝、氢氧化镁。

（2）胃蛋白酶抑制剂

①抗酸剂或酸分泌抑制剂：胃蛋白酶在碱性环境失活。

②硫酸支链淀粉：250mg 每天 3～4 次，硫酸化多糖与胃蛋白酶结合，使之失活。

（3）抗胆碱能药物阻断壁细胞的乙酰胆碱受体（M1 分布胃黏膜，尤为壁细胞，M2 分布心、膈肌、膀胱及胃肠平滑肌），乙酰胆碱对 G 细胞的作用，使胃酸及胃泌素分泌减少。此外，还有解痉止痛作用。

①非特异性胆碱能神经阻滞剂：如阿托品、山莨菪碱、胃安及胃欢等。阻断 M1 及 M2 受体，抑酸差，解痉镇痛好，限用于 DU 及少数有痉挛疼痛的 CU 患者，消化性溃疡有胃排空不良者不用。

②特异性胆碱能神经阻滞剂：哌仑西平 50～100mg 每日 2 次，治疗 4～6 周，PU 愈合率 70%～94%（成人）。与 H_2 受体阻滞剂有协同作用，用于顽固消化性溃疡。阻断 M1 受体，抑酸显著，对心及瞳孔等无不良反应。

（4）组胺 H_2 受体阻断剂阻断组胺与壁细胞膜 H_2 受体结合，抑制胃酸分泌，是相当安全的药物。

①西咪替丁：儿童 20～40mg/(kg·d)，3～4 次/日，亦有主张 2 次/日。

不良反应：a.可有头昏、疲乏、口干、轻泻、潮红及肌痛。b.偶有肝损。c.可引起急性间质性肾炎及肾衰竭。d.可出现可逆性精神紊乱。e.偶见骨髓抑制，血小板减少。

注意：a.幼儿慎用，肾功能不好不用。b.本药为肝微粒体酶抑制剂，与细胞色素 P450 结合，降低药酶活性，因此不宜和氨茶碱、安定、地高辛、奎尼丁、咖啡因、酮康唑、氢氧化铝、氧化酶及甲氧氯普胺合用。c.和硫糖铝合用会降低后者的疗效；和维拉帕米合用可提高后者生物利用度，使其不良反应增加；和阿司匹林合用使后者作用增强。d.有与氨基糖苷类药物相似的神经阻断作用，且不被新斯的明对抗，只能被氯化钙对抗，如和氨基糖苷类合用有可能导致呼吸抑制或停止。

②雷尼替丁：儿童 4～5mg/(kg·d)，2 次/日，疗程 6 周。

注意：a.婴儿及＜8 岁儿童慎用；b.不良反应轻微，可有皮疹、便秘、腹泻、头痛、出汗及焦虑等；c.偶有可逆性的细胞血小板减少，转氨酶升高；d.可降低维生素 B_{12} 的吸收；e.可减少肝血流量，因而与普萘洛尔及利多卡因合用时可延缓此药的作用；f.与普鲁卡因合用，可使普鲁卡因清除率减低。

③法莫替丁：儿童0.8～1mg/(kg·d)，2次/日。

注意：a.肝、肾功能不好慎用；b.应在排除肿瘤后再给药；c.常见有头痛、便秘及腹泻等；d.偶见皮疹、荨麻疹，白细胞减少，氨基转移酶升高；e.罕见腹部胀满感、食欲缺乏、心率增加、血压升高、颜面潮红等。

④其他：尼扎替丁、罗沙替丁。

(5)质子泵阻断剂(PPI)：奥美拉唑特异地作用于壁细胞，选择性抑制壁细胞的H^+-K^+-ATP酶，作用于胃酸分泌的最后一环节，对组胺、五肽胃泌素及乙酰胆碱引起的胃酸分泌均有抑制持续时间长、对壁细胞无毒性的作用，目前未发现明显不良反应。儿童0.8～1mg/(kg·d)，每日1次，每日清晨顿服。

注意：①不良反应发生与雷尼替丁相似。②有酶抑作用，可延长安定及苯妥英钠等药的半衰期。同用后可出现共济失调、步态不稳及行走困难，但茶碱和普萘洛尔的代谢不受本品影响。③偶见恶心、呕吐、便秘、胀气、头痛、皮疹、一过性转氨酶及胆红素升高。

(6)胃黏膜保护剂

①生胃酮：使胃黏膜上皮生命延长，胃黏液分泌增加。成人50～100mg，每日3次，用4～6周，PU愈合率36%～70%。不良反应有醛固酮效应，水、钠潴留，低血钾，高血压等。

②硫糖铝：硫酸化二糖和氢氧化铝的复合物，不被胃肠道吸收，黏附溃疡基底，形成保护层，防止H离子逆向弥散。儿童每次20mg/kg，每日3次，餐前2小时服用。

注意：a.治疗有效后，应继续服用数月。b.主要不良反应为便秘，偶有口干、恶心及胃痛等，可适当合用抗胆碱药。c.和多酶片合用，两者有拮抗作用，使疗效均降低。d.和西咪替丁合用，使本药疗效减低。e.与四环素、西咪替丁、苯妥英钠及地高辛合用时，可干扰和影响这些药物的吸收，故应间隔2小时后再服用上述药物。g.肾功能不全，长期服用，可能会引起铝中毒。

③胶体铋制剂：溃疡隔离剂。保护黏膜，促进前列腺素合成，与表皮生长因子形成复合物，聚集于溃疡部位，促进上皮的再生和溃疡愈合，此外，有杀灭幽门螺杆菌及抑制胃蛋白酶活性的作用。儿童6～9mg/(kg·d)，分2～3次。

注意：a.年幼儿一般不宜服用此药，肾功能不全者应慎用；b.铋可使大便和舌苔、牙齿染黑及恶心、呕吐，停药后消失；c.不宜与牛奶、茶、咖啡及含酒精饮料同服；d.长期大量应用，可发生不可逆性脑病、精神紊乱及运动失调，有条件者应做血铋检测。

④前列腺素E(PGE)：人工合成的类似物有米索前列醇等。其作用为细胞保护，增强胃肠黏膜防御能力，抑制胃酸及胃蛋白酶原的分泌。剂量成人为200μg，每日4次或400μg，每日2次，4～8周，疗效60%～80%。不良反应有腹泻及子宫收缩，孕妇忌用。

前列腺素衍生物有恩前列腺素，成人35μg，每日2次，疗效与西咪替丁相似。儿童每次0.5～0.7μg/kg，2次/日，早饭前和睡前服，4～8周为1疗程。此药是目前预防和治疗非甾体类消炎药引起的胃和十二指肠黏膜损伤最有效的药物。

(7)其他：谷氨酰胺呱仑酸钠颗粒(抗炎、抗溃疡、促进组织修复)，蒙脱石散等通过增加黏膜厚度及加强黏膜屏障功能，促进溃疡愈合。

（四）幽门螺杆菌阳性消化性溃疡的治疗

目前幽门螺杆菌阳性合并有活动期溃疡的患者除给予传统抗溃疡药物治疗，如 H_2 受体阻滞剂、质子泵抑制剂或硫糖铝促进溃疡愈合外，常同时给予抗生素根除幽门螺杆菌。虽然理论上抗菌治疗后根除幽门螺杆菌的同时亦可使溃疡愈合，但仍缺乏足够数量的单独应用抗菌药物治疗的病例研究。大多数医生仍采用抗菌治疗与传统治疗两者联合应用的方法。

抗菌治疗目前在儿科应用最广泛、最廉价，被证实确实有效的抗幽门螺杆菌三联的方案：阿莫西林、甲硝唑和铋制剂（三钾二枸橼酸合铋及次水杨酸铋等）。对于应用甲硝唑出现明显不良作用或既往曾用过甲硝唑（幽门螺杆菌易对其产生耐药性）的患者，可用克拉霉素取代。应用奥美拉唑、阿莫西林与克拉霉素的三联疗法。

（五）消化性溃疡外科治疗

主要适用于溃疡伴有出血、穿孔、梗阻等并发症或经内科治疗经久不愈患者。

第四节　出血性坏死性小肠炎

出血性坏死性小肠炎的病变以空肠为主，但严重的可累及全部空肠及回肠。肠腔呈阶段性出血、坏死。可见于各年龄组小儿，本病病因不完全清楚。

一、诊断

1.临床表现

以起病急、腹痛、呕吐、腹泻、便血及发热为特点，重者可出现中毒性休克或中毒性肠麻痹。查体有上中腹压痛、肌紧张。中毒性肠麻痹者，腹胀，肠鸣音减弱。肛门指检可发现血便。

2.辅助检查

（1）血常规：白细胞数增加，中性粒细胞增加，可有核左移。

（2）粪便检查：镜检有大量红细胞。大便隐血阳性。

（3）X 线检查：腹部平片可见肠腔扩大、肠腔充气、大小不等的液平。

二、治疗

治疗原则：绝对禁食、控制感染、维持代谢平衡，严密监护直到肠道恢复。

1.禁食和胃肠减压

从怀疑本病时即开始禁食，确诊后继续禁食，鼻饲管抽空胃内容物，腹胀明显者同时行胃肠减压，禁食时间为 10～14 天。临床一般情况好转，腹胀、呕吐消失，肠鸣音恢复，大便潜血阴性，有觅食反射后恢复喂养。临床上除穿孔病以外，大部分 NEC 病例不需禁食 3 周，应根据临床胃肠功能恢复情况个体化地确定恢复胃肠道喂养的时间，可先喂开水 1 次，再试喂 5%糖水 2 次，由稀释奶循序渐进，不可开奶过早或加奶过快，否则易复发，甚至病情恶化。

2.抗生素

选择广谱覆盖需氧、厌氧菌、革兰阴性杆菌的抗生素，静脉持续10～14天。推荐氨苄西林、第三代头孢菌素、去甲万古霉素等抗生素，可根据环境中流行病原菌选用敏感抗生素和培养药敏进行更换。多中心研究表明早产儿预防性口服抗生素可显著降低NEC的发病率及病死率。

3.补液和静脉营养

液量120～150mL/(kg·d)；能量50kcal/(kg·d)渐增至100～120kcal/(kg·d)；纠正酸中毒，维持电解质正常；保持尿量1～2mL/(kg·h)，记录24小时出入量。可以用清蛋白或者其他适当的液体扩容，输血纠正贫血，病初24～48小时减少氨基酸入量，停止使用脂肪乳。

4.加强护理

保温，保持口腔、皮肤清洁卫生，NEC患儿可有疼痛和应激，可以用吗啡。

5.外科治疗

腹膜腔穿刺引流，切除坏死或穿孔的肠管，清除粪便、脓液或坏死碎片。手术指征：①气腹，个别少量气腹且病情好转者例外；②腹膜炎体征明显，腹壁明显红肿，大量便血；③内科保守治疗后病情继续恶化，酸中毒不能纠正、休克等。近来有报道对极低出生体重儿NEC合并穿孔、不能耐受手术者可做腹腔引流。有学者主张NEC合并气腹应首先采用腹腔引流，需要剖腹手术的病例，应待生命体征稳定后进行。

第五节 门静脉高压症

小儿门静脉高压是门静脉系统的血流受阻、淤滞，导致其压力增高(正常0.49～1.47kPa，即5～15cmH_2O)的临床综合征，临床出现出血、脾大、腹水3大症状。

一、病因

1.肝前性门静脉高压症

为门静脉主干及脾静脉闭塞或狭窄所致，其原因半数与新生儿期的脐炎、腹膜炎、败血症等感染，以及脐静脉插管和先天性海绵状血管瘤样变畸形等有关。

2.肝内性门静脉高压症

主要为胆道闭锁、新生儿肝炎及乙型肝炎等引起肝硬化和原发性肝纤维样变，非硬化性结节性肝增生、代谢病、糖原累积病、肝门脉硬化症等所致。

3.肝后性门静脉高压症

为肝静脉和下腔静脉血流受阻所致，如Budd-Chiari综合征、缩窄性心包炎等。

二、病理

1.门静脉的循环淤滞

首先出现脾充血、肿大和功能亢进，还可发生网状内皮系统增生。

2.侧支循环开放与扩张

常见的有胃左静脉、胃短静脉进入贲门及食管静脉丛，肠系膜下静脉经痔上、中、下静脉进入下腔静脉，脐周静脉等开放与扩张。

3.腹水

门静脉系毛细血管床滤过压增加，以及肝内淋巴液容量增加回流不畅，均可引起腹水。此外，肝内性还由于肝功能受损、血浆白蛋白合成受阻、胶体渗透压降低，也可致腹水。

4.其他病理变化

如离肝性血流使毒素、药物直接进入体循环而发生肝性脑病；肝内性门静脉高压症肝内灭活激素发生障碍，出现许多代谢异常。

三、诊断

（一）临床表现

（1）首发症状可为大量消化道出血，表现为呕血、便血。可反复发作，间歇期长短不一，有逐渐频繁、出血量增加的趋势。2 岁前极少出血，少数患者为反复小量出血致贫血。

（2）脾大、脾功能亢进，其大小与功能亢进程度成正比。

（3）腹水。

（4）可伴有食欲缺乏、消化不良、腹胀、乏力、黄疸等。

（5）肝内性门静脉高压症常发生肝性脑病而出现神经系统症状。

（二）实验室检查

血常规常有白细胞和血小板计数减少，肝内性门静脉高压有肝功能异常等。

（三）特殊检查

1.X 线

X 线检查有诊断意义，钡餐显示食管静脉曲张；门静脉造影见造影剂进入肝脏缓慢或逆流入肠系膜静脉或侧支循环；也可做选择性肠系膜上动脉造影，经皮经肝穿门静脉造影，经脐静脉造影。经右颈静脉插管右心房，再经下腔静脉入肝静脉测压及造影，可排除 Budd-Chiari 征。

2.超声

超声波检查可以了解肝脏病变和门静脉状况，确定脾大和腹水。

3.内镜

上消化道纤维内镜检查可以了解食管静脉曲张程度，以及有无合并溃疡、炎症等，还可用于治疗后的复诊。

四、治疗

（一）治疗原则

主要是针对门静脉高压症的并发症进行治疗，保护肝脏是治疗的基础措施。对于食管胃底静脉曲张尚未发生出血的患儿，一般不做预防性手术。当发生食管胃底静脉曲张破裂出血时，治疗的首要目的在于紧急止血。出血等并发症控制后，须依据门静脉高压症的病因、肝功能储备、门静脉系统状况，以及医生的技能与经验，选择适当的治疗策略和具体方法。

（二）非手术治疗

1.急性出血期的支持疗法

包括血循环、呼吸和肝脏功能的维护。患儿应绝对卧床、尽量少搬动。立即建立静脉输液通路、吸氧和监测生命体征。保持呼吸道通畅，避免呕吐物堵塞气道。禁食，留置胃管、导尿管。应选择粗大的静脉输液管道，给予晶体、胶体液和血制品，并注意纠正凝血功能障碍。小儿对输液和输血的反应良好，输液后一般可较好维持血压。须防止输液过多，否则会导致门静脉压力升高，造成出血不止或再发。应选择大口径的胃管，以便有效地降低胃内压力，有助于出血部位和出血量的判断。

2.药物治疗

静脉曲张破裂出血的药物治疗旨在减少门静脉的血流量，以达到降低门静脉压力的目的。

(1)奥曲肽：8 氨基酸多肽的生长抑素类似物。半衰期为 1～2 小时，较生长抑素显著延长。奥曲肽的药理作用与生长抑素相仿，对全身的血管阻力无影响，但能减少门静脉系统的血流量从而降低压力，止血有效率可达 65%～90%，近来已替代不良反应较大的加压素，成为供临床选择的一线药物。目前，奥曲肽用于儿童的经验还不多，但从成人病例的良好效果看，该药在儿童门静脉高压症的治疗中有很好的应用前景。国外推荐的儿童剂量是，起始量 1～2μg/(kg・h)，最大量为 100μg/h，持续滴注，用药直至出血停止。

(2)特利加压素（三甘氨酸-赖氨酸-加压素）：结构和药理作用与加压素类似，但不良反应较轻。可引起广泛的血管收缩，尤其对肝、脾和胃肠道血管床的小静脉、小动脉及微血管有明显的收缩作用，使门静脉的血流减少，从而降低压力。用于儿童病例的报道尚少，儿童的推荐用量是，首剂 0.04mg/kg，缓慢静脉注射＞1 分钟，维持量为 0.02～0.04mg/kg，每 4 小时静脉缓注 1 次，持续使用 24～36 小时，直至出血得到控制。

(3)β 受体阻滞剂：有普萘洛尔等。通过非选择性 β 受体阻滞作用使内脏小动脉收缩、血流量下降，并降低心率和心输出量，从而降低门静脉血流量和压力。该药有引发房室传导阻滞和加重哮喘的不良反应，对急性静脉曲张出血无效，但有预防首次出血或再次出血的作用。该类药物还可与有机硝酸酯类血管扩张剂（例如 5-单硝酸异山梨酯）联用，有报道称降压效果更明显。这些药物应用于儿童病例的经验尚在积累中。

3.气囊填塞

在急性出血期用三腔气囊管压迫止血是一种迅速有效的止血方法，至今仍有治疗价值。应选择适合儿童尺寸的气囊管，放置后宜摄片确定气囊位置。胃囊和食管囊内的压力一般以 2.67～3.33kPa(20～25mmHg)为宜。为保持气道通畅，防止误吸或气囊向上移位引起窒息，可行气管插管。气囊管的放置时间一般为 24～72 小时，放置时间过久可使受压黏膜发生糜烂、坏死。放置 24 小时后，可先排空食管囊，再排空胃囊，分别观察有无出血。如有出血，胃囊可再度注气压迫，但食管囊充气压迫的时间一般不应超过 24 小时。目前，对于气囊填塞止血法普遍持谨慎态度，仅在其他方法止血无效时使用或作为重大治疗实施前的过渡手段。

4.内镜治疗

一般在出血的间歇期采用,行内镜下注射硬化剂或套扎术。根据患儿病情和内镜操作者的经验,还可在出血期间进行急诊胃镜检查,以明确出血部位,甚至可进行止血治疗。

(1)内镜下硬化剂疗法:对于急性出血已经停止、生命体征已趋稳定的患儿,可在12小时之后施行。亦用于预防性治疗,选择有明显破裂出血倾向的曲张静脉注射硬化剂。常用的硬化剂有鱼肝油酸钠、乙醇胺油酸盐及乙醇胺四烷磺酸钠等,注射方式包括静脉内、静脉旁或二者的联合。每个注射点的量一般为0.5～1.0mL,每次注射2～5mL,最多不超过10mL。注射治疗一般需3～5次,近期止血效果较满意。硬化剂疗法的近期并发症有食管溃疡、穿孔、败血症、门静脉栓塞、肺动脉栓塞和细菌性心内膜炎等,远期可发生食管狭窄、食管动力障碍。为防止或减少并发症,每次治疗后应给予清流质饮食,以及制酸药(硫糖铝等)、组胺 H_2 受体拮抗剂(西咪替丁等)或质子泵抑制剂(奥美拉唑等)。

(2)内镜下套扎疗法:该内镜头端装有带橡皮圈的套筒装置,观察到曲张静脉后将其吸入筒内,然后释放出橡皮圈捆扎住吸入的曲张静脉。每次可套扎5～10个部位。由于套扎技术不会损伤食管肌层,不需针刺和注射操作,在出血、视野不清的情况下仍能安全地实施,与硬化剂疗法相比,止血效果相似,但并发症明显减少,已成为食管曲张静脉急性出血的首选疗法,并成功用于儿童。目前的常规套扎装置尺寸单一,尚不适合2岁以内的婴幼儿。小儿食管曲张静脉还可用可分式圈套器或钛夹治疗。与硬化剂疗法相似,大部分患儿经过4次左右的套扎治疗,食管曲张静脉可完全消除。

5.经颈静脉肝内门体分流(TIPS)

TIPS系影像学(CT和B超)监视下的介入治疗技术,经皮颈静脉穿刺插管到达肝静脉,再将穿刺针穿过肝实质进入门静脉,放置引导钢丝后反复扩张,最后在肝实质内形成隧道并置入一个可扩张的管状金属支架,由此建立人工瘘管以实现门体分流。TIPS可有效地控制成人的难治性食管特别是胃底静脉曲张出血,对难治性腹水也有一定的疗效,一般在药物和内镜止血无效时选用或作为肝移植前的过渡手段,但不适合肝前性门静脉高压症。该技术的并发症有肝内血肿、腹腔内出血、胆道出血、肝性脑病,支架自身还会发生狭窄、阻塞或感染。TIPS在1年内约有1/2发生闭塞,远期疗效尚不理想。

(三)手术治疗

1.手术治疗原则

(1)外科手术在治疗策略中的地位:随着对肝硬化、门静脉高压症的病因和病理的深入认识,该症的治疗策略正在发生重大变化,逐渐对如下2种情况达成共识:①控制急性出血可选用药物、内镜和气囊填塞治疗,不得已才采用外科干预;②预防再出血先采用药物和内镜治疗,治疗无效或患儿已具备适合的血管吻合条件,则应及时采取外科手术。肝移植经验的成熟和Rex分流(肠系膜上静脉门静脉左支架桥吻合术)新技术的推广,使得国外的儿童门静脉高压症治疗策略正进一步发展为"非手术疗法—Rex分流术或Warren术(远端脾肾静脉分流术)—肝移植"的模式。对于儿童病例,分流术多用于不需肝移植的肝外性门静脉高压症(门静脉海绵样变)或无法耐受肝移植者,主张应将Rex分流列为首选,如术中发现无法做Rex分流,则行Warren术,如上述两术式均不合适,才考虑其他门体分流术,而断流术已很少应用。

如果内镜设备和经验有限或出血点在胃底，亦可直接应用分流术。与欧美国家相反，断流术在国内和日本仍是治疗门静脉高压症的重要手段，近年来国内还提倡断流与分流的联合运用。

(2)合理选择术式的决定因素有以下几点。①肝功能：食管静脉曲张破裂出血的治疗效果在很大程度上取决于患者的肝脏储备功能。目前国内外均采用Child肝功能分级标准来评估肝功能代偿状态，肝功能为Child A、B级的病例，手术风险小，手术病死率小于15%，术式选择的余地较大，C级者手术风险较大，宜尽可能采用各种非手术疗法。②门静脉血流动力学：门静脉系统的口径和通畅性，侧支血管的部位、多少与粗细，门静脉入肝血流量的多少及肝动脉血流量等指标，对手术方式的选择均具有指导意义。如测定提示门静脉血灌注接近正常，则不宜行分流术，因为肝脏可因门静脉血流的突然丧失而发生衰竭。反之，肝脏的门静脉血灌注少而肝动脉供血增多的患者，分流术后并发症少，远期生存率较高。测定提示门静脉已成为流出道时，如选用断流术，只能是选择性断流术，并尽量保留已经存在的有益的自发性分流通路，否则可致门静脉压力进一步升高，引发门静脉高压性胃病、异位曲张静脉出血和顽固性腹水。对于肝前性病例，还应了解肝静脉左支的通畅性，评估是否具备Rex手术的条件。③急诊手术和预防性手术：门静脉高压症并发食管胃底静脉曲张大出血时，如经药物、内镜和介入治疗等非手术措施不能控制出血，患者肝功能属Child A、B级，可行急诊手术，手术方式应以简捷、有效为原则，选用贲门周围血管离断术等。对预防性手术目前仍有争议。对于重度脾肿大合并脾功能亢进的患者，如食管、胃底静脉曲张较轻，需施行脾切除时，可行预防性断流术；如重度脾肿大合并脾功能亢进者已存在重度食管静脉曲张、伴有樱桃红斑，患者一般情况较好，可施行脾切除、脾肾分流加断流的联合手术。

总之，手术适应证的判断及手术方式的选择，不但须参考国外治疗经验，又要从我国的国情出发，根据各单位的技术条件，结合患儿的具体病情，才能取得尽可能满意的治疗效果。

2.术前准备

除术前各项常规准备外，需通过内镜、超声、CT或MRI等影像学检查详尽了解患儿的凝血功能、出血部位及血流动力学的异常状况，评估门静脉系统血管的口径、流向及通畅性，侧支血管的位置与数量，以便正确选择手术时机和手术方式。术中还需结合探查所见和门静脉造影、测压再次评估病情。

3.门体静脉断流术

又称门奇静脉断流术或非分流性手术，该类手术旨在阻断门、奇静脉间的异常血流，达到预防或止住门静脉高压症引起的食管、胃底静脉曲张破裂出血，以离断贲门周围血管的疗效最为明显。断流术的合理性主要体现在以下几点。①维持门静脉的入肝血流：门静脉中含有各种营养因子，对维持正常肝脏组织结构和生理功能有重要作用，门体静脉断流后，门静脉压升高，使入肝血流有所增加，有利于肝细胞的再生和功能的改善，术后不发生肝性脑病。②直接针对造成大出血的胃底、贲门区的侧支血管，短期止血效果确切。断流术也存在缺点：①重度门静脉高压症的局部组织水肿增厚，静脉呈瘤样团块，造成断流手术的困难，易致损伤出血或遗漏曲张血管，尤其是高位食管支，导致出血的复发；②术后门静脉压力更趋升高，可促使已离断的侧支循环重建，导致再度出血；③断流术后胃壁淤血更加严重，进一步加重了门静脉高压性胃病。

断流术有如下术式可供选择：

(1)经腹胃底曲张静脉缝扎术

①适应证：a.食管、胃底静脉曲张破裂出血，经非手术止血方法无效，继续有凶猛出血，情况紧急；b.患有肝硬化、肝功能较差，不能耐受门体分流术；c.不具备施行门体分流术的技术条件。

②操作步骤：经左腹直肌切口或左肋缘下切口进腹，游离胃大弯，将肝左外叶向右牵开，将胃向下牵拉展平，在距贲门 5cm 处预定胃壁横切线，并在其上下各夹一把肠钳，以减少切开胃壁时的出血。按预定线横行切开胃前壁的浆肌层，显露出黏膜下曲张静脉，并用丝线将血管一一做上、下 2 道缝扎，然后将切开的胃壁浆肌层切口间断缝合。将胃大弯往右侧翻转后，按同样方法处理胃后壁的黏膜下血管。去除肠钳，显露胃小弯，解剖出胃冠状静脉及上行食管支，予以切断、结扎。

③术中注意事项：切开胃壁浆肌层时，勿将黏膜切开。如切破黏膜应及时修补。

(2)经腹食管下端横断再吻合术

①适应证：同经腹胃底曲张静脉缝扎术。

②操作步骤：切口同经腹胃底曲张静脉缝扎术。切断肝左三角韧带，暴露贲门部。切开食管裂孔前侧腹膜，游离出迷走神经予以保护，游离食管下端、置牵引带。在胃前壁作切口，置入管状吻合器达食管下端的预切水平，在吻合器的钉仓和砧部之间用粗线结扎食管，收紧后击发即同时完成切断和吻合。

③术中注意事项：应将迷走神经自食管壁游离开，以防被吻合器损伤。

(3)经胸食管下端和胃底曲张静脉缝扎术

①适应证：同经腹胃底曲张静脉缝扎术。

②操作步骤：经左侧第 8 肋间切口进胸，剪开下肺韧带，显露下纵隔，切开纵隔胸膜，显露食管下段并游离，置 2 根细橡皮导尿管绕过食管向上牵引。自贲门食管连接处向上纵行切开食管全层，切口长约 5cm，可清楚看到食管内迂曲扩张的静脉，通常有 3 根。选择曲张最严重的一根静脉，以丝线或可吸收线从上(头端)向下将其连续缝合，直达贲门胃底部。再以同法缝合另 2 根曲张静脉。清除胃内积血，观察胃内有无继续出血的病灶。如果胃底有静脉曲张出血点，应切开食管裂孔左缘的膈肌，显露胃底。将食管切口经贲门向胃底延长约 3cm，按同法缝扎破裂出血的曲张静脉。分 2 层纵行缝合关闭食管壁切口，缝合膈肌。于腋中线第 7 或第 8 肋间置引流管做闭式引流。

③术中注意事项：a.辨认迷走神经并予以保护；b.缝合膈肌应对位准确或在切开膈肌时止于裂孔前 1cm，不切断膈肌脚，以保存裂孔的功能。

(4)贲门周围血管离断术：该术需离断食管和贲门周围的静脉，包括胃冠状静脉及其胃支、食管支和高位食管支，胃短静脉、膈下静脉、胃后壁静脉等，以阻断门静脉和奇静脉之间的反常血流，常同时施行脾切除术，是断流术中最常用的术式。

①适应证：a.急性大出血，经非手术治疗无效；b.食管静脉曲张反复破裂出血，经非手术治疗无效，而一般情况良好又不适合做分流术；c.脾切除术后再出血；d.拟行门体静脉分流手术，但在术中血管吻合失败。如患儿一般情况差，合并腹水、黄疸或已有肝性脑病表现者，应视为

手术禁忌证。

②操作步骤：仰卧位，左肋下略垫高。拟同时行脾切除时取左肋缘下切口，已行脾切除者，尽量沿原切口进腹。离断胃短静脉并切除脾脏，将胃体大弯侧向右上翻起，在胃后胰腺上缘近胰头部找到胃胰皱襞、冠状静脉即行走其中进入门静脉主干或脾静脉。将冠状静脉分离后结扎、切断。显露胃小弯，沿小弯侧垂直部紧靠胃壁分离小网膜前层，显露胃冠状静脉和胃右动脉，予以结扎、切断。沿胃小弯向上逐一结扎、切断胃左动脉和胃冠状静脉通向胃壁的分支（静脉分支即为胃支和食管支），向上直达食管下端右侧缘。进而切开食管前腹膜层，游离食管，并向左侧牵引，沿食管右后侧分离即可显露高位食管支。高位食管支一般在距贲门右侧 1～2cm 处，沿肝左外叶脏面水平向上向前行走，在贲门上方 3～4cm 处进入食管肌层。由于该静脉支的位置隐蔽，如被遗漏，可造成出血的复发，对此应充分注意。将胃底向下向右牵拉，可见曲张的胃后和膈下静脉，均予离断。膈下放置引流管，戳创引出。

③术中注意事项：a.先前做过手术的患儿，腹腔内均有不同程度的粘连，分离粘连时应紧贴胃和食管壁操作，可置粗胃管作引导；b.曲张静脉壁薄、成团状，加上周围组织水肿增厚，易致损伤出血，应看清静脉走向，仔细分离，如发生出血，以手指按压或钳夹后，沿静脉走向缝扎，一般均可达到止血的目的；c.迷走神经分左干（前干）和右干（后干），左干在食管前面经食管裂孔进入腹腔，右干沿食管后侧经食管裂孔进入腹腔后，分出较小的胃支和较大的腹腔支，术中游离贲门右侧及食管周边时，应慎防损伤该神经，如两侧神经干均损伤，可造成胃排空障碍，此时应同时做纵切横缝的幽门成形术；d.沿胃壁游离、缝扎血管时，不得钳夹胃壁，缝扎不得穿透胃壁全层，也不得大块缝扎，以免损伤胃壁，造成胃穿孔。

（5）选择性贲门周围血管离断术：贲门周围血管离断术后仍有一定的再出血率，其原因主要有：a.血管离断时遗漏了静脉曲张的主要输入静脉；b.血管离断的范围太大，过多地破坏了现存的门体静脉之间的侧支循环，加重了门静脉血回流障碍，使门静脉高压性胃病加重；c.术后发生继发性门静脉系统血栓，使内脏血流动力学紊乱进一步恶化。有学者对此进行改良，选择性地保留了胃冠状静脉（胃左静脉）的食管支（又称食管旁静脉）主干，但离断腹部食管栅状区和穿支区的穿支静脉。认为其优点在于既能继续发挥门体静脉之间的自发性分流作用，又阻断了食管下端出血部位的反常血流，发挥疏导和阻挡的双重效应；手术主要是沿胃和食管壁解剖分离，创伤较小，操作简单，安全性高。

①适应证：同贲门周围血管离断术。

②操作步骤：先行脾切除术。沿胃小弯侧垂直部紧靠胃壁分离小网膜前层，显露胃冠状静脉和胃右动脉予以保护，沿胃小弯向上逐一结扎、切断胃左动脉和胃冠状静脉通向胃壁的胃支，向上直达食管下端右侧缘。切开膈下食管贲门前浆膜，游离贲门和食管下端并向左前下方牵开，显露与食管下端伴行的食管旁静脉。沿小弯侧紧贴食管的外膜自下而上逐一离断穿支静脉，并离断胃裸区和食管下端后壁的疏松组织及侧支血管。儿童一般需游离 5cm 的下端食管，离断 4～6 根穿支静脉，即可到达胸腔食管段的高位水平。在手术结束前可将大网膜覆盖创面。

③术中注意事项：a.分离切断穿支静脉时需向左下方牵开贲门和食管下端，使食管与胃左动脉、冠状静脉胃支的断端分开，并维持一定张力，此时食管旁静脉与食管壁之间的距离扩大，

可起到保护食管旁静脉和方便切断穿支静脉的作用；b.食管裂孔附近往往有1～2根增粗的高位穿支静脉，不得遗漏；c.脾切除时勿损伤胃网膜左、右动静脉主干，以保证大网膜的血供；d.用细针线缝补食管旁静脉左侧缘的前后壁浆膜层和胃胰襞创面，包埋穿支静脉和胃支动静脉的断端，可防止新生血管重新长入食管下端。

(6)食管贲门胃底切除术：该术式操作复杂，创伤大，并发症较多，选择时应特别慎重。

①适应证：主要用于术后反复出血、非手术治疗和其他手术方法无效，且全身情况良好、能耐受手术者。而全身情况不良、肝功能差、合并腹水和黄疸者或急性大出血期间均不宜选用该术式。近期曾接受食管硬化剂注射者亦不宜采用，否则术后易发生吻合口漏。

②操作步骤：取左肋缘下切口或左上腹直肌切口进腹。如腹腔内粘连严重、暴露贲门部困难，可延长为胸腹联合切口。游离胃大、小弯侧，使胃体游离，但必须保留胃网膜右血管。显露食管下端，切开食管前腹膜并将食管游离3～5cm，进而将胃底游离，以完成食管下端和胃上半部的游离。于贲门以上2～3cm处切断食管，贲门下1～2cm处切断胃体，将食管下端、贲门和胃底整块切除。然后将胃断端的小弯侧缝合，大弯侧与食管断端吻合。需加做幽门成形术，膈下放置引流管。

③术中注意事项：术中所遇最大困难是先前手术遗留的腹腔内严重粘连。游离粘连严重的胃贲门部时可采用胸腹联合切口，胃体部粘连严重时可先从胃窦部开始，逆向游离胃体部。

(7)贲门周围血管离断、食管下端横断术：Sugiura手术。该术操作范围广泛，创伤大。据日本文献报告，疗效满意，但欧美国家未能重复出日本的治疗结果。我国肝硬化多属肝炎后坏死后性肝硬化，患者情况差，一般很少采用原式，而是施行改良术式。

①适应证：同食管贲门胃底切除术。

②操作步骤：取左侧胸腹联合切口。进胸后找到迷走神经干，游离出并予保护。将左肺静脉以下至膈肌的所有来自食管旁静脉通向食管壁的静脉支，以及通向食管的小动脉、迷走神经分支均结扎、切断，保留食管旁静脉，离断操作的长度约12～18cm。在食管裂孔膈神经后方2～3cm处放射状切开膈肌。在食管胃底交界上方3cm处用2把无创伤钳钳夹后横行切开前面的食管肌层，保留后壁肌层。游离食管黏膜鞘1周后予以切断，同时结扎或缝扎曲张静脉。用可吸收线行黏膜鞘的再吻合，缝合食管前壁肌层。进腹后先行脾切除，离断通向胃大、小弯侧上部的血管，但保留网膜内的血管弓。离断操作从食管胃交界处向远端延伸6～7cm。可加做幽门成形术。食管吻合旁置负压引流经膈下引出，胸腔置闭式引流。

③术中注意事项：a.该术与一般门体静脉断流术的不同之处在于胸腹腔内广泛的食管和胃周围血管离断，血管离断的上界为左肺下静脉下缘，下界至胃小弯中部；b.应保留食管旁静脉和大、小网膜内的血管弓，仅离断直接通向食管和胃的小血管；c.离断血管和切开膈肌时勿损伤迷走神经，如有损伤可疑，应加做幽门成形术。

4.门体静脉分流术

该类手术通过门静脉向腔静脉的血液分流，降低门静脉压力，以达到制止食管静脉曲张破裂出血的目的。分流术一般均能获得较好的早期效果，止血疗效显著，还可以改善胃黏膜的血循环，减轻门静脉高压性胃病，是治疗肝前性门静脉高压症的较理想的手术方式。分流术的缺点在于：①可使门静脉向肝血流减少，甚至形成离肝血流，从而导致术后肝性脑病和肝功能障碍的发生；②原本需肝脏灭活的某些活性物质直接进入体循环，作用于肺血管床后形成广泛动静脉瘘、肺动脉高压，导致肝肺综合征的发生；③手术本身及其并发症将大大增加日后肝移植的手术难度；④儿童的门静脉血管较细，血管吻合较困难，术后易发生血栓形成。

门静脉高压症的分流术式可根据其对门静脉血流的影响分为3种类型：①完全性分流，即门静脉血流完全不经过肝脏而直接流入下腔静脉，典型的有门腔静脉端侧吻合术，大口径的门腔静脉侧侧吻合亦属此列。②部分性分流，包括限制性门腔静脉分流术或利用门静脉属支的吻合。所谓限制性分流是按门静脉压力来计算门、腔静脉吻合口的大小，将吻合口的长径控制在0.8～1.2cm，亦可用人造血管环将吻合口缩窄至10mm，以限制分流血流量。肠系膜上静脉下腔静脉分流、近端脾肾、脾腔静脉分流术也属于这一类型。③选择性分流，典型的有Warren术（远端脾肾静脉分流术），还有远端脾腔静脉分流术和胃冠状静脉下腔静脉架桥术（Inokuchi术）。这类手术主要引流食管下段和胃底的静脉，仅分流脾胃区而非全部门静脉系统的血流，更具合理性。目前，门腔分流术等完全性分流术已逐渐被选择性和限制性分流术替代。但是，这些类型之间的区别常是相对的，并有一定的时限性。选择性和限制性分流术在远期可能会发生吻合口的扩张，失去选择性功能，甚至转变为完全性分流。目前常用的有如下术式：

(1)脾肾静脉分流：治疗小儿门静脉高压症常用的手术。根据血管吻合方式的不同，可分为近端脾肾静脉分流术、Warren术、脾肾静脉侧侧吻合分流术。

①适应证：施行脾肾分流术应符合下列条件。a.门静脉高压症患儿有食管静脉曲张反复出血，经非手术治疗无效；b.一般情况良好，肝功能为Child A、B级；c.年龄在5～8岁以上，脾静脉直径在6～8mm以上；d.急性大出血停止，一般情况已恢复。如患儿肝功能不良，合并腹水、黄疸和低蛋白血症，孤立肾或左肾静脉畸形，脾脏已切除，均视为手术禁忌证。

②操作步骤：取左肋缘下切口或上腹部横切口进腹。进腹后探查肝、脾，并测定门静脉压力或行术中造影了解门静脉系统的通畅情况。根据静脉吻合方式的不同，有以下术式：

a.近端脾肾静脉分流术：又称常规脾肾静脉分流术。先切除脾脏，切断脾静脉时须保留位于脾门的分叉部。将脾静脉游离出3～4cm，修剪脾静脉分叉使其呈喇叭口状，以便吻合；暴露出左肾静脉长约3cm的一段，并游离其周径的2/3。如发现肾静脉畸形，不适合血管吻合，则应放弃该术式。如肾上腺静脉和性腺静脉（即精索静脉）妨碍肾静脉的游离与吻合操作，可予以结扎、切断。用心耳钳夹闭肾静脉周径的2/3，在钳夹内的肾静脉前壁作切口，切口长度与脾静脉口径相当。将脾静脉与肾静脉用无创伤缝线作端侧吻合，吻合口后壁可采用连续外翻缝合，前壁则行间断缝合。如肾上腺静脉因自发性分流而扩张，口径与脾静脉相当，亦可直接用此血管与脾静脉端端吻合。吻合完成后，再测门静脉压力。缝闭后腹膜，左膈下放置引流管。

b.Warren术：保留脾脏时采用。先游离脾静脉。切开胃结肠韧带进入小网膜囊，显露脾动脉后预置结扎线，备为意外出血时的控制措施，脾动脉亦可结扎。在胰腺下缘、横结肠系膜根部横行切开后腹膜，游离胰腺体尾部下缘及后侧，显露胰腺后方的脾静脉。逐一结扎汇入脾静脉的细小胰静脉支，结扎、切断肠系膜下静脉和胃冠状静脉。在脾静脉与肠系膜上静脉汇合处的远端0.5～1cm处切断脾静脉，脾静脉近侧断端用细线连续或间断缝合关闭。于肠系膜上动脉左侧、十二指肠上方切开后腹膜，暴露左肾静脉，游离肾静脉约3～4cm和周径的2/3，将脾静脉远侧断端与左肾静脉的前壁做端侧吻合。结扎、切断贲门右侧缘增厚的肝胃韧带和脾结肠韧带，小网膜囊内放置引流管。

c.脾肾静脉侧侧吻合分流术：保留脾脏时可采用，游离脾静脉的操作同 Warren 术。切开屈氏韧带，在与脾静脉汇合处切断肠系膜下静脉，将十二指肠和空肠的连接部向右上牵开，暴露和分离左肾静脉。脾静脉显露后逐一结扎、切断细小的胰静脉支，将脾静脉游离出约 4cm。结扎、切断胃冠状静脉。血管吻合时，左肾静脉用心耳钳钳夹，脾静脉用 2 把无创伤血管钳控制。切开脾静脉，可将切口延长至肠系膜下静脉汇入处，以扩大吻合口。左肾静脉上作切口后行血管吻合，侧侧吻合口长度为 1.5～2.5cm。

③术中注意事项：a.脾静脉口径的大小直接影响手术的成败，脾静脉直径在 8mm 左右时，一般能满足血管吻合要求，如口径较小，可利用脾静脉分叉的喇叭口来弥补，据报道，脾静脉直径不小于 6mm 时，疗效尚称满意；b.游离脾静脉、分离细小胰静脉时，易造成静脉撕裂出血，出血点应用手指按压后用无创伤缝线缝闭，不得贸然用血管钳钳夹，否则极易撕大破口；c.脾静脉伴静脉炎、与周围粘连严重时，应谨慎游离，如分离粘连困难、脾静脉破口修补后形成狭窄，宜放弃该术式；d.游离脾静脉时勿损伤胰腺包膜，减少术后胰液外漏的可能；e.应靠近躯体的中线暴露、游离左肾静脉，由于肾静脉在肾门区已分成若干分支，禁忌在肾门分离，以防肾静脉的分支在进入肾实质处撕裂，造成止血困难，甚至被迫切除肾脏。为了提高吻合口通畅性，还需注意一些技术细节：a.应在放大镜下操作；b.使用 6.0～7.0 的单丝缝线；c.吻合口后壁连续缝合打结时，须在吻合口两端施加侧向张力，防止缝线的聚拢造成后壁皱缩和吻合口狭窄，对于口径较小的血管，则应避免连续缝合；d.根据儿童的生长发育趋势，吻合口前壁应间断缝合。

(2)脾腔静脉分流术：与脾肾静脉分流术比较，脾腔分流避免了肾静脉变异或口径细小对血管吻合的限制，利用下腔静脉位置恒定、口径大、压力低、血流量大、吻合口不易闭塞的优点，暴露良好，术野较浅，血管吻合操作便利。在儿童的肾静脉较细时，脾腔分流术式不失为合理的选择。

①适应证：同脾肾静脉分流术。

②操作步骤：脾脏的切除、脾静脉的游离与修剪同脾肾静脉分流术。自胰腺尾部游离出脾静脉约 3cm。沿胰腺上、下缘切开后腹膜，游离胰腺体尾部。胰腺下缘游离至肠系膜下静脉汇入脾静脉处，上缘至脾动脉起始部。经充分游离后，脾静脉远端即可随同胰体尾部整体向右下转移。提起横结肠，剪开屈氏韧带，沿空肠系膜左缘剪开后腹膜，将十二指肠和空肠的连接部推向右侧，在腹主动脉右侧显露下腔静脉，如腰静脉妨碍吻合操作，可予结扎、切断。将游离好的下腔静脉前壁用心耳钳钳夹，然后将已经游离的脾静脉连同胰腺体尾部经横结肠系膜裂孔顺时针方向向右下旋转，达下腔静脉预定吻合处。在钳夹的下腔静脉壁剪一个与脾静脉口径相等的椭圆形缺口，将脾静脉与腔静脉行端侧吻合。将胰腺包膜固定在后腹膜上，横结肠系膜切缘亦与胰腺包膜做缝合固定，左膈下置引流。

③术中注意事项：a.应尽量保留脾静脉的长度，充分游离胰腺体尾部，以保证血管吻合时无张力；b.如胰尾赘长妨碍吻合或压迫吻合口，可切除一段胰尾组织；c.下腔静脉前壁宜剪成椭圆形缺口，以利吻合口的通畅性。

(3)肠系膜上静脉下腔静脉分流术(肠腔静脉分流术)：这类术式利用肠系膜上静脉与下腔

静脉做侧侧吻合或侧端吻合，也可在两者之间做架桥吻合，以达到降低门静脉压的目的。肠腔静脉分流术多属完全性分流，肝性脑病发生率较高。由于下腔静脉或髂总静脉被切断，下腔静脉回流受阻，可发生下肢水肿，但小儿症状较成人轻。

①适应证：a.门静脉高压症患儿有食管静脉曲张破裂出血，已多次发作；b.一般状况良好，肝功能属 Child A、B 级；c.患儿年幼，脾静脉细小；d.脾脏已切除，脾静脉已有血栓形成；e.门静脉闭塞的范围广泛，脾肾分流术无法引流肠系膜上静脉内血液；f.脾肾分流术失败。

②操作步骤：取右侧腹直肌切口，上至肋缘下，下至下腹横纹。手术时先作上腹部切口，探查肝脏、门静脉，确定可行肠腔静脉分流后，再向下延长切口。将横结肠提起，循着结肠中动脉至肠系膜根部，在十二指肠横部下缘通过触摸找到肠系膜上动脉。以该动脉为中心横行切开肠系膜根部的腹膜，在该动脉右前方找到肠系膜上静脉并将其游离。游离过程中注意勿损伤结肠右静脉，但如果妨碍解剖进行，可将结肠右动、静脉一并结扎、切断。肠系膜上静脉左侧汇入多根来自小肠的静脉支，很难游离出一段无分支的静脉干，只需充分分离出肠系膜上静脉的右半圆周，游离出 3～4cm 的长度以备吻合。游离下腔静脉上至十二指肠横部后方，下至髂总静脉附近，全长为 6～8cm，需结扎、切断相应的腰静脉和右侧性腺静脉。静脉吻合有如下 3 种方式。a.肠系膜上静脉下腔静脉侧侧吻合：为使肠系膜上静脉和下腔静脉的游离段靠拢，可将位于肠系膜上静脉左后方的动脉鞘和下腔静脉内前方的结缔组织间断缝合数针，以减少张力。吻合时可用三翼钳，先钳夹肠系膜上静脉，然后将下腔静脉外缘提起钳夹。在钳夹的肠系膜上静脉作长约 10～12mm 的切口，在下腔静脉壁上剪除一小块使开口呈椭圆形。连续缝合两静脉的后壁切缘，间断缝合前壁；b.左髂静脉肠系膜上静脉端侧吻合术：沿升结肠旁沟切开侧腹膜，亦可作 Kocher 切口将十二指肠降部翻向左侧，显露和游离下腔静脉。根据到达肠系膜上静脉吻合处的距离，决定下腔静脉的横断水平。一般在分叉处离断右髂总静脉，断端缝闭。于下腔静脉分叉下方一定距离处离断左髂总静脉，远端缝闭，近端连同下腔静脉经隧道引至肠系膜上静脉右侧，然后行静脉的端侧吻合。亦可直接用下腔静脉断端与肠系膜上静脉做吻合。c.肠系膜上静脉下腔静脉架桥分流术：在两静脉之间间置一管道以达到分流效果，又称“H”形分流术。该术式克服了肠腔静脉侧侧吻合遇到张力较大的缺点。间置血管可用自体颈内静脉或脾静脉，人造血管不适合小儿。在分离出肠系膜上静脉和下腔静脉后，测量两静脉间的距离。按此距离切取长度适宜的自体颈内静脉备用。用心耳钳夹肠系膜上静脉外侧壁周径 2/3，切开静脉壁，切口长度与间置血管口径相当，完成间置血管与肠系膜上静脉切口的吻合，采用同样方法再完成间置血管与下腔静脉前内侧壁的吻合。

③术中注意事项：a.阻断和离断下腔静脉时，回心血量减少，血压下降，术中应密切监测，及时处理；b.游离肠系膜上静脉和下腔静脉时，腹膜后组织在切开后均应结扎或缝扎，以防淋巴或乳糜漏；c.暴露髂静脉时，注意勿损伤输尿管；d.血管吻合时，不得存有张力或扭曲。

5.分流和断流的联合手术

联合手术中的断流术多采用贲门周围血管离断术，分流术多用脾肾分流术。这些分流远离肝门或门静脉重要属支的汇合处，能维持一定的入肝血流，可减少肝性脑病的发生。

6.Rex 分流术

又称肠系膜上静脉门静脉左支架桥吻合术、肠系膜上静脉-Rex 旁路术，由 de Ville de

Coyet 首次报道，用以治疗肝前性门静脉高压症和肝移植术后出现门静脉血栓形成并发症的患儿。该手术将自体颈静脉间置吻合于肠系膜上静脉和肝内门静脉左支，达到重建门静脉通路的目的，与传统门体静脉分流手术有本质区别。由于近 2/3 的门静脉血栓形成患儿其左侧肝内门静脉系统是通畅的，因此，Rex 分流术在肝前性门静脉高压症的治疗中具有很好的应用前景。除自体颈内静脉之外，近来已陆续有采用胃冠状静脉、肠系膜静脉、脾静脉、大隐静脉等作为间置血管的报道。以往认为，肝外性门静脉高压症的肝脏基本正常，一般在多种非手术疗法无效时才考虑手术干预，但随着 Rex 分流术病例的增多，发现术后患儿肝脏的发育与功能均有明显的改善，脾功能亢进也得到很好的控制，因此，建议应尽早施行该手术。最近的临床经验还提示，Rex 分流术后近期通畅性似乎很好，但日后因狭窄或堵塞而需再次手术的情况较其他门体静脉分流术多见。

(1)适应证：除门体静脉分流术的一般适应证外，选择该术还必须符合以下条件。①肝实质必须正常；②血液系统不应有高凝状态；③门静脉左支通畅并能通过手术暴露出来。肝内门静脉广泛血栓形成者不适合该手术，不适合该术的具体病情还包括肝分叶和肝圆韧带畸形、肝桥组织过厚无法暴露门静脉左支、Rex 隐窝过于靠近肝门及门静脉畸形等。

(2)操作步骤：解剖肝圆韧带，将脐静脉再通，插入导管达肝内门静脉左支，如所测压力与右心房压相近，即可排除肝内静脉阻塞性异常。同时以此导管造影，明确肝内门静脉的通畅情况。继续将肝圆韧带游离达门静脉左支远部及通向肝脏Ⅲ、Ⅳ段的分支，如此显露 Rex 隐窝内的门静脉左支的前壁和两侧壁，长度可达 3～4cm，此处即为吻合的部位。用小号心耳钳钳夹门静脉左支前壁，纵行切开。取患儿左颈内静脉作间置血管，与门静脉左支切口作端侧吻合。根据位置是否顺直，将间置血管经胃窦前方或后方，穿过横结肠系膜裂孔与肠系膜上静脉作端侧吻合。如胃冠状静脉曲张明显，有足够长度，亦可将其游离切断后直接与门静脉左支做吻合。

(3)术中注意事项：①术前应明确肝内门静脉左支的通畅性，口径应＞3mm；②用以分流的移植血管口径宜≥5mm；③血管吻合的技术要求较高，尽量避免连续缝合；④拟用左颈内静脉作为间置血管，术前需做超声或 MRI 检查，如发现两侧颈内静脉有明显的粗细差异或颅内血管分布异常，则不适合切取。

7.肝移植

经过 20 余年的发展，儿童肝移植的 5 年生存率已达到 88%。该手术属根治性手术，主要用于终末期肝脏疾病的儿童，就肝前性门静脉高压症而言，原则上并不适宜。

8.布-加综合征的手术

布-加综合征系指肝静脉或肝段下腔静脉阻塞，阻塞远端产生高压、回心血流障碍，导致肝脏肿大、肝功能损害和肝后性门静脉高压症。治疗以解除血管阻塞的手术为主，手术有脾肺固定门肺分流术、经右心房手指破膜术、下腔静脉隔膜切除成形和右心房下腔静脉人造血管转流术等。近年，通过腔内气囊导管扩张技术，也收到良好的近期效果。一般需多次扩张，有些病例需在下腔静脉内放置血管支架。对于少数严重病例，肝移植是最后的治疗手段。

(1)脾肺固定门静脉肺分流术

①适应证：a.以肝静脉阻塞为主要临床表现；b.下腔静脉有长段狭窄，不适宜行人造血管

转流；c.胸腔积液、腹水和低蛋白血症等异常已经纠正。如患者一般情况差，有大量腹水且难以纠正，肝功能严重损害伴黄疸，伴有肺部感染，心、肾功能严重损害，均为禁忌证。该术式亦被运用于治疗肝前性和肝内性门静脉高压症。

②操作步骤：取右侧卧位、左侧第8肋后外切口，切除第8肋。进胸后显露左下肺、左侧膈肌及膈神经，压榨膈神经。提起膈肌，呈"～"形切开或切除部分膈肌做成椭圆形窗孔。探查肝、脾，测量门静脉压力。分离、结扎脾胃、脾膈韧带，于胰腺上缘结扎脾动脉。门静脉压力增高者，常规行断流术。脾脏游离后，将其中上部移入胸腔，脾切迹嵌卡在膈肌切缘，用丝线间断缝合，固定脾脏与膈肌切缘。以小圆刀将膈上的脾浆膜切开，切线呈方格状，每个小方格边长1.5cm，切开范围约8cm×5cm。将脾浆膜小方块逐一撕去，压迫止血。将左肺下叶底部脏面用干纱布摩擦至充血后，覆盖于脾脏顶部，用丝线将左肺下叶边缘围绕脾顶部与膈肌缝合固定。关闭切口，腋中线第9肋间放置胸腔引流管。

③术中注意事项：a.脾脏游离要充分，使之无张力移至胸腔；b.脾脏切迹要稳妥嵌夹在膈肌切开处，可防止滑回腹腔或撕裂出血；c.切割脾脏浆膜时，深浅应均匀适宜，切割过浅，浆膜不易撕下，过深则易引起脾实质出血。

(2)经右心房手指破膜术

①适应证：a.膈、肝段下腔静脉膜状阻塞，无活动血栓存在；b.隔膜厚度不超过1cm；c.患者全身状况较差，不能耐受下腔静脉隔膜切除成形或右心房下腔静脉人造血管转流等大型手术。

②操作步骤：左侧卧位，取右第7肋间后外切口。进胸后显露右心房、膈及肝段下腔静脉。旁开膈神经1.5cm处沿下腔静脉方向纵行剪开心包，游离并控制近端下腔静脉。右心房中下部夹心耳钳，在钳夹部置荷包缝线。在荷包缝合的中央剪开右心房壁，松开钳夹后插入左示指并收紧荷包缝线。手指伸入下腔静脉后探查隔膜位置及厚韧程度。以指尖均匀用力，向前穿破隔膜，并以顺时针方向旋转扩张。退出手指，缝合右心房。

③术中注意事项：a.右心房切口要合适，不宜过小，否则手指插入困难或致心肌撕裂出血；b.如隔膜位置较远、手指破膜不满意时，可用二尖瓣扩张器替代手指进行扩张。

9.术后处理和并发症的防治

由于门静脉高压症患者的基础病严重，绝大多数手术属对症性质，手术操作面广，技术要求高，易发生各种早期并发症。术后肝脏本身病变的进展、门脉侧支循环的重建、分流口径发生变化，均可影响手术效果，导致症状重现，引发远期并发症。为了最大限度地减少手术并发症，术前必须全面评估患儿病情，选择正确的手术时机和术式，术中精心操作，术后密切监护，出院后应保持密切随访。多数并发症可经过非手术疗法治愈，但仍有一些并发症需要再次剖腹手术。常见的并发症分述如下。

(1)早期并发症

①门静脉血栓形成：分流术是静脉系统的吻合手术，术后发生吻合口血栓形成的风险较高。关腹即刻及术后1周内隔日定期多普勒超声检查可及时发现这一早期并发症。目前仅有少数报道使用急诊取栓术来恢复通畅，但一般认为发生血栓形成后将无法挽救。为预防该并发症，关键在于提高血管吻合技术。门体静脉分流术后一般不需用抗凝药，但可持续30～90

天用低剂量的阿司匹林，亦可合用或单用双嘧达莫。肝素（皮下或静脉）仅用于术前已存在高凝状态或因血栓形成再次手术的患儿。

由于 Rex 分流术不同于传统的门体分流术，术后血栓形成风险更大，原因有以下几点。a.血流量不足：多见于原有脾切除或肠系膜静脉多处血栓形成的患儿；b.血液流出阻力较大：肝外性门静脉高压症患儿的肝内门静脉细小，术后可发生分流后静脉压的暂时升高，导致血流速度降低，无疑增大了血栓形成的风险。故有报道建议，在术中行脐静脉造影时可用含肝素的生理盐水加压扩张门静脉；c.血管吻合技术要求高：任何血管的扭曲或缝合瑕疵均可能导致手术失败。术中可在分流血管上沿纵轴做标记，避免任何轻微的扭曲。吻合时应先做间置血管的门静脉左支吻合口，然后在肠系膜区域做近端的静脉吻合，这样可以使间置物更加平顺。如吻合完成后发现有扭转、成角或术中超声测出血流缓慢或术中门静脉造影提示狭窄，都应立即重新吻合并清除血栓。Rex 分流术时是否应用抗凝药物，观点尚不统一，较多报道主张常规应用，举例如下：a.夹血管前全身肝素化（1mg/kg）；b.术后抗凝用法：依诺肝素皮下给予，术后每4～6 小时一次，以后改为一天 2 次，直至出院；c.抗凝治疗需检测抗活化凝血因子 X 值（anti-FXa values），目标为 0.3～0.5U/mL；d.出院后不常规用抗凝剂；e.华法林（或与水杨酸联用）仅用于分流出现并发症而需保持通畅时。

此外，少数肝硬化性门静脉高压患儿在断流或分流术后可发生门静脉系统的广泛血栓形成，由于早期确诊困难，易发生肠坏死等严重后果，预后极差。未发生肠坏死的病例可行抗凝、溶栓等药物治疗。一旦患儿出现腹痛、腹胀加重，腹腔穿刺抽出血性腹水，则应及时剖腹探查，切除坏死肠管。

②消化道出血：门静脉高压症手术后早期再出血多发生于断流术或不成功的分流术后。由于患者食管胃底静脉曲张依然存在，任何触发因素均可导致静脉破裂。术前准备期间患者的情绪变化和口服药的刺激、术中创伤、多量输血及机体的应激反应，都是术中或术后出血的诱因，应尽量避免。所致出血量一般不大，非手术疗法大多能奏效。

③腹腔大出血：常发生在术后 24 小时之内，多为创面广泛渗血和大血管出血。创面严重渗血多发生在断流术伴脾切除的病例，与患者凝血功能差、分离面广、腹膜后侧支循环血管丰富等因素有关。渗血部位常见于膈面、脾床和肝左叶韧带的断缘。大出血还可由手术操作不当造成，包括血管的大块结扎、结扎线松弛脱落或过紧切割、胰尾损伤、手术创面止血不彻底和血管吻合口小泄漏的持续出血等。脾蒂、胰尾、胃短血管、胃冠状静脉的切断、结扎处及分流血管的吻合口均是大出血的好发部位。为防止术后大出血的发生，术前应积极纠正凝血功能障碍，术中要认识到左膈下侧支血管丰富、脾与膈肌粘连广泛的特点，妥善处理电凝创面，可靠结扎、缝扎血管，并在术毕时再次逐一审视大出血的好发部位。创面覆盖凝胶海绵、喷涂生物蛋白胶制剂亦有一定的止血效果。发生大出血时，表现为腹腔引流管的血性液体颜色深、量异常增多，患者出现低血容量性休克的表现，如果经过止血药、输液、输血、补充各种凝血因子等处理仍无效果，应紧急剖腹探查止血。

④食管狭窄和胃排空障碍：由于断流术广泛切断了食管和胃近端的血管，有时还需将食管横断后再吻合，术后可发生食管贲门的缺血性狭窄，吻合口更是狭窄的好发部位，一般通过扩

张术可治愈。食管吻合术后发生的泄漏，多可通过非手术措施治愈，无效者需再次手术。由于断流术广泛解剖、分离食管贲门，易致迷走神经损伤，术后可致胃潴留，因此，手术中估计迷走神经的左、右支均损伤的可能性大时，可做预防性幽门成形术（纵切横缝），以利胃的排空。幽门未处理的病例如术后发生胃排空障碍，先行保守治疗，无效者行幽门成形术。

⑤腹水：由于手术中腹膜后淋巴管道遭到破坏，术后可能出现乳糜性腹水，分流术后较常见，多可自愈。给予利尿剂、限制脂肪饮食可缓解症状。腹水过多时需禁食、给予静脉营养，以减少肠道乳糜液量，促使淋巴管瘘封闭。腹腔张力过高时，需穿刺减压。

⑥膈下感染及脓肿：多数患者存在肝脏损害、营养障碍和免疫功能低下，抵抗力明显下降。术后腹腔的积血和腹水增多，加上胰尾损伤后胰液外溢，甚至胃或结肠损伤泄漏，易在术后发生膈下积液、感染及脓肿。发生该并发症时应积极采取支持疗法和抗菌治疗，必要时行穿刺抽脓或置管引流，甚至手术切开引流。

（2）远期并发症

①消化道再出血：术后最重要的远期并发症。由于治疗门静脉高压症静脉曲张出血的各式手术的局限性，加上手术操作缺陷，术后仍存在相当高的消化道再出血率。施行断流术后，胃远端黏膜下层和肌层静脉压力维持在高水平，静脉破裂出血风险依然存在。如门奇静脉断流不完全，尤其是游离食管下段长度不够，遗漏了高位食管支或穿支静脉，反而使高压血流集中于此，更易破裂出血。断流术后随着时间推移侧支循环重新建立，也可导致食管胃底静脉再度曲张。分流术的血管吻合技术要求较高，操作缺陷可引起血管吻合口的狭窄、扭曲或高张力，使得门静脉压力降低不满意。此外，由于门静脉系统长期受高压影响，静脉壁发生纤维化增厚或扩张菲薄等局部改变，不但增加了分流术血管吻合的难度，管壁本身也容易形成血栓、狭窄和堵塞，导致降压失效。

分流术后远期出现的吻合口狭窄可经介入性球囊扩张来治疗，但经验尚需积累。多数患者在再出血就诊时，分流口已完全闭塞。术后的消化道再出血仍按急性出血的原则处理，同时应全面分析病情、以往手术情况及目前出血部位，针对性地给予非手术治疗，并评估有无再次手术的可行性。

②分流术后肝性脑病：多见于完全性分流术后。由于所建立的门体分流是非生理性的，如分流量过大，可造成肝脏的门静脉灌注不足甚至丧失，肝脏缺乏来自肠道的营养物质和各种有益的细胞因子，来自肠道的毒素也绕开肝脏的解毒而直接进入体循环，患儿易发生肝功能衰竭和肝性脑病，临床有学习困难、行为异常等表现。为避免该并发症的发生，选用的分流术必须能维持门静脉的向肝血流。脑病发生后先行非手术疗法，无效者可考虑再次手术，手术方法有：a.结肠切除或旷置术，可缓解症状；b.首次手术为门腔端侧分流者，可加做门静脉动脉化手术；c.门腔分流吻合口过大者，可通过手术放置限制环，用以缩窄扩大的吻合口，减少分流量。

第六节　胰腺炎

一、急性胰腺炎

急性胰腺炎是多种病因引起胰酶激活，继以胰腺局部炎症反应为主要特征，伴或不伴有其他器官功能改变的疾病。

（一）病因

小儿急性胰腺炎致病因素与成年人不同，成年人最常见的原因以胆道疾病（如胆结石、慢性感染、肿瘤等）及酒精中毒为主，而小儿最常见的原因有以下几种。

（1）继发于身体其他部位的细菌或病毒感染，如急性流行性腮腺炎、肺炎、细菌性痢疾、扁桃体炎等。

（2）上消化道疾病或胆胰交界部位畸形，胆汁反流入胰腺，引起胰腺炎，如胆总管囊肿、十二指肠畸形等。

（3）药物诱发：应用大量肾上腺激素、免疫抑制药、吗啡，以及在治疗急性淋巴细胞白血病时应用门冬酰胺酶等可引起急性胰腺炎。

（4）可并发于全身系统性疾病，如红斑狼疮、过敏性紫癜、甲状旁腺功能亢进症、克罗恩病、川崎病等。

然而，仍有一些病例无肯定的致病因素。

（二）临床表现

1.症状

（1）腹痛：上腹部疼痛，多呈持续性。

（2）恶心、呕吐：呕吐物为食物与胃、十二指肠分泌液。

（3）休克：见于重症急性胰腺炎，患者出现烦躁不安、面色苍白、腹部和腰部大片瘀斑、四肢湿冷、血压下降、脉搏增快，突发死亡，经尸体解剖证实为急性坏死出血型胰腺炎。

2.体征

上腹压痛（脐上偏左或偏右），有些患者伴局部肌紧张；部分患者脐周皮肤出现紫蓝色瘀斑（Cullen 征）或两侧腰部出现棕黄色瘀斑（Grey Turner 征）。

（三）辅助检查

1.实验室检查

（1）淀粉酶测定：常为主要诊断依据，但不是决定因素，因有时淀粉酶升高的程度与炎症的危重程度不是正比关系。若用苏氏比色法测定，正常儿童均在 64U 以下，而急性胰腺炎患儿则高达 500U 以上。血清淀粉酶值在发病 3 小时后即可增高，并逐渐上升，24～48 小时达高峰以后又逐渐下降。尿淀粉酶也同样变化，但发病后升高较慢，病变缓解后下降的时间比血清淀粉酶迟缓，且受肾功能及尿浓度的影响，故不如血清淀粉酶准确。其他有关急腹症，如肠穿孔、肠梗阻、肠坏死时，淀粉酶也可升高，很少超过 300～500U。

（2）血清脂肪酶测定：在发病24小时后开始升高，持续高值时间较长，可作为晚期患者的诊断方法。正常值0.5～1U。

（3）血钙测定：血钙正常值为2.25～2.75mmol/L（9～11mg/dL），≤1.87mmol/L（7.5mg/dL）可致手足搐搦。

（4）C反应蛋白（CRP）：CRP是反映组织损伤和炎症的非特异性标志物。有助于监测与评估急性胰腺炎的严重程度，在胰腺坏死时CRP明显升高。

（5）腹腔穿刺：严重病例有腹膜炎者，难与其他原因所致腹膜炎相鉴别，如胰腺遭到严重破坏，则血清淀粉酶反而不增高，更造成诊断上的困难。此时，如腹腔渗液多，可行腹腔穿刺。根据腹腔渗液的性质（血性、混有脂肪坏死）及淀粉酶测定有助于诊断。

2.影像学检查

（1）腹部X线片：可用来排除其他急腹症，如内脏穿孔等，还可发现肠麻痹或麻痹性肠梗阻征。“结肠切割征”和“哨兵襻”为胰腺炎的间接指征。腰大肌边缘不清、弥散性模糊影，提示存在腹水。

（2）腹部B超：应作为常规初筛检查。急性胰腺炎B超发现胰腺肿大，胰内及胰周围回声异常；也可了解胆囊和胆道情况；后期对假性囊肿和脓肿有诊断意义。

（3）CT：根据胰腺组织的影像改变进行分级，对急性胰腺炎做诊断和鉴别诊断，评估其严重程度，尤其是对鉴别轻症和重症急性胰腺炎具有重要价值。根据炎症的严重程度分级为A～E级。

A级：正常胰腺。

B级：胰腺实质改变。包括局部或弥漫的腺体增大。

C级：胰腺实质及周围炎症改变，胰周轻度渗出。

D级：除C级外，胰周渗出显著，胰腺实质内或胰周单个液体积聚。

E级：广泛的胰腺内、外积液，包括胰腺和脂肪坏死、胰腺脓肿。

A～C级：临床上为轻症急性胰腺炎；D级、E级：临床上为重症急性胰腺炎。

（4）磁共振胰胆管成像术（MRCP）或内镜逆行胰胆管造影（ERCP）：适用于疑有胆道病变而B超不能确诊者。

（四）诊断标准

急性胰腺炎分为轻症急性胰腺炎与重症胰腺炎2类，少数病情极其凶险的，可称为暴发性胰腺炎。

1.轻症急性胰腺炎

（1）急性持续腹痛（偶无腹痛）。

（2）血清淀粉酶活性增高大于或等于正常值上限的3倍。

（3）影像学检查提示胰腺有（或无）形态改变。

（4）无器官功能障碍或局部并发症，对液体补充治疗反应良好。

（5）John评分＜3分（表3-3）。

2.重症急性胰腺炎

（1）具备轻症急性胰腺炎的临床表现和生化改变。

(2)具备下列症状之一者:①胰腺局部出现并发症。CT检查若分析胰周渗出显著,胰腺实质内或胰周单个液体积聚,广泛的胰腺内、外积液,胰腺和脂肪坏死,胰腺脓肿等。②发病后72小时内出现下列之一者,肾衰竭、呼吸衰竭、休克、凝血功能障碍、败血症、全身炎症反应综合征等,John评分≥3分。

表3-3 John评分指标

入院时	入院后48小时以内
年龄<7岁	血清钙<2.05mmol/L
体重<23kg	血清清蛋白<26g/L
白细胞计数>18.5×10^9/L	尿素氮升高>1.8mmol/L
血清乳酸脱氢酶>2000U/L	估计体液丢失>75mL/kg

每达一项计1分。

(五)鉴别诊断

1.急性胆道疾病

胆道疾病常有绞痛发作史,疼痛多在右上腹,常向右肩、背部放散,Murphy征阳性,血、尿淀粉酶正常或轻度升高。但需注意胆道疾病与胰腺炎呈因果关系而并存。

2.急性胃肠炎

发病前常有不洁饮食史,主要症状为腹痛、呕吐及腹泻等,可伴有肠鸣音亢进,血、尿淀粉酶正常等。

3.消化性溃疡

穿孔有长期溃疡病史,突然发病,腹痛剧烈可迅速波及全腹,腹肌板样强直,肝浊音界消失,X线透视膈下可见游离气体,血清淀粉酶轻度升高。

4.急性肠梗阻

特别是高位绞窄性肠梗阻,可有剧烈腹痛、呕吐与休克现象,但其腹痛为阵发性绞痛,早期可伴有高亢的肠鸣音或大便不通。X线片示典型机械性肠梗阻,且血清淀粉酶正常或轻度升高。

5.胆道蛔虫病

多见于儿童及青年,有蛔虫史,腹痛阵发,有“钻顶感”,症状重,体征轻,血、尿淀粉酶正常,合并胰腺炎时可增高。

(六)治疗

治疗目的在于减少胰液分泌和使胰腺休息。

急性胰腺炎治疗原则:轻症急性胰腺炎以姑息治疗为主,而重症急性胰腺炎应根据情况予以治疗,胆源性胰腺炎宜积极手术治疗,而其他继发性胰腺炎可以采取非手术治疗,如果非手术治疗无效,应及时手术。

1.一般治疗

(1)护理:卧床休息;禁食期间有口渴时可含漱或湿润口唇,一般不能饮水。

(2)营养管理:由护士对患者的营养状况进行初始评估,记录在“住院患者评估记录”中。

总分≥3 分，有营养不良的风险，需在 24 小时内通知营养科医师会诊，根据会诊意见采取营养风险防治措施；总分<3 分，每周重新评估其营养状况，病情加重应及时重新评估。

(3)疼痛管理：由护士对患儿的腹痛情况进行初始评估，疼痛评分在 4 分以上的，应在 1 小时内报告医师，联系麻醉科医师会诊。

(4)心理治疗：在日常生活中要积极开导患儿，使其树立对抗疾病的决心。

2.对症治疗

(1)防治休克，改善微循环：急性胰腺炎发作后数小时，由于胰腺周围(小网膜腔内)、腹腔大量炎性渗出，体液的丢失量很大，同时伴有大量电解质的丢失，并导致酸碱失衡，需及时给予补液纠正。血钙偏低者应输入 10%葡萄糖酸钙，在重症急性胰腺炎时尤应注意。患儿如有血糖升高，注射葡萄糖时需加入适量的胰岛素及氯化钾。

(2)抑制胰腺分泌

①H_2 受体阻断药：如雷尼替丁、法莫替丁、奥美拉唑等均可减低胃酸的分泌，并能抑制胰酶的作用。

②禁食和胃肠减压：这一措施在急腹症患儿作为常规使用。急性胰腺炎时使用鼻胃管减压，不仅可以缓解因麻痹性肠梗阻所导致的腹胀、呕吐，更重要的是可以减少胃液、胃酸对胰酶分泌的刺激作用，从而限制胰腺炎的发展。

③生长抑素及类似物(奥曲肽)：生长抑素抑制胰腺、胆囊及小肠分泌和溶酶体的释放，使胰腺引流通畅，有效减轻疼痛等临床症状，有效降低脓肿和呼吸窘迫综合征的发生率，缩短住院时间，降低病死率。

(3)营养支持：轻症急性胰腺炎患者，只需短期禁食，故不需肠道营养或肠外营养。重症急性胰腺炎患者常先施行肠外营养，肠道功能稍恢复后早期考虑实施肠道营养。将鼻饲管放置 Treitz 韧带以下开始肠道营养。

(4)抗生素的应用：对于轻症非胆源性急性胰腺炎不推荐常规使用抗生素。对于胆源性轻症急性胰腺炎或重症急性胰腺炎应不常规使用抗生素。胰腺感染的致病菌主要为革兰阴性菌和厌氧菌等肠道常驻菌。抗生素的应用应遵循抗菌谱为革兰阴性菌和厌氧菌为主、脂溶性强、有效通过血-胰屏障等三大原则。

3.对因治疗

对胆源性胰腺炎，可通过内镜干预。

(1)对于怀疑或已经证实的胆源性胰腺炎，如果符合重症指标和(或)有胆管炎、黄疸、胆总管扩张，应做括约肌切开术。

(2)最初判断为轻症胰腺炎，但在治疗中病情恶化者，应行鼻胆管引流或括约肌切开术。

(3)胆囊的处理：括约肌切开术后应积极处理胆囊，以免发生急性胆囊炎。另外，一些特发性胰腺炎患者也可能是由微结石引起，切除胆囊也可能起到祛除病灶的作用。

4.手术治疗

有以下情况时考虑手术治疗。

(1)非手术治疗无效，高热持续不退、精神不佳、腹胀、腹肌紧张、压痛不减轻者，需手术探查，同时腹腔引流。

(2)诊断不明确,不能除外其他外科急腹症者,应尽早手术。

(3)并发局部脓肿及巨大胰腺假性囊肿者,需行切开引流或于消化道内引流。

二、慢性胰腺炎

慢性胰腺炎是指胰腺局部或弥散性的慢性进行性炎症。它具有进行性、持续性及不可逆性。日益加重的胰实质损害导致胰腺内、外分泌功能进行性衰退。慢性胰腺炎在儿童中很少见。

(一)病因

引起慢性胰腺炎的常见原因有3类。

1.阻塞性

先天性导管异常、损伤、硬化性胆管炎、特发性纤维性胰腺炎。

2.钙化

遗传性胰腺炎、热带性胰腺炎、胆囊纤维化、高钙血症、高脂血症。

3.混合性

线粒体肌病、炎症性肠病、特发性。

(二)病理生理

慢性胰腺炎有2种主要的病理类型:钙化性和阻塞性。这2种类型在儿童中均很少见。在儿童中,慢性钙化性胰腺炎见于遗传性胰腺炎和特发性胰腺炎。胰腺坚硬,手术时可触及钙石。当含有多种蛋白如消化酶、黏多糖,以及糖蛋白的黏性塞子融合在导管腔内时,就会发生阻塞。碳酸钙沉淀形成管内结石。也有推测有毒的代谢物加重胰腺的损害。

胰石蛋白是一种糖蛋白,在正常胰液时可以防止钙盐的沉淀。慢性乙醇摄入和蛋白质缺乏都会减少胰石蛋白的合成。胰石蛋白水平降低及继发性钙结石的形成,可能是许多原因导致钙化性胰腺炎的共同通路。

先天畸形或后天获得性疾病如肿瘤、纤维变性或损伤性狭窄阻塞主胰管时就会发生阻塞性胰腺炎。胰腺上皮发生炎症,被纤维组织替代。自由基及抗氧化剂缺乏在慢性胰腺炎的形成和发展中都起了很重要的作用。

(三)临床表现

许多患者有反复发作的急性胰腺炎史。腹痛为最突出与多见的症状,在大多数情况下,随着时间的推移,腹痛的严重性减轻、持续时间减少。在钙化性胰腺炎,随着胰腺的钙化,疼痛减轻,但随之出现内、外分泌功能不足。98%的胰腺功能丧失时才会出现外分泌功能不足的表现。胰腺外分泌功能不足会导致营养不良、贪食及生长障碍、营养缺乏,尤其是脂溶性维生素、维生素 B_{12} 及必需脂肪酸的缺乏。严重时可出现脂肪泻,患儿粪便量显著增多,粪酸臭或恶臭。可出现糖尿病,但一般不严重。

1.慢性钙化性胰腺炎

(1)遗传性胰腺炎:一种常染色体隐性遗传性疾病。遗传性胰腺炎的基因定位于7号染色体长臂。胰蛋白酶原的第117位的精氨酸被组氨酸替代,导致胰腺的自身消化并诱发胰腺炎。

病理发现包括胰腺萎缩、纤维化及钙化，腺泡细胞几乎均萎缩，导管堵塞及广泛的纤维化。胰岛细胞完好。

遗传性胰腺炎起病年龄多见于5～10岁。由于有家族史，诊断很容易。患者有严重的腹痛伴恶心、呕吐。体格检查和临床过程与其他原因所致的急性胰腺炎相似，急性期症状在4～8天后缓解。每次发作后都会加重胰腺组织损害。发作间期患者一般情况尚可，无症状期可以是数周或数年。当发展为慢性胰腺炎时，淀粉酶和脂肪酶在急性发作时可以正常。CT或超声检查显示缩小的钙化胰腺伴导管扩张。ERCP可以发现扩张或狭窄的导管内的结石。多年以后，发展为胰功能不全。晚期并发症包括糖尿病、动脉血栓、胰腺癌和腹部其他肿瘤。

(2)青少年热带性(营养性)胰腺炎：热带性(营养性)胰腺炎是儿童慢性胰腺炎较常见的原因。见于印度南部、印尼及非洲近赤道的热带区域的一些营养摄入不足的人群。其原因是营养不良及食用木薯粉，木薯含有有毒的糖苷。临床过程与其他类型的慢性胰腺炎类似。

2.慢性阻塞性胰腺炎

(1)胰腺分裂症：在总人群中的发病率为5%～15%，是胰腺最常见的畸形。由于背侧和腹侧胰腺始基不能融合，导致胰尾、胰体和部分胰头通过相对狭窄的副胰管引流，而不是通过主胰管引流。许多学者认为胰腺分裂症和复发性胰腺炎有关。ERCP可以诊断胰腺分裂症。乳头括约肌切开有帮助。

(2)腹部外伤：腹部受外伤后，胰腺导管的隐性损伤可以导致狭窄、假性囊肿形成及慢性阻塞。

3.特发性纤维化胰腺炎

特发性纤维化胰腺炎很罕见，可以有腹痛或阻塞性黄疸。腺体可见弥散性纤维性组织增生。

4.其他

高脂血症Ⅰ、Ⅳ、Ⅴ型患者可以发生胰腺炎。胰腺炎时可以出现一过性高脂血症，所以急性胰腺炎时的血脂升高必须在好转后重测。其他病因还包括胆囊纤维化、硬化性胆管炎以及炎症性肠病等。

(四)诊断

根据患者有典型的胰腺炎病史，以及影像学上有慢性征象，慢性胰腺炎很容易诊断。更典型的是患者有反复发作的腹痛、呕吐及血清淀粉酶升高。有些患者有吸收不良和生长障碍。脂溶性维生素缺乏很少见。

(1)胰酶测定：急性发作期血淀粉酶和血脂肪酶升高。

(2)葡萄糖不耐受、脂溶性维生素缺乏、低球蛋白血症及肝功能升高。

(3)胰腺功能测试：如核素脂肪试验、CCK-促胰液素、BT-PABA试验等。无任何胰功能试验有足够敏感性可诊断出轻度早期甚至中度胰腺炎。

(4)腹部平片：见到胰腺钙化，则慢性胰腺炎的诊断成立。

(5)ERCP：诊断慢性胰腺炎的敏感性最高。

(五)治疗

1.疼痛

对于儿童慢性胰腺炎，控制疼痛很重要，但有时却很困难。可以用甾体类或非甾体类抗炎药;补充胰酶以抑制胆囊收缩素的分泌;药物治疗失败时,可行内镜下或外科手术解除胰管梗阻。

2.吸收不良

慢性胰腺炎时吸收不良常见,但儿童中的发生率尚不清楚。治疗可用胰酶制剂,需摄入以补充维生素的平衡饮食。

3.糖尿病

糖尿病通常为轻度,酮症酸中毒很少见。需相对小剂量的胰岛素来维持血糖水平。

第七节　功能性消化不良

功能性消化不良(FD)是指有持续存在或反复发作的上腹痛、腹胀、早饱、嗳气、厌食、胃灼热、泛酸、恶心及呕吐等消化功能障碍症状,经各项检查排除器质性疾病的一组小儿消化内科最常见的临床综合征。功能性消化不良的患儿主诉各异,又缺乏肯定的特异病理生理基础,因此,对这一部分患者,曾有许多命名,主要有功能性消化不良、非溃疡性消化不良(NUD)、特发性消化不良、原发性消化不良、胀气性消化不良,以及上腹不适综合征等。目前国际上多采用前3种命名,而"功能性消化不良"尤为大多数学者所接受。

一、病因及发病机制

FD的病因不明,其发病机制亦不清楚。目前认为是多种因素综合作用的结果。这些因素包括了饮食和环境、胃酸分泌、幽门螺旋杆菌感染、消化道运动功能异常、心理因素,以及一些其他胃肠功能紊乱性疾病,如胃食管反流性疾病(GERD)、吞气症及肠易激综合征等。

(一)饮食与环境因素

FD患者的症状往往与饮食有关,许多患者常常主诉一些含气饮料、咖啡、柠檬或其他水果,以及油炸类食物会加重消化不良。虽然双盲法食物诱发试验对食物诱因的意义提出了质疑,但许多患儿仍在避免上述食物并平衡了膳食结构后感到症状有所减轻。

(二)胃酸

部分FD的患者会出现溃疡样症状,如饥饿痛,在进食后渐缓解,腹部有指点压痛,当给予制酸剂或抑酸药物后,症状可在短期内缓解。这些都提示这类患者的发病与胃酸有关。

然而绝大多数研究证实FD患者基础胃酸和最大胃酸分泌量没有增加,胃酸分泌与溃疡样症状无关,症状程度与最大胃酸分泌也无相关性。所以,胃酸在功能性消化不良发病中的作用仍需进一步研究。

(三)慢性胃炎与十二指肠炎

功能性消化不良患者中大约有30%~50%经组织学检查证实为胃窦胃炎,欧洲不少国家将慢性胃炎视为功能性消化不良,认为慢性胃炎可能通过神经及体液因素影响胃的运动功能,也有学者认为非糜烂性十二指肠炎也属于功能性消化不良。应当指出的是,功能性消化不良症状的轻重并不与胃黏膜炎症病变相互平行。

（四）幽门螺杆菌感染

幽门螺杆菌是一种革兰阴性细菌，一般定植于胃的黏液层表面。幽门螺杆菌感染与功能性消化不良关系的研究结果差异很大，有些研究认为幽门螺杆菌感染是FD的病理生理因素之一，因为在成人中，功能性消化不良患者的胃黏膜内常可发现幽门螺杆菌，检出率在40%～70%。但大量的研究却表明：FD患者的幽门螺杆菌感染率并不高于正常健康人，阳性幽门螺杆菌和阴性幽门螺杆菌者的胃肠运动和胃排空功能无明显差异，且幽门螺杆菌阳性的FD患者经根除幽门螺杆菌治疗后其消化不良症状并不一定随之消失，进一步研究证实幽门螺杆菌特异性抗原与FD无相关性，甚至其特异血清型CagA与任何消化不良症状或任何原发性功能性上腹不适症状均无关系。目前国内学者的共识意见为幽门螺杆菌感染为慢性活动性胃炎的主要病因，有消化不良症状的幽门螺杆菌感染者可归属于FD范畴。

（五）胃肠运动功能障碍

许多的研究都认为FD其实是胃肠道功能紊乱的一种。它与其他胃肠功能紊乱性疾病有着相似的发病机制。近年来随着对胃肠功能疾病在生理学（运动-感觉）、基础学（脑-肠作用）及精神社会学等方面的进一步了解，并基于其所表现的症状及解剖位置，罗马委员会制定了新的标准，即罗马Ⅲ标准。罗马Ⅲ标准不仅包括诊断标准，亦对胃肠功能紊乱的基础生理、病理、神经支配及胃肠激素、免疫系统做了详尽的叙述，同时在治疗方面也提出了指导性意见。因此，罗马Ⅲ标准是目前世界各国用于功能性胃肠疾病诊断、治疗的一个共识文件。

该标准认为，胃肠道运动在消化期与消化间期有不同的形式和特点。消化间期运动的特点是呈现周期性移行性综合运动。空腹状态下由胃至末端回肠存在一种周期性运动形式，称为消化间期移行性综合运动（MMC）。大约在正常餐后4～6小时，这种周期性、特征性的运动起于近端胃，并缓慢传导到整个小肠。每个MMC由4个连续时相组成：Ⅰ相为运动不活跃期；Ⅱ相的特征是间断性蠕动收缩；Ⅲ相时胃发生连续性蠕动收缩，每个慢波上伴有快速发生的动作电位（峰电位），收缩环中心闭合而幽门基础压力却不高，处于开放状态，故能清除胃内残留食物；Ⅳ相是Ⅲ相结束回到Ⅰ相的恢复期。与之相对应，在Ⅲ期还伴有胃酸分泌、胰腺和胆汁分泌。在消化间期，这种特征性运动有规则的重复出现，每一周期约90分钟左右。空腹状态下，十二指肠最大收缩频率为12次/分，从十二指肠开始MMC向远端移动速度为5～10cm/min，90分钟后达末端回肠，其作用是清除肠腔内不被消化的颗粒。

消化期的运动形式比较复杂。进餐打乱了消化间期的活动，出现一种特殊的运动类型：胃窦-十二指肠协调收缩。胃底出现容受性舒张，远端胃出现不规则时相性收缩，持续数分钟后进入较稳定的运动模式，即3次/分的节律性蠕动性收缩，并与幽门括约肌的开放和十二指肠协调运动，推动食物进入十二指肠。此时小肠出现不规则、随机的收缩运动，并根据食物的大小和性质，使得这种运动模式可维持2.5～8小时。此后，当食物从小肠排空后，又恢复消化间期模式。

在长期的对FD患者的研究中发现：约50%FD患者存在餐后胃排空延迟，可以是液体或（和）固体排空障碍。小儿FD中有61.53%胃排空迟缓。这可能是胃运动异常的综合表现，胃近端张力减低、胃窦运动减弱，以及胃电紊乱等都可以影响胃排空功能。胃内压力测定发现，

25%功能性消化不良患者胃窦运动功能减弱,尤其餐后明显低于健康人,甚至胃窦无收缩。儿童中,FD患儿胃窦收缩幅度明显低于健康儿。胃容量,压力关系曲线和电子恒压器检查发现患者胃近端容纳舒张功能受损,胃顺应性降低,近端胃壁张力下降。

部分FD患者有小肠运动障碍,以近端小肠为主,胃窦-十二指肠测压发现胃窦-十二指肠运动不协调,主要是十二指肠运动紊乱,约有1/3的FD存在肠易激综合征。

(六)内脏感觉异常

许多功能性消化不良的患者对生理或轻微有害刺激的感受异常或过于敏感。一些患者对灌注酸和盐水的敏感性提高;一些患者即使在使用了H_2受体拮抗剂阻断酸分泌的情况下,静脉注射五肽胃泌素仍会发生疼痛。一些研究报道,球囊在近端胃膨胀时,功能性消化不良患者的疼痛往往会加重,他们疼痛发作时球囊膨胀的水平显著低于对照组。因此,内脏感觉的异常在功能性消化不良中可能起到了一定作用。但这种感觉异常的基础尚不清楚,初步研究证实功能性消化不良患者存在2种内脏传入功能障碍,一种是不被察觉的反射传入信号,另一种为感知信号。2种异常可单独存在,也可以同时出现于同一患者。当胃肠道机械感受器感受扩张刺激后,受试者会因扩张容量的逐渐增加而产生感知、不适及疼痛,从而获得不同状态的扩张容量,功能性消化不良患者感知阈明显低于正常人,表明患者感觉过敏。

(七)心理-社会因素

心理学因素是否与功能性消化不良的发病有关一直存在着争议。国内有学者曾对186名FD患者的年龄、性别、生活习惯及文化程度等进行了解,并做了焦虑及抑郁程度的评定,结果发现FD患者以年龄偏大的女性多见,它的发生与焦虑及抑郁有较明显的关系。但目前尚无确切的证据表明功能性消化不良症状与精神异常或慢性应激有关。功能性消化不良患者重大生活应激事件的数量也不一定高于其他人群,但很可能这些患者对应激的感受程度要更高。所以作为医生,要了解患者的疾病就需要了解患者的性格特征及生活习惯等,这可能对治疗非常重要。

(八)其他胃肠功能紊乱性疾病

1.胃食管反流性疾病(GERD)

胃灼热和反流是胃食管反流的特异性症状,但是许多GERD患者并无此明显症状,有些患者主诉既有胃灼热又有消化不良。目前有许多学者已接受了以下看法:有少数CERD患者并无食管炎,许多GERD患者具有复杂的消化不良病史,而不仅是单纯胃灼热与酸反流症状。用食管24小时pH监测研究发现:约有20%的功能性消化不良患者和反流性疾病有关。最近Sand Lu等报告,20例小儿厌食中,12例有胃食管反流。因此,有充分的理由认为胃食管反流性疾病和某些功能性消化不良的病例有关。

2.吞气症

许多患者常下意识地吞入过量的空气,导致腹胀、饱胀和嗳气,这种情况也常继发于应激或焦虑。对于此类患者,治疗中进行适当的行为调适往往非常有效。

3.肠易激综合征(IBS)

功能性消化不良与其他胃肠道紊乱之间常常有许多重叠。约有1/3的IBS患者有消化不良症状;功能性消化不良患者中有IBS症状的比例也近似。

二、临床表现及分型

临床症状主要包括上腹痛、腹胀、早饱、嗳气、厌食、胃灼热、泛酸、恶心和呕吐。病程多在2年内,症状可反复发作,也可在相当一段时间内无症状。可以某一症状为主,也可有多个症状的叠加。多数难以明确引起或加重病情的诱因。

1989年,美国芝加哥FD专题会议将功能性消化不良分为5个亚型:反流样消化不良、运动障碍样消化不良、溃疡样消化不良、吞气症及特发性消化不良。目前采用较多的是4型分类:①运动障碍样型;②反流样型;③溃疡样型;④非特异型。

(一)运动障碍样消化不良

此型患者的表现以腹胀、早饱及嗳气为主。症状多在进食后加重。过饱时会出现腹痛、恶心,甚至呕吐。动力学检查约50%～60%患者存在胃近端和远端收缩和舒张障碍。

(二)反流样消化不良

突出的表现是胸骨后痛、胃灼热,反流。内镜检查未发现食管炎,但24小时pH监测可发现部分患者有胃食管酸反流。对于无酸反流者出现此类症状,认为与食管对酸敏感性增加有关。

(三)溃疡样消化不良

主要表现与十二指肠溃疡特点相同,夜间痛,饥饿痛,进食或服抗酸剂能缓解,可伴有反酸,少数患者伴胃灼热,症状呈慢性周期性。内镜检查未发现溃疡和糜烂性炎症。

(四)非特异型消化不良

消化不良表现不能归入上述类型者。常合并肠易激综合征。

但是,2006年颁布的罗马Ⅲ标准对FD的诊断更加明确及细化:指经排除器质性疾病,反复发生上腹痛、烧灼感、餐后饱胀或早饱半年以上且近3个月有症状,成人根据主要症状的不同还将FD分为餐后不适综合征(PDS,表现为餐后饱胀或早饱)和腹痛综合征(EPS,表现为上腹痛或烧灼感)2个亚型。

三、诊断及鉴别诊断

(一)诊断

对于功能性消化不良的诊断,首先应排除器质性消化不良。除了仔细询问病史及全面体检外,应进行以下的器械及实验室检查:①血常规;②粪隐血试验;③上消化道内镜;④肝胆胰超声;⑤肝肾功能;⑥血糖;⑦甲状腺功能;⑧胸部X检查。其中①～④为第一线检查,⑤～⑧为可选择性检查,多数根据第一线检查即可基本确定功能性消化不良的诊断。此外,近年来开展的胃食管24小时pH监测、超声或放射性核素胃排空检查及胃肠道压力测定等多种胃肠道动力检查手段,在FD的诊断与鉴别诊断上也起到了十分重要的作用。许多原因不明的腹痛、恶心及呕吐患者往往经胃肠道压力检查找到了病因,这些检查也逐渐开始应用于儿科患者。

(二)功能性消化不良通用的诊断标准

(1)慢性上腹痛、腹胀、早饱、嗳气、泛酸、胃灼热、恶心、呕吐、喂养困难等上消化道症状,持续至少4周。

(2)内镜检查未发现胃及十二指肠溃疡、糜烂和肿瘤等器质性病变,未发现食管炎,也无上述疾病史。

(3)实验室、B超及X线检查排除肝、胆、胰疾病。

(4)无糖尿病、结缔组织病、肾脏疾病及精神病史。

(5)无腹部手术史。

(三)功能性消化不良的罗马Ⅲ诊断标准

必须包括以下所有项:

(1)持续或反复发作的上腹部(脐上)疼痛或不适。

(2)排便后不能缓解或症状发作与排便频率或粪便性状的改变无关(即除外肠易激综合征)。

(3)无炎症性、解剖学、代谢性或肿瘤性疾病的证据可以解释患儿的症状。

诊断前至少2个月内,症状出现至少每周1次,符合上述标准。

(四)鉴别诊断

1.胃食管反流

胃食管反流性疾病功能性消化不良中的反流亚型与其鉴别困难。胃食管反流性疾病具有典型或不典型反流症状,内镜证实有不同程度的食管炎症改变,24小时食管pH监测有酸反应,无内镜下食管炎表现的患者属于反流样消化不良或胃食管反流性疾病不易确定,但两者在治疗上是相同的。

2.具有溃疡样症状的器质性消化不良

包括十二指肠溃疡、十二指肠炎、幽门管溃疡、幽门前区溃疡、糜烂性胃窦炎。在诊断功能性消化不良溃疡亚型前,必须进行内镜检查以排除以上器质性病变。

3.胃轻瘫

许多全身性或消化道疾病均可引起胃排空功能的障碍,造成胃轻瘫。较常见的原因有糖尿病、尿毒症及结缔组织病。在诊断功能性消化不良运动障碍亚型时,应仔细排除其他原因所致的胃轻瘫。

4.慢性难治性腹痛(CIPA)

CIPA患者70%为女性,多有身体或心理创伤史。患者常常主诉有长期腹痛(超过6个月),且腹痛弥漫,多伴有腹部以外的症状。大多数患者经过广泛的检查而结果均为阴性。这类患者多数有严重的潜在的心理疾患,包括抑郁、焦虑和躯体形态的紊乱。他们常坚持自己有严重的疾病并要求进一步检查。对这类患者应提供多种方式的心理、行为和药物联合治疗。

四、治疗

(一)一般治疗

1.护理

养成良好的饮食习惯及生活规律,少吃生冷及刺激性食物。

2.营养管理

由护士对患者的营养状况进行初始评估,记录在“住院患者评估记录”中。总分≥3分,有营养不良的风险,需在24小时内通知营养科医师会诊。

3.疼痛管理

由护士对腹痛情况进行初始评估,疼痛评分在4分以上的,应在1小时内报告医师,联系麻醉科医师会诊。

4.心理治疗

有躯体化症状者,请心理科医师协助心理治疗。

(二)药物治疗

对于功能性消化不良,药物治疗的效果不太令人满意。目前为止没有任何一种特效的药物可以使症状完全缓解。而且,症状的改善也可能与自然病程中症状的时轻时重有关或者是安慰剂的作用。所以治疗的重点应放在生活习惯的改变和采取积极的克服策略上,而非一味地依赖于药物。在症状加重时,药物治疗可能会有帮助,但应尽量减少用量,只有在有明确益处时才可长期使用。

下面介绍一下治疗功能性消化不良的常用药物:

1.抗酸剂和制酸剂

(1)抗酸剂:在消化不良的治疗用药中,抗酸剂是应用最广泛的一种。在西方国家这是一种非处方药,部分患者服用抗酸剂后症状缓解,但也有报告抗酸剂与安慰剂在治疗功能性消化不良方面疗效相近。

抗酸剂(碳酸氢钠、氢氧化铝、氧化镁、三硅酸镁):在我国常用的有碳酸钙口服液、复方氢氧化铝片。这类药物对缓解饥饿痛、反酸及胃灼热等症状有较明显效果。但药物作用时间短,须多次服用,而长期服用易引起不良反应。

(2)抑酸剂:主要指 H_2 受体拮抗剂和质子泵抑制剂。

H_2 受体拮抗剂治疗功能性消化不良的报道很多,药物的疗效在统计学上显著优于安慰剂。主要有西咪替丁、雷尼替丁及法莫替丁等。它们抑制胃酸的分泌,无论对溃疡亚型和反流亚型都有明显的效果。

质子泵抑制剂奥美拉唑,可抑制壁细胞 H^+-K^+-ATP 酶,抑制酸分泌作用强,持续时间长,适用于 H_2 受体拮抗剂治疗无效的患者。

2.促动力药物

根据有对照组的临床验证,现已肯定甲氧氯普胺(胃复安)、多潘立酮(吗丁啉)及西沙必利对消除功能性消化不良诸症状确有疗效。儿科多潘立酮应用较多。

(1)甲氧氯普胺:有抗中枢和外周多巴胺作用,同时兴奋 5-HT_4 受体,促进内源性乙酰胆碱释放,增加胃窦-十二指肠协调运动,促进胃排空。儿童剂量每次0.2mg/kg,3～4次/日,餐前15～20分钟服用。因不良反应较多,故临床应用逐渐减少。

(2)多潘立酮:外周多巴胺受体阻抗剂。可促进固体和液体胃排空,抑制胃容纳舒张,协调胃窦-十二指肠运动,松弛幽门,从而缓解消化不良症状。儿童剂量每次0.3mg/kg,3～4次/日,餐前15～30分钟服用。1岁以下儿童由于血脑屏障功能发育尚未完全,故不宜服用。

(3)西沙必利:通过促进胃肠道肌层神经丛副交感神经节后纤维末梢乙酰胆碱的释放,增强食管下端括约肌张力,加强食管、胃、小肠和结肠的推进性运动。对胃的作用主要有增加胃窦收缩,改善胃窦-十二指肠协调运动。降低幽门时相性收缩频率,使胃电活动趋于正常,从而加速胃排空。儿童剂量每次 0.2mg/kg,3~4 次/日,餐前 15~30 分钟服用。临床研究发现该药能明显改善消化不良症状,但因心脏的不良反应,故应用受到限制。

(4)红霉素:虽为抗生素,也是胃动素激动剂,可增加胃近端和远端收缩活力,促进胃推进性蠕动,加速空腹和餐后胃排空,可用于 FD 小儿。

3.胃黏膜保护剂

这类药物主要有硫糖铝、米索前列醇、恩前列素及蒙脱石散等。临床上这类药物的应用主要是由于功能性消化不良的发病可能与慢性胃炎有关,患者可能存在胃黏膜屏障功能的减弱。

4.5-HT_3 受体拮抗剂和阿片类受体激动剂

这 2 类药物促进胃排空的作用很弱,用于治疗功能性消化不良患者的原理是调节内脏感觉阈。但此类药在儿科中尚无用药经验。

5.抗焦虑药

国内有人使用小剂量多虑平和多潘立酮结合心理疏导治疗功能性消化不良患者,发现对上腹痛及嗳气等症状有明显的缓解作用,较之不使用多虑平的患者有明显提高。因此,在对 FD 的治疗中,利用药物对心理障碍进行治疗有一定的临床意义。

第八节　功能性便秘

便秘是指持续 2 周或 2 周以上的排便困难或排便延迟。若便秘无病理、生理学的客观依据,不能以炎症、解剖、代谢及神经病变解释者,即不存在引起便秘的器质性病变,称功能性便秘(FC),亦称为特发性便秘。有资料报道,功能性便秘占综合性儿科门诊总数的 5%~10%,占小儿胃肠疾病门诊的 25%,占小儿便秘 90%以上。

一、病因

便秘作为一个症状可由许多疾病引起,如肠管器质性病变、肠管平滑肌或神经源性病变、结肠神经肌肉病变、内分泌或代谢性疾病、系统性疾病、神经系统疾病、神经心理障碍、药物性因素等,称继发性便秘。功能性便秘可能与以下因素有关:饮食不足、食物不当或食物过敏、排便习惯及精神因素、肠道运动功能失常、肠激素异常、肠道菌群失调、心理创伤及遗传因素。

二、临床表现

1.大便性状及频率

每周排便≤2 次,大便干结如坚果样或球形硬便,大块粪便曾堵塞马桶。

2.排便困难

出现排便费力和排便疼痛,小婴儿排便时哭闹。

3.大便带血

大便外层覆盖鲜红色血性液体或便后滴血,手纸染血。

4.大便失禁

肛门直肠节制和排便机制出现障碍,肛门周围或内裤污粪。

5.腹痛、腹胀及腹部包块

腹胀,年长儿诉左下腹部疼痛,有时呈痉挛样,疼痛难忍。左下腹触痛,可扪及坚硬的团块状或条索样包块。

6.肛门指检

肛周红斑或肛裂,直肠空虚或粪便嵌塞,指套染血。

7.其他

伴随症状包括易激惹、食欲下降和(或)早饱、恶心或呕吐等。随着大量粪便排出,伴随症状立即消失。

三、辅助检查

1.实验室检查

T_3、T_4、TSH、血糖、尿糖测定排除内分泌、代谢性疾病等所致的便秘。

2.腹部 X 线片及钡剂、钡灌肠检查

观察肠管分布、长度,测量直肠肛门角,观察肠管蠕动强度、肠腔是否扩张或狭窄,有无肿物、梗阻、气腹,了解排钡功能。

3.肛肠镜及乙状结肠镜检查

有直肠出血或梗阻现象时,可考虑行此检查。

4.肛门直肠测压

通过肛管直肠的静态、动态压力及反射检测,了解肛管直肠的控制能力和括约能力。

5.B 超、CT、MRI 及超声内镜

B 超检测肛门内括约肌、肛门外括约肌,以及外周的脂肪组织,检测肛门括约肌的厚度、瘢痕和缺损的位置。CT 直观地了解肛门括约肌、耻骨直肠肌的形态和发育程度。MRI 检测直肠肛门各肌群的形态、脊柱和骶前情况,是肛门直肠畸形患者的诊断手段之一。超声内镜(EUS)可贴近胃肠道检测管壁的结构,如结构破坏、紊乱、内部回声异常或明显增厚则提示病变存在。

6.排便造影、肛管直肠感觉检查、球囊排出实验、立体向量测定及肌电图

目前在儿童的应用较少。

四、诊断标准

(1)≤4 岁儿童,至少符合下列 2 项条件,并持续 1 个月:①每周排便≤2 次;②排便动作训

练后每周至少出现1次大便失禁;③有大便潴留史;④有排便疼痛和哭闹史;⑤直肠内存在大量粪便团块;⑥排出的粪便粗大以至于堵塞马桶。

(2)>4岁儿童,诊断肠易激综合征的依据不足,符合下列2项或2项以上症状,每周至少1次,持续2个月以上:①每周在厕所排便≤2次;②每周至少有1次大便失禁;③有保持体位或过度克制排便史;④排便疼痛或排便困难史;⑤直肠中有巨大的粪块;⑥排出的粪便粗大以至于堵塞马桶。

五、鉴别诊断

功能性便秘的诊断须依靠病史,分析便秘的原因,配合指诊可做出便秘的诊断。必要时可进行胃肠道X线钡剂或/和结肠镜检查,以排除器质性疾病,确定功能性便秘的诊断。

首先必须弄清患者所称便秘的确实含义,有许多人误认为只有每天排便1次才算正常,也有人因内痔脱垂,引起肛门异物感而误认为排便不全。在询问大便是否干硬时应明确粪便的物理性状,因为有些患者在回答"大便干燥"时,实际上只是略干的成形便而已。也有些慢性便秘患者,经常服用缓泻剂排便,如不详细询问,可误以为便次正常。故只有自然排便(非服用泻剂排便)少于每周3次或大便干硬或大便不干硬而排出困难,并伴有不适,才能认为是便秘。

起病时间对诊断有一定意义,幼年起病提示病因与先天因素有关,而近期发病则多为肠道器质性病变或饮食环境因素所致。伴有排便疼痛者提示肛管附近有病变,而排便无痛却伴有血和黏液者则多为结、直肠腔内病变。

不良饮食习惯如进食量少、饮水少、偏食、不喜食蔬菜及不良排便习惯如经常忽视便意等常可直接提示初步的诊断,如有的商店营业员、纺织厂的女工,因上班有意少饮水甚至不饮水而造成慢性便秘。逐步升级地滥用泻药是造成顽固性便秘难以纠正的另一大原因,必须详细询问用药种类、使用方法、起止时间及用药效果。因其他疾病而长期服用某种可致便秘的药物是常易遗漏的病因。

腹部及会阴手术史应予记录并问明与便秘发生的关系。一些较为特异的表现如排便时间延长、反复过度用力、直肠胀满、排便不全、手助排便(即用手指伸入肛门或阴道以协助排便)常提示盆底出口病变。粪便的物理性状有时也能帮助判断病变部位,长期排板栗状干硬便提示便秘可能是结肠性的,而软便排出困难、粪块变细者则提示便秘的原因可能在直肠、盆底。

由于便秘不是一种独立的疾病,而是多种病因引起的一组症状,故对便秘的诊断应重在病因诊断,而不是症状诊断,诸如"慢性便秘""习惯性便秘"等。仅做出症状诊断是不完整甚至危险的,并有误诊、漏诊重大病变的可能。接诊者应按常规对患者进行全面、系统的检查,尤在导致便秘的原发病的特征性表现尚不明显,而首先表现为便秘症状时,这一点特别重要。有学者曾见数例被诊断为"慢性便秘"的患者,未做常规检查,在等待特殊检查的过程中发生便血、肠梗阻,经常规检查很容易地诊断为直肠癌、结肠癌。过去亦曾有手术疗效不好的便秘患者,最后被确诊为糖尿病、系统性硬化症等。

因此,便秘一词,不应成为独立的诊断,在其项下,应列出可能的病因。对一时难以明确原发病的患者,必须先排除已知的重大器质性病变。只有在全面系统检查后仍未能发现已知的器质性病变时，才考虑进行有关功能检查，如肠道转运、肛肠动力学、排粪造影、盆底肌电图等。

1.结肠转运功能检查

利用不透X线标志物，口服后定时拍摄腹部平片，追踪标志物在结肠中运行的情况，为判断结肠内容物运行速度及受阻部位的一种方法。

2.肛肠动力学检查

利用压力测定装置，检查内外括约肌、盆底、直肠功能状态及它们之间的协调情况，对判断便秘与上述结构的功能失常是否相关有重要意义。

3.盆底肌电图检查

应用电生理技术，检查盆底肌、耻骨直肠肌、外括约肌等横纹肌的功能状态，及其支配神经的功能状态。由于该项技术对检查者的要求较高，检查结果亦较难判断，所以目前仅用于观察模拟排便时盆底横纹肌有无反常放电的情况。使用针电极者，因系创伤性检查，易诱发保护性反射而造成假阳性，尤其在同时使用多根针电极时，经验不足者常判断失误，应引起注意。

4.排粪造影检查

将钡剂注入直肠、结肠（有时还可口服钡剂以观察小肠）后，患者坐在易透X线的便器上，在患者排便的过程中，多次摄片或录像，以观察肛管、直肠的影像学改变。

检查者应亲自阅片，结合临床资料与其他检查结果综合判断，不能仅凭影像资料诊断。组织学检查：疑为先天性巨结肠时，应进行活检。过去常在齿线上方2～3cm取材，但有人认为取材以在齿线以上1～15cm为好，因过高部位的取材可能遗漏“超短段巨结肠”。

一般对有便秘症状的患者来说，若以便秘为主诉，则在诊断上应解决3个层次的问题。第一层次是症状诊断。即患者主诉是否符合便秘的定义，亦即自然便次减少或排出困难、伴有不适症状，只有符合定义才能认定其有便秘症状。第二层次是功能诊断。即通过肠道转运功能检查，将其分为肠道正常转运型（全肠道通过时间≤3天）或肠道慢转运型（全肠道通过时间>3天）。正常转运型主要表现为出口型便秘，通过肛肠动力学、盆底电生理、排粪造影检查，可发现内括约肌、外括约肌（亦包括耻骨直肠肌、提肛肌）、直肠、内生殖器官、泌尿器官的异常。第三层次是病因诊断。即按照病因分类表逐步排除，确定最主要的病因。

便秘的特殊检查及参考值如下。①结肠运输试验：受试者自检查前3天起禁服泻剂及其他影响肠功能的药物。检查日服含有20粒标记物胶囊2粒，每隔24小时摄腹部平片1张。正常者在72小时内应排出80%标记物。②排粪造影：正常者肛直角力排较静息时增大，应≥90°，提肛时最小。肛上距力排≥静息，但肛上距必须≤30mm（经产妇<35mm）。乙耻距、小耻距均为负值。骶直间距≤10mm或20mm左右且均匀。钡剂排出顺畅，且未发现异常。③肛肠压力测定：左侧卧位，测压前不做肛门指诊。首先将球囊或探头置于肛管内，测量肛管静息压和最大缩窄压，然后将球囊送入直肠壶腹测直肠静息压，导管接拖动装置测括约肌功能长度。换双囊导管，大囊置于直肠壶腹部，小囊或探头置于肛管部，向大囊内快速充气50～100mL。正常为肛管压力下降且时程大于30秒，为肛管直肠抑制反射阳性。④直肠感觉功能及顺应性测定：最大耐受容量减直肠感觉阈值为容积变化（V），最大耐受容量时压力减直肠感觉阈值压力为压力变化（P），V/P即为直肠顺应性。⑤球囊逼出试验：将球囊置于直肠壶腹部，注入温水50mL，嘱受试者取习惯排便姿势，尽快将球囊排出。正常在5分钟内排出。

⑥盆底肌电图检查:将针电极分别穿刺至耻骨直肠肌、外括约肌深部或浅部,记录受试者静息、轻度收缩、用力收缩及排便动作时的肌电活动。分析波形、波幅、频率的变化。

对中年以上的患者,排便习惯一向规律,逐渐发生顽固性便秘时,则必须给以及时和彻底的检查,以便除外结肠癌。年幼开始就有顽固性便秘时,应想到过长结肠和先天性巨结肠症的可能。

便秘作为症状之一,可见于各种疾病所造成的排便动力的不足。如长期慢性消耗性疾病造成的恶病质、衰弱、营养不良、妊娠、腹水、巨大卵巢囊肿的压迫、慢性肺气肿、肌肉麻痹等,常可引起腹肌、胸肌、提肛肌及平滑肌的无力,进而引起便秘。脊髓及马尾部损伤常造成排便反射障碍。肛裂、痔、肛周的炎症等引起肛门括约肌的痉挛及肛门短暂性狭窄等,均可引起便秘。至于铅、砷、汞、磷等中毒,碳酸钙、氢氧化铝、阿托品、鸦片等药物的使用,各种原因造成的肠腔狭窄等情况,虽然都可发生便秘,但它常掩盖不了原发病的主要表现,因此,与功能性便秘做鉴别常无困难。

六、治疗

(一)疾病治疗

功能性便秘的治疗宜采取综合措施和整体治疗,以改善或恢复正常的排便,达到缓解各种症状的目的。还应考虑治疗药物能否长期使用、安全性如何,以及能否预期患者对药物具有良好的耐受性。

根本的治疗在于去除病因。对于功能性便秘者,应建立合理的饮食和生活习惯。纠正不良习惯、调整饮食内容,增加富含纤维素的蔬菜和水果,适当摄取粗糙而多渣的杂粮,如薯类、玉米、大麦米等。油脂类的食物、凉开水、蜂蜜均有助于便秘的预防和治疗。

合理安排工作和生活,做到劳逸结合。适当的文体活动,特别是腹肌的锻炼有利于胃肠功能的改善。对于长期脑力劳动、久坐办公室少活动者更为有益。

养成良好的排便运动习惯。建立每日按时排便的习惯,使直肠的排便运动产生条件反射。有神经衰弱的患者,可适当服用安慰剂调节植物神经中枢的功能。对有肛裂、肛周感染、子宫附件炎的患者,应及时给予治疗,消除其以反射方式影响排便,造成便秘的情况。

应针对便秘的病因和发病机理进行治疗,对不存在器质性病变的便秘患者,保守治疗的原则:①增加摄取膳食纤维;②养成定时排便习惯;③避免用使泻药;④治疗个别化。

(二)饮食治疗

食疗膳食纤维能改变粪便性质和排便习性,纤维本身不被吸收,能使粪便膨胀,刺激结肠动力。这对于膳食纤维摄取少的便秘患者,可能更有效。肠梗阻或巨结肠及神经性便秘患者,则不能用增加膳食纤维来达到通便的目的,应减少肠内容物,并定期排便。

饮食宜选用含粗纤维丰富的蔬菜和水果及富含 B 族维生素的食物,如粗粮、豆类等。可选用芝麻、蜂蜜、松子、杏仁、山萸、核桃仁、竹笋、土豆、萝卜、香蕉、银耳、花生、玉米、菠菜、蕹菜、芹菜、麦麸、荞麦、葵花子、植物油、无花果、荸荠等食物,及桑葚子、决明子、生首乌、当归、火麻仁、郁李仁、肉苁蓉等药食兼用之品。忌食酒、烟、浓茶、咖啡、大蒜、辣椒等刺激性食物。在食物调治方面可选择以下几例食疗方：

(1)芝麻桃仁白糖粉：黑芝麻 500g，核桃仁 250g，绵白糖 100g。先将黑芝麻、核桃仁去除杂质，晒干，炒熟，研成细末，调入绵白糖，拌匀，装入瓶罐内，备用。2 次/天，早晚各嚼食 15g。本食疗方适用于各型功能性便秘。

(2)柏子仁炖猪心：柏子仁 20g，猪心 1 个(约 500g)。先将猪心放入清水中浸泡片刻，洗净，切成薄片。将柏子仁洗净盛入碗中。砂锅中加清水适量，置火上，加猪心片，大火煮沸，烹入料酒，加葱花、姜片及柏子仁，改用小火煨炖 1 小时，待猪心熟烂，停火，加精盐、味精、五香粉各少许，拌和均匀即成。佐餐当菜。本食疗方适用于血虚便秘。

(3)三仁粥：柏子仁 20g，松子仁 15g，郁李仁 20g，粳米 100g。先将郁李仁打碎，入锅，加水煎煮 20 分钟，去渣取汁。将柏子仁、松子仁敲碎，除去外衣，与淘净的粳米同入砂锅，加水适量，先用大火煮沸，缓缓加入郁李仁煎汁，改用小火煨煮成稠粥，即成。早晚 2 次分服。本食疗方适合各型功能性便秘。

(4)黄芪火麻仁蜂蜜饮：蜜炙黄芪 20g，火麻仁 10g，蜂蜜 15g。先将生火麻仁打碎，与蜜炙黄芪同入锅中，加水煎煮 30 分钟，去渣，取浓汁，趁温热加入蜂蜜，调匀即成。每日早晨空腹顿服。本食疗方对气虚型便秘尤为适宜。

(5)番泻叶决明子茶：番泻叶 3g，决明子 30g。将番泻叶、决明子同放入有盖杯中，用沸水冲泡，加盖，焖 15 分钟即可饮用。当茶，频频饮用，一般可冲泡 2 次。本食疗方对热积型便秘尤为适宜。

(三)养成定时排便习惯

定时排便能防止粪便堆积，这对粪便嵌塞的患者尤其重要。注意在训练前，宜先清肠，可用生理盐水清洁，每日 2 次，共 3 日。清肠后摄腹部平片，确定肠内已无粪便嵌塞。近年来也有报道口服电解质平衡液，可达到清肠目的。清肠后可给轻泻剂，便次至少达到 1 次/日。并鼓励患者早餐后解便，如仍不排便，还可鼓励晚餐后再次解便。使患者恢复正常排便习惯。一旦餐后排便有规律地发生，且维持 2～3 个月以上，可渐停用泻药。如在过程中有 2～3 日不解便，仍要清肠，以免再次发生粪便嵌塞。这种通过清肠，服用轻泻剂并训练排便习惯的方法，常用于治疗功能性便秘、其成功率可达到 70%～80%，但有不少复发。对于直肠括约肌功能紊乱的便秘患者，可应用生物反馈来纠正排便时盆底肌和肛门外括约肌的不合适的收缩，在儿童和成人的功能性便秘中已获成功的例子，但对精神抑郁的便秘患者，疗效较差。

(四)药物治疗

通过上述方法达不到疗效时可考虑药物治疗，对于结肠慢传输型便秘(STC)患者，首选是促动力剂，西沙必利作为一种全胃肠道促动力剂，对某些 STC 患者有效。一种新型特异性促肠动力药普卡必利晚近已问世，该药系苯并呋喃族化合物，特异性作用于 5-HT4 受体，可望成为一种理想的治疗功能性便秘的药物。常用泻剂有几种类型。①容量性泻药：硫酸镁、硫酸钠、甲基纤维素、琼脂等；②刺激性泻剂：番泻叶、蓖麻油、双酯酚汀等；③粪便软化剂：液体石蜡、乳果糖等；④直肠内给药：甘油栓、开塞露等。应避免长期滥用泻剂而导致泻剂性肠病。

1.容积性泻药(纤维素)

能加速结肠或全肠道转运，吸附水分，使大便松软易排出，缓解便秘及排便紧迫感；果胶、车前草、燕麦麸等可溶性纤维有助于保持粪便水分；而植物纤维素、木质素等不可溶纤维素可增加大便量。

纤维素制剂的优点在于其经济、安全、适用于各级医疗机构，但摄入纤维素制剂较多时会发生胃肠胀气，对结肠乏力的患者应该慎用。

补充纤维素后并不能立即显效，应用7～10天后根据具体情况适当加减用量。

2.盐类泻剂(硫酸镁)

口服硫酸镁在肠道内不易吸收，留在肠腔内形成高渗状态，导泻作用强且迅速，一般口服2～6小时后即可排出水样或半流体粪便。可引起严重不良反应，临床上应慎用。目前通常用于全结肠镜或钡剂灌肠等检查前的肠道准备工作。

3.刺激性泻剂(番泻叶、鼠李、酚酞、蓖麻油等)

长期使用刺激性泻剂可损害患者的肠神经系统，而且很可能是不可逆的。

酚酞：口服后在肠内形成可溶性钠盐，刺激结肠黏膜促进蠕动，并阻止肠液被肠壁吸收而起导泻作用。一般用药后4～8小时可排出半流动性软便，导泻与肠腔内液体酸度有关。对阑尾炎、肠出血、心肾功能不全、高血压、肠梗阻者及婴幼儿、孕妇禁用。临床应用每次1～4片，临睡前服用。对全结肠镜检查前、X线检查前或术前做肠道准备者，应提前8小时服用。

比沙可啶：口服后经肠内细菌分解的产物及药物本身对壁均有较强的刺激作用，能增加肠蠕动，促进解便；同时可抑制结肠内Na^{+}、Ca^{2+}及水分的吸收，从而使肠腔内容积增大，引起反射性排便。临床上对急慢性便秘效率较高。还可用于分娩前、手术前、腹部X线检查或内镜检查前的肠道排空，手术后、产后恢复正常的排便习惯。服用后可引起腹痛，偶可发生剧烈的腹部痉挛。急腹症、痉挛性便秘、重症硬结便、肛门破裂或痔疮溃疡患者禁用，孕妇慎用。

4.渗透性泻剂(聚乙二醇4000)、乳果糖等

乳果糖：人工合成双糖。在胃及小肠内不被分解和吸收，到达结肠后，通过渗透作用使水和电解质保留于肠腔内；并被肠道正常菌群分解为乳酸和乙酸等，并进一步提高肠腔内渗透压，产生导泻作用；阻断氨的吸收；其酸性代谢产物能刺激肠黏膜，增加肠蠕动，促进排便。由于乳果糖在体内分解产生气体，故部分患者会有腹胀、排气增多等胃肠胀气表现。用量过大会产生恶心、腹胀、腹泻和低钾血症、高钠血症等。禁用于胃肠道阻塞、糖尿病或低糖饮食者。慢性便秘患者治疗剂量为每天1～2次，每次5～10g，尽量以每日保持2～3次软便为宜。临床用于慢性功能性便秘，包括老人、儿童、婴儿和孕妇各个年龄组的患者，安全性高。对于肝性脑病患者，应用乳果糖后，不仅具有保持大便通畅的作用，还可减少氨的吸收，有利于肝性脑病的恢复。

5.促动力药(西沙必利)

是临床上广泛应用的胃肠道促动力药，属于苯二氮卓类药物，其促动力效应直接作用于上段结肠。它曾用于便秘的治疗，但疗效并不肯定。对于结肠乏力即STC患者，选用促动剂改善肠神经和特异选择性作用于结肠平滑肌的促动力药，如5-HT4受体激动剂、西沙必利、普卡必利，以及5-HT4部分激动剂，特异作用于结肠的替加色罗等，后者多用于CIBS。此外，米索前列醇，阿片类拮抗剂纳洛酮也可改善某些患者的便秘症状，但对功能和梗阻型便秘的排便功能，尚未能证实其确切疗效。

6.润滑性泻剂(开塞露液状石蜡)

开塞露(含硫酸镁、甘油、丙二醇):能润滑并刺激肠壁,软化大便,使其易于排出,成人20mL/次,主要适用于硬结便患者,尤其是老年症患者。

液状石蜡:在肠道内不被吸收或消化,润滑肠壁,使粪便易于排出。对年老体弱、长期卧床的便秘患者使用时应注意其有引起脂质性吸入性肺炎的可能,长期服用可致脂溶性维生素缺乏。成人15～30mL/次,用药后6～8小时产生效果,一般于睡前服用。

7.微生态制剂

含有双歧杆菌、乳酸杆菌、肠球菌等肠道正常菌群。是一种良好的微生态调节制剂,直接补充正常生理性菌群,改善肠道微生态环境。但应避免与抗生素合用。

(五)外科治疗

当应用轻泻药、纤维和促动力药进行的积极、延长疗程的结肠惰性治疗失败时,应采用全结肠切除伴回-直肠吻合术。应告诉患者,该手术是设计用来治疗便秘症状的(排便困难或频率稀少),其他症状(腹痛和腹胀)可能不会缓解。结肠切除到骶骨岬水平,在末端回肠和直肠上端之间进行吻合。进入骶前区时需仔细保留交感神经。

回-直肠吻合较回肠-乙状结肠吻合更为成功。如果任何部位留下乙状结肠,便秘可能复发,相反,吻合口低于距肛门边缘7～10厘米水平可能导致无法接受的高排便频率,有时甚至大便失禁。回-直肠吻合术后仍持续便秘的患者可能有盆腔底功能异常。

1.排空异常的外科治疗

切断耻骨直肠肌的后纤维被认为可能对排便时该肌肉呈矛盾收缩的患者有益。然而并非如此,不论是切断耻骨直肠肌的后部或侧面的效果都令人失望。将耻骨直肠肌肉纤维在中线任何一边切断,7名患者中仅1人症状改善,而将侧面肌肉切断在15名患者中仅3人症状改善。

2.会阴下降综合征

会阴下降综合征患者也会发生便秘,这种患者排便时无止境地用力但直肠不能完全排空。可以观察到会阴明显鼓出坐骨结节平面,这种会阴异常下降可能继发于分娩或是排便时长时间用力造成骶神经损伤。不完全排空导致更用力,对神经的牵拉更强,以及肛门外括约肌和耻骨直肠肌的进行性去神经支配。这种情况会造成大便失禁,因而增加患者的痛苦。手术不能纠正该问题。最佳的治疗方法是生物反馈,尽管成功率只有50%。

3.造口术

患者有时因便秘而要求作造口。造口是个好的选择,因其能恢复。再次,仔细选择患者极为重要。结肠造口容许作结肠冲洗的可能性,但一些学者报道,造口近端的持续结肠惰性或更全面的动力紊乱,导致效果不满意。

最近描述的一种称为"自制结肠导管"的手术可能是对某些患者的解决方法。通过在中点横断乙状结肠,将之作为自制结肠导管。该手术成功地降低患者的排便时间,增加排便次数。该手术是可逆的,但复杂。

因此,在许多诉有便秘的患者中只有一小部分将从手术中得益,可能占经高度选择的转诊患者的5%。

（六）生物反馈

生物反馈治疗的实质是利用声音和影像的反馈，刺激训练患者正确地控制肛门外括约肌的舒缩，达到正常排便。生物反馈治疗法是一种纠正不协调排便行为的训练法，主要用于治疗肛门括约肌失协调和盆底肌、肛门外括约肌排便时矛盾性收缩导致的FOOC，有人报告其疗效可达96%，该法与药物治疗相比具有无药物副作用、成本低、非创伤性等优点，目前国内已开展此项疗法。生物反馈疗法对功能性便秘有确定的疗效，无副作用，治疗费用低。Faliakou等报道，对100例功能性便秘患者（65%为结肠慢传输，59%为反常性盆底肌痉挛）进行生物反馈疗法，历时4年的研究结果显示，生物反馈疗法对慢传输型、出口梗阻型、混合型便秘患者均有效。Glia等对26例功能性便秘患者（10例为结肠慢传输，16例为反常性盆底肌痉挛）进行生物反馈治疗，6个月的随访结果表明，生物反馈疗法对出口梗阻型便秘患者有较好疗效。

1.生物反馈疗法的具体步骤

生物反馈疗法强调动员患者大脑的调控功能，强调医生与患者之间良好的沟通，这一思想贯穿生物反馈疗法的各个步骤。

首先，在治疗前，要向患者详细讲解人体结肠、直肠、肛门和盆底肌的正常解剖和生理功能，讲解正常排便的机制；还要向患者讲解清楚生物反馈治疗的机理和目的及生物反馈仪器的使用。将治疗仪与患者连接好后，安排患者坐或躺在治疗仪和治疗师的右侧，面对治疗仪和治疗师。向患者讲解清楚仪器上所显示的曲线的意义，并指出患者在静息、屏气和用力排便时的异常所在。耐心告诉患者如何调控括约肌的舒缩，鼓励其尝试，患者的每一次尝试都会在仪器上显示，一旦有正确的活动，仪器便会以悦耳的声音和动感的图像刺激患者，治疗师亦会给予鼓励。最后，患者在无治疗师帮助的情况下，面对仪器自行练习，直至连续3次正常排便出现为止。

2.生物反馈疗法的时间安排

行生物反馈治疗者绝大多数为门诊患者，一般安排患者每周治疗2次，持续5周以上。

3.生物反馈疗法的几种形式

(1)肌电图介导的生物反馈方式：目前最为常用的生物反馈方式。有2种系统较为常用，即带有温度和呼吸传感器的大型治疗系统和便携式家用小型治疗系统。

(2)压力测定介导的生物反馈方式：其机理为使用肛门括约肌探头进行括约肌压力测定，通过压力变化行生物反馈治疗。

(3)其他生物反馈方式：Fleshman等发明了一种可以上下摆动，同时也可以发出声音信号的光棒来训练患者。首先，插入直肠带电极的塞子，记录静息、屏息及用力排塞时的肌肉活动，然后指导患者控制肌肉的活动。

超短波、短波、水疗、矿泉水浴、按摩等理疗方法作为辅助治疗可有帮助。

（七）高电位治疗

临床上无理想治疗方法，目前广泛采用的常规导泻剂虽然有效，但均有不同程度的副作用，如干扰肠道正常活动和吸收，降低肠壁感受细胞的应激性等，还可造成患者对药物依赖性，长期使用可造成便秘的恶性循环。而高电位治疗器治疗功能性便秘避免了以往治法的弊端，完全突破了以泻治秘的常规疗法，取得满意效果，高于常规导泻方法。在总便次数、软便次数的增加及无便日、硬便次数、排便时间减少的5项指标上，无论是治疗期，还是停疗期均较常规导泻法有显著性差异（$P<0.01$）。从高电位的角度探讨其治疗机理，包括以下4方面：

（1）刺激作用（振动效果）：高电位的正负相位变化，即是刺激，它对活跃细胞，调节神经机能等都有影响。

（2）电离作用：施加高电位，因电离的作用，膜的通透性增加，提高了失神经肌纤维膜对钾的通透性。

（3）植物神经的调节作用：电位负荷可以减轻副交感神经的紧张和调节植物神经的功能。

（4）水束分解作用：在人体内起着运输营养、氧、排泄废物作用的水，负荷高电位后活动加剧。

上述4方面的作用最终达到调节肠道的功能，加强肠管节律性推进，促进肠蠕动而排便，且以软便为主。另外，高电位治疗器治疗时，仅个别患者有发热感、疲乏感，在降低电压，缩短治疗时间后消失。

第四章

外科疾病

第一节　膀胱输尿管反流和反流性肾病

膀胱输尿管反流(VUR)是指尿液从膀胱反流至输尿管或肾盂的一种疾病。膀胱输尿管反流可分为原发性和继发性。继发性膀胱输尿管反流多伴有先天性肾脏和尿路畸形(CAKUT),包括肾发育不良、梗阻性肾病和神经源性膀胱。

反流性肾病(RN)是由于膀胱输尿管反流和肾内反流(IRR)伴反复泌尿道感染(UTI),导致肾脏瘢痕形成、萎缩和肾功能异常的综合征。反流性肾病可分为先天性 RN 和获得性 RN,是导致终末肾功能不全的重要原因之一。北美儿童肾移植合作研究(NAPRTCS)2008 年年报显示 8.4%的慢性肾功能不全患儿、5.2%的肾移植患儿和 3.5%的透析患儿源自反流性肾病,反流性肾病成为仅次于梗阻性肾病、肾发育不良和局灶节段性肾小球硬化之后引起儿童肾功能不全的第 4 大病因。

一、流行病学

由于缺乏大样本正常儿童排泄性膀胱尿道造影资料,确切的 VUR 发病率尚不清楚。VUR 在婴儿中患病率较高,随着年龄的增长患病率逐年降低,一般估计儿童 VUR 的患病率在 1%～2%。VUR 在泌尿道感染的婴儿中的患病率约为 36%～49%,在泌尿道感染的儿童中患病率约为 30%。VUR 患病率无性别差异。

VUR 具有遗传倾向,双胞胎中 VUR 的患病比例在同卵双生中高达 100%,异卵双生则为 50%。VUR 患儿的一级亲属中患 VUR 的比例可达 30%～50%,二级亲属和三级亲属患病率逐级降低。VUR 患者的子代中罹患 VUR 的比例达 66%。

二、病因和发病机制

(一)病因

1.膀胱输尿管反流(VUR)

VUR 根据病因分为原发性和继发性 2 大类。

(1)原发性 VUR:最常见,主要是膀胱输尿管瓣发育异常。膀胱黏膜下输尿管段的先天发育异常与基因密切相关。研究发现 VUR 多为单基因或多基因的显性遗传,也存在隐性遗传和 X-连锁遗传方式。目前报道与 VUR 发病相关的基因有 PAX2、ROBO2、SLIT2、TNXB、UPK2、UPK3、AGTR2 receptor、Lin1、Ret、EYA1、SIX1、SALL1 等。通过 166 个家系的 738 个个体的基因筛查发现 UPK2、UPK3、UPK1B、KAL、PAR1、PAR2 与 VUR 密切相关。除 7 号、9 号、15 号、23 号染色体外,其余染色体均有原发性 VUR 遗传基因。通过家族基因相关度分析 5、13、18 号染色体与 VUR 密切相关。

(2)继发性 VUR:下尿路功能障碍(LUTD)是继发性 VUR 的常见原因。包括膀胱颈或尿道梗阻引起的膀胱高压、神经性膀胱引起的膀胱肌无力、膀胱结核及膀胱手术后的输尿管的损伤等。

2.反流性肾病(RN)

RN 根据病因分为先天性和获得性 2 大类。

(1)先天性 RN:出生前因为肾内反流导致肾脏发育不良,病变弥漫性,男孩多发。

1960 年,Hodson 和 Edwards 首次证明 VUR 与肾瘢痕有关。肾脏瘢痕形成的部分 VUR 患儿并无泌尿道感染的证据。Bourne 发现 13.5%的 6 岁以下 VUR 患儿存在肾内反流,且证明肾内反流的部位与肾皮质萎缩及肾盂变形部分相吻合。动物实验证明持续一定时间的膀胱内高压可引起肾瘢痕形成。肾两极区的肾乳头多为复合乳头,呈扁平型,开口大而直,容易产生 IRR,故肾瘢痕主要分布在肾极区,最常见于肾上极。排尿/排便功能障碍可引起膀胱内压升高,VUR 的等级越高,持续时间越长则肾瘢痕发生率越高。

(2)获得性 RN:出生后反复泌尿道感染导致肾脏瘢痕形成,病变多为局灶性,女孩好发。

肾脏瘢痕形成与泌尿道感染时抗生素投用时间、反复发作的泌尿道感染和病原菌种类密切相关。一项前瞻性的大样本研究发现男童的肾脏瘢痕多源自先天的或膀胱输尿管反流,女童的肾脏瘢痕多源自反复发作的泌尿道感染。肾脏瘢痕形成与 VUR 的等级和发生泌尿道感染的年龄密切相关。重度的 VUR 和年龄<2 岁是肾脏瘢痕形成的高危因素。多项研究表明肾脏瘢痕形成部位与原先的感染病灶一致。肾脏瘢痕形成的高危因素包括男性(OR=2.5),大于 27 个月的女孩(0R=4.2)和Ⅳ～Ⅴ级反流(OR=12.4)。陈旧性瘢痕是新瘢痕形成的独立危险因素。年龄>1 岁(OR=2.95)、Ⅴ级反流(OR=4.09)和术前膀胱/直肠功能障碍(OR=2.94)是肾功能不全的独立危险因素。

(二)发病机制

1.膀胱输尿管反流(VUR)

正常人输尿管自膀胱底的外上角,向内下斜穿膀胱壁肌层至膀胱黏膜、输尿管口,开口于膀胱三角区,正常人输尿管壁内段长度约 1.5～2.0cm。输尿管膀胱连接处有一特殊结构——Waldeger 鞘。Waldeger 鞘有单向瓣膜作用,能有效地防止膀胱内尿液反流到输尿管。在排尿时,膀胱肌肉收缩压闭输尿管膀胱壁内段,从而防止膀胱内压力增高而引起尿液反流。原发性 VUR 的病因多为膀胱黏膜下输尿管段的先天异常,如膀胱内黏膜下输尿管段过短,膀胱内黏膜下输尿管管腔长度与直径的比例减小,输尿管开口异常,膀胱三角肌组织发育不良等。膀胱输尿管瓣正常发育的时间模式目前尚不完全明确。随着儿童生长发育,膀胱壁段输尿管长度会延长,输尿管膀胱段的括约肌功能也得到改善,所以多数儿童 VUR 随着生长发育有自然消退的倾向。儿童 VUR 无输尿管扩张者，68%～85%可自然消退。一般认为成人 VUR 无自然消退的可能。继发性 VUR 的病因多为下尿路功能障碍造成的膀胱高压引起反流。

2.反流性肾病(RN)

RN 的确切发病机制目前仍未完全阐明。肾内反流和泌尿道感染是 RN 发病的 2 大原因。IRR 导致尿液进入肾间质引起化学刺激；泌尿道感染特别是肾盂肾炎病原菌的直接侵袭作用或者内毒素等引起机体的免疫损伤。RN 病理可发现肾小球系膜区 IgG 及 IgM 的沉积，因此，免疫反应参与了 RN 的发病过程。感染灶部位的间质水肿可引起肾间质血管因机械压迫导致闭塞，局部缺血在 RN 的肾损害发病机制中起重要作用。肾脏局部的缺血引起肾素分泌增多导致 RN 高血压的发生。高血压的发病率在 10%～30%，发展成高血压一般需要 8 年时间。RN 肾脏瘢痕形成导致残余肾单位的高滤过、选择性通透性增高，导致大分子蛋白漏出引起蛋白尿。

三、分类

根据排尿性膀胱尿道造影(VCUG)结果，国际儿童膀胱输尿管反流研究组将 VUR 分为 5 个等级：

Ⅰ级：反流仅达下段输尿管。

Ⅱ级：反流至肾盂、肾盏但无扩张。

Ⅲ级：输尿管轻或中度扩张、纡曲，肾盂轻或中度扩张。

Ⅳ级：肾盂肾盏中度扩张和(或)输尿管中度扩张纡曲，肾盏维持乳头形态。

Ⅴ级：肾盂肾盏严重扩张，多数肾盏失去乳头形态，输尿管明显纡曲。

Ⅰ～Ⅱ级为轻度反流，Ⅲ级为中度反流，Ⅳ～Ⅴ级为重度反流。

四、临床表现

(一)VUR 的临床表现

有反复泌尿道感染、胎儿肾积水、排尿/排便功能障碍等。

1.反复泌尿道感染

反复泌尿道感染是 VUR 最大的临床表现。绝大多数 VUR 都是在泌尿道感染后行 VCUG 检查明确诊断的。大样本研究结果显示泌尿道感染的婴儿中 VUR 的比例达 46%，而学龄前儿童 VUR 比例只有 9%。在泌尿道感染时患儿可以出现发热、尿频、尿急、尿痛、腰痛等泌尿道感染症状。

2.胎儿肾积水

胎儿肾积水的新生儿行 VCUG 检查 VUR 的比例高达 10%～30%。其中男婴的比例更高。先天性胎儿肾积水的患儿其 VUR 的自发缓解率较高，生后 4 岁缓解率可达 59%，其中包括严重的Ⅳ～Ⅴ反流。男孩中轻度的单侧反流自发缓解率较高。

3.家族聚集倾向

一级亲属确诊 VUR 的患儿中原发性 VUR 发病率较高。Jerkins 和 Noe 研究发现 VUR

患儿的兄弟姐妹中32%也有VUR。筛查VUR患儿的兄弟姐妹，筛查出的VUR患儿约75%无临床症状，女孩比例略高。肾脏受损的比例在筛查出来的VUR中要明显低于先证者。随访18个月，发现52%的VUR亲属能自发缓解。年龄大于7岁筛查VUR的阳性率较低。Houle的研究团队发现在VUR亲属中2周岁以上肾脏瘢痕发生率比2周岁以下的高。

4.排尿/排便功能障碍

VUR与排尿/排便功能障碍相关，在一项含有366例患者的研究中，有30%患儿报告存在便秘，白天尿床89%，夜间尿床79%，反复尿路感染占60%。在行VCUG检查的患儿中VUR的发生率为20%。部分患儿表现为功能失调消除综合征(DES)。DES主要指训练过上厕所的小儿除外解剖和神经的异常等因素后，出现尿失禁、尿急、尿频、憋尿、便秘或大便失禁等临床表现。排尿功能障碍易使泌尿道感染反复，导致VUR或VUR持续存在，甚至永久性肾脏损伤。根据Koff的研究结果提示DES不仅增加泌尿道感染的频次，延缓反流缓解，还影响输尿管再植术的疗效。便秘虽然也是DES的临床表现之一，便秘会增加泌尿道感染的机会。便秘会压迫膀胱和膀胱颈引起膀胱内压增高和残余尿量增多。便秘还会导致结肠扩张，为病原菌提供储留繁殖场所。儿童便秘增加了尿失禁、膀胱过度活跃、大容量低排空膀胱、反复尿路感染和VUR恶化的可能性。

(二)RN的主要临床表现

有反复发作的泌尿道感染、蛋白尿、高血压、夜尿、多尿、肾功能不全等。

1.反复发作的泌尿道感染

排尿时腰痛或膀胱充盈时腰痛。合并感染时可有典型急性肾盂肾炎症状。

2.蛋白尿

蛋白尿的出现，提示VUR已导致进行性肾小球病变，为预后不良指标，即使术后VUR消失，肾功能仍继续恶化。尿微量白蛋白是提示肾小球受损的早期敏感指标。可监测尿微量白蛋白和低分子量蛋白(β_2-微球蛋白、视黄醇结合蛋白、α_1-微球蛋白、NAG)等指标，做到早发现、早诊断、早干预，可改善预后。

3.高血压

是VUR晚期常见合并症，也是儿童恶性高血压最常见病因。高血压与肾脏瘢痕、VUR等级呈正相关。VUR在10岁、15岁、21岁引起高血压的发病率分别为2%、6%和15%。单侧反流和双侧反流的患儿中出现高血压的中位数年龄分别是30岁和22岁。

4.夜尿、多尿

Kekomaki发现，VUR患者远端小管功能最先受影响，尿液浓缩试验是反映远端小管功能的敏感指标。重复排尿、尿频，约20%患儿会遗尿。

5.肾功能不全

有一项研究新生儿期发现的Ⅲ～Ⅴ反流患儿平均随访5年，90%的患儿肾脏异常，78%的患儿肾功能维持原水平，18%出现肾功能损害。由于反复的泌尿道感染和肾内反流导致肾瘢痕逐渐增多，最终发展成肾功能不全，肾功能不全的发生率为2%～5%。

五、辅助检查

1.尿常规检查

可有蛋白、红细胞、白细胞或管型。

2.尿细菌培养

新生儿尿培养病原菌如为肺炎克雷伯杆菌，VUR的可能性较大肠埃希菌高4倍。

3.肾功能检查

可正常或呈不同程度肾小管和肾小球功能不全。

4.排尿性膀胱尿道造影(VCUG)

VCUG是诊断VUR的金标准。VCUG患儿取仰卧位，通过导尿管向膀胱注入10%～20%泛影葡胺，至患儿有排尿感，然后拔出导尿管，嘱患儿排尿，同时用电视透视观察和摄片。VCUG检查需要插导尿管，是一种侵袭性操作，射线暴露是其另一个缺点。目前已有低放射量设备应用于临床，能显著降低辐射剂量。

(1)VCUG检查的次数：VCUG检查时膀胱充盈次数与VUR等级无关，重复VCUG检查可提高VUR的检出率。国际儿童膀胱输尿管反流研究组推荐2次VCUG检查结果阴性作为VUR缓解的标准。

(2)VCUG检查的时机：VCUG应该在泌尿道感染控制之后即刻进行，延迟的VCUG检查将有可能导致50%的患儿未能诊断VUR。1岁以内婴儿、重度反流和双侧反流是泌尿道感染反复的高危因素，延迟VCUG检查可能增加泌尿道感染反复的概率。小于5岁儿童第一次发热性泌尿道感染后推荐行VCUG检查。

(3)VCUG检查的指征：B超提示输尿管扩张者应行VCUG检查。轻度肾盂积水者可暂缓VCUG检查。对于3岁以下中重度反流患儿的兄弟姐妹推荐进行VCUG筛查。欧洲的VUR指南推荐VUR患儿的兄弟姐妹如果泌尿系B超提示肾脏瘢痕形成或有泌尿道感染史应行VCUG检查。泌尿系超声检查和DMSA检查发现VUR的敏感度分别为67.2%和65.5%，2种方法合并的敏感度为83.2%，泌尿系超声检查和(或)DMSA检查异常应行VCUG检查。

(4)VCUG检查的频度：Thompson等研究推荐轻度的VUR每2年做VCUG检查，中、重度VUR每3年做VCUG检查。这样的检查安排能减少33%的标准流程费用，缺点是增加19%的抗生素成本。国内原发性VUR临床诊治的专家共识建议每6个月随访VCUG检查。

5.超声检查

超声检查(RBUS)为无创性检查，安全、可靠，可重复检查，有较好的特异性。观察肾脏大小、输尿管、肾盂肾盏扩张情况及排尿期反流情况。肾脏的超声检查诊断急性肾盂肾炎敏感性较低。超声诊断急性肾盂肾炎的阳性率不足69%。肾脏超声对发现肾脏脓肿、肾脏积脓及肾脏周围病变有较高的敏感性。超声对发现VUR的敏感度较低。超声检查能有效发现输尿管口反流的尿流，可发现严重的VUR，特异性与VCUG相当，对轻度VUR阳性率较低。对于3岁以上能主动排尿患儿可行排尿性尿路声像图检查VUR。肾脏超声对肾脏瘢痕的检出率较低，特异度较好。肾脏超声检出肾脏瘢痕的敏感度和特异度分别为36%和94%。超声检查可用于随访接受硬化剂治疗的VUR患儿的疗效以及VUR患儿亲属的筛查。超声检查是首次泌尿道感染患儿的常规检查项目。

6.锝99(^{99m}Tc)放射性核素检查

检查有无肾瘢痕形成、肾的排泄功能和排尿时各时段放射强度的变化。锝99(^{99m}Tc)放射性核素检查(DMSA)是诊断急性肾盂肾炎和肾脏瘢痕的金标准。DMSA在诊断肾脏瘢痕方面比超声、静脉肾盂造影和MRI敏感度更高。DMSA在诊断肾脏瘢痕的敏感度和特异度分别达到92%和98%。发热性泌尿道感染患儿DMSA异常提示患儿肾脏瘢痕的可能性更大。诊断急性肾盂肾炎的DMSA检查可以在出现泌尿道感染症状的2～4周内进行。诊断肾脏瘢痕的DMSA扫描最好在急性感染控制后6个月进行，能有效避免急性感染的可逆性损伤影响。肾发育不良与感染后肾瘢痕在DMSA影像上较难区分。VUR患儿基础的DMSA扫描能有助于鉴别是原发性的肾发育不良还是继发于感染的肾脏瘢痕。泌尿道感染的急性期DMSA扫描并不能替代VCUG检查。

7.磁共振检查

磁共振检查能有效区分肾皮质的瘢痕区域与水肿区域。肾皮质瘢痕与水肿在DMSA影像上很难区分。同样磁共振还能发现DMSA不能发现的肾脏结石。新的成像方法比如动态增强MRI和MRI的STIR序列扫描能诊断肾脏瘢痕。泌尿系水成像(MRU)诊断肾脏瘢痕的敏感度和特异度分别为80%和82.6%，与DMSA诊断肾脏瘢痕能力相当。

8.尿流动力学检查

中、重度VUR患儿中膀胱过度活跃(74%)、高充盈压(72.7%)、低顺应性(56%)和低膀胱容量(51%)是主要的尿流动力学异常表现，尿流动力学的异常可能是反流的原因之一。排尿功能障碍和便秘也是泌尿道感染的高危因素。因泌尿道感染后诊断VUR的训练过上厕所的小儿有43%存在排尿功能障碍。排尿功能障碍可引起泌尿道感染复发或危害VUR的缓解。

9.肾脏损伤的生物标志物

低分子量蛋白包括β_2-微球蛋白尿(β_2-M)、视黄醇结合蛋白(RBP)、α_1-微球蛋白(α_1-M)和溶菌酶。尿微量白蛋白在反流性肾病的早期即能出现升高，尿微量白蛋白的程度与反流性肾病的严重程度成正比，是反流性肾病诊断和监测治疗疗效的重要指标。

降钙素原(PCT≥0.5ng/mL)是肾脏瘢痕形成的高危因素，也是预测中、重度反流的指标之一。如果PCT≥1.0ng/mL，预测VUR的敏感度和阴性预测度分别为94.3%和96.4%；PCT≥1.0ng/mL时，无论是否合并有超声异常均应推荐VCUG检查。

六、诊断和鉴别诊断

(一)VUR的诊断

1.有下列情况应考虑膀胱输尿管反流可能

(1)反复复发或迁延的泌尿道感染。

(2)长期尿频、尿淋漓或遗尿。

(3)小年龄(<2 岁)和(或)男孩的泌尿道感染。

(4)中段尿培养持续阳性。

(5)泌尿道感染伴尿路畸形。

(6)家族中一级亲属有 VUR、RN 患者。

(7)胎儿或婴儿期肾盂积水。

(8)新生儿病原菌为肺炎克雷伯杆菌的泌尿道感染。

2.检查项目的选择

欧美等国的 VUR 诊疗指南有所不同。

(二)RN 的诊断

确诊依赖影像学检查,临床表现有助诊断。临床表现反复发作的 UTI,具有肾小管间质性肾炎的临床特点及蛋白尿、高血压、肾功能不全。

七、治疗

VUR 的治疗通常有内科保守治疗和外科手术治疗 2 种模式。内科保守治疗包括长期抗生素预防治疗、排尿功能训练、纠正便秘、随访评估 VUR 的缓解情况和肾脏瘢痕情况。外科抗反流手术治疗包括开放性手术、内镜手术和硬化剂注射等手术模式。

(一)内科保守治疗

长期小剂量抗生素预防治疗是最常用的内科保守治疗模式。美国、英国、欧洲的 VUR 诊疗指南均推荐小剂量抗生素预防治疗 VUR。长期抗生素预防治疗的常用药物有复方磺胺甲噁唑、呋喃妥因、头孢氨苄等。随着大肠埃希菌耐药率的增高,氨苄西林和阿莫西林的耐药率较高,呋喃妥因疗效肯定。抗生素预防治疗的剂量为治疗剂量的 1/4～1/2,每晚临睡前顿服。长期小剂量抗生素预防治疗是否适用所有等级的 VUR 尚存争议。多项研究结果表明长期低剂量的抗生素预防治疗能有效降低泌尿道感染的发生。RIVUR 和多项 Meta 分析结果显示长期预防性抗生素治疗能降低泌尿道感染的发生概率,但也增加耐药菌的感染概率,且对肾脏瘢痕无保护作用。对于小年龄的 VUR 患儿,多数指南推荐长期小剂量抗生素预防治疗。EAU 指南推荐 1 岁以内的 VUR 常规抗生素预防治疗。重度反流和肾脏瘢痕形成是突破性泌尿道感染的高危因素,对于 1～5 岁的中重度反流,EUR 推荐抗生素预防治疗。对于Ⅰ～Ⅲ的轻度 VUR,抗生素预防治疗减少泌尿道感染疗效有限。

长期抗生素预防性治疗容易造成细菌耐药,耐药菌感染率增多,药物不良反应发生率增加。近年多项研究表明,预防性抗生素治疗轻中度 VUR 在控制泌尿道感染再发与肾脏瘢痕形成方面无保护性作用。轻、中度 VUR 患儿尽管正规内科保守治疗仍有可能新增肾脏瘢痕。一项 51 例入组(平均年龄 8.6 岁)研究中发现,平均抗生素预防治疗 4.8 年后停药随访 3.7 年,仅 11.8%的患儿出现泌尿道感染和新的肾脏瘢痕形成。没有症状的轻度反流可不用药密切随访。膀胱充盈早期的低压反流是突破性泌尿道感染的高危因素。

排尿功能障碍易使泌尿道感染反复,导致 VUR 或 VUR 持续存在,降低 VUR 自发缓解率,甚至永久性肾脏损伤。排尿功能训练包括训练定时排尿(每 2～3 小时)、盆底肌训练、行为纠正、抗胆碱能药物的使用。

纠正便秘可以降低泌尿道感染的复发率,可以通过饮食调整、大便习惯的培养和服用缓泻药来纠正便秘。

(二)外科手术治疗

外科手术抗反流治疗并不是 VUR 治疗的首选方案。手术治疗包括开放性手术、内镜手术和膨胀剂注射等手术模式。手术指征包括经积极正规内科保守治疗仍有突破性泌尿道感染者、肾静态显像提示新瘢痕形成、重度反流、年龄大自发缓解率低、不能耐受预防性用药。5～7 岁后 VUR 的自发缓解率较低,建议手术治疗。

开放性手术仍是矫治 VUR 的金标准。目前普遍采用的手术治疗方式是科恩输尿管再植术。手术成功率高,适用于各等级 VUR。矫治 VUR 手术成功率可达 98%。术后无须随访确认反流的情况。腹腔镜输尿管再植术具有创伤小、康复快、住院时间短等优点;但是也有手术时间长、费用高、需选择患者等缺点,手术的并发症包括输尿管瘘(12.5%)、输尿管狭窄(6.3%)。总体矫治 VUR 成功率与开放性手术相当。内镜治疗后反复尿感发生率为 0%～21%,新肾脏瘢痕形成的比例为 9%～12%,反流复发为 17%～47.6%。微创的膨胀剂治疗是通过膀胱镜在输尿管口下面注射膨胀剂,能有效治疗 VUR。Meta 分析膨胀剂治疗 VUR 的治愈率Ⅰ和Ⅱ级反流为 78.5%,Ⅲ级反流为 72%,Ⅳ级反流为 63%,Ⅴ级反流为 51%。轻度反流膨胀剂注射治疗效果较好,重度反流膨胀剂治疗成功率低,且成功率受膀胱/直肠功能影响,微创的膨胀剂注射治疗需要选择患者。对于持续存在的重度(Ⅳ/Ⅴ)VUR 推荐开放性手术治疗,重度 VUR 开放性手术治疗优于内镜膨胀剂注射治疗。许多研究结果表明外科手术治疗矫治 VUR 并不能预防泌尿道感染的发生和肾脏瘢痕的形成。

研究发现内科保守治疗和外科手术治疗 2 种治疗模式在肾脏损害和肾脏瘢痕形成无显著差异。IRCS 随访 10 年 252 例<11 岁非梗阻性Ⅲ～Ⅳ级 VUR,内科保守治疗与外科手术治疗在泌尿道感染反复次数与肾脏发育速度是无明显差异的,内科保守治疗组发热性泌尿道感染略多一点。

美国泌尿协会 1997 年 VUR 治疗指南认为小于 1 岁的 VUR 推荐抗生素预防治疗;1～5 岁患儿如果为Ⅲ～Ⅴ级的双侧反流并伴有肾脏瘢痕形成,建议手术矫治;>6 岁Ⅰ～Ⅱ级反流仍坚持内科保守治疗,Ⅲ～Ⅴ级的单侧反流伴有肾脏瘢痕形成者或者Ⅲ～Ⅴ级的双侧反流建议手术矫治。对于Ⅰ～Ⅲ级反流患儿,除非出现泌尿道感染复发、抗生素过敏或依从性差等问题外均建议内科保守治疗;Ⅳ级反流内科保守治疗和外科矫治存在争议。手术介入的时机取决于患儿的年龄、肾功能、随访时间等因素。Ⅴ级反流的自发缓解率最低,如果随访 1 年内无明显改善即可建议手术矫治。

包茎的儿童泌尿道感染的发生率明显增高。美国 AUA 指南推荐包皮环切。

治疗方案的选择取决于肾脏瘢痕、临床经过、反流级别、同侧肾功能、双侧反流、膀胱功能、尿路畸形、年龄、并发症及父母意愿等因素。

(三)反流性肾病的治疗

RN 治疗的主要目标是保护肾功能,防止肾脏瘢痕形成。RN 的防治最主要是制止尿液反流和控制感染,防止肾功能进一步损害。

积极控制急性感染,急性感染控制后改用1/4~1/2治疗剂量每晚临睡前顿服的小剂量长期抗生素预防疗法。预防感染有效,每个月做尿培养1次,每6个月做肾静态显像和排泄性膀胱造影,观察反流程度。反流消失后仍需每3~6个月做尿培养1次。

多饮水、多排尿,建立定时排尿习惯,排空膀胱,降低膀胱压力。多食纤维丰富食物,养成定时大便习惯。

高血压和蛋白尿推荐ACE-I或ARB类药物治疗,ACE-I或ARB类药物治疗不仅能够降低血压,而且能够保护肾脏降低蛋白尿。ACE-I联合ARB类药物治疗能启动更佳的肾脏保护作用。

(四)亲属筛查

中、重度VUR患儿的年龄小于3岁亲属应接受VCUG筛查。

八、预后

原发性VUR是一种先天性疾病,是小儿发育不成熟的一部分,随着年龄的增大,发育逐渐成熟,VUR有自发缓解的趋势。80%Ⅰ~Ⅱ级反流、50%Ⅲ级反流及20%Ⅳ级反流可自愈,Ⅴ级反流则难自愈。Ⅰ/Ⅱ反流平均自发缓解时间为38个月,Ⅲ级反流平均自发缓解时间为98个月,Ⅳ/Ⅴ级反流平均自发缓解时间为156个月。Ⅰ~Ⅲ级反流前5年的年平均缓解率为13.0%,5年后年平均缓解率为3.5%;Ⅳ/Ⅴ级反流的年平均缓解率为5%。

VUR自发缓解的影响因素:

1.年龄

小年龄的VUR缓解率高。新生儿VUR生后2年内67%的重度反流、78%的轻度反流会缓解。

2.单侧/双侧

单侧反流比双侧反流缓解率高。国际膀胱输尿管反流研究组研究发现单侧反流自发缓解率超过80%,双侧反流仅为40%。

3.反流等级

轻度反流比重度反流缓解率高。Ⅰ~Ⅲ级反流5岁以内缓解率为每年13%,超过5年后每年的缓解率为3.5%。然而Ⅳ~Ⅴ级反流的年缓解率为5%。双侧Ⅳ级反流的自发缓解率很低。

4.左侧/右侧

研究发现5岁以下Ⅰ~Ⅲ级反流中左侧反流比右侧反流缓解率高。

5.性别

男孩自发缓解率较女孩高。

6.反流时期

膀胱充盈期即出现反流的低压膀胱输尿管反流的自发缓解率较低。

7.下尿路功能情况

伴有排尿功能障碍的患儿自发缓解率低。

8.肾脏瘢痕

伴有肾脏瘢痕形成的患儿自发缓解率低。

女孩、重度反流、输尿管异常、充盈期反流是VUR自发缓解的高危因素。缓解的标准不同,缓解率的报道大相径庭。英国伯明翰反流研究小组以单次VCUG阴性作为缓解标准随访5年,发现50%的中重度反流自发缓解。国际膀胱输尿管反流研究组以2次VCUG阴性作为缓解标准发现自发缓解率仅为25%。Wennerstrom的研究团队以Ⅰ级反流作为随访终点随访10年,发现75%的VUR患儿会自发缓解。

有一项研究发现127例儿童时期患VUR成年后(平均年龄41岁),单侧肾脏瘢痕形成者占35%,双侧肾脏瘢痕形成者占24%,蛋白尿者占24%,高血压者占11%;双侧肾脏瘢痕形成者83%出现GFR异常。GFR下降、双侧反流伴有肾脏瘢痕形成、重度反流、高血压、蛋白尿是RN进展至慢性肾脏病(CKD)或终末期肾病(ESRD)的高危因素。在VUR导致的CKD随访中发现,此类患儿进展成ESRD明显比其他病因要慢。

第二节 泌尿生殖系统损伤

一、肾损伤

肾损伤是小儿较常见的脏器外伤,其发生率高于成人,其原因有:①小儿肾脏的体积与身高之比相对较成人大;②肾脏位置较低;③肾实质较脆;④肾包膜发育不全;⑤小儿腰部肌肉不发达,肾周保护作用较成人弱;⑥肾脏异常较多(如先天性肾积水等)。近年来随着交通、运输业的发展,交通事故不断增多,肾损伤的发生率也明显增加。小儿肾损伤多为闭合性损伤,其发生率各家报告不一,一般占腹部外伤的8%~10%,占小儿泌尿系损伤的30%~40%。肾损伤通常为单侧病变,极少累及双侧,但常合并其他脏器或泌尿生殖系其他部位的损伤。对肾损伤的分类目前仍无统一的意见,一般分为轻、中、重度3种。临床按治疗需要分为轻伤和重伤:轻度损伤包括肾挫伤、肾皮质裂伤、包膜下血肿;重度损伤包括肾贯通伤、肾粉碎伤、肾蒂损伤、肾盏破裂。临床所见的病例约80%以上为轻度肾损伤,仅少数的重度损伤或同时合并其他脏器损伤,如不及时诊断与治疗,可危及患者生命或致严重并发症和后遗症。随着医学事业的发展与进步、医疗设备的更新、检查手段的不断完善,对小儿肾损伤可及时正确做出伤情的判断,为治疗方法的选择提供可靠的依据,大大提高了小儿肾损伤的治疗效果。

(一)病因

1.暴力损伤

闭合性损伤中最常见的致伤原因是直接暴力(腰腹部肾区受到外力的撞击或腰部受到直接挤压)的车祸伤,其他较少见的原因有挤压伤、拳击伤、踩伤、踢伤;间接暴力常由于高速运动中突然减速,如高空中的坠落伤等;身体突然猛烈转动,搬运重物用力过猛或剧烈运动所致肌肉强烈收缩亦可造成肾损伤。

2.开放性损伤

多见于战伤,如弹片伤、枪弹伤等,小儿罕见。而利刃所造成的开放性肾损伤,平时战时均可见到。

3.病理性肾损伤

小儿先天性肾脏疾病,如先天性肾积水、巨输尿管、重肾、异位肾、肾脏肿瘤等,轻微的外力作用即可造成闭合性肾损伤。

4.医源性肾损伤

医源性肾损伤是指患儿在接受手术或腔镜检查和治疗时,使肾脏受到意外的破裂或大出血等。

(二)病理

按临床治疗需要,肾损伤可分为轻伤及重伤。按肾脏的病理改变肾损伤可分为四级。

1.肾挫伤

肾脏损伤中最轻的一种类型,约占85%。肾实质轻微受损,肾被膜及肾盂、肾盏完整。主要表现为显微血尿,也可出现肉眼血尿。肾挫伤可伴有肾被膜下局部淤血或血肿形成(包膜下血肿),无尿外渗。

2.肾裂伤

发病率仅次于肾挫伤,约占10%左右。肾实质破裂合并肾盂黏膜或肾被膜破裂,可有肉眼血尿或肾周血肿,一般不需要急诊手术处理。若肾被膜和集合系统同时破裂,则形成全层肾裂伤,导致肾周血肿伴尿外渗则需要手术治疗。

3.肾粉碎伤

临床上少见。其病理特点为肾实质有多处裂伤,使肾实质破碎成多块。常伴有严重的出血和尿外渗,临床症状危重,常有合并伤和失血性休克,若不及时处理可危及生命。

4.肾蒂损伤

儿童少见。指肾动、静脉损伤,包括动、静脉主干或分支血管的撕裂或离断。在突然加速或减速时,肾脏急剧移位,肾蒂受到猛烈的向上或向下的牵拉,血管外膜或肌层因有弹性被伸张,但无弹性的内膜则发生程度不同的挫伤和断裂,导致内膜下出血、管腔狭窄或血栓形成。较严重的损伤可使血管肌层和外膜同时受损,导致血管撕裂或完全断裂。患儿来院时多有严重的失血性休克,若不迅速诊断和及时手术抢救,常导致死亡。

5.肾盂裂伤

在闭合性损伤中,单纯肾盂破裂而不伴肾实质或肾蒂损伤者十分少见。

(三)诊断

1.外伤史

应尽可能详细地询问致伤原因、时间、受伤部位,伤后有无排尿、血尿、呕吐,及昏迷史等。对全面判断伤情,进一步检查处理有重要参考价值。

2.症状及体征

(1)血尿:肾损伤最主要的临床表现。其血尿发生率约占肾损伤的70%,可为镜下血尿或肉眼血尿。通常为肉眼血尿,少数为镜下血尿。但肾实质损伤程度和血尿无相关性,有时仅为镜下血尿,甚至无血尿,却存在严重肾损伤,如肾蒂血管损伤断裂、严重的肾盂破裂、输尿管完全断裂或输尿管被凝血块堵塞等。若膀胱内血凝块较多可出现排尿困难。血尿也可能为延缓性、继发性或复发性,可能由于伤后没有很好地卧床休息或血块脱落,肾动、静脉瘘或小的假性动脉瘤,以及感染也是长期血尿原因之一。

(2)疼痛:伤侧肾区或上腹部疼痛是另一常见症状,一般为钝痛,多为肾受伤后肾包膜内压力增高或软组织损伤所致。小凝血块通过输尿管时可发生肾绞痛。肾损伤后局部常有不同程度的压痛和肌紧张,两侧对比时检查,区别十分明显。若血液或尿液渗入腹腔或同时有腹腔脏器损伤时可出现全腹疼痛和腹膜刺激症状。

(3)腰部包块:常见于肾损伤较严重者,由于血液和外渗的尿液积集于肾脏周围,形成痛性包块。伤后早期因肌肉紧张或腹胀,包块常难以发现,触诊包块界限不清楚。若肾周包膜完整,包块可较局限,否则在腹膜后间隙可形成广泛性肿胀,包块大时不仅能摸到而且可看到腰部隆起及皮下淤血。患儿喜卧于患侧并屈腿,以使腰大肌放松减轻疼痛。

(4)休克:肾损伤的重要临床表现。休克的发生率与肾损伤的轻重及有无合并伤密切相关。一般单纯肾挫伤、裂伤,休克少见;肾脏严重裂伤、粉碎伤或肾蒂伤常可发生失血性休克。若血尿轻微或仅镜下血尿,出现休克者,则提示肾蒂损伤或合并腹腔其他器官损伤。偶有患儿在玩耍中受伤,出现迟发性休克,表现为突然面色灰白、皮肤湿冷、血压下降、脉细速并进行性意识丧失,可能是由于继发性大出血。

3.实验室检查

血尿是诊断肾损伤的重要依据,对疑有肾损伤者首先做尿常规检查。尿常规可见镜下血尿,对伤后不能排尿的患儿,应进行导尿检查。血红蛋白及血细胞比容降低提示失血,血细胞比容起初可正常,连续检测可发现其下降,提示有持续性出血;血清肌酐上升可因肾损伤或血容量不足;肾组织损伤后,可释放大量乳酸脱氢酶,其值升高,可协助诊断。

4.影像学检查

(1)超声检查:超声检查虽不能判断肾功能,也不能分辨肾挫伤、裂伤、肾蒂损伤,但可了解肾形态及结构的改变,如肾包膜是否完整及包膜下或肾内有无血肿,特别是对肾周血肿或尿外渗所致局限性肾周积脓具有重要的诊断价值。超声检查具有安全、方便、可反复进行等优点。在进行保守治疗时,可随时监测肾损伤的变化。

(2)X线平片:胸腹平片可了解有无脊柱及肋骨骨折、血气胸及膈下游离气体等。对于轻型肾损伤X线平片常无重要发现;而重型肾损伤伴有尿外渗或肾周血肿时,可见肾影模糊、同侧膈肌升高、腰大肌阴影消失、脊柱凹向患侧。

(3)CT:无创性检查方法,实用、方便、迅速,CT增强连续扫描较静脉肾盂造影更准确,能显示肾内血肿、肾皮质裂伤、肾周血肿及尿外渗等,其准确率在95%以上。能客观、及时判断患肾的伤情,制订有效的治疗方案。CT扫描还可协助诊断腹腔内其他实质性脏器损伤。若患儿情况危重,CT可作为首选检查方法。

(4)静脉尿路造影:肾损伤的重要检查手段。除严重休克未纠正外,凡有外伤性血尿疑有肾损伤的患儿均需做此检查。一般宜采用大剂量快速静脉滴入,按常规间隔时间进行序列拍片,据肾脏显影的情况可了解肾的形态及功能,确定有无尿外渗,判断伤肾的损伤程度及分类,同时可了解对侧肾脏情况。此外,还可发现有无合并存在的肿块和先天性畸形。血尿的患儿静脉肾盂造影显示正常图像时,可能为肾挫伤或小的肾裂伤;肾穿透伤或肾盂破裂时,可见造影剂外溢至肾周围组织;广泛性肾挫裂伤则见弥漫不规则阴影向肾周扩散;肾周有血液或尿液形成包块时,输尿管可移位,肾盂、肾盏受压变形。另外,肾损伤后3~6月应复查静脉肾盂造影,以了解伤肾功能和肾的形态和大小,判断肾周有无包裹性纤维化组织,必要时应清除以免影响肾脏的正常发育。

(5)放射性核素扫描:可了解肾形态与功能,是一种安全无创伤的检查手段,如与CT扫描配合,能准确判断肾损伤程度和范围。肾损伤做放射性核素扫描可显示放射性核素分布不均匀,血管损伤处肾皮质血流灌注差,如血流期肾区无灌注,提示肾蒂撕裂或损伤性肾动脉栓塞;如为分支动脉栓塞则表现为楔形缺损;功能期如出现放射性减低,提示肾挫伤;如放射性范围增大、不规则,则提示尿外渗。此外对于肾外伤后肾瘢痕的患儿可用此检查定期随访。

(6)肾动脉造影:静脉肾盂造影不显影或疑有肾血管损伤者,在患儿情况允许时可行肾动脉造影。表现肾动脉闭塞、移位,实质期示肾影增大及界限清楚的异常透光区。另外,对肾损伤后持续肉眼血尿,经对症治疗效果不佳时,可行选择性肾动脉造影,既可以协助诊断,明确出血部位,又可以对分支动脉进行栓塞而达到止血目的。

(四)治疗

儿童肾损伤的治疗目的是在保证患儿生命安全的前提下,最大限度保存伤肾组织及其功能,减少并发症的发生。肾脏血循环非常丰富,具有很大的代偿及修复能力,在出血停止后常可自愈,同时单纯肾损伤很少危及患儿生命。

1.紧急处理

对严重肾损伤伴有休克者,应积极抗休克治疗,如迅速补液、输血、复苏,在密切观察脉搏及血压变化的同时,进行必要的泌尿系及全身其他脏器的检查。尽快对受伤程度和范围做出较明确判断,同时应了解有无合并伤,制定进一步治疗的方案。

2.非手术治疗

对于闭合性肾损伤中的肾挫伤和表浅的肾撕裂伤及无胸、腹脏器合并伤者宜用保守治疗,此类病例占85%以上。非手术治疗包括以下措施:①绝对卧床休息直至镜下血尿消失;②使用止血药物和抗生素;③密切观察血压、脉搏、呼吸及体温变化,补充血容量,维持水、电解质平衡,保持足够尿量,以免小凝血块堵塞输尿管;④注意腹部情况,腰部压痛及肿块的变化,有无肿块明显增大,有无腹胀、压痛及腹膜刺激症状,了解是否存在合并伤;⑤定期复查尿常规,检测红细胞、血红蛋白和血细胞比容,了解出血情况及其变化;⑥可用B超监测伤肾,定期复查静脉尿路造影。

对于严重肾撕裂伤(裂伤深度达肾盏)和肾碎裂伤的处理目前尚有争议。赞成积极手术者认为修复破裂的肾脏并不困难,且术后并发感染和再出血的机会少;有人认为重型肾破裂和肾碎裂伤手术探查肾切除率高,而主张非手术治疗,在积极对症治疗和严密观察下,大部分病例病情逐渐稳定,血尿停止,肿块消失。一般认为在积极抗休克及综合治疗下仍不能维持正常血压,持续肉眼血尿无减轻趋势,红细胞计数、血红蛋白量及血细胞比容均进行性下降,肾区包块有扩大趋势者应及时手术探查。

对于集合系统破裂有尿外渗者，根据具体情况选择治疗方法：①早期大量尿外渗至腹腔，有明显腹膜刺激症状时应及时手术探查；②尿外渗已形成含尿性囊肿者，小的含尿性囊肿能自行吸收，无并发症，可对症保守治疗；③大的含尿囊肿可使肾及输尿管周围纤维化，肾盂输尿管梗阻、感染及高血压发生率增高，需手术治疗。

3.手术治疗

严重肾损伤经保守治疗症状控制的病例约50%发生并发症，包括延期出血、持续性尿外渗、肾周血肿或渗液合并感染等。做延期手术时，被迫做肾切除的概率较高，晚期可并发高血压，血肿吸收后致肾周纤维化组织包裹肾脏影响其正常发育等。严重肾损伤是保守治疗还是积极手术治疗，各有利弊，应根据患儿的具体情况做出选择。手术适应证：①开放性肾损伤合并其他脏器损伤；②疑有肾蒂血管损伤或经积极对症处理休克难以纠正，有进行性出血者；③持续肉眼血尿或血凝块堵塞尿路不能缓解者；④严重尿外渗，体检时有明显腹膜刺激症状者；⑤非手术治疗过程中腰痛加重，肾区包块逐渐增大，体温升高，疑有肾周感染者；⑥CT增强扫描或静脉肾盂造影显示肾周有明显造影剂外溢积聚和(或)肾脏不显影者。

肾损伤的手术治疗包括肾周引流术、肾裂伤修补术、肾部分切除术、肾蒂血管修复、肾自体移植术和肾切除术。单纯肾缝合或仅切开引流者可经腹膜外入路，重度肾损伤或疑有腹腔内脏器合并伤者宜采用腹部探查切口，利于控制肾蒂血管，同时可探查对侧肾和腹腔其他脏器。另外，肾损伤的处理应尽可能先阻断肾蒂。肾蒂血管暂时阻断后，术野清楚，可减少术中出血，便于肾损伤的修复，减少肾切除率。开腹后先吸尽腹腔内积血，快速探查肝、脾等脏器，如无明显大出血，应迅速切开后腹膜，显露腹主动脉，找到左右肾动脉，用无损伤钳夹住伤肾动脉，在术野无出血情况下，仔细探查肾损伤的程度及范围。据伤情进行相应处理：①肾裂伤出血修补，用3号可吸收缝合线间断褥式缝合止血，可用明胶海绵、止血纱布、带蒂大网膜或邻近脂肪组织填入裂伤处再打结，多处裂伤在缝合止血后用带蒂的大网膜包裹肾脏；②肾损伤仅局限在肾上极或肾下极又无法修补者，可行肾部分切除术；③肾蒂血管损伤可用6号无损伤缝合线修补，若手术显露困难，有条件时可选肾自体移植；④肾碎裂伤者，切除所有失去生机的肾组织后，活跃出血的肾组织表示有生命力，应尽可能保留，肾包膜对肾修复有重要意义，若肾破碎严重，原位修补难度很大，可用肠线网袋紧缩或利用大网膜包裹，以期达到止血和愈合的目的；⑤若对侧肾功能良好，而伤肾破裂非常严重，修复又十分困难时，可行伤肾切除。

单纯肾盂破裂者少见，可发生于肾盂的穿刺伤和积水肾盂的闭合伤，如为穿刺伤常并发腹膜破裂，形成尿性腹膜炎。有腹膜破裂者，经腹入路，清理腹腔内尿液并检查处理腹腔内器官损伤后，再进入后腹膜，清除尿液，缝合破裂的肾盂，后腹膜留置引流。如肾盂破裂严重，修补不理想，应同时行肾造瘘。

腹部闭合性损伤行剖腹探查发现腹膜后血肿时，若后腹膜完整、血肿不大，证实为轻度肾损伤，一般不需要处理。若切开后腹膜清除血肿，可使已停止出血的创面再出血。如果怀疑肾损伤有集合系统破裂时，可经静脉注入2mL靛胭脂后观察腹膜血肿的颜色变化，若血肿周围着蓝色，说明存在集合系统破裂，应行腹膜后探查，清除血肿，修复集合系统，同时置肾周引流。

二、输尿管损伤

小儿输尿管损伤在临床上少见，小儿输尿管相对细小，解剖位置隐匿，前有腹腔脏器，后外侧有腰部肌群保护，内靠脊柱旁，本身又有一定活动度，故不易受伤。如有损伤多同时并存有其他内脏损伤，由于其他脏器损伤所表现的临床症状容易引起医务人员的注意，而并存的输尿管损伤常被漏诊，以致肾功能丧失，不得不切除伤侧肾脏。有报道输尿管损伤延迟诊断的肾切除率达32%，而早期诊断的肾切除率仅为4.5%。

（一）病因

1.腹部钝性伤

多为间接暴力所致，如高处坠落、车祸或极度旋转躯体（玩碰碰车）时，胸腰脊柱过度延伸或侧弯，同时肾向上移位，而肾盂输尿管交界处相对固定，输尿管受强力牵拉而致部分或完全断裂。儿童脊柱的活动性大，因此在儿童较成人多见。

2.医源性损伤

多见于下腹部或盆腔手术时，广泛剥离引起活动性出血，匆忙止血而误伤输尿管，如行盆腔肿瘤切除、高位无肛手术、巨结肠根治术等易误伤输尿管，特别是先天性巨结肠患儿在术前多次患肠炎者，腹腔脏器有广泛粘连，致输尿管解剖关系改变，在分离解剖直肠和乙状结肠系膜时如不注意极易伤及输尿管。因此，在施行上述手术时，开腹后应先找到双侧输尿管并加以保护再行手术操作，可最大限度避免输尿管损伤。

3.穿透性开放伤

锐器或火器穿透伤，直接导致输尿管断裂，其断裂受损处多为直接受伤部位，在小儿非常少见。

（二）病理

输尿管损伤虽然可发生在任何部位，但小儿输尿管损伤多为肾盂输尿管连接部撕裂伤，早期尿液渗至腹腔内可出现急性腹膜炎症状。另外，输尿管因血供受损致迟发性破裂，外渗的尿液被周围组织包裹而形成含尿性囊肿，也可致输尿管狭窄、闭锁，造成肾积水和肾功能受损。

（三）诊断

1.临床表现

输尿管损伤常无特殊症状，故常被延误诊断。

(1)腰部疼痛：伤后当时出现的症状。一般限于局部，但多在短期内减轻。如有尿外渗，则疼痛较重，尿外渗到腹腔内可出现急性腹膜炎的症状及体征。

(2)血尿：并不一定出现，也不一定持续存在。无血尿不能排除输尿管损伤的存在。输尿管完全断裂，术中被结扎或血供受损均可无尿。

(3)尿瘘或尿外渗：急性尿瘘或尿外渗表现为伤后即时或数天内出现伤口漏尿、腹腔积液、阴道漏尿或直肠漏尿。外渗尿液不能流出体表，可在局部积聚形成包块，闭合性损伤时，这一体征常被其他合并伤所掩盖，往往在尿外渗合并感染时才被发现。慢性尿瘘是输尿管损伤局部慢性缺血、坏死继而破裂的缓慢病理过程所致，见于输尿管阴道瘘及输尿管皮肤瘘。

(4)少尿或无尿:单侧输尿管被结扎可短期无明显症状或出现少尿和腰部胀痛;单侧输尿管破裂,尿液渗至肾周或腹腔内,除引起急腹症外,可出现尿量减少,甚至可导致反应性对侧肾无尿而产生完全无尿。

(5)腰腹部包块:因输尿管迟发性破裂而产生腹膜后含尿性囊肿。主要表现为伤后1～3月腰部出现包块,并进行性增大,同时伴有腰部胀痛、低热、镜下血尿,并最终导致肾积水和肾功能损害。

2.实验室检查

可有镜下血尿,继发感染者则有血象升高,尿中有白细胞等感染征象,少尿或无尿致急性肾衰竭者则有血中肌酐、尿素氮升高。

3.影像学检查

(1)B超检查:早期可了解腹膜后及肾周有无血肿与尿外渗征象及其范围,晚期在肾下极可见无回声包块,同时可见肾盂扩张、积水。此法方便、简单、安全,可反复检查。

(2)腹部X线平片:可显示骨盆骨折或腰椎横突骨折,腰段弯向伤侧,腹腔因出血或尿外渗模糊。

(3)CT扫描:增强CT扫描是输尿管损伤重要的诊断方法,应列为首选。特别是危重患儿,待病情稳定后应尽快做此项检查,可了解肾实质的损害,有无尿外渗及腹腔脏器合并伤等。如扫描肾实质完整,输尿管不显影,肾周间隙造影剂显著外溢,未见肾周血肿,可以确诊。

(4)静脉肾盂造影:95%以上的输尿管损伤都能通过静脉尿路造影确定,输尿管断裂、撕脱伤表现为造影剂外渗,损伤部位以上输尿管肾盂扩张;输尿管结扎表现为造影剂排泄受阻或肾盂输尿管不显影,病变以上输尿管、肾盂扩张。

(5)逆行性输尿管肾盂造影:当静脉尿路造影不能明确诊断时,此检查方法可提高诊断率,能明确输尿管损伤的具体部位。但小儿做此检查需在麻醉下进行,且有导致损伤和上行感染的危险,应严格掌握其适应证。

(6)放射性核素扫描:当输尿管受伤后狭窄、梗阻时放射性核素扫描可分泌排泄段呈梗阻曲线图,同时还可了解肾功能。

4.诊断

当有腹部闭合性损伤或从高处坠落、突然减速等受伤因素存在,同时伴有肉眼血尿、镜下血尿、腰腹部压痛或受伤数周后出现腰部包块时,应疑输尿管损伤可能,应做必要的检查明确诊断,及时处理。如闭合性腹部损伤在剖腹探查时疑有输尿管损伤或其他手术后出现腹腔积液或从腹腔引流管、切口流出清亮液体疑术中误伤输尿管时,可经静脉途径注入靛胭脂2mL,数分钟后若液体变蓝说明是尿液外渗,输尿管损伤的诊断可确定。

输尿管损伤的诊断应首选CT扫描,可了解肾实质的损伤、有无尿外渗及合并其他脏器损伤。如无CT设备,在急诊情况下做静脉尿路造影,也可显示肾功能及尿外渗状况。

(四)治疗

输尿管损伤的治疗目的包括恢复正常的排尿通路和保护患侧肾功能。具体方法常根据受伤至确诊的时间、受伤的性质和部位、受伤后局部病理变化、肾功能及全身情况而定。

通常应遵循以下原则:①由创伤所致输尿管损伤,如能及时明确诊断应立即进行手术探查,修复输尿管;②剖腹探查发现输尿管损伤,若无污染,应施行一期修复术;③若受伤超过24小时,已形成盆腔感染或尿性囊肿,宜先行暂时性肾造瘘,对症治疗,包括抗感染及支持疗法,改善一般情况,3个月后再行修复术;④输尿管被误扎者,可行局部松解术,输尿管被切割或破裂者,可行局部修补术;⑤输尿管损伤范围不超过2cm者,可行损伤段切除,输尿管端端吻合术;⑥上段输尿管损伤,可行肾盂输尿管吻合术;⑦下段输尿管损伤可行输尿管、膀胱再植术,若输尿管缺损超过2cm直接与膀胱吻合有困难时,膀胱悬挂腰肌可使输尿管吻合处张力减少,输尿管过短时可行膀胱瓣输尿管成形术;⑧若输尿管广泛损伤,长段缺损不能采用上述方法时,则可选择回肠代输尿管或自体肾移植术;⑨输尿管上段和肾脏严重积水、感染,肾功能严重受损或功能基本丧失,对侧肾功能良好时,可考虑做患肾切除术。

在行输尿管修复、重建时必须注意:①既要清创彻底,又必须保证输尿管具有良好的血循环,以防术后输尿管缺血坏死或纤维化;②确保吻合口无张力;③上下端对合要准确,采用匙形斜吻合,外翻式间断缝合;④输尿管内支架管必须引流通畅,勿使吻合部扭曲,吻合口周围放置引流,防止感染。

三、膀胱损伤

小儿膀胱损伤较成人多见,因为小儿膀胱未完全降至盆腔,位置较高,腹部损伤时易损伤膀胱。

(一)病因

1.间接暴力

小儿膀胱尚未完全下降到盆腔,下腹部发生的钝性损伤可导致膀胱破裂;另外,骨盆骨折也能引起膀胱损伤。

2.穿透伤

小儿少见,主要为坠落时尖物直接刺破膀胱。

3.病理性膀胱破裂

梗阻性膀胱尿潴留使膀胱极度扩张可发生破裂。

(二)病理

1.膀胱挫伤

损伤局限在黏膜或肌层,膀胱完整性良好。

2.腹腔内膀胱破裂

膀胱完全充盈时受损伤,尿液进入腹腔。

3.腹膜外膀胱破裂

膀胱空虚或轻微充盈时破裂,尿液渗到腹膜外膀胱周围。

(三)诊断

1.临床表现

(1)血尿:主要为膀胱挫伤和小裂伤所致。大多数为肉眼血尿,甚至排出血凝块。

(2)腹膜炎:腹腔内破裂使尿液进入腹腔导致腹膜炎,逐渐加重,出现肠麻痹甚至败血症。

(3)尿外渗:尿液经破裂口渗至下腹壁、阴囊、耻骨联合处后方及大腿内侧,按压疼痛,可见明显水肿。

(4)排尿障碍:尿液外渗后患儿有尿急,但无尿排出,置入导尿管示膀胱空虚或少许血尿,经导尿管注入一定量无菌生理盐水,片刻后抽出液体量明显少于注入液体量。

2.特殊检查

X线检查:膀胱造影显示造影剂进入腹腔或腹膜外膀胱周围。X线平片示骨盆骨折。

3.诊断

结合外伤病史及体征可做出初步判断;导尿管内无尿液流出,经导尿管注入无菌生理盐水到膀胱后回抽明显减少或消失基本可明确诊断;必要时进行膀胱造影。

(四)治疗

1.留置导尿管

适用于膀胱挫伤。

2.手术治疗

膀胱破裂者均需手术治疗。手术包括膀胱修补、膀胱周围外渗尿液引流、耻骨上膀胱造瘘。

3.抗生素治疗

四、尿道外伤

尿道外伤较多见,且大多数为后尿道损伤合并骨盆骨折,处理较困难;若处理不当会导致尿道狭窄,严重者需再次手术。

(一)病因

1.车祸

车祸导致骨盆骨折,合并尿道膜部断裂,往往还可合并肛门直肠及膀胱损伤及会阴部广泛皮肤撕脱伤。

2.骑跨伤

多在玩耍时发生,损伤尿道球部,合并伤少。

(二)诊断

1.临床表现

(1)尿潴留:受伤后尿液不能排出,膀胱充盈,下腹部可扪及膨胀的膀胱。

(2)尿道口出血:多为全血或血尿,有时为血凝块;导尿管不能进入膀胱。

(3)尿外渗:尿道膜部损伤,尿液渗到腹膜外膀胱周围,逐渐到会阴及阴囊。尿道球部损伤首先表现为阴囊及会阴部肿胀。

(4)会阴部检查:肛门直肠撕裂伤,若在女孩常合并有阴道损伤。

2.特殊检查

(1)骨盆平片:提示骨盆骨折。

(2)膀胱尿道造影:导尿管放置于尿道外口,注入造影剂见造影剂外逸到膀胱周围,而膀胱不能显影。

3.诊断

(1)外伤后排尿困难,同时尿道口出血。

(2)导尿管不易插入膀胱,经尿道外口注入造影剂可明确诊断。

(三)治疗

1.抗休克治疗

尿道损伤往往合并严重骨盆骨折,出血量大,故应补充血容量及给予抗生素抗感染治疗。

2.手术治疗

(1)择期尿道修补术:患儿损伤严重,如合并复杂的骨盆骨折、膀胱损伤和肛门直肠及阴道撕裂伤,或加之医师经验不足等情况,单纯行耻骨上膀胱造瘘手术,待3~6个月后行尿道修补术。

(2)一期尿道吻合术:完全性尿道断裂,膀胱回缩明显,医师技术成熟时,在行耻骨上膀胱造瘘手术同时游离尿道断端,经耻骨后或会阴部行尿道吻合术,尿道内留置导尿管4~6周。

第三节 急性肾损伤的处置

对于急性肾损伤(AKI)病例应该迅速判断病因,特别要注意是否存在可逆性因素。AKI相关的患病率和死亡率均很高,并且没有特殊的治疗可以逆转AKI的临床经过,因此,早期识别AKI并采取预防措施非常重要。事实上,如果能识别AKI的高风险患者,或者在患者可能发生了AKI但是尚未出现临床表现时进行诊断,其治疗效果明显好于已经确立AKI诊断的患者。AKI的治疗目标:减轻肾脏损伤,以及治疗由肾功能减退引起的各种并发症。

当各种可以直接导致AKI的病因或者增加肾脏易感性的因素出现时,患者发生AKI的风险增加。增加肾脏损伤易感性的因素包括脱水状态、某些人口学特性、遗传易感性、合并急性和慢性疾病,以及某些治疗。AKI的损伤因素包括脓毒血症、危重疾病状态、循环休克、烧伤、创伤、心脏手术(特别是应用体外循环心脏手术CPB)、非心脏的大手术、肾毒性药物、放射性对比剂、植物和动物毒素。

根据AKI的不同阶段,采取相应的管理策略。对于高危患者,尽可能停用所有肾毒性药物,确保维持合适的容量状态和灌注压,考虑功能性血流动力学监测,尽量采用其他方法替代泌尿系统的造影检查,避免高血糖,同时持续监测血清肌酐和尿量。对于AKI 1期患者,除以上措施外,选择非创伤性的诊断方法,积极寻找病因、明确诊断,保护肾脏功能。监测每天出入量和体质量变化,评估血容量,维持电解质、酸碱平衡。对于AKI 2期患者,在以上治疗策略基础上,以减轻靶器官受损程度、核实及调整治疗药物剂量、预防再次损伤为防治重点。实施特色专科护理(导管、皮肤、心理及三级体液管理等),及早发现各种感染,提供营养支持。必要时尽早实施血液净化治疗,预防并发症的发生。进入AKI 3期,因患者存在肾功能完全或部分恢复的可能性,加之病情复杂及临床表现的多样性和不稳定性,故不能按照慢性肾衰竭的透析指征,应尽早开始血液透析,有效治疗并发症,目的不仅仅是替代肾功能,而且是维持机体内稳态，为多器官功能的恢复创造条件。对血液净化置管的选择，要尽可能避免锁骨下静脉置管。

一、AKI的预防

（一）积极控制原发病或致病因素

AKI病因可分为肾前性、肾性及肾后性。

存在肾前性因素患者，主要需要补液治疗，纠正脱水和血容量不足，改善肾血流量。不用收缩肾动脉药物和肾毒性药物。适当应用甘露醇或呋塞米。

对于继发于肾小球疾病、血管炎的AKI常需接受免疫抑制治疗。临床上怀疑急性间质性肾炎时，需尽快明确并停用可疑药物，确诊后可给予糖皮质激素等治疗。急性肾小管坏死(ATN)目前尚无特殊治疗，甲状腺素、钙通道阻滞剂、心房肽和自由基清除剂等疗效有待验证。

对于肾后性因素导致AKI，根据病史及影像学检查，及时解除梗阻，必要时外科手术治疗。常用的影像学检查手段：B超无创性检查方法，简单易行，诊断率高，宜首选；X线检查可以发现不透线的结石；核素肾图在尿路梗阻时也有特征性改变；静脉肾盂造影可以明确梗阻的部位与性质，但考虑到造影剂可能进一步加重肾损害，尽量避免该项检查。尿路结石梗阻并急性肾衰竭应尽快清除结石，同时行结石分析，查尿钙/肌酐（餐前、后）、24小时尿钙定量、尿常规、甲状旁腺素、血钙磷镁，以了解患儿是否存在诱发结石的高危因素，针对病因予以治疗，预防再次发生结石，并应长期随访。

（二）可能用于预防AKI发生发展的治疗方法

1.液体疗法

近年来研究发现，充分补液对纠正缺血导致的肾脏低灌注，预防术后AKI，防止因造影剂、两性霉素B、易致肾内结晶的药物（如磺胺、阿昔洛韦）等所致的AKI是肯定有益的，因此，在AKI的预防性治疗中已公认应强调充分补液并维持较高的尿流率。然而，过量补液也可能造成心功能不全，故AKI（尤其是少尿或无尿的）患者液体治疗应在谨慎监测下应用。

关于液体的选择：①在没有失血性休克的情况下，建议应用等张晶体液作为治疗AKI患者或AKI高危患者的首选扩张血容量治疗液体。②胶体主要包括白蛋白、羟乙基淀粉(HES，有高张、低张之分)。KIDGO工作组提出，尽管等张晶体适合用于血管内血容量不足的初始治疗，但胶体液对需要额外液体补充的患者仍有一定作用，且有研究提示，胶体液对需要大剂量补液的患者更为合适。③胶体液的肾毒性随制剂而不同，白蛋白具有肾脏保护作用，而高张淀粉类可能对肾脏造成损伤。如果胶体治疗组超容量负荷发生率少，则可能改善预后。④对于某些需要达到特定目标的患者，或对于需要大量补液且需避免过多液体输入的患者或其他特殊患者（如自发性腹膜炎的肝硬化患者、烧伤患者），仍可考虑应用胶体液。

2.利尿剂的应用

以往认为，应用利尿剂有可能使尿量增加，从而可减少肾小管阻塞、增加GFR；同时袢利尿剂还可能通过减少钠转运而降低髓袢的氧耗量、减轻缺血性损伤。但目前对利尿剂益处的研究结果并不一致。利尿剂对AKI的防治作用可能仅限于增加尿量，目前尚不能证明其治疗可改善AKI的进展和预后。因此，根据现有证据认为，袢利尿剂仅限于在早期AKI时当水负荷过重需要利尿或治疗高钾血症、高钙血症需要时应用，而对预防AKI发生或已发生的AKI的治疗作用均未证实，不宜无节制应用。对于应用利尿剂后有利尿反应者应注意不应长期使用，要注意防止出现低容量状态而加重AKI的肾脏低灌注；而对用药后无利尿反应者应及时停药，以防不良反应的发生。

甘露醇作为渗透性利尿剂，可能通过减轻肾小管上皮细胞及肾间质的水肿、抗自由基、促进肾内前列腺素类似物使肾血管扩张等机制，减轻急性肾小管坏死（ATN）时的肾损伤。虽然有研究表明甘露醇可能预防横纹肌溶解或肾移植术后发生的AKI，但并无肯定证据证明其在预防AKI中的有效性及其与液体治疗本身的差别。此外，对少尿型或已有水负荷过重的ATN患者来说，应用甘露醇还有可能导致肺水肿、加重氮质血症的高渗状态，甚至导致渗透性肾病。因此，目前的研究并不支持应用甘露醇预防或治疗AKI。

3.血管活性药物的应用

败血症和感染性休克（败血症休克）是AKI的主要原因，在这一人群中缩血管药物的应用与AKI高度相关。感染性休克呈现典型高排低阻型休克的表现，严重胰腺炎、过敏反应、烧伤和肝衰竭的病理生理改变与其类似。休克患者在经过积极补液、维持血管内容量治疗后常表现为持续低血压，因此，发生AKI的风险高。在血管运动麻痹者，只有在维持血管内容量基础上应用全身缩血管药物才能维持或改善肾脏灌注。目前，多数研究集中在去甲肾上腺素、多巴胺和血管加压素上。

（1）去甲肾上腺素（NE）：在败血症、全身循环血容量减低导致休克状态时，常需应用升压药来提高血压、保证组织血液灌注。因此，早期合理应用升压药物对防治AKI极为重要。对需要使用NE治疗的危重患者的回顾性研究发现，器官丧失功能的程度（SOFA评分）和开始使用NE的时间过晚均与预后不良相关，及时应用NE可以显著降低感染性休克患者的死亡率。因此，在充分补液的基础上，NE应可以安全用于维持血压。然而，由于休克时体内分泌大量儿茶酚胺，内脏血管收缩以保证心、脑血供，故如果持续应用血管收缩剂，而不适时降低外周血管阻力，则反而将会加重肾缺血并触发急性肾小管坏死（ATN），因此，不主张长期应用。

（2）多巴胺类药物：以往认为小剂量多巴胺[1～3μg/(kg·min)]静脉滴注有扩张肾血管、增加肾血流及GFR的作用，故又称之为“肾脏剂量”，在危重症患者常单用或联合袢利尿剂。然而，目前多数临床研究并没有证实“肾脏剂量”的多巴胺可以预防高危患者发生AKI，也没有证实其可以改善AKI患者的肾功能恢复和预后。相反，还有研究显示即使是小剂量的多巴胺也可能具有不良反应，如诱发心律失常和心肌缺血、抑制T细胞功能等。因此，目前比较公认的观点是不主张将其作为预防性用药，对同类药物的多数研究结果均来自对重症监护室、心脏和外科手术后患者的研究。其中，非诺多泮、多巴酚丁胺，以及对多巴胺Ⅰ型受体选择性较强的拮抗剂多培沙明对AKI的防治作用研究结果均不肯定，其确切结论尚有待于积累更多大样本的临床研究资料。

（3）心房利钠肽（ANP）：较强的血管扩张剂，具有改善肾血流量和GFR的作用，理论上也可能用于AKI的预防。然而，就其是否能预防AKI进展的研究，目前试验尚未得到统一结论。目前认为ANP对重症AKI患者可能并不能起到预防发生和改善预后的作用。

(4)钙通道阻滞剂:早期的许多动物实验研究提示钙通道阻滞剂(CCB)具有血管扩张和肾脏细胞保护的作用。小样本的观察研究也曾显示,在接受造影的正常人中应用CCB类药物与未用药者相比可预防GFR和肾血流量的轻度下降,但在随后进行的对心脏或外科手术后患者较大样本的临床研究中,CCB类药物对GFR、肾血流量的作用均未被证实或仅有短暂影响,其单独作用或与其他药物联合应用的确切疗效还有待进一步验证。

目前的研究尚不足以说明哪种血管活性物质对预防AKI更优,对于补足血容量的血管运动性休克患者,适当应用血管活性药物可能改善肾脏灌注。

4.血流动力学监测

需要格外关注合并AKI患者或者AKI高危患者的血流动力学状态。首先,低血压会导致肾脏灌注减少,当这种状态很严重或持续存在时会导致肾脏损伤。其次,损伤的肾脏丧失了血流量的自我调节能力,而后者能够在压力于某一阈值之上(可粗略认为是65mmHg)波动时维持血流稳定。

对围术期或感染性休克的AKI高危患者进行方案化的血流动力学和氧合指标管理,以预防AKI的发生或延缓已出现的AKI的恶化。具体方案如下:

对于感染性休克患者,目标引导治疗(EGDT)的复苏策略,以感染性休克、低血压患者入院6小时的特定生理终点为基础。这种管理方案中包括了体液、血管活性药物,以及输血的目标生理参数,为感染性休克患者器官损伤预防领域的众多专家所推荐。严重感染的低血压患者应马上接受平均动脉压测量和血浆乳酸水平测定,以评价有无组织低灌注和微循环障碍的证据。血乳酸水平既不敏感也不特异,但它是可行的组织低灌注标志物,并与败血症不良预后相关。对于败血症患者,应该于诊断6小时内早期识别感染性休克,并开始以重建组织灌注为目标进行救治。生理学目标:①平均动脉压升至≥65mmHg;②中心静脉压在8～12mmHg;③改善血乳酸水平;④中心静脉氧饱和度($ScvO_2$)>70%;⑤尿量≥0.5mL/(kg·h)。

对于围术期患者,目标引导治疗(EGDT)定义为在一定时间内达到预设的血流动力学目标值。防止围术期AKI目标导向治疗的基本措施是防止低血压、优化氧供,包括缜密的液体管理,必要时给予血管活性药,以及必要时应用正性肌力药物和血液制品。

研究显示,如果能够针对预先设定的生理学终点早期急性方案化救治,就能够实现EGDT、防止器官衰竭、改善感染性休克患者预后。

血压和心输出量的管理需谨慎应用补液和血管活性药物。当循环血容量不足时,缩血管药会减少组织血流量。相反,AKI患者也面临容量超负荷的风险,不考虑血管内容量增加而一味补液也会导致损伤。补液和血管活性药物的应用需要慎重,同时应严密监测血流动力学指标。

5.腺苷受体拮抗剂

在缺血性AKI早期,远端肾小管内氯离子浓度升高,激活球管反馈。作为球管反馈的一部分,腺苷释放和肾小球腺苷A1受体结合,导致入球小动脉收缩、肾血流量和GFR减少以及水钠潴留。腺苷的这种作用引发了许多试图通过腺苷受体拮抗剂预防AKI的研究,此类研究主要集中在3种增加AKI风险的综合征:围产期窒息、造影剂肾病和心肾综合征。茶碱是一种非选择性腺苷受体拮抗剂。严重围产期窒息的新生儿发生AKI的风险增加，给予一次剂量的茶碱能提高尿量、改善GFR、降低尿β_2-微球蛋白浓度。

6.其他

生长因子，如胰岛素样生长因子-1(IGF-1)、肝生长因子和促红素，对预防AKI发生及进展疗效尚不确切。

(三)合理治疗并防止药物性肾损伤

1.尽可能避免使用肾毒性的药物

氨基糖苷类、两性霉素B、多黏菌素、妥布霉素等抗生素，以及非甾体类抗炎药、环孢素等，都可以引起肾功能损伤。对于危重儿童，安乃近、吗啡、对乙酰氨基酚和托烷司琼的应用与AKI的发生显著相关。同时使用多种肾毒性药物，会增加儿童发生AKI的风险，延长住院时间。某些因素需要特别注意：第一，全身性感染、心衰、肝硬化、肾功能减退、血容量不足和低蛋白血症的患者，对肾脏毒性药物尤为敏感，需要高度重视。第二，许多药物的肾毒性与剂量和血药浓度直接相关，如两性霉素B、万古霉素等抗生素的谷浓度与毒副作用密切相关，应用正确的剂量和给药方法，必要时监测血药浓度，是降低药物肾毒性的重要手段。第三，尽量避免同时使用2种或以上肾毒性的药物。

对于肾毒性药物的使用，KIGDO指南建议：

(1)不建议使用氨基糖苷类药物治疗感染，除非无其他更合适的低肾毒性替代药物。

(2)肾功能正常且稳定的患者，使用氨基糖苷类药时建议每天单次给药，而非按治疗方案每天多次给药。

(3)每天多次给药＞24小时时，推荐监测氨基糖苷类药血药浓度。

(4)每天单次给药＞48小时时，推荐监测氨基糖苷类药血药浓度。

(5)建议有条件的患者表面或局部使用氨基糖苷类药(如呼吸道气雾剂、缓释颗粒)，不建议静脉使用。

(6)建议使用两性霉素B脂质体，而非普通两性霉素B。

(7)在同等疗效的前提下，推荐唑类抗真菌药和(或)棘白菌素类药，治疗系统性真菌病和寄生虫感染，而非普通两性霉素。

2.控制感染

全身性感染，特别是感染性休克是AKI最重要的危险因素之一，控制感染是预防AKI的重要措施。积极查找感染源，彻底清除感染灶，合理应用抗生素，采取相应措施预防导管相关性和呼吸机相关性感染。根据病情需要及药敏试验选择敏感抗生素，首选对肾脏无毒或低毒的药物，避免接触肾毒性药物，必要时检测血药浓度以指导用药。根据肾功能调节用药剂量及给药间隔，预防二次打击及再次损伤，防止发生多器官功能衰竭综合征(MODS)。

3.预防造影剂肾损伤

严格限制造影剂剂量，是防止造影剂相关肾损害的最佳手段。需要使用造影剂时，高危患者(糖尿病伴肾功能不全)应使用非离子等渗造影剂，静脉输入等张液体降低造影剂肾病的发生率，且等张碳酸氢钠溶液优于等张盐。

二、AKI的基础治疗

（一）支持治疗

1.积极控制原发病因并去除加重AKI的可逆性因素

包括积极控制感染，及时根据细菌培养和药敏试验选用无肾毒的抗生素治疗；对创伤、出血、心血管异常等病因给予积极处理；注意寻找并治疗原有或在病情进展中新出现的加重因素，如容量不足、用药不当等。近年来因危重患者增多，尤其应注意对留置导尿管、气管插管和血液透析管路的护理和处理，以防止导管相关感染并发症的发生。

2.维持机体水、电解质和酸碱平衡

（1）液体管理：AKI治疗中最基本的一个环节。无论是在少尿期还是多尿期，无论是防止AKI的加重还是促进AKI的恢复，都离不开恰当的液体管理。在AKI的不同时期，液体管理的策略是不同的。对于轻度AKI，主要是补足容量，改善低灌注和防止新低灌注的发生。对于AKI 3期的患者，往往发生利尿剂抵抗，少尿期应严格控制水、钠摄入量，这是此期治疗的关键。在纠正了原有的体液缺失后，应坚持“量出为入”的原则。每天给液体量＝尿量＋显性失水（呕吐、大便和引流量）＋不显性失水－内生水。不显性失水按400mL/(m^2·d)或婴儿20mL/(kg·d)、幼儿15mL/(kg·d)、儿童10mL/(kg·d)。体温每升高1℃增加75mL/(kg·d)。内生水按100mL/(m^2·d)。显性失水用1/4～1/2张液体补充。每天应评估患儿含水情况，临床有无脱水或水肿。每天监测体重及血钠的变化，体重不减或者增加提示有液体潴留，应限制入量；如果体重减轻过快，提示体液量不足或存在高分解代谢状态。血钠迅速下降，应考虑液体摄入过多导致稀释性低钠血症，需严格限制液体入量；血钠增高，提示入量不足引起浓缩性高钠血症，可适当放宽对水钠摄入的限制。

（2）纠正高钾血症：AKI患者少尿期死亡的主要原因。①聚苯乙烯磺酸钠1.0g/kg加入20%山梨醇，口服或灌肠，每2～3小时1次。②降钾合剂，即在25%葡萄糖液500mL中加入葡萄糖酸钙3g、乳酸钠22.4g、胰岛素30U，按每小时1～2mL/kg静脉滴注。③当血钾超过7mmol/L，出现心电图改变（T波高耸、QRS波变宽）时，须采取紧急措施：10%葡萄糖酸钙0.5mL/kg静脉注射（10分钟注完），以钙离子对抗钾离子对心脏的毒性作用，但不降低血钾；5%碳酸氢钠5mL/kg，稀释成1.4%碳酸氢钠后静脉滴注，先快后慢，可暂时降低血钾。此3种药物应轮换使用，单一药物反复应用无效。④透析疗法，用于血钾持续在6.5mmol/L以上，经保守治疗无效者。

（3）纠正代谢性酸中毒：应及时治疗代谢性酸中毒。轻度、中度代谢性酸中毒无须治疗，当出现严重酸中毒，即血碳酸氢盐浓度＜12mmol/L或血气pH＜7.15，会增加心肌易激惹性，故须处理。应适当补碱，补碱性药物剂量计算公式如下：

所需碳酸氢钠的毫克分子数＝碱缺乏×0.3×体重，或所需碳酸氢钠的毫克分子数＝(22－标准碳酸氢盐浓度)×0.3×体重。

以上公式计算值乘以1.67即为5%碳酸氢钠的毫升数。由于快速输入碱性液的危险，只需经静脉矫正部分酸中毒，按公式先补1/2量，依血气结果决定补碱液的量，一般补充至pH

达7.2，血清碳酸氢盐≤15mmol/L为宜，补碱时会加重低钙血症，诱发低钙抽搐，故补碱后需注意补钙。

(4)纠正低钠血症：血清钠<120mmol/L会增加发生脑水肿及中枢神经系统出血的危险，当出现软弱、嗜睡、呕吐、定向障碍、抽搐和昏迷等需补钠，可按3%氯化钠12mL/kg静脉滴注可提高10mmol/L血清钠来计算，或按下列计算：

补充钠量(氯化钠毫克数)=[130－血钠(mmol/L)]×0.6×体重×8.85

(5)低钙血症的治疗：出现低血钙症状，可用10%葡萄糖酸钙0.5mL/kg静脉注射，一般每次不超过10mL，注入时密切监测患儿的心率，以等量葡萄糖稀释静脉侧入为佳，减少对心率的影响；同时需要降低血磷。

(6)高血磷症的治疗：氢氧化铝，每天60mg/kg，或凝胶剂1g/kg；碳酸钙，每天300～400mg/kg，可避免铝中毒；透析清除血磷。

(7)高血压的治疗

①钙拮抗药：a.硝苯地平每次0.1～0.2mg/kg，舌下含服5分钟见效，15～30分钟达高峰；口服20分钟生效，30分钟～2小时达峰值，持续6～8小时，半衰期为4～5小时，故每6～8小时1次。临床用于各型高血压，包括高血压急症和顽固性高血压。b.氨氯地平，半衰期为35～50小时，治疗高血压初始推荐剂量5mg，每天1次，最大剂量为10mg，尚无儿童应用的资料。

②血管紧张素转氨酶抑制剂(ACEI)：通过抑制血管紧张素转换酶活性而阻止血管紧张素Ⅱ的产生，主要用于AKI时高血压的治疗。常用的ACEI：a.卡托普利，以0.5～1.0mg/(kg·d)开始，每8小时服1次。b.福辛普利，成人和>12岁的儿童初始计量为每天10mg，每天1次，儿童剂量最大可达到每天20mg。但不宜用于容量扩张引起的高血压。双侧肾动脉狭窄、肾衰竭(Scr>265μmol/L)和高血钾的患者禁用ACEI类药物。

③硝普钠：可降低心脏前、后负荷，其降压作用迅速，用药后1～2分钟立即起效，停药5分钟血压便回升，剂量与效应成正比，主要用于合并循环充血及心力衰竭者。已成为抢救高血压脑病的首选药物。静脉滴注速度为0.2～8μg/(kg·min)，用药时随时监测血压，根据血压调整静脉滴注速度。药物配制后4小时内滴完，超过时间应重新配制，且应避光使用。久用可产生硫氰酸盐代谢产物的毒性。

3.抽搐的治疗

与原发病有关。如狼疮性脑病、低钠血症(水中毒)、低钙血症、高血压或尿毒症本身所致，治疗须针对原发病变。一般抗惊厥药物如水合氯醛、苯巴比妥、苯妥英钠在尿毒症患者疗效差。安定对控制抽搐有效。

4.贫血的治疗

血红蛋白下降至60g/L以下时须输血。体液过多的患者，输血可导致体液扩张，而产生高血压、充血性心力衰竭及肺水肿。缓慢(4～6小时)输入新鲜血(减少钾入量)10mL/kg可减少体液扩张，禁止输入陈旧库存血。如有严重的液体负荷过重，则须在透析过程中矫正贫血。

(二)营养治疗

1.保证能量需要

应尽可能供给足够热量，以保证机体代谢需要，选择高葡萄糖、低蛋白、富含维生素、低磷的食物。总能量供给 20～30kcal/(kg·d)，具体可根据 Caldwell-Kennedy 公式[基础能量消耗 kcal/(kg·d)＝22＋31.05×体重(kg)＋1.16×年龄(岁)]。危重儿童热量供给约为基础能量消耗的 100%～130%。主要营养物质的生理需求因年龄而异。

2.蛋白质

非高分解代谢、不需透析治疗 AKI 患者的蛋白质摄入量建议为 0.8～1.0g/(kg·d)。RRT 治疗 AKI 患者的蛋白质摄入量为 1.0～1.5g/(kg·d)，连续性肾脏替代(CRRT)患者和高分解代谢患者的蛋白质摄入量可高达 1.7g/(kg·d)。不建议为预防或延迟肾脏替代治疗(RRT)而限制蛋白的摄入，蛋白质以优质蛋白为主。

3.脂肪

脂肪摄入应为 30～40kcal/(kg·d)。

4.葡萄糖

早期给予足够的碳水化合物，葡萄糖 3～5g/(kg·d)静脉输液以减少机体自身蛋白质分解和酮体产生。但近来有研究显示，高血糖不利于急性肾功能的恢复，故要应用胰岛素将血糖控制在 110～149mg/dL。

5.喂养方式

优先选择肠内营养。

三、AKI 的血液净化治疗

(一)血液净化治疗开始的指征

发生严重的 AKI 时，肾脏科医师和 ICU 医师面临的 2 个最基本的问题是是否要进行肾脏替代治疗(RRT)，以及何时开始 RRT。初期研究提出早期透析可以改善 AKI 患者预后的观点至今未得到证实，不同透析模式与预后相关性也还未明确。一旦临床医师评估患者有自行恢复的可能，更倾向于推迟进行 RRT。过分强调早期及不必要的血液透析有潜在的促使肾脏低灌注发生的可能，因为短暂的低血压是血透常见并发症，而且血接触透析膜后使补体、白细胞激活，可能加重肾缺血性损伤。

流行病学调查显示，儿童 AKI 原因在 20 世纪 80 年代是原发性肾小球病，到目前主要的因素是系统性疾病或治疗引起的肾损伤(如败血症和肾毒性药物)。新生儿出生代谢缺陷，对饮食和药物治疗无反应，需要额外透析清除氨来降低死亡的风险，改善神经系统损伤，改善预后。先天性心脏病婴儿接受外科手术时，经常在心肺手术后早期接受腹膜透析预防容量负荷过重或减少前炎症反应。而且，儿童进入 ICU 后，多器官功能异常发展得非常快，72 小时内最严重，病死率在 7 天内最高。因此，儿童重症患者开始透析时间十分重要。同时，在确定整体治疗目标时，也必须考虑本地的医疗水平、患者及家长的愿望，导致 AKI 原发病复发的可能性，以及 RRT 治疗的必要性。

对于肾脏疾病所致 AKI，需要启动透析治疗的严格指征：①少尿或无尿＞2 天；②出现尿毒症症状，尤其是神经精神症状；③严重水钠潴留或有充血性心力衰竭、肺水肿和脑水肿；④血尿素氮(BUN)＞35.7mmol/L(100mg/dL)或 BUN 每天增速＞9mmol/L(25.2mg/dL)，肌酐＞620μmol/L(7mg/dL)；⑤难以纠正的酸中毒；⑥血钾≥6.5mmol/L；⑦急性中毒，可通过半透膜清除的药物、毒物。

对全身疾病合并的AKI，合适的RRT启动时机仍缺乏统一标准，重点考量“替代肾功能、减轻肾脏负荷”和“清除毒物、炎症介质”的重要性和迫切性。具体指征可参考《连续血液净化治疗儿童脓毒症专家共识》，所列出连续性肾脏替代疗法(CRRT)治疗严重脓毒症的指征及时机：①脓毒症性AKI。②严重脓毒症合并急性呼吸窘迫综合征、肝功能衰竭、严重脑水肿。③严重脓毒症液体复苏过程中，若出现液体超负荷，临床表现为，肝脏进一步增大、肺部湿啰音增多或新出现湿啰音或液体超负荷超过10%时[液体超负荷(%)=(液体入量－液体出量)/(入住PICU时体重)×100%]。④严重水、电解质、酸碱失衡。⑤临床考虑患者病情或实验室数值(不仅仅是血BUN、肌酐)可由连续血液净化治疗改善者。

除了传统的肾脏替代治疗，近年Meha等提出肾支持治疗指征，即治疗是为增加存活时间以利多器官系统恢复，比如：①有容量负荷而无少尿甚至氮质血症；②为肠外营养；③充血性心力衰竭的体液负荷。这个方案基于使用RRT技术作为一种辅助措施，帮助改善肾功能，调整液体平衡，控制代谢产物水平。其适应证主要包括：

1.容量控制

容量负荷正逐渐被大家认为是一个和AKI预后相关的重要因子，近期的研究显示在慢性心衰的患者清除液体对预后有益。

2.营养

少尿型的AKI限制液体的入量，可能限制营养支持，RRT可改善营养支持。

3.药物治疗

RRT为药物的选择提供支持，使用RRT后不用过多考虑药物蓄积和液体蓄积的问题。

4.电解质酸碱增加和高血钠

患者肺损伤时高碳酸血症可通过RRT纠正，而不引起容量负荷平衡的调节增加和高血钠。

5.代谢产物调整

代谢产物的负荷应该考虑(如肿瘤溶解综合征)，有一些研究正在进行来评估RRT治疗对于在败血症中清除细胞因子的作用。

另外，决定开始RRT的时候，还应考虑治疗的目标，除了考虑透析的一般目的，还应特别注意每一个病例的特点。AKI进行RRT治疗的目标如下：①维持体液、电解质、酸碱的稳态；②预防肾脏的进一步损伤；③为恢复肾功能争取时间；④使其他的治疗(如抗生素、营养支持)不受限制，不出现并发症。理想状态是达到上述治疗目的，因此，优化透析开始时间，关键是对这些因素进行系统综合的评估。越来越多的证据显示，液体负荷增加与AKI患者的不良预后相关，特别是在儿童，因此，早期开始RRT预防液体负荷过重，可改善预后。

决定开始RRT的其他因素：基础疾病的严重程度(影响肾功能的恢复)、其他器官衰竭的程度(影响对容量负荷的耐受程度)、代谢产物的负荷(如肿瘤溶解综合征)及营养支持和药物治疗所需的液体入量。早期发现和准确预测哪些患者需要RRT，可使需要的患者早期开始治疗，使不需要治疗的患者避免伤害。近期的研究发现，一些生物学标志物，如血浆NGAL对预测是否开始 RRT 有一定的作用。

(二)急性肾损伤停止肾脏替代治疗的标准

停止 RRT 包括完全停止透析或是改变透析的方式、频率或时间。例如 CRRT 变成 IHD 或从每天进行 IHD 变成隔天,代表不同的方法评估患者肾脏本身的功能。没有指南提供 CRRT 转变成间歇性 RRT 的标准。

可考虑停止 RRT 的情况:自身肾功能恢复到可以满足患者的需求或者 RRT 和治疗目标不一致。

大多数接受 RRT 的患者最终都可以摆脱 RRT。最近的 2 个大样本 RCT 研究显示接受 RRT 的平均时间是 12～13 天。因此,需要每天评估肾功能的恢复程度及进行 RRT 是否和治疗目标一致。

在 RRT 进行期间,评估肾功能比较困难,且依赖于替代治疗的方式。使用间歇性血液透析治疗时,体内待排出物质的水平来回波动,不易达到稳态,因此不适合使用测定物质清除率的方法。只能在透析间期,通过评估尿量、尿液肌酐排出量和血肌酐/尿素氮的情况来评价患者自身的肾功能。然而,间歇性的替代治疗,通常会有治疗后体内待排出废物的反弹,而且,尿素氮和肌酐的变化影响因素除了肾脏本身的功能之外,还有容量状态和分解代谢率。使用 CRRT 时,溶质以 25～35mL/min 的速率持续清除,48 小时后血清学的指标可趋于稳定,可以使用肌酐清除率来评估患者本身的肾功能。

有研究认为肌酐清除率(超过 24 小时测量)＞15mL/min 可以成功地停止 CRRT,且停止后至少 14 天不再需要进行 CRRT。多因素回归分析中,尿量是预测成功摆脱 CRRT 的最有统计学意义的因素,使用利尿剂可以提高尿量,但是会降低尿量的预测能力,且利尿剂似乎不能减少 RRT 或促进肾脏恢复,因此,建议不要使用利尿剂促进肾功能恢复或减少 RRT 的时间或频率。

(三)AKI 患者肾脏替代治疗的模式

对于哪一种是 AKI 患者最佳的肾脏替代治疗模式,仍然存在争议。当前的临床实践中,起始的肾脏替代治疗模式的选择主要是依据特异疗法的可行性和经验性,也依据患者的血流动力学状态。持续性肾脏替代治疗和间歇性血液透析之间也经常发生转换,主要是依据患者的血流动力学状态和凝血状态。相对于成人,腹膜透析在儿科领域仍有一定治疗价值。

结论是,没有哪一种肾脏替代治疗方式对 AKI 患者是理想的。应该根据个体化原则和情况变化,为患者量身定做肾脏替代治疗方案。除了患者的个体特点,现有的经验和资源也是最终选择的重要因素。

对于血流动力学不稳定的患者,建议使用持续性肾脏替代治疗(CRRT)而不是标准的间歇性肾脏替代治疗。在一些其他形式的持续性肾脏替代治疗方式不能实现的时候,缓慢低效率透析可能为血流动力学不稳定的 AKI 患者提供更好的耐受性。但是有关有效性和危害性的比较的数据仍十分有限。一旦血流动力学达到稳定,治疗就可以转换到标准的间歇性血液透析。

对于伴有急性脑损伤或其他原因导致的颅内压增高、泛发脑水肿的 AKI 患者,建议使用持续性肾脏替代治疗(CRRT)而不是标准的间歇性肾脏替代治疗。

间歇性血液透析、腹膜透析或者持续性肾脏替代治疗仍是目前儿童AKI主要的肾脏替代治疗手段。儿科病例身材的巨大变化和差异导致在模式选择时要进行一些技术上的考虑。新生儿和小婴儿由于身材很小，血容量也相对较低，腹膜透析可能是技术难度最小的选择。

（四）急性间歇性血液透析

间歇性血液透析(IHD)是最常用的标准血液透析模式，以弥散方式较好地清除小分子溶质(如尿素氮、肌酐、钾离子)和水分，多用于单纯性急性肾衰。其优点是能进行快速超滤和清除溶质。因此，用于金属中毒(如锂)、严重的电解质紊乱(如高钾血症)、代谢异常(如高氨血症)、肿瘤溶解及急性液体负荷过重的急诊治疗。然而，一旦血液透析停止，血浆中毒性物质通常会有反跳现象。患者通常继续进行持续静脉血液透析滤过(CVVHDF)治疗。

急性间歇性血液透析适用于能够耐受液体快速转移的血流动力学稳定的患者。急性IHD有多种形式，例如，它能实现不清除溶质，只进行超滤，同时也能通过调整透析液成分来治疗电解质异常，如高钾血症。而且，因为间断透析的本质，即使在ICU患者，仍然能移动到他处进行其他的治疗。成人的系统回顾显示，在血流动力学稳定的患者中，持续肾脏替代治疗在生存率方面并没有优于急性间歇性血液透析。

1.血管通路

透析是否充分对急性肾损伤患者是非常重要的，因此，一个功能良好的血管通路是肾脏替代治疗充分的必不可少的条件。急性血液透析通常使用双腔血液透析管。穿刺部位主要为股静脉、颈静脉及锁骨下静脉。推荐前2种穿刺部位，因为锁骨下置管与锁骨下-颈内静脉连接处静脉狭窄有关。对于婴儿，保证足够血流量的最小置管型号是7-F双腔置管，或者5-F单枪置管，但是需要同时2处置管。推荐使用颈静脉置管，因为股静脉置管通常合并高腹内压。另外，脐静脉也可以用于置管。患者的特点(凝血疾病、手术史、局部解剖异常、心肺储备能力)、在已有多处置管的重患中穿刺部位的选择、操作者的技术和经验，以及发生并发症的可能性，这些因素都可能影响置管的选择。例如，对于高频振荡通气的患者，适合使用股静脉置管，因为相对于颈静脉置管，这项技术更简单，且没有发生气胸的风险。对于血管通路有限制的患者，推荐使用大小合适的三腔管。血液透析置管可以使用Seldinger技术在床旁操作，或者通过介入或外科医师完成隧道永久性置管。

2.透析器

(1)透析膜的分类：透析膜是透析器中最重要的部分，透析膜材料是影响血液透析治疗效果的关键因素。透析器膜的特点，例如膜的厚度、孔径大小，以及密度都影响透析效率，从而对小、中分子量溶质产生不同的清除率。已研究开发的用于制备血液净化用的高分子膜材料多达几十种，临床常用的分为3类：①纤维素膜(再生纤维素铜仿膜、铜胺纤维素等)；②替代纤维素膜(醋酸纤维素膜等)；③合成膜(聚丙烯腈膜、聚砜膜及聚甲基丙烯酸甲酯膜等)。3类膜在生物相容性、水通透性、尿毒症毒素清除等方面有较大的区别。纤维素膜及替代纤维素膜对小分子物质(如尿素)清除效果好，价钱低廉，广泛应用于临床。合成膜对中、大分子物质(β_2-微球蛋白)清除率高，脱水效果好，生物相容性好，从患者的长远健康状况考虑更为可取，但价格较贵。需要注意以下几点：①纤维素膜和合成膜都有高通量和低通量之分；②不应把所有纤维素膜都认为是一样的，同样也不应把所有合成膜都看作是相同的；③各种纤维素膜之间或各种合成膜之间生物相容性可以不同。

(2)透析膜的综合评价标准

①清除率和超滤系数:评价透析膜质量的关键指标。清除率是穿过血液透析器或血液滤过器的纯溶质,常用小分子物质如尿素、肌酐,中分子物质如维生素 B_{12}、β_2-微球蛋白作为评价透析器清除率的指标。一般低通量透析器尿素清除率 180～190mL/min,肌酐清除率 160～172mL/min,维生素 B_{12} 清除率 60～80mL/min,几乎不清除 β_2-微球蛋白。高通量透析器尿素清除率 185～192mL/min,肌酐清除率 172～180mL/min,维生素 B_{12} 清除率 118～135mL/min,β_2-微球蛋白透析后下降率为 40%～60%。

超滤系数是指透析膜对水的清除能力,其大小决定脱水量,单位为 mL/(mmHg·h)。低通量透析器超滤系数为 4.2～8.0mL/(mmHg·h)。高通量透析器超滤系数为 20～60mL/(mmHg·h)。在透析期间体重增加较多的患者需要选用超滤系数大的透析器,但要考虑患者心血管系统的稳定性和耐受性。合成膜的超滤系数较高,目前临床上使用的新型纤维素膜也能达到患者的治疗需求。

虽然高通量透析膜有更大的孔径,高分子量溶质清除率更高,但同时,有从透析液回输水性溶质污染物的风险。在一项系统回顾中,比较了在成人 AKI 患者中使用高通量和低通量透析膜,两者在死亡风险和透析依赖性方面无显著差别。然而,在另一项 Meta 分析中,似乎在肾功能恢复方面,高通量透析膜有显著优势。

②生物相容性:判定透析膜的主要指标,包括许多方面,目前还没有明确的定义。补体激活的能力曾被作为判定透析膜生物相容性的主要标志,有人认为生物相容性好的膜是"最小限度地引起接触透析膜的患者发生炎症反应的膜",也有人认为应是"对补体无激活能力的表面"。目前临床上判断相容性的主要指标是检查透析 15 分钟后白细胞、血小板计数、血氧分压、补体 C3a 和 C5a 等水平的变化。

传统纤维素膜(如铜仿膜、铜胺膜)能激活补体,中性粒细胞及中性粒细胞黏附分子浸润增加,造成透析诱导的肾损伤。替代纤维素膜及合成膜补体激活程度明显减轻。然而,关于是否合成膜如聚砜膜,优于纤维素膜,目前尚有争议。在早期的随机对照试验显示,非少尿型急性肾损伤的成人患者,使用生物相容的透析器有更高的生存率及更好肾脏恢复。另一方面,在 3 项 Meta 分析中显示,就合成膜是否有更好的预后,尚存在争议。目前的观点是,除了与使用铜仿膜相比,使用生物相容的合成膜在死亡率及肾功能恢复方面并没有任何临床上的优势。

另外,使用合成聚丙烯腈(AN69)膜能导致缓激肽释放综合征,表现为急性过敏反应,如低血压、心率增快及中心静脉压下降。发生缓激肽释放综合征后,立即脱离透析器,上述情况可逆转。避免使用血库血液进行预充也可避免其发生。

③透析器面积:大为 1.8m^2 以上,中为 1.0～1.8m^2,小为 1.0m^2 以下。一般说面积越大,尿素清除率越好,但预充也增大。透析器表面积应该与患者的体表面积相匹配。

④其他:透析器功能的综合判定还有其他的一些指标,如顺应性、血流阻力、破膜率、残余血量(通常不超过 1mL)、预充容量、抗凝率、吸附性、亲水性、膜材料、质量价格比等。

3.血液透析处方

儿童应该使用能控制体积的透析器及碳酸盐透析液。影响个体血液透析处方的因素:体外血管通路液体量、血流速、透析液流速、需要的超滤量、透析液组成、抗凝及透析的时间等。

(1)总的体外血管通路内液体量:管道内容量(由动脉线路和静脉线路组成)和透析器内的容量,加起来应小于患者血容量的10%,儿童血容量按照70mL/kg计算,婴儿按照80mL/kg计算。如果体外循环血容量超过患者总血容量的10%~15%,建议血液预充。即使体外血管通路内容量没有超标,仍需要根据患者的血流动力学状态,用0.9%生理盐水或者5%的白蛋白进行预充。

(2)血流速:根据血管置管大小决定,范围是3~5mL/(kg·min),最大达300~400mL/min。尿素清除目标是2~3mL/(kg·min),然而,为了避免透析失衡综合征,尿素清除率应在前3次透析过程中逐渐增加,开始为目标值的30%。

(3)超滤量:首次透析超滤量不应超过体重的3%~5%或0.2mL/(kg·min),对于容量负荷重和肺水肿的患儿,可以先用单纯超滤来清除额外水分。

(4)透析液流速:至少是血流速的1.5倍,从而实现弥散梯度的最大化。一般为500mL/(kg·min),婴幼儿可减为250mL/(kg·min)。

(5)透析液:透析液的组成,需要根据患者目前的电解质状态来制定。目前血液透析器使用复杂的配比系统,将商业出售的浓缩液在线混合。最后,钠离子、钙离子、钾离子、碳酸氢盐的浓度能根据临床状态而改变。

①碳酸氢盐透析液:可以减少透析过程中低血压的发生。对于有潜在碱血症危险的患儿,需要降低碳酸氢盐的浓度。目前,应用最广泛的缓冲液是碳酸氢钠缓冲液。特别是伴有循环衰竭、肝衰竭患者,碳酸氢钠缓冲液优于乳酸盐缓冲液。

②钠:改变透析液钠浓度可以避免过快纠正低钠血症。一般透析机透析液钠浓度为138mmol/L和140mmol/L。透析液钠浓度等于或略高于血浆钠浓度。低钠透析液可能会引起患儿体内血钠降低,并由于水分进入组织间隙引起低血压。

③钾:随着酸中毒的纠正,血钾可能会下降,对于高钾血症患儿透析液钾浓度一般以2.0mmol/L为宜,血钾正常或低血钾患儿,透析液钾浓度可以调整到3.0mmol/L。

④钙:避免使用低钙透析液,因其可能诱发低血压。

⑤抗凝:肝素是IHD应用最广泛的抗凝剂。在透析开始时,给予负荷剂量的肝素,随后为维持剂量。选择部分活化的凝血活酶时间(APTT)或者活化的凝血时间(ACT)来监测肝素的使用。APTT应该控制在基础值的1.2~1.5倍,ACT在120~180秒。

在有凝血疾病的患者中,通过间断地用生理盐水冲洗透析回路来实现无肝素透析。需要监测滤过压、检查透析器,以便早期发现凝血块的形成。但是,这个方法不仅增加了超滤的目标值,而且也导致规定时间内的透析效率下降。

对于有肝素诱导的血小板减少症(HIT)患者,建议使用低分子肝素。对于凝血疾病患者的其他替代抗凝方式:用肝素-鱼精蛋白在循环回路中的局部抗凝,局部使用枸橼酸,凝血酶拮抗剂如水蛭素、阿加曲班,和血小板抑制剂如前列环素、萘莫司他。

(6)透析剂量:急性间断透析处方还应包括每次透析剂量以及透析频率。为了避免透析失衡综合征,对大多数患儿首次透析时间最好为1.5~2小时,不要超过3小时,最初2~3天可以连续透析以预防并发症的发生，以后根据病情改为间隔1～3天行血透治疗。如果在第2天或第3天透析前血尿素浓度仍然很高，同样需要缩短透析时间。急性透析患儿血尿素氮浓度显著反弹很常见。

临床上常用尿素清除指数(Kt/V)来评价透析充分性。K为某溶质的透析器清除率，t为透析时间，V为某溶质的容量分布。成人急性肾损伤的研究显示，$Kt/Vurea>1.2$能改善中等严重疾病患者的生存率，但并不影响极重疾病患者的生存率。更早的研究显示，每天透析与死亡率降低、透析期间低血压发生率降低以及肾功能快速恢复有关。然而，在这项实验中，交付的透析剂量很低($Kt/Vurea$ 0.94)，这可以解释该组患者较差的生存率。相反，美国退伍军人管理局和美国国立卫生研究院(VA/NIH)急性肾衰竭实验网(ATN)研究并没有证明更强的透析剂量能改善病死率。基于这些结论，除一些特殊情况，如控制液体负荷或严重的电解质紊乱，如高钾或酸中毒，每次IHD $Kt/Vurea$至少1.2(每次Kt/V 1.2～1.4)，隔天1次，可能对AKI患者是充分的。

(7)甘露醇的应用：为防止透析过程中渗透压下降，可静脉滴注甘露醇(0.5～1g/kg)，30%在透析开始前1小时内滴入，其余在透析过程中均匀滴入，以防止透析失衡综合征的发生。

4.操作步骤

血液透析治疗过程要求绝对安全，不能给患儿带来任何风险与危害，因此，要严格按照操作流程进行。

(1)物品准备：血液透析器、血液透析管路、穿刺针、无菌治疗巾、生理盐水、碘伏和棉签等消毒物品、止血带、一次性手套、透析液等。

(2)开机自检：检查透析机电源线连接是否正常后，打开机器电源总开关，按照要求进行机器自检。

(3)血液透析器和血液透析管路的安装：血液透析前最主要的是血液透析器和血液透析管路的连接，如果有错误，不但影响到透析效果，而且往往是产生透析事故的重要原因。首先检查血液透析器和血液透析管路外包装是否完好、查看有效日期及型号后打开包装，然后检查血液透析器及血液透析管路无破损后按照体外循环的血流方向依次安装，使其一端与动脉端相连，另一端与静脉端相连。透析液管道分别与透析器的透析液室出入口相连，使透析液与血液流动方向相反。然后把动脉端嵌在血泵上，将静脉捕气室固定好，血液透析器静脉端朝上，测压管分别与相应连接口连接。

(4)密闭式预冲：启动透析机血泵速度80～100mL/min，应用生理盐水先排净透析管路和透析器血室(膜内)气体。生理盐水流动方向为动脉端—透析器—静脉端，不能逆向预冲。之后将泵速调至200～300mL/min，连接透析液连接头与透析器旁路，排净透析器透析液室(膜外)气体。生理盐水的预冲量应严格按照透析器说明书中的要求进行；在生理盐水预冲量达到后再进行闭式循环或肝素生理盐水(100mL含4mg肝素)预冲。建议预冲生理盐水直接流入废液收集袋中，并且废液收集袋放于机器液体架上，不得低于操作者腰部以下；不建议预冲生理盐水直接流入开放式废液桶中。预冲完毕后根据医嘱设置治疗参数，包括透析时间、除水量、透析液钠浓度及曲线和超滤曲线(需要)、透析液温度。

(5)建立体外循环(上机)

①血管通路准备:

a.动静脉内瘘穿刺:检查血管通路有无红肿、渗血、硬结,并摸清血管走向和搏动。之后选择穿刺点后,用碘伏消毒穿刺部位,根据血管的粗细和血流量要求等选择穿刺针。采用阶梯式、纽扣式等方法,以合适的角度穿刺血管。先穿刺静脉,再穿刺动脉,动脉端穿刺点距动静脉内瘘口 3cm 以上、动静脉穿刺点的距离 5~10cm 以上为宜,固定穿刺针。根据医嘱推注首剂肝素(使用低分子肝素作为抗凝剂,应根据医嘱上机前静脉一次性注射)。

b.中心静脉留置导管连接:准备碘伏、消毒棉签和医用垃圾袋。打开静脉导管外层敷料,将无菌治疗巾垫于静脉导管下,取下静脉导管内层敷料,将导管放于无菌治疗巾上。分别消毒导管和导管夹子,放于无菌治疗巾内。先检查导管夹子处于关闭状态,再取下导管肝素帽。分别消毒导管接头。用注射器回抽导管内封管肝素,推注在纱布上检查是否有凝血块,回抽量为动脉管、静脉管各 2~5mL。如果导管回血流不畅时,认真查找原因,严禁使用注射器用力推注导管腔。根据医嘱从导管静脉端推注首剂量肝素(使用低分子肝素作为抗凝剂,应根据医嘱上机前静脉一次性注射),连接体外循环。医疗废物放于医疗垃圾桶中。

②血液透析中的监测:

a.体外循环建立前及建立后,测量血压、脉搏,大年龄儿询问患儿的自我感觉,详细记录在血液透析记录单上。

b.自我查对:按照体外循环管路走向的顺序,依次查对体外循环管路系统各连接处和管路开口处,未使用的管路开口应处于加帽密封和夹闭管夹的双保险状态。根据医嘱查对机器治疗参数。

c.双人查对:自我查对后,与另一名护士或医师同时再次查对上述内容,并在治疗记录单上签字。

d.血液透析治疗过程中给予心电监护,每 0.5 小时 1 次仔细观察并询问患儿自我感觉,测量血压、心率,观察穿刺部位有无渗血、穿刺针有无脱出移位,并准确记录。

e.如果患儿血压、心率等生命体征出现明显变化,患儿有不适症状,应及时处理。

(6)回血下机基本方法

①消毒用于回血的生理盐水瓶塞和瓶口。

②插入无菌大针头,放置在机器顶部。

③调整血液流量至 50mL/min[小年龄儿 2mL/(kg·min)]。

④关闭血泵。

⑤夹闭动脉穿刺针夹子,拔出动脉针,按压穿刺部位。

⑥拧下穿刺针,将动脉管路与生理盐水连接。

⑦打开血泵,用生理盐水全程回血。回血过程中,可使用双手揉搓透析器,但不得用手挤压静脉端管路;当生理盐水回输至静脉壶、安全夹自动关闭后,停止继续回血。不宜将管路从安全夹中强制取出,将管路液体完全回输至患儿体内(否则易发生凝血块入血或空气栓塞)。

⑧夹闭静脉管路夹子和静脉穿刺针处夹子,拔出静脉针,压迫穿刺部位 2~3 分钟左右。

⑨用弹力绷带或胶布加压包扎动脉、静脉穿刺部位 10~20 分钟后,检查动脉、静脉穿刺部

位无出血或渗血后松开包扎带。

⑩整理用物。

⑪测量生命体征，记录治疗单，签名。

⑫治疗结束嘱患儿平卧 10～20 分钟，生命体征平稳，穿刺部位无出血，听诊内瘘杂音良好。

⑬向患儿交代注意事项，送患儿至监护人处离开血液净化中心。

(7)推荐密闭式回血下机

①调整血流量至 50mL/min[小年龄儿 2mL/(kg·min)]。

②打开动脉端预冲侧管，用生理盐水将残留在动脉侧管内的血液回输到动脉壶。

③关闭血泵，靠重力将动脉侧管近心侧的血液回输入患儿体内。

④夹闭动脉管路夹子和动脉穿刺针处夹子。

⑤打开血泵，用生理盐水全程回血。回血过程中，可使用双手揉搓滤器，但不得用手挤压静脉端管路。当生理盐水回输至静脉壶、安全夹自动关闭后，停止继续回血。不宜将管路从安全夹中强制取出，将管路液体完全回输至患儿体内(否则易发生凝血块入血或空气栓塞)。

⑥夹闭静脉管路夹子和静脉穿刺针处夹子。

⑦先拔出动脉内瘘针，再拔出静脉内瘘针，压迫穿刺部位 2～3 分钟。用弹力绷带或胶布加压包扎动脉、静脉穿刺部位 10～20 分钟后，检查动脉、静脉穿刺针部位无出血或渗血后松开包扎带。

⑧整理用物。

⑨测量生命体征，记录治疗单，签名。

⑩治疗结束嘱患儿平卧 10～20 分钟，生命体征平稳，穿刺点无出血。

⑪听诊内瘘杂音良好。

⑫向患儿交代注意事项，送患儿至监护人处离开血液净化中心。

5.并发症

(1)透析失衡综合征：透析时当组织溶质浓度相对高于血浆时，形成血液和组织间渗透压力梯度，使水分进入细胞、肺和颅腔内，引起肺间质和颅内水分增多。临床表现为疲劳、头痛、恶心、呕吐、意识改变、惊厥、昏迷。透析失衡综合征是可以预防的，首先要控制血流速度和透析时间，减少溶质排除效率和避免血 pH 迅速改变。可通过缩短透析时间、增加透析频度来预防。首次透析过程中尿素降低应小于 30%～40%。首次透析时间一般为 2 小时，连续每天透析 2～3 次后延长至每次 3～4 小时。增加透析液钠浓度值 143～146mmol/L。如透析前患儿血尿素氮达到 35.7～71.4mmol/L，为防止透析过程中渗透压下降，可静脉滴注甘露醇(0.5～1.0g/kg)，30%在透析前 1 小时内滴入，余量在透析过程中均匀滴入。

(2)低血压：小儿血液透析最常见的并发症，发生率 10%～50%，多阵发性，偶持续性。透析中除监测血压、心率外需注意以下几点。①限制小儿体外循环的血容量<8mL/kg，采用小面积透析器及儿童专用血液管路。应根据患儿体重选择相应容量和清除率的透析器。透析前用肝素盐水预冲透析器和管路。小婴儿，有低血压倾向、重度贫血或有出血倾向的患儿，预冲液可改用新鲜全血。②控制超滤量和超滤速度：超滤脱水不超过体重的 5%，控制血流量 3～

5mL/(kg·min)。③透析过程中进行血容量监测(在线血容量监测)。④提高透析液的钠浓度及程序超滤,高钠透析有增加钠负荷的危险,为防止钠负荷的增加可应用可调钠透析(PHD)。⑤降低透析液温度(低温透析)。⑥选择生物相容性好的合成膜。⑦使用碳酸氢盐为基础的透析液。⑧合理使用降压药和镇静剂。一旦发生低血压,采取患儿平卧位,给予吸氧,减少或停止超滤,减慢血流量,立即输入生理盐水、高渗葡萄糖、白蛋白或血浆等措施予以纠正,持续低血压者使用升压药维持血压,如处理无效,应立即停止透析。

(3)高血压:可以分为透析间期高血压和透析中高血压。防治原则:首先要寻找原因、预防为主,如预防透析失衡综合征的发生,选择合适的透析液钙、钾离子浓度;其次要限制水钠摄入,正确评价干体重;降压药的应用也很重要,如血管紧张素转换酶抑制剂、钙通道阻滞剂等;精神过度紧张的患儿可给予镇静剂;如仍控制困难可改变血液净化方法如血液滤过、血液透析滤过等。

(4)透析器反应:也称首次使用综合征,但复用透析器者也可发生。发生原因与透析器消毒剂、透析器生物相容性不好、合用药物影响、补体激活等因素有关。临床表现有胸痛、背痛、恶心呕吐、抽筋、呼吸困难、血管神经性水肿、皮肤瘙痒、胃肠道痉挛等。其处理主要是对症处理,严重者停止透析,应用肾上腺皮质激素。

(5)凝血:抗凝剂量不足、低血压时间长、血流量不足、血液浓缩、血流缓慢等均可诱发透析器及血液管道凝血。表现为血流缓慢、静脉压升高或降低,管道内出现凝血块。防治:监测凝血时间、合理应用抗凝剂、提高血流量、防止低血压,严重凝血时应立即停止透析,禁止将血液驱回体内,防止血凝快速进入循环系统。

(6)发热:透析开始后不久出现寒战、高热者,为管路污染或预冲血液入体后引起的输血反应。透析1小时后出现的发热为致热原反应。防治:严格无菌操作、透析前仔细检查透析用品的包装是否完好及消毒有效期、做血培养,轻者地塞米松,重者停止透析,有感染证据者应用抗生素。

(7)穿刺部位感染:出现感染征象时,如发热,需要进行合理的病原学培养,以及经验性使用抗生素。

6.混合的方案

严重血流动力学不稳定的危重患者,不能耐受每天3～4小时间断的治疗,需要更缓和但更长透析时间来提高透析效率。自从1988年,利用标准间断透析机器技术,同时提供与CRRT相似的更低的溶质和液体清除这一混合方案,已经在较不稳定AKI患者中应用。这些模式包括持续低效每天透析(SLEDD)或长时每天透析(EDD)或缓慢持续透析(SCD)。SLEDD是一项更缓慢的透析模式,应用传统的透析机器,低血泵速度(200mL/min或更低)和透析流速(100～300mL/min),每天进行6～12小时的透析。

SLEDD的变异形式,例如持续低效每天透析滤过(SLEDD-f),目标是改善与脓毒症相关的全身炎症反应的中分子炎症介质的清除率,目前该透析模式已经应用于临床。SLEDD-f较CVVHDF的优点包括小分子溶质和液体有更快速的清除,同时维持血流动力学稳定。该模式能允许更灵活的治疗策略,患者能在透析间期移动,进行其他的治疗。通过在线配置,可自动生成置换液,其在微生物数量、内毒素浓度和细胞因子诱导活性方面都与商业出售的置换液、去致热原盐水相似，因此避免了对袋装的血液滤过溶液的需求。

混合方案需要的肝素量更少，更不容易凝血。报道指出，有肝素的凝血发生率是17%～26%，然而无抗凝的回路凝血发生率是24%～26%，这可能是血泵技术的不同导致的。CVVHDF中使用局部枸橼酸抗凝经常导致电解质紊乱，例如高钠血症和代谢性碱中毒。混合方案中，有高效的溶质弥散能力，能够纠正任何碱中毒或者高钠血症，同时清除钙离子螯合的枸橼酸复合物，在肝功能衰竭患者中有优势。

使用混合方案，磷酸盐的清除是非常强力的。在危重患者中，常诱发低磷血症和代谢性碱中毒，特别是那些长期静脉营养患者。在这些情况下，应该谨慎地向透析液中混入0.1～0.2mmol/kg的磷酸盐，并且减少透析液碳酸氢盐的浓度。

目前成人混合治疗的指南指出，每周至少3次治疗，监测交付剂量使每次治疗时 *Kt/Vurea* 至少达到1.2。除非有特殊的指征(如液体负荷、高钾血症、高分解代谢)，没有证据显示，更频繁的透析能改善预后。一项成人试验中，比较CVVHF与EDD，2组的尿素清除率是相当的。这提示：12小时的SLEDD与23小时的CRRT的作用是相当的。许多成人中心现在进行夜间SLEDD，这样患者在白天能进行其他的诊疗过程，从而避免了治疗之间的干扰。

7.其他IRRT

(1)单纯超滤(IUF)：适用于单纯严重水负荷、急性肺水肿、高龄等需快速脱水的患者，优点是无弥散透析，不易发生低血压，方法简易，床边也可进行，但对Bun、Cr清除不佳。

(2)血液透析滤过(HDF)：弥散与对流同时进行，对小分子及中分子毒素清除均有效。患者的耐受性及生物相容性均优于标准血透。但需用专门的on-line HDF机器，置换液由主机用反渗水制造，需严密监测水质及透析液滤过器的功能，以确保置换液的无毒、无致热原。

(3)间歇性腹膜透析(IPD)：在基层医院或不可能进行血液透析或CRRT时仍是一种方式，优点是不用抗凝剂、不引起出血、不易引起低血压等，但缺点是脱水、解除高血钾、高分解代谢的速率较慢。不适用于严重水负荷、高钾、高分解代谢、呼吸功能不全、腹部有多处引流等情况，而且仍有腹腔感染的问题。

(4)血浆置换和免疫吸附：适用于AKI的病因有免疫性因素参与，比如肾移植后急性排斥肾衰、重度活动性狼疮、溶血性尿毒症综合征、肝肾综合征等。常需透析加做血浆置换；伴有急性中毒、肝衰时加血液灌流解毒。

(五)持续血液净化治疗

1.CRRT介绍

近年来，持续肾脏替代(CRRT)这一持续体外治疗家族加入了AKI的肾脏替代治疗中。这项进展较传统透析方法，在治疗重症、不稳定的患者方面，呈现了一些优势。因为CRRT是持续进行的，所以溶质的清除、容量的调整及细胞外液成分的改变都是随着时间逐渐进行的。对于不能耐受由IHD带来的液体体积和溶质浓度的快速改变，血流动力学不稳定患者，用CRRT治疗常是更安全的。CRRT对液体和电解质平衡控制的精确度及稳定性，仅之前提到的SLEDD可能达到，而目前其他的透析手段是不能比拟的。即便持续腹膜透析，也不能做到像CRRT那样精确地控制清除的液体量。而且，只有CRRT才能做到，电解质或任何形式的循环组分(如血浆蛋白、血小板、红细胞)，都能被清除或者加入，且不改变患者的容量状态。

CRRT 的基本原理:设置在体外循环的一个小的"血滤",该滤器能对水分和小分子溶质有高度的通透性,但是对血浆蛋白和血液的有形成分是无法透过的。当血液灌注到血滤器中时,将进行类似肾小球滤过功能的超滤。超滤的同时使用与正常血浆相似的或者为纠正电解质紊乱而特殊设计的电解质液体,来进行液体置换。一部分的超滤能用静脉营养和其他的液体治疗来取代。在液体负荷过重的患者中,一部分液体被单纯地置换掉,实现可预计、可控制的液体负平衡。随着 CRRT 的发展,逐渐衍生出以下模式:

(1)连续性动脉-静脉(静脉-静脉)血液滤过(CAVH/CVVH):模拟肾小球的滤过功能,以对流的原理清除体内大、中、小分子物质;每天可超滤 12～18L 的液体。其广泛用于治疗重症 AKI、水电解质及酸碱失衡、MODS、SIRS、脓毒症等。目前,CVVH 已经取代 CAVH。

(2)缓慢连续性超滤(SCUF):以对流的方式清除溶质,应用低流量血滤器,超滤率低,不补充置换液,临床主要用于顽固性水肿、难治性心衰、心脏直视手术、创伤或大手术复苏后伴有细胞外液容量负荷增多者。

(3)高容量血液滤过(HVHF):持续进行 CVVH,每天输入置换液>50L,则称为 HVHF。Bommel 等人认为,置换液量<12L/d,患者血浆细胞因子水平无变化,>50L/d 可以降低血浆细胞因子水平。

(4)连续性动脉-静脉(静脉-静脉)血液透析(CAVHD/CVVHD):弥散为主,应用低流量血滤器,逆向输入透析液,CVVHD 已取代 CAVHD。连续性静脉-静脉血液透析(CVVHD)能更多地清除小分子物质,对于重症 AKI 或伴有 MODS 者,可以维持血浆 BUN 在 25mmol/L 以下,每小时平衡液量减少。

(5)连续性动脉-静脉(静脉-静脉)血液透析滤过(CAVHDF/CVVHDF):在 CVVH 基础上加做透析以弥补对氮质清除不足的缺点。对流加弥散,不仅增加了小分子物质的清除率,还能有效清除中、大分子物质。CVVHDF 已经取代 CAVHDF。

(6)连续性高流量血液透析(CHFD):以 CVVHD 为基础,通过控制血滤器两端的跨膜压,使血滤器动脉端为正超,静脉端为反超。弥散和对流清除作用同时存在。可在显著减少置换液使用量的情况下,清除大、中、小分子物质。CHFD 是对流及弥散最优化的结合,弥补 CV-VHD 对中分子物质的清除不足。适合于高分解代谢伴全身炎症综合征的患者。CHFD 是不用置换液的 CVVHDF。

对于单纯型 AKI,即仅有肾功能障碍,无器质性基础疾病。比如氨基糖苷抗生素导致的 AKI,可选择标准 IHD。若需快速清除水分可加用单纯超滤或行血液滤过。对于合并慢性基础病(糖尿病、心脏病、肺疾病、肝疾病、营养不良、凝血障碍)、伴发急性病(心衰、休克、肺功能障碍、脓毒血症、肝衰竭、中枢神经系统紊乱、腹膜炎),以及 AKI 作为全身性疾病(如 MODS、挤压伤、严重脓毒症等)的一部分表现时、患者年龄偏小,需要考虑 CRRT 治疗。特别是对于全身疾病合并的 AKI,多存在高分解代谢、血流动力学不稳定和代谢严重紊乱,此时 CRRT 优于 IHD。

CRRT 的治疗模式选择时需考虑治疗主要需要解决的问题和该治疗模式对机体的影响。单纯性急、慢性肾衰竭主要解决清除体内代谢产物,维持水和电解质平衡,因此,可采用 IHD、CVVHD 模式;对于存在高分解代谢、多器官损害伴发肾衰竭的患者需要同时清除体内小分子和大分子物质，故需采用 CVVHDF、HVHF(高容量血液滤过)和 CHFD。此外，严重全身炎症反应综合征如脓毒症、心肺复苏术后、严重复合伤病例，可选择 CVVH、HVHF、CVVHDF、CHFD 或 CPFA。

2.CRRT 技术支持

(1)血滤器与管路：与成人比较，儿童体重轻，血液容量少，除了应选择高分子聚合膜、通透性高、生物相容性好、对凝血系统影响小的血滤器外，还应注意选择预冲容积较小的滤器和配套管路，以减少体外循环血量，尽可能避免有效循环血量的丧失。一般体外循环血量应控制在总血容量的 10%以下(即不应超过患儿体重的 0.8%)，即新生儿<30mL，婴儿<50mL，儿童<100mL；还应注意根据患儿年龄、体重选择适合的滤器膜面积，体重小于 20kg 时，考虑使用 0.2～0.4m^2 膜面积的滤器，20～30kg 患儿应选用 0.4～0.8m^2 膜面积的滤器，体重 30～40kg 的患儿，可选用 0.8～1.0m^2 膜面积的滤器，>40kg 的患儿即可使用成人滤器；除上述因素外，选择滤器及配套管路的型号还应根据患儿的疾病状态、血压等生命体征情况，酌情调整。

(2)CRRT 的抗凝问题：CRRT 需要持续抗凝，是其一个潜在的缺点，其主要的抗凝目标是取得充分的局部效果，且不带来全身性后果。普通肝素仍然是 CRRT 最广泛使用的抗凝药物，常在滤器之前输注，使用的剂量差异很大。当选择普通肝素抗凝时，医师需要明白肝素剂量、APTT、滤器寿命和出血并发症之间的关系，临床常监测 APTT 以保证治疗安全和满足具有出血风险患者的治疗需要。

在 CRRT 开始实施之前，用 1 000mL 肝素化的盐水(每升生理盐水配 5 000U 肝素)冲洗滤器。在冲洗过程中，静脉线路和超滤线路必须定期地夹紧，来清除装置中的石蜡和气泡。由于在第 1 次治疗时，经验性地进行肝素化，需要仔细检测血液 ACT 和 APTT 指标。确定了这些参数的基础值后，如果在正常范围内，给予推注负荷量肝素(100IU/kg)。之后，以 5～10U/(kg・h)持续注入肝素，从而维持充分有效的体外抗凝，且对全身影响较小。随着对新生儿肝素代谢速度的理解增加，实现了根据个体情况来调整抗凝剂量。输注速度在 5～8U/(kg・h)时，取得最大抗凝效果，且对全身循环影响最小。总体上，这种抗凝能维持滤器数天内没有纤维凝血。定期用盐水盥洗血管通路，能帮助评价滤器的状态并保证完全没有凝血块的存在。为了避免在这个过程中急性液体负荷过重，使用三通管将患者与血管通路隔离。

但对于临床上有高危出血倾向，明确的活动性出血性疾病，血浆部分凝血活酶时间、凝血酶原时间延长和国际标准化比值明显升高的患者或围术期的患者，常规抗凝必然会加重出血倾向。出血倾向患者行间歇性血液透析治疗(IHD)因治疗时间短可以采用无肝素技术。而连续性血液净化如果采用无肝素技术，治疗很难进行，通常在治疗 4～6 小时会因滤器明显凝血而不得不中断治疗。

局部枸橼酸抗凝(RCA)最早用于 IHD 中，因不影响机体系统凝血，是一种较为理想的方法。近年来，RCA 广泛应用于 CRRT 中。钙是内源性和外源性凝血途径的共同作用因子，枸橼酸通过结合游离钙发挥作用，因此抑制内源性和外源性凝血途径。

有研究显示，在儿童进行 CRRT 时，比较肝素和枸橼酸抗凝的标准方案，透析器的使用时间相近，而且使用任何一个方案都优于无抗凝的 CRRT。枸橼酸抗凝的主要优点在于预防由药物导致的全身抗凝状态，这一点在多器官衰竭和败血症的患者尤为重要。最常用于研究的儿童枸橼酸抗凝方案使用的是血液保存液A(ACD-A,美国拜特公司生产)。根据血流量制定处方方法:ACD速率(mL/h)=血流速率(mL/min·min/h)×1.5。

在CRRT管路经血泵之前的给药孔输入ACD-A。如果我们设定的血流速率是200mL/min,那么ACD-A速率应该是300mL/h。方案也包括如何防止枸橼酸导致的低血钙,应该中心静脉端持续输入氯化钙(8g/L生理盐水)。氯化钙的输入速率也是根据血流速率计算的:氯化钙输注速度(mL/h)=血流速率(mL/min·min/h)×0.6。枸橼酸抗凝的目标值是维持管路循环中的离子钙浓度在0.8～1.6mg/dL(0.2～0.4mmol/L),患者的血离子钙在正常生理范围4.4～5.2mg/dL(1.1～1.3mmol/L)。调整枸橼酸的滴入速度以控制管路循环中的离子钙水平,调整氯化钙的输入速度控制患者血离子钙水平。

枸橼酸抗凝的主要禁忌证包括严重的肝功能不全和伴有肌肉低灌注的休克,两者均易引起枸橼酸积累。急性肝功能衰竭或者严重肝硬化患者枸橼酸清除率明显降低及血浆离子钙浓度降低。枸橼酸抗凝的缺点是操作的复杂性,以及易发生代谢并发症,因此需要本地肾脏替代治疗单位制订严格的治疗方案,这一缺点可能影响其在常规临床工作中使用。因此,我们仅推荐在具有成熟的枸橼酸抗凝方案的治疗中心,对没有休克和严重肝功能衰竭的患者在CRRT治疗期间使用枸橼酸抗凝。

(3)置换液:每天患者超滤大量液体(1～2L/d),需要输入置换液。根据患者的需求,超滤液体量被部分、全部或者超量的置换液所替换。置换液最初是通过手工反复,随后半自动,现在可实现全自动化。在取得原定的液体平衡方面需要特殊关注,因为即使体液平衡和构成方面变化很小,新生儿的反应都是非常敏感的。因此,使用重力控制系统,作为安全可靠的设备,精确测量出CRRT过程中的液体平衡。

3.CRRT处方

置换液流量推荐采用体重标化的超滤率作为剂量单位[mL/(kg·h)]。CVVH超滤率至少达到35～45mL/(kg·h)才能获得理想的肾脏疗效,尤其在脓毒症、SIRS、MODS等以清除炎性介质为主的情况下,提倡采用HVHF模式。儿童应用CVVH及CVVHDF时置换液流速应>35mL/(kg·h)(AKI),HVHF置换液流量50～100mL/(kg·h)(严重脓毒症)。透析液流量(AKI和MODS相同):15～20mL/(kg·m^2)。超滤速度(AKI和MODS相同):新生儿、婴幼儿8～10mL/(kg·m^2),儿童10～15mL/(kg·m^2)。体外容量:新生儿<30mL,婴幼儿<50mL,儿童<100mL。血流量:可按3～5mL/(kg·h)计算,新生儿10～20mL/min;婴幼儿20～40mL/min;<20kg儿童50～75mL/min,>20kg儿童75～125mL/min。液体清除(正超):一般可按每天尿量计算1～2mL/(kg·h),如果肾功能正常,无水潴留依据,可采用“零超滤”,如果水潴留明显,可采用2～5mL/(kg·h)。

4.CRRT操作步骤(以金宝PRISMA为例)

(1)治疗前准备

①CRRT开始前应与家属沟通,并签署知情同意书,告知危重患儿进行血液净化的重要性、技术并发症和治疗并发症等风险。

②CRRT专业医师对患儿的生命指征、凝血系统状态、器官功能等进行评估。

③建立血管通路。

④贮备设备：血液净化机目前市场上产品有金宝公司（瑞典）、贝朗（德国）、费森尤斯（德国）、旭化成（日本）及百特公司的血液净化机。国内临床应用的适合于儿童的并不多，主要是市场上缺少婴幼儿及新生儿可用的滤器和管路。目前各家公司正在努力引进相关耗材。滤器和管路决定是否可用于婴幼儿的主要因素为总的体外容量。CRRT 的安全体外容量一般不超管血容量的 10%，如果管路和滤器总容量超过这个范围，尤其达到 20%，就有可能在转流时发生低血压，对危重患儿不利。临床变通的办法是采用胶体、血浆、白蛋白等进行管路预冲，甚至转流同时在其他静脉输入胶体（相当于 CRRT 中的后稀释）。新生儿、贫血明显的儿童可采用抗凝全血。这些变通办法存在一定风险。

⑤透析液配制：置换液和透析液配方已经前述。透析液可临时配制，采用林格液，市售百特公司透析液，钾离子等根据需要调整。置换液大多采用床旁配制。配制过程中需注意无菌概念。

⑥检查并连接电源，打开机器电源开关和加温器电源；操作者严格遵循消毒隔离制度，洗手、戴帽子、戴口罩、戴手套；根据机器显示屏提示步骤，逐步安装 CRRT 血滤器及管路，安放置换液和透析袋，连接置换液、透析液、生理盐水预冲液、抗凝用肝素溶液及废液袋；打开各管路夹；除金宝床旁血液净化机管路和滤器整合一体直接安装外，其他机型均需分开连接。

⑦管路肝素化：目前有些公司如金宝公司 PRISMAFLEX 的滤器，已经提供肝素化体外循环系统，不需要再肝素浸泡，但大多数管路仍需要浸泡使部分肝素吸附在管路和滤器上。目前市场提供的血液净化设备均具备自动预冲系统，可以采用 5 000～20 000U/L 的浓度在浸泡排气液体中加入肝素，排气后停止泵的转动，浸泡 15～20 分钟，以使尽量多的肝素吸附在体外循环上。

⑧进行管路自动预冲及机器自检。CRRT 机完成自检后，关闭动脉夹和静脉夹。

（2）治疗开始（转流）

①转流正式开始前，应根据年龄和治疗目的设定血流量、置换液流速、透析液流速、超滤液流速及肝素输注速度等参数。

②ACT 或 APTT，推注肝素，使 ACT 达到 170～220 秒（前稀释）或 APTT 达 2～2.5 倍。危重儿童合并存在凝血功能异常时最好在开机转流前再次测定 ACT，如果没有达到要求，则补充肝素。

③打开患者留置导管封帽，消毒导管口，抽出导管内封管溶液并注入生理盐水预冲管内血液。将管路动脉端与导管动脉、静脉端连接，打开管路动脉夹及静脉夹，按治疗键，CRRT 机开始运转。用止血钳固定好管路防止滑脱。动脉端、静脉端与各自接口不能接反，否则失去 CRRT 功能。

④婴幼儿进行 CRRT 血流量、置换量可先采用低剂量（如新生儿血流量从 10mL/min 开始），生命指征稳定，再逐步调整血流量等参数至目标治疗量。期间注意心血管功能变化，尤其出现低血压。

（3）治疗结束

①治疗结束时，按结束治疗键，停血泵，关闭管路及留置导管动脉夹，分离管路动脉端与留

置导管动脉端，将管路动脉端与生理盐水袋连接，开启血泵缓慢回血。

②回血完毕停止血泵，关闭管路及留置导管静脉夹，分离管路静脉端与留置导管静脉端。

③消毒留置导管管口，生理盐水冲洗留置导管管腔，根据管腔容量采用 1 000～1 500U/mL 肝素 1.2～1.4mL 封管，包扎固定。

④卸下透析器、管路及各液体袋。关闭电源，擦净机器待用。

(4)治疗过程中的监护流程

①应安排经过训练、有经验的护理人员专人护理。

②护理人员应经常检查管路是否紧密、牢固连接，管路上各夹子松开，回路各开口开/关到位；机器是否处于正常状态：绿灯亮，显示屏开始显示治疗量。

③核对患者治疗参数设定是否正确。准备执行医嘱。

④治疗小组应密切观察和记录界面上参数，包括出血端压力、回血端压力、跨膜压[一般应3.3kPa(＜250mmHg)，＞46.7kPa(350mmHg)就发生破膜]、滤器两端压力阶差，同时记录超滤量，根据患儿体液状态、入液量和出液量、尿量评估机体液体平衡。

⑤观察患者状态及管路凝血情况，记录各项生命体征监测参数，每小时记录一次治疗参数及治疗量，核实是否与医嘱一致。幼小儿童和心血管不稳定儿童转流时应密切关注血压变化，防止血流太快或疾病严重而加重休克。

⑥定期检查 ACT 或 APTT，初期一般每小时 1 次，ACT 目标控制在 170～220 秒。ACT 值稳定后可延长监测时间。对于脓毒症等全身炎症反应综合征、凝血功能异常的患儿应每小时监测凝血功能，及时调整肝素维持速度。

⑦根据机器提示，及时补充肝素溶液、倒空废液袋、更换管路及透析器；治疗期间尽量不要碰触平衡称，否则可发生报警和停止运行。操作人员不要反复终端转流，否则易导致滤器凝血。排气和转流过程中应避免敲打滤器，以防裂开损坏。

⑧发生报警时，迅速根据机器提示进行操作，解除报警。如报警无法解除且血泵停止运转，则立即停止治疗，手动回血，并迅速请维修人员到现场处理。报警的常见原因包括空气报警器报警(有时是损坏)、漏血报警(探测到微量颗粒)，压力报警常见出血端或回血端高压报警，以及压力模块未安装恰当而报警。

⑨如果发生设备故障而突然停止运行，可断开出血端，手工转动血泵，让体外循环中的血液回入体内循环。

(六)急性腹膜透析

目前，急性腹膜透析仍然是许多地区治疗 AKI 的选择，因为它相对便宜，不需要特殊技术、专家或设备，操作步骤相对简单。另一个主要的优势是，它不需要建立血管通路，而建立血管通路，对血流动力学不稳定且已有多条静脉通路的儿童和婴儿来说是个主要的问题。对于血流动力学不稳定患儿，急性腹膜透析不需要血液预充，大量液体可以经过一段时间缓慢地被清除，从而维持血流动力学稳定。由于是逐渐地纠正酸碱电解质异常，溶质清除速度相对缓慢，因此，不会发生透析失衡综合征。应用高张葡萄糖溶液，为患者提供能量。而且，在有凝血疾病患者中，可以避免抗凝。

1.腹膜透析导管

目前临床最常用的是Tenckhoff导管。根据袖套的数量分为单Cuff导管和双Cuff导管。维持性腹膜透析应采用双Cuff导管,急性腹膜透析可选用单Cuff导管或双Cuff导管。

2.急性腹膜透析技术

目前临床常用的商业化连接系统主要为CAPD的双联系统和APD的一次性导管连接系统。双联系统是双连袋可弃式的“Y”形管道系统,厂家生产过程中已经将新鲜的透析液袋与“Y”的流入支管相连,同时将引流袋与“Y”的流出支管相连,该系统的接头只有一个,操作时只需连接主管和腹膜透析导管,污染的机会少,因此腹膜炎的发生率低。商业化产品国内主要为Baxter公司Ultra-bag双联系统。该系统适用于年龄较大的儿童。APD的一次性连接管道是由一组管路和相连的管组架组成,用于连接各个袋装透析液和自动腹膜透析机以及连接透析机和患儿。其结构复杂,有固定的长方形塑料管路装置卡匣,装置在腹膜透析机的管组门后面。常用的为4头管路,有6个管夹,一次性使用。

在早产儿和小婴儿每次腹膜透析交换量相当小,自动透析机的透析管中有过多的“无效腔”,导致引流不畅,故多采用自制的人工交换装置。该透析装置包括:Buretrol设备,这是一个无菌的有刻度的灌注瓶,透析袋附着在其一端,然而另一端通过一个Y形装置与患者的透析管相连接。Y形装置的另一肢与引流线相连,这个引流线引流到一个能测量引流量的装置,如引流尿袋。这样能精确地测量出出液量,这在小婴儿中是非常重要的,从而能密切监测超滤量。

自动透析机的应用补充了婴幼儿急性手动操作,减少了护士的工作量,避免了反复打开透析管。自动透析仪能自动地将腹透液按照设定的容量注入患者腹腔,在设定好的留置时间后,自动进行引流,每个循环结束自动测量超滤量。液体进出患者体内是通过重力或者泵驱动系统或者两者均有来实现的,它能准确地注入每次透析量,以及测量引流和超滤体积。自动透析机的另一个优点是它的加热系统,在透析液进入腹腔之前,加热透析液,防止患者的不适以及促进溶质的转移。国内商业化的自动腹膜透析机主要为百特HomeChoice便携式自动腹膜透析机和HomeChoice PRO系统,注入容量范围在60～3000mL,系统软件提供2种引流模式选择,即“标准模式”和“低流量模式”。通过控制键设定腹膜透析处方,操作设置简单,并有自动报警系统,以保证透析过程的安全、正确。

3.急性腹膜透析处方

急性腹膜透析的处方主要包括4个部分,每次腹腔内注入透析液量、透析液的组成、每次循环的时间,包括注入时间、腹腔内留置时间和引流时间以及每天透析时间。对于急性腹膜透析,就溶液和溶质清除来说,无漏液的前提下,充分的透析灌腹体积目标值是30mL/kg。然而,如果有漏液风险时,至少在最初24～48小时,每次注入腹腔内透析液量为10mL/kg。

在手动透析时,注入时间,即受重力作用腹透液从透析袋进入腹腔的时间,通常是10～15分钟。这个时间可能受透析袋高于腹腔的高度、注入的透析液量以及注入阻力,如导管扭曲所影响。应用自动腹膜透析,透析液在5分钟内泵入腹腔。留置时间是指从透析液注入结束到引流开始的时间,至少为30分钟,这样才能保证溶质及液体的清除是理想的。随后是引流时间,通常是20～30分钟。在手动透析中,引流完全靠重力,因此,引流的时间和引流量受透析液收集袋距腹腔的垂直距离影响。如果腹腔内液体留置量太低,引流可能不佳,需要增加注入量。保证引流完全是很重要的,即引流出的液体量应该超过注入的透析液量,这样才能减轻液体负荷状态,改善呼吸状况。

在疾病急性期,需每1小时透析1次,持续48～72小时,来清除溶质和液体的蓄积。随后,如果患者需要维持透析,可以延长透析液留置时间及透析频率,与慢性腹膜透析时间相似,如果使用带袖套导管,透析体积可增加至40～45mL/kg。腹膜透析应该持续到尿量改善,有肾功能恢复的征象。

商业出售的腹膜透析液通常是以葡萄糖为基础的,根据葡萄糖浓度分为1.5%、2.5%、4.25% 3种。为确保充足的超滤量,最初选择2.5%的透析液。新生儿可能会面临高血糖,需要将1.5%和2.5%葡萄糖透析液分别经过2个灌注管,用Y形管连接,混合成2.0%的葡萄糖透析液更合适。根据需要达到的超滤量和患者的血流动力学参数,可以选择更高浓度的透析液。由于标准腹膜透析液是乳酸盐作缓冲液,在肝衰竭和乳酸酸中毒的血流动力学不稳定患者中需要替换成碳酸氢盐为缓冲液。

急性腹膜透析管置管之后,需要向透析液中加入肝素,防止透析管被纤维素凝块堵塞。最初的肝素剂量是250U/L透析液。如果引流液有严重的血迹,可能需要增加肝素量达1 000U/L透析液。这种方式,肝素不会被体内吸收,因此,不会给有凝血疾病的患者带来风险。如果患者未应用系统抗生素治疗,需要向腹腔内应用抗生素,如头孢唑啉,来预防革兰阴性皮肤共生菌。持续腹膜透析,有低钾血症的风险,需要定期补充钾。

4.急性腹膜透析的最佳剂量

急性腹膜透析24小时的小分子清除率要低于血液透析4小时。在尿毒症患者中,透析的目标是利用持续腹膜透析,最大可能清除分解产生的代谢物质。由于液体负荷经常是早产儿和新生儿面临的严重问题,因此,获得充分的超滤也是很重要的。使用传统的急性间断腹膜透析实现这一目标的困难:腹腔内留置容量的限制、间断留置这一本质及引流的技术问题导致不能预测超滤情况,溶质清除率相对较低。因此,增加透析充分性的方法包括高容量腹膜透析、潮汐式腹膜透析及持续缓慢腹膜透析。

持续流动性腹膜透析是指透析液不间断地在腹腔内维持。通过增加透析流速,使清除率不断增加,在清除中分子物质同时,增加小分子物质的清除。近年来研究发现CFPD能明显提高透析效能,相当于每周3次的血液透析,接近于连续性血液透析滤过并未增加对腹膜的损伤。

第四节 尿路感染

尿路感染(UTI)是小儿最常见的疾病之一,是小儿内外科医师经常遇到的问题,也是泌尿系内部结构异常的最常见表现。在小儿感染性疾患中,泌尿系感染仅次于呼吸系感染而居第二位。约2/3男童和1/3女童在泌尿系结构异常的基础上并发感染,3/4以上女童患泌尿系感染后复发。感染可累及尿道、膀胱、肾盂及肾实质。婴幼儿症状多不典型，诊断困难。而且在不同的性别、年龄，其发病率不同。尽管抗生素的发展迅速，品种繁多，但是这种非特异性尿路感染发病率仍然很高，而且时常反复发作。小儿尿路感染对肾脏的损害重于成人，反复感染可致肾瘢痕形成，造成不可逆性肾脏损害。因此，积极治疗尿路感染及防止对肾脏的损害尤为重要。

一、病因

小儿尿路感染分为梗阻性和非梗阻性 2 大类。前者在小儿尿路感染中占有重要地位。完全正常的泌尿系固然可以发生感染，但更重要的是须注意局部有无尿路畸形的解剖基础，如先天性尿路梗阻、反流等。忽视这一点，尿路感染就很难治愈，即使感染暂时得到控制也常再发。

在小儿出生后最初几周内，无论男孩或女孩其尿道周围都有很多嗜氧菌，尤其是大肠杆菌等，又因其本身的免疫力极低，易发生尿路感染。随年龄的增长，这些细菌逐渐减少，到 5 岁以后，尿路感染的发生也逐渐减少。即使细菌入侵尿路，也不都发生尿路感染。大多数是由于某些原因使机体的防御机制受损，细菌方可在尿路中生长繁殖，而发生尿路感染。导致小儿尿路感染的易感因素如下。

1.小儿生理解剖特点

小儿输尿管长，且弯曲，管壁弹力纤维发育不全，易于扩张及尿潴留，易患尿路感染。尿道内或尿道外口周围异常，如小儿包茎、包皮过长、包皮粘连等均可使尿道内及尿道外口周围隐藏大量细菌而增加尿路感染的机会。女孩尿道短而宽，外阴污染机会多，亦易发生上行感染。

2.泌尿系畸形、尿路梗阻

一方面，尿路梗阻、扩张，允许细菌通过尿道外口并移行进入泌尿道；另一方面由于梗阻、扩张使其泌尿道腔内压增高，导致黏膜缺血，破坏了抵抗细菌入侵的屏障，诱发尿路感染的危险性升高。常见疾病有肾积水、巨输尿管症、输尿管囊肿、输尿管异位开口、尿道瓣膜、尿道憩室、结石、异物、损伤、瘢痕性尿道狭窄、神经源性膀胱等。

3.原发性膀胱输尿管反流

正常情况下，膀胱输尿管交界部的功能是在排尿时完全阻止膀胱内尿液上行反流至肾脏。而当存在膀胱输尿管反流时，尿流从膀胱反流入输尿管、肾盂及肾盏，这可能使输尿管口扩张，并向外移位，同时造成膀胱动力不完全，使有菌尿液经输尿管达肾脏而引起感染。有文献报道约半数尿路感染患儿存在膀胱、输尿管反流（VUR）。VUR 为细菌进入肾脏提供了有效的通路，且低毒力的菌株也可造成肾内感染。

4.排尿功能异常

排尿功能异常的患儿（如尿道狭窄或神经源性膀胱等）排尿时间延长，膀胱内压增高或残余尿量增多均有利于细菌稳定增殖，甚至可导致非尿路致病菌引起严重的尿路感染。

5.便秘和大便失禁

便秘和大便失禁均可使肠道共生菌滞留于尿道外口时间延长，大肠杆菌黏附于尿道口时使尿道上皮受内毒素作用，尿道张力下降，蠕动能力减弱，尿液潴留易发生逆行感染。有研究表明，控制便秘可降低复发性尿路感染的发生率。

6.医疗器械

在行导尿或尿道扩张时可能把细菌带入后尿道和膀胱，同时可能造成不同程度的尿路黏膜损伤，而易发尿路感染。有文献报道留置导尿管1天，感染率约50%，3天以上则可达90%以上。在进行膀胱镜检查、逆行尿路造影或排尿性膀胱、尿道造影时，同样易引起尿路感染，应严格掌握其适应证。

另外，全身抵抗力下降，如营养不良、恶性肿瘤进行化疗或应用免疫抑制剂及激素的患儿，也易发生尿路感染。

二、病原菌

任何入侵尿路的致病菌均可引起尿路感染。但是最常见的仍然是革兰阴性杆菌，其中以大肠杆菌最为常见，约占急性尿路感染的80%，其次为副大肠杆菌、变形杆菌、克雷伯杆菌、产气杆菌和铜绿假单胞菌。约10%尿路感染是由革兰阳性细菌引起的，如葡萄球菌或粪链球菌。大肠杆菌感染最常见于无症状性菌尿或是首次发生的尿路感染。在住院期的尿路感染、反复性尿路感染或经尿路器械检查后发生的尿路感染，多为粪链球菌、变形杆菌、克雷伯杆菌和铜绿假单胞菌所引起，其中器械检查之后铜绿假单胞菌的发生率最高，变形杆菌常伴有尿路结石者，金黄色葡萄球菌则多见于血源性引起。长期留置尿管、长期大量应用广谱抗生素或是抵抗力低下及应用免疫抑制剂的患儿，应注意有无真菌的感染（多为念珠菌和酵母菌）。

病原菌特点：无泌尿系畸形的肾炎患儿体内分离的菌株与肠道共生菌不同，而伴有畸形者（如梗阻、反流等），其菌株与肠道共生菌相同，且更易发生肾损害。

三、感染途径

1.上行性感染

尿路感染中绝大多数是上行性感染，即致病菌（多为肠道细菌）先于会阴部定居、繁殖，污染尿道外口，经尿道上行至膀胱，甚至达肾盂及肾实质，而引起的感染。一旦细菌进入膀胱后，约有1%可侵入输尿管达肾盂，这多是各种原因所致膀胱输尿管反流。

2.血行感染

较上行感染少见，是致病菌从体内的感染灶侵入血流，然后达肾脏至尿路而引起感染。临床上常见的仅为新生儿或是金黄色葡萄球菌败血症所致血源性尿路感染或因肿瘤放化疗后存在免疫抑制者血行感染的机会增加。其他肾实质的多发脓肿、肾周脓肿也多继发于身体其他部位感染灶。

3.淋巴道感染

腹腔内肠道、盆腔与泌尿系统之间有淋巴通路，肠道感染时或患急性阑尾炎时，细菌通过淋巴道进入泌尿道，有发生尿路感染的可能，但临床上极少报道。

4.直接感染

邻近组织的化脓性感染，如腹膜后炎症、肾周围炎等直接波及泌尿道引起的感染。

四、发病机制

尿路感染主要是细菌所致，在致病菌中许多属于条件致病菌。尿道是与外界相通的腔道，健康成年女性尿道前端1cm和男性的前尿道3～4cm处都有相当数量的细菌寄居。尿道具防御能力，可使尿道与细菌、细菌与细菌之间保持平衡状态，通常不引起尿路感染。但当人体的防御功能被破坏或细菌的致病力很强时，就容易发生尿路的上行性感染。一般认为，尿路感染的发生取决于细菌的致病力和机体的防御功能2个方面。在疾病的进程中，又与机体的免疫反应有关。

1.病原菌的致病力

在尿路感染中，最常见的病菌为大肠杆菌。近年来对大肠杆菌及其致病力的研究也较多，认为大肠杆菌的表面抗原特征与其致病力有关，特别是细胞壁O抗原，已知O血清型，如O_1、O_2、O_4、O_6、O_7、O_{75}与小儿尿路感染有关。也有学者发现，从无症状菌尿者分离出大肠杆菌与粪便中的大肠杆菌相同，而来自有症状菌尿大肠杆菌株与粪便中分离出来的不同，因此，提示大肠杆菌O抗原的血清型与其致病力有关。细菌入侵尿路能否引起感染，与细菌黏附于尿路黏膜的能力有关。致病菌的这种黏着能力是靠菌毛来完成的。大多数革兰阴性杆菌均有菌毛。菌毛尖端为糖被膜，其产生黏附素与上皮细胞受体结合。根据受体对黏附素蛋白的特异性，菌毛分为Ⅰ型及P型。有报道表明，有P型菌毛的大肠杆菌是肾盂肾炎的主要致病菌。另外，具有黏附能力的带菌毛的细菌，还能产生溶血素、抗血清等，这些都是细菌毒力的表现。下尿路感染通常为Ⅰ型菌毛细菌所引起，在有利于细菌的条件下可引起肾盂肾炎，有P型菌毛的大肠杆菌则为肾盂肾炎的主要致病菌。细菌一旦黏着于尿路黏膜后即可定居、繁殖，继而侵袭组织而形成感染。

除上述菌毛作为细菌的毒力因素之外，机体尿路上皮细胞受体密度多少亦为发病的重要环节，在感染多次反复发作的患者，菌毛受体的密度皆较高。

在肾盂肾炎发病过程中，尚有一个因素值得提出，即细菌侵入输尿管后，输尿管的蠕动即受到影响，因为带有P型及抗甘露糖菌毛的细菌常有含脂肪聚糖的内毒素，有抑制蠕动的作用。输尿管蠕动减低，于是发生功能性梗阻。这种情况，肾盂内压力即使不如有机械性梗阻时那样高，亦可使肾盂乳头变形。细菌即可通过肾内逆流而侵入肾小管上皮。用超显微镜观察肾小管，还可见带菌毛的细菌黏附于肾小管细胞膜上，并可见到菌毛的受体。

2.机体的防御功能

细菌进入膀胱后，大多数是不能发生尿路感染的。健康人的膀胱尿液是无菌的，尽管前尿道及尿道口有大量的细菌寄居，且可上行至膀胱，但上行至膀胱的细菌能很快被消除。留置导尿4天，90%以上的患者可发生菌尿，但拔掉导尿管后多能自行灭菌。由此说明，膀胱具有抑制细菌繁殖的功能。一般认为，尿路的防御功能主要有如下几个方面。

(1)在无尿路梗阻时，排尿可清除绝大部分细菌，膀胱能够完全排空，则细菌也难以在尿路中停留。尿路各部分的正常的神经支配、协调和有效的排尿活动具有重要的防止感染作用。肾脏不停地分泌尿液由输尿管流入膀胱，在膀胱中起到冲洗和稀释细菌的作用。通过膀胱周期性排尿的生理活动，可将接种于尿路的细菌机械性地“冲洗”出去，从而防止或减少感染的机会。动物实验观察结果认为这是一相当有效的机制。

(2)较为重要的防御机制是尿路黏膜具有抵制细菌黏附的能力。动物实验表明，尿路上皮细胞可能分泌黏蛋白，如氨基葡萄糖聚糖、糖蛋白、黏多糖等，皆有抗细菌黏着作用。扫描电镜观察可见尿路上皮细胞上有一层白色黏胶样物质，可见细菌附着在这层物质上。在排尿时，这些黏蛋白如能被排出，则入侵细菌亦随之而排出。若用稀释的盐酸涂于膀胱黏膜仅1分钟，细菌黏着率即可增高，因稀释盐酸可破坏黏蛋白而为细菌入侵提供条件。于24小时后，细菌黏附率可恢复到盐酸处理前状态。在稀释盐酸破坏黏蛋白层之后，若在膀胱内灌注外源性的黏多糖如合成的戊聚糖多硫酸盐等，则抗细菌黏着功能即可恢复。

(3)也有动物实验证明，膀胱黏膜具有杀菌能力，膀胱可分泌抑制致病菌的有机酸、IgG、IgA等，并通过吞噬细胞的作用来杀菌。

(4)尿pH低、含高浓度尿素和有机酸、尿液过分低张和高张等因素均不利于细菌的生长。

(5)如果细菌仍不能被清除，膀胱黏膜可分泌抗体，以对抗细菌入侵。

3.免疫反应

在尿路感染的病程中，一旦细菌侵入尿路，机体即有免疫反应。无论是局部的或是全身的，这些反应与身体其他部位的免疫反应相同。尿内经常可以发现免疫球蛋白IgG及IgA。有症状的患者尿中IgG较低，而无症状的菌尿患者尿中IgG则较高。IgG是由膀胱及尿道壁的浆细胞分泌的免疫球蛋白，能使光滑型菌族转变为粗糙型，后者毒力较低。此外，补体的激活可使细菌溶解。上述非特异性免疫反应皆为细菌黏着造成障碍。若感染时期较长，患者机体则可产生特异性免疫蛋白。球蛋白及补体的活动皆可促进巨噬细胞及中性粒细胞的调理素作用及吞噬功能。但吞噬过程中，吞噬细胞释放的过氧化物对四周组织有毒性作用，所以，吞噬细胞肃清细菌的过程亦对机体有伤害作用，尤其是对肾组织的损害。在动物实验性肾盂肾炎中，过氧化物催化酶能保护肾组织，不致发生过氧化物中毒。

有关实验研究表明，人体这种免疫反应对细菌的血行性和上行性感染有防御作用。

五、诊断

小儿反复尿路感染多伴有先天性泌尿系统异常，对反复尿路感染，药物治疗效果不佳的患儿，应行必要的检查，明确诊断，以便及时合理地进行病因治疗。

(一)临床表现

小儿尿路感染临床表现因年龄而异，一般较大儿童具有典型尿路感染症状，而婴幼儿症状不典型，易误诊。

1.新生儿期

以全身症状为主，如发热、嗜睡、吃奶差、呕吐、腹泻、面色苍白等非特异性表现。60%患儿可有生长发育迟缓、体重增加缓慢，甚至出现贫血、黄疸。一般局部症状不明显，有时与肺炎同时存在，肺炎的症状掩盖了泌尿系统症状。因此，对原因不明的发热应及早做尿常规检查和尿细菌培养以明确诊断。

2.婴幼儿期

仍以全身症状为主,主要表现为发热、精神不振、食欲缺乏等消化道症状。尿频、尿急、尿痛等排尿统症状随年龄增长逐渐明显,排尿时哭闹、尿频或有顽固性尿布疹,应想到泌尿系统感染的可能。

3.儿童期

除全身发热外,多有典型尿频、尿急、尿痛、排尿困难等症状,有时伴有腰部疼痛或下腹不适感。

(二)实验室检查

(1)送尿常规检查和取中间尿送细菌培养。

(2)肾功能检查:反复或慢性感染时肾小管功能首先受损,出现浓缩功能障碍,晚期肾功能全面受损。可做血尿素氮和肌酐测定、尿浓缩功能试验、酚红排泄率试验检查。近年来提出尿抗体包裹细菌检查、致病菌特异抗体测定、C 反应蛋白测定、尿酶测定、尿 β_2-微球蛋白测定、血清铜蓝蛋白测定协助区别上下尿路感染。

(三)特殊检查

1.超声波检查

方便、安全、无损伤,在小儿应作为首选的方法。B 超可测定肾脏的大小、肾区肿物的部位和性质,了解有无肾盂、肾盏扩张,重复畸形,巨输尿管;测定膀胱的残余尿,膀胱的形态、大小,膀胱壁有无异常增厚,膀胱内有无肿瘤、异物、憩室、囊肿等;同时还可以了解肾、输尿管、膀胱内有无结石等。

2.排尿性膀胱尿道造影

在小儿尿路感染中是重要的检查手段之一。其方法是将造影剂经导尿管或耻骨上膀胱穿刺注入膀胱内,也可在静脉肾盂造影时,待肾盂、输尿管内造影剂已排空,而膀胱仍积集大量造影剂时,嘱患儿排尿,在电视荧光屏上动态观察。可了解:①膀胱的位置、形态、大小,其黏膜是否光滑,膀胱内有无真性或假性憩室、囊肿、肿瘤、结石、异物等。②有无膀胱输尿管反流及其反流程度。③膀胱出口以下有无梗阻,如尿道瓣膜、憩室、尿道狭窄等。

3.静脉尿路造影

由于小儿尿路感染与泌尿生殖系统异常有密切关系,而静脉尿路造影检查除可了解双肾功能外,对先天性尿路畸形、梗阻、结石、肿瘤、肾积水等疾病有重要的诊断价值,故应列为常规的检查方法。其临床指征:①凡尿路感染经用抗生素 4～6 周而症状持续存在者。②男孩第一次发生尿路感染者。③女孩反复尿路感染者。④上腹肿块可疑来自肾脏者。

4.放射性核素肾图检查

放射性核素肾图在国内外已广泛使用,其方法简便、安全、无创伤,不仅有助于疾病的诊断,而且适用于疗效评价、监测和随访。根据需要选用合适的放射性药物,可以获得:①肾、输尿管、膀胱大体形态结构。②肾脏的血供情况。③计算出分侧肾功能、肾小球滤过率和有效肾血流量。④尿路引流情况,从而做出尿路梗阻的定位诊断。⑤膀胱输尿管反流及膀胱残余尿量等情况。

5.CTU

是快速容积扫描、静脉注射对比剂和计算机三维重建三者的结合。可获得包括肾实质整个尿路的三维立体图像。具有分辨率高,图像清晰、直观的特点。不仅能提供尿路形态学资料、了解梗阻部位,还可根据患肾有无强化、强化程度、肾盂内对比剂的浓度等判断肾功能,为治疗方案的确定和预后的判断提供可靠的依据。

6.磁共振尿路造影(MRU)

通过三维系统成像可获得清晰的全尿路立体图像。无须造影剂,扫描时间短,尤适用于婴幼儿、肾功能不全和碘过敏者。

(四)诊断

1.症状与体征

新生儿以全身症状为主,如发热、嗜睡、食欲缺乏、呕吐、腹胀、腹泻、面色苍白;婴幼儿和儿童除全身症状外,有尿频、尿痛、尿急、排尿时哭闹、排尿无力或排尿困难、顽固性尿布疹。

2.实验室检查

脓尿和细菌尿存在,中段尿有细菌提示感染来自膀胱及上尿路。

3.影像学检查

提示先天性泌尿系统畸形、尿路梗阻或膀胱输尿管反流。

六、治疗

小儿尿路感染的治疗原则是控制感染、解除梗阻、保持尿流通畅和预防复发。

1.对症处理

在诊断急性尿路感染后注意休息,多饮水冲洗尿路,促进细菌及其毒素的排出。鼓励患儿多进食,以增强机体抵抗力。对中毒症状重、高热、消化道症状明显者,可静脉补液和给予解热镇痛药;对尿路刺激症状明显的,可给予阿托品、山莨菪碱等抗胆碱能药物,以减轻症状;另外,使用碳酸氢钠碱化尿液,除能减轻尿路刺激症状外,还可调节尿液酸碱度,有利于抗生素药物发挥作用。在对症处理的同时对疑有泌尿系梗阻或畸形者,要抓紧时间进行必要的辅助检查,尽快确诊,及时手术矫治,以防因泌尿系感染对肾脏造成损害。

2.抗生素的应用

小儿尿路感染治疗的主要问题是抗生素的选用和使用方法。抗生素要选择不良反应小、尿液中药物浓度高、细菌耐药发生率低者。一般应遵循以下原则:①由于小儿尿路感染的病原菌大多数(80%以上)为大肠杆菌或其他革兰阴性杆菌,而革兰阳性菌仅占10%以下,因此,在未查出致病菌为何种细菌以前,最好选用对革兰阴性杆菌有效的药物;②上尿路感染选择血浓度高的药物,而下尿路感染则用尿浓度高的药物;③根据尿细菌培养和药敏试验结果而定;④不良反应少、对肾毒性小的药物,当存在肾功不全时,则更应谨慎用药,如氨基糖苷类及多黏菌素类均有不同程度的肾脏损害作用;⑤联合用药,可以产生协同作用,不仅可以提高疗效,减少耐药菌株的出现,减少不良反应,而且可以避免浪费,减轻患儿家属的经济负担,对复杂和(或)严重的泌尿系感染尤为重要;⑥口服易吸收;⑦新生儿及婴儿一般症状较重,致病菌毒性强，应静脉内给予抗生素；⑧一般静脉内给予抗生素 7～10 天，待体温正常，尿路刺激症状消失，可改口服抗生素，疗程需 2～3 周。

关于疗程，大多数人认为 7～10 天为宜，不管感染是否累及肾脏，均可获得满意疗效。但近年有一些学者支持 1～5 天的短程治疗，若为下尿路感染可给予单次大剂量治疗，其效果与 7～10 天疗程相同，且不良反应小，费用低，用药方便。如膀胱炎患者，用单剂治疗可使尿中抗生素迅速达到高浓度，且尿中短时间有高浓度的抗生素比长期低浓度更为有效。而对上尿路感染（如肾盂肾炎）则仍认为应常规使用抗生素 10～14 天或更长。

3.手术治疗

小儿尿路感染，尤其是反复发作的泌尿系感染，约半数以上同时合并泌尿系畸形。若经检查明确存在有尿路梗阻，在急性期药物不能控制感染时，应引流尿液（如肾造瘘或膀胱造瘘），待感染控制后再据病变部位及性质选择外科根治手术。

4.原发性膀胱输尿管反流的处理

2 岁以下的患儿经药物控制感染后，80％的反流可望消失，对严重的反流（Ⅳ、Ⅴ度）或经药物治疗久治不愈反而加重者，应考虑手术矫正。

第五节 儿童下肢损伤

儿童下肢创伤较上肢创伤更少见。儿童长骨骨折多发生在如车祸或运动损伤等高能量创伤后，或单纯跌倒所致。不幸的是，虐待儿童也可能是病因之一，特别是在幼儿当中，临床医师接诊时必须考虑到这一可能性。骨折后遗症，如生长抑制、下肢长度差异、畸形愈合、神经血管损伤及骨筋膜隔室综合征，会严重影响儿童的运动功能。处理下肢创伤时，注意细节可以减少上述不良后果的发生。

因下肢骨折可由高能量创伤所致，所以对患者必须要有一个系统的评估。初步筛查是为了排除危及生命的损伤，然后才进行第二次筛查。特定的骨骼、肌肉损伤的处理很大程度上取决于患者的年龄及合并的损伤。

开放性骨折在骨折固定前就应在手术室里进行冲洗和仔细清创。预防性抗生素应在适当的剂量下使用。如有必要可进行破伤风预防。根据不同的机械稳定性和软组织损伤程度，一些骨折可以在石膏窗中进行处理，以便于伤口护理。外固定、内固定或牵引则可用于其他更严重的创伤。与成年人一样，外科（骨骼）的稳定性更多出现在儿童多发伤和头颅损伤的案例中。

一、髋关节骨折

髋关节骨折，指股骨头近端到小粗隆之间的骨折，比较少见。这种骨折在所有儿童骨折中所占比例＜1％。约 85％的儿童髋部骨折是高能量创伤所致，剩余的 15％主要是病理性骨折所致，通常为肿瘤。股骨头骨骺在儿童 4～6 个月大时出现，在 14～16 岁闭合。股骨近端每年增长约占下肢长度的 13％或增长 3～4mm。此部分缺乏血供，所以容易受伤。

（一）诊断

儿童通常会因为髋部疼痛而拒绝行走。如果骨折移位，下肢则可能出现短缩和外旋畸形。X线片是最好的早期检查。如果X线片检查呈阴性，则骨扫描或磁共振成像（MRI）可以检测出隐匿性骨折。

（二）分型

Delbet分型是最常用的类型。

1.Ⅰ型

Ⅰ型骨折[经骨骺骨折（骨骺分离）]多发于幼儿。约有50%合并髋关节脱位。这种骨折易发生缺血性坏死（AVN），特别是伴有脱位。

2.Ⅱ型

Ⅱ型骨折（经股骨颈型）是最常见的类型，46%的儿童髋关节骨折属于这种类型。发生缺血性坏死的概率与最初骨折移位的程度有关。

3.Ⅲ型

Ⅲ型骨折（同时涉及转子和股骨颈型）占髋关节骨折的34%。如果骨折端没有移位，则预后良好。缺血性坏死与骨折的严重性和最初骨折移位的程度都有关系。

4.Ⅳ型

Ⅳ型骨折（转子间型）预后最佳，并发症并不常见。

（三）治疗

髋关节骨折，特别是伴有骨折移位的一类，需要迅速治疗。一般来说，除内固定之外，所有年龄<10岁的儿童此类骨折都需用石膏外固定至少维持6周。

1.Ⅰ型骨折

Ⅰ型骨折宜行轻度闭合复位内固定。年龄稍大的儿童可通过骨皮质螺钉或空心螺钉进行固定。如果儿童年龄<2岁，对稳定骨折来说，通过复位后髋部人字石膏外固定而不用内固定是一个合理的治疗。伴有脱位的情况下，简单的闭合复位尝试也是允许的。如果闭合复位失败，应从脱位的方向进行切开复位。

2.Ⅱ型骨折

Ⅱ型骨折要求解剖复位和牢靠的固定。可以尝试轻度闭合复位。如果闭合复位失败，则需要通过前外侧入路进行切开复位。稳定的固定是必要的。虽然应避免伤害骨骺，但牢靠的固定比保护骨骺更重要。对于需要固定的儿童，石膏固定至少维持6～12周。

3.Ⅲ型骨折

Ⅲ型骨折也要求解剖复位和牢靠的固定。为达到解剖复位，必要时可采取前外侧切开复位。解除骨折囊内血肿压迫的益处有争议，但这一程序被认为是一个可能减少发生缺血性坏死风险的方法。

4.Ⅳ型骨折

Ⅳ型骨折通常可行闭合复位。在麻醉或牵引下复位，并伴随着外展型髋人字石膏的运用，往往可达到目的。如果骨折不易复位或在石膏固定下仍不稳定，则需采取儿童钢板螺钉系统的内固定。在伴有多发伤的患者中，Ⅳ型骨折必须行切开复位内固定术。

（四）并发症

1.缺血性坏死（AVN）

缺血性坏死是最常见的并发症，发生率达 6%～47%。它通常发生在受伤后的前 12～24 周，与最初骨折的移位所导致的血供受损有关。缺血性坏死也被认为与年龄的增长、复位的时间和复位的质量有关。儿童髋关节缺血性坏死的治疗主要在限制负重、卧床休息、软组织松解和控制活动等方面。缺血性坏死有 3 种类型。

（1）Ⅰ型涉及整个股骨头，预后最差。

（2）Ⅱ型涉及部分股骨头，预后一般。

（3）Ⅲ型骨折线在骨骺端，预后良好。

2.髋内翻

儿童髋关节骨折后发生髋内翻的概率在 14%～30%，但在使用内固定的患者中发生的概率更小，甚至不发生。髋内翻多由畸形愈合、缺血性坏死、固定不牢靠或部分骨骺闭合所导致。由于畸形常随着时间而重塑，合理的观察时间为 2 年。如果颈干角＜110°或儿童＞8 岁，则可进行粗隆下外翻截骨术。

3.生长停滞

生长停滞并发于缺血性坏死发生后或当内固定跨过骨骺时。Ⅱ型和Ⅲ型缺血性坏死常导致生长停滞。应该考虑下肢的长度测量值和骨龄。如果下肢的长度差异过大则可进行生长板融合术或延长术。

4.骨不连

骨不连是一种罕见的并发症，发生率为 6%～10%。复位不完全是其发生原因。一旦确诊为骨不连，则应该采取粗隆下截骨术，可植骨或不植骨。

（五）进一步思考

1.病理性骨折

由良性或恶性肿瘤导致的骨折处理是很大的难题。应在可能的情况下处理伴有潜在问题的骨折。在某些情况下，在治疗肿瘤前必须使骨折愈合。

2.应力性骨折

应力性骨折罕见，但在过多进行循环重复加载活动的儿童中易发生。鉴别诊断包括股骨头骨骺滑脱、滑膜炎、Perthes 病（股骨头缺血性坏死）、撕脱骨折与肿瘤。发病前几周的 X 线片检查可能是阴性的，因此，骨扫描和磁共振检查有助于早期诊断。应力性骨折多为 2 种类型：发生在股骨颈上端的张力性骨折和发生在股骨颈下端的压缩性骨折。张力性骨折有发生骨折端移位的危险，因此，需行内固定治疗。而压缩性骨折显得更稳定，所以在较配合的患者中可以选择限制负重或人字髋关节石膏固定来治疗。

3.股骨头骨骺滑脱

不稳定的急性股骨头骨骺滑脱类似于经骨骺的骨折。通过问诊可以了解到患者有慢性髋关节痛、膝关节痛或跛行的病史。髋关节 X 线片可以显示股骨颈骨折长期稳定后的重塑。稳定的骨折可通过经皮置入空心螺钉进行固定。不稳定移位的骨折则应通过牵引轻度复位或在麻醉下进行，股骨头随之稳定在一个长期固定的位置。另一种选择是由有经验的外科医师进行外科髋关节脱位后解剖复位内固定。

二、股骨干骨折

儿童股骨干骨折是指发生在股骨小粗隆和股骨髁上干骺端之间的骨折，多为并发性的。实现骨折端以可接受的长度、角度和旋转度愈合绝非易事。股骨干骨折占所有儿童骨折的1.6%，占所有儿童长骨骨折的7.6%。在发生股骨骨折的儿童当中，虐待儿童案的发生在不会走路的婴儿中占80%，而在<4岁的儿童中占30%。年龄较小的儿童多为单纯跌倒而致股骨骨折，而年龄稍大的儿童多为例如车祸等高能量创伤所致。

（一）诊断

大多数患儿表现为疼痛且无法行走，会出现明显的畸形、肿胀、压痛和骨擦音。单纯骨折不会造成血压过低，倘若儿童出现血容量减少则需仔细检查有无其他合并损伤。X线片适用于早期检查，但必须包括膝关节和髋关节以排除其他骨折。

（二）分型

对于此骨折并无正式的分型系统，常用横形骨折、旋转骨折、斜形骨折、青枝骨折、粉碎性骨折、闭合性骨折或开放性骨折等来描述。

（三）治疗

儿童股骨干骨折的治疗需考虑多种因素，包括年龄、损伤机制、伴随损伤、经济状况和社会心理等。治疗目的是达到骨性愈合而没有过度的短缩畸形或旋转畸形与成角畸形。目前的趋势是避免长期住院治疗。骨折并发神经血管损伤、开放性骨折、多发伤、头颅损伤等都需手术重建其稳定性。一般来说，儿童单纯骨折可以通过快速髋人字石膏固定来处理；接近成年的儿童则可以通过交锁髓内钉来治疗。至于6～12岁的儿童，治疗方法则有较大的争议。所有上述技术在相关文献中都有倡导和支持。

1.快速人字石膏固定

<6岁或体重<27.2kg的儿童如单纯发生闭合性骨折，可以通过快速髋人字石膏固定。已有运用单腿、一条半腿和双腿人字石膏固定的报道。如果下肢有超过2cm的短缩，有学者建议在行石膏固定前需进行简单的皮肤牵引或骨牵引。对细节高度关注是快速进行髋人字石膏固定的关键。下肢长度必须恢复，石膏必须仔细塑形以免造成迟发的内翻或畸形成角。前2～3周需每周进行影像学检查以排除复位的失败和过度的短缩畸形，其出现概率约为20%。复位失败可能与石膏楔形塑形或重新用石膏固定相关。儿童如果出现不可接受的短缩畸形则应行骨牵引至长度恢复，然后重新进行石膏固定。此石膏固定应维持6周。

2.牵引后延期的髋人字石膏固定

牵引后延期的髋人字石膏固定可有比较好的效果。儿童可通过皮肤牵引或骨牵引2～3周直到骨折变得较稳定。必须每隔几天行X线检查以防过度短缩或骨折端过度分离。牵引后再运用延期的髋人字石膏固定。此项技术会因延长住院时间而带来社会(或经济)上的问题。

3.交锁髓内钉

接近成年的青少年，损伤后可像成年人一样通过坚固的交锁髓内钉来治疗。如果股骨头骨骺尚未闭合，则插入髓内钉时应注意避开梨状窝。损伤在梨状窝的侧上动脉可导致股骨头的缺血性坏死，因此，建议在稍前方或转子间进钉。目前有已设计的儿科髓内钉可以避开梨状窝和大粗隆的隆起。髓内钉也不能破坏股骨远端骨骺。

4.外固定

单侧外固定允许早期活动。外固定器通常安置于腿的一侧，并且必须在手术时确保全膝关节的正常活动。因外固定针道有很高的感染概率，所以患儿家属必须注意对外固定针的护理。

5.弹性髓内钉

弹性髓内钉允许早期活动，从而避免长期牵引和石膏固定带来的问题。此髓内钉可以通过逆行的方式置入，其进钉点是股骨远端骨骺的近端。也可以通过顺行的方式置入，进钉点在大粗隆的远端。在骨折愈合后需通过第二次手术将髓内钉拆除。如用的是钛钉，不良的结果则与年龄＞11 岁、体重＞49kg 或属于粉碎性骨折或长斜形骨折有关。同系列的不锈钢钉比钛钉的并发症少。

6.加压钢板

加压钢板技术较简单，方便患儿家属的护理，并且有利于患儿早期活动。其需要较大的切口和广泛的解剖剥离，在置入加压钢板后也要避免负重。钢板必须拆除，而且需持续避免负重 6 周。

7.经皮桥接钢板

经皮钢板除具备加压钢板的所有优点外，还有解剖剥离少、瘢痕组织生成和血供破坏少、愈合较快等优点。此项技术尤其适用于其他类型固定效果不佳的粉碎性骨折。在经皮置入钢板前必须有一个较好的复位。钢板可以通过普通螺钉或锁定螺钉加固，后者将提供更大的稳定性。

（四）并发症

1.下肢长度偏差

下肢长度偏差是最常见的并发症，继发于骨折愈合在短缩的位置或肢体过度生长。人们对肢体过度生长了解得较少，它多发于 2～10 岁的儿童在损伤后的前 2 年。过度生长的范围往往在 0.5～2.5cm。下肢的长度在儿童股骨干骨折愈合后至少要随访 2 年。短缩差异＞6cm 或具有明显畸形的患儿通过延长和（或）畸形纠正来治疗。较小的没有畸形的投影差异可通过骨骺阻滞术来治疗（同侧肢体过度生长和对侧肢体缩短的情况下）。

2.成角畸形

成角畸形经常发生，关于可接受的成角畸形有几点要求。幼龄儿童股骨干骨折后重塑能力较强。侧面成角 30°在＜2 岁的儿童中可以接受，而在≥11 岁的儿童，则范围减小到 10°。在冠状面上，外翻成角畸形比内翻成角畸形的耐受性更好。前后位成角畸形在婴儿期可接受的最大值为 20°～30°，＜5 岁的儿童为 15°，5～10 岁为 10°，≥11 岁为 5°。

3.旋转畸形

旋转畸形在此类型骨折的儿童中发生率达 1/3 以上。相比较成角畸形，儿童发生旋转畸形后重塑的可能较小。30°以内的旋转畸形耐受性良好。当旋转畸形需要手术干预时，可选用旋转截骨术。

4.神经、血管损伤

股骨干骨折后神经、血管损伤较罕见，发生率<2%。合并血管损伤的骨折应及时固定，并随之行血管修复。大多数骨折所合并的神经损伤都能自我恢复。

5.骨筋膜隔室综合征

骨筋膜隔室综合征可发生在运用90/90髋人字石膏固定后。使用短腿石膏固定后再牵引的运用被认为是其发病原因。

（五）特别注意事项

1.浮膝伤

定义为同侧股骨和胫骨的骨折，通常为高能量创伤。大多数学者认为其中至少一种骨折需要外科手术处理。

2.应力骨折

股骨干的应力骨折在儿童中比较罕见。可能存在没有逐渐增加活动强度的病史。X线检查也可能正常或提示有肿瘤的骨膜新生骨现象。MRI检查有助于确诊。

三、股骨远端干骺端与骨骺骨折

股骨远端骨骺是人体中最大和生长速度最快的骨骺，股骨70%的长度和下肢37%的长度都与其相关。其每年约增长1cm，女性在14～16岁闭合，男性在16～18岁闭合。因为骨骺的生长，在有移位的骨折中，准确复位对预防生长抑制至关重要。涉及股骨远端骨骺的骨折则相对少见，只占全身骨骺骨折的7%。此损伤多由运动或交通事故所导致。骨折通常发生于青少年所处的身体快速生长期。在儿童会走路之前，完全性骨折和虐待儿童有密切关系。

（一）诊断

儿童通常因为急性发作的疼痛而不能走路。大腿可有短缩或成角畸形。膝关节疼痛，伴有积液和瘀斑。仔细检查神经、血管对排除合并损伤至关重要。摄正、侧位X线片是早期最好的检查。如早期X线片示无异常，斜位X线片可能有助于发现骨折。对于疑难病例，则可在轻微应力下摄X线片或直接行磁共振检查。

（二）分型

Salter-Harris分型虽没有涉及预后，但是最常用的。Salter-Harris Ⅰ型和Ⅱ型骨折易影响骨的生长。最重要的影响预后的因素包括骨折端移位的程度、年龄、复位充分度和创伤的严重性。

（三）治疗

无移位的骨折应通过经皮置入骨圆针来固定以防骨折移位的高风险。移位的Salter-Harris Ⅰ型和Ⅱ型骨折需要复位和经皮内固定。复位方法主要为牵引，用轻柔手法。经皮内固定通过置入骨圆针或螺钉进行，随后用石膏固定膝关节于屈曲10°位6周。解剖复位5°以内的内翻或外翻畸形在接近发育成熟的儿童中可以接受；而对于年龄<10岁的儿童，20°的后倾成角畸形也可以接受。移位的Salter-Harris Ⅲ型和Ⅳ型骨折需闭合或切开解剖复位内固定，

内固定通过螺钉完成，并行石膏固定6周。由良性病变引起的病理性骨折应按常规骨折处理，待骨折愈合后再对肿瘤进行治疗。

（四）并发症

1.下肢长度差异

下肢长度差异是最常见的并发症（占32%）。受伤年龄是最重要的原因，下肢长度差异通常发生在经受高能量创伤的年幼儿童。如果骨折移位大于骨骼宽度的50%，那么发生此并发症的风险更大。治疗的选择依下肢长度差异的标准而定。

2.成角畸形

成角畸形（发生率为24%）多发于Salter-Harris Ⅱ型骨折。通常由与干骺端相对的骨骺骺板的直接损伤所致。治疗方法包括依据儿童年龄而定的骨骺阻滞术或截骨术。前者适用于处于生长终末期的儿童。

3.骺板损伤

骺板损伤可通过X线断层照片或计算机X线断层（CT）检查来评价和明确其范围。损伤部位如小于骺板区域的50%则可以将其切除并植入脂肪组织；如患者仅剩<2年的生长期，则禁止将损伤部位切除。接近骨骼成熟期的儿童如有大量损伤，可以通过健侧肢体的骨骺阻滞术来治疗。

4.神经、血管损伤

神经、血管损伤（发生率为2%）较罕见，通常由过伸性损伤所致。前后移位易损伤腘动脉，而内翻成角畸形易损伤腓总神经。怀疑有神经、血管损伤的骨折应急诊复位并及时评价血管情况。如血供受影响，则应观察患者48～72小时以排除血管内膜撕裂并发血栓的形成。

5.膝关节伸直挛缩

膝关节伸直挛缩少见，并发于严重的股骨髁上骨折。行康复治疗失败的患者可通过Judet股四头肌成形术来治疗。

四、髁间隆起骨折

髁间隆起位于半月板前角之间。此处骨折通常发生于8～14岁的儿童。损伤可发生于从自行车或摩托车上摔倒，膝关节过伸位骨折，或为直接打击膝关节所致。

（一）诊断

受伤儿童的典型表现为疼痛、膝关节肿胀和患侧不能负重。在行影像学检查前应避免过度的物理检查，以防骨折碎片移位。正位和侧位X线片检查是最好的诊断方式，最有用的信息往往由侧位X线片中得到。摄应力位X线片可用于怀疑涉及骨骺或韧带的损伤。

（二）分型

标准分型为Myers和McKeever分型。

1.Ⅰ型骨折

没有移位的骨折。

2.Ⅱ型骨折

髁间隆起 1/3～1/2 的骨折伴有铰锁。

3.Ⅲ型骨折

完全移位的骨折。

(三)治疗

对于Ⅰ型和Ⅱ型骨折,首先要吸掉关节的血肿。通过膝关节过伸复位骨折碎块,然后用长腿石膏固定下肢于 10°～15°的屈曲位 4～6 周。难以复位的Ⅱ型和Ⅲ型骨折可能为半月板的阻碍所致,可通过切开复位或关节镜协助下复位。幼龄儿童的骨折碎片需用可吸收缝线进行固定。在年龄稍大的儿童,则可运用不可吸收缝线或骺内螺钉来固定。

(四)并发症

伸膝功能受限发生于 60%以上的患者,但几乎不是一个功能性的问题。而膝关节前方松弛发生率为 75%,可能是前纵韧带在骨折前的塑形性变所导致。尽管可能残留松弛,患者通常预后良好。

五、半月板损伤

半月板是位于膝关节内侧和外侧的半月形软骨垫,在出生时完全血管化,到成熟期时其内 2/3 的血供消失。盘状半月板是不常见的先天畸形,在人群中的发病率为 3%～5%。除非是先天性的原因,半月板撕裂在青春期之前的儿童较罕见。此损伤主要发生在青少年。

(一)诊断

儿童典型症状为活动时疼痛,可能是机械性症状。膝关节会剧烈肿胀,但通常发生在损伤后几小时。体征多为关节间隙压痛,并且 McMurray 试验呈阳性。摄 X 线片检查可用于排除骨软骨炎或关节游离体。MRI 也是可选择的检查之一。

(二)分型

常根据撕裂的解剖形态分为放射型、断裂型、纵型、水平型和桶柄样撕裂型。

(三)合并损伤

包括交叉韧带撕裂。

(四)治疗

在儿童期,某些半月板撕裂可通过非手术治疗。非手术治疗的适应证包括在半月板外周 10mm 或以下的撕裂、<3mm 的放射型撕裂或稳定的部分撕裂。主要方法为石膏固定 6～8 周。手术治疗半月板撕裂的方法多为半月板部分切除或修复,如撕裂位于半月板外部的 10%～30%、移位<3mm 的非复合裂伤则可考虑修复。

六、膝关节韧带损伤

膝关节韧带撕裂在儿童的准确发生率虽然还不是很清楚,但至少在增加中。研究表明,约 4%的前交叉韧带完全撕裂发生在骨骼未成熟的患者。后交叉韧带(PCL)和侧副韧带的损伤则较为少见。前交叉韧带和后交叉韧带都起自胫骨髁间隆起。前交叉韧带附着在胫骨髁间隆起的前方,而后交叉韧带附着于胫骨骨骺的后方。内侧副韧带(MCL)和外侧副韧带(LCL)起自股骨远端骨骺,然后分别止于胫骨近端骨骺与干骺端和腓骨骨骺。前交叉韧带撕裂由单足踏地时膝关节过伸、突然减速或外翻和旋转暴力同时作用所致。后交叉韧带断裂由膝关节过伸或足落地时胫骨向后强力移位所导致。儿童的韧带损伤通常由多发性创伤引起。

(一)诊断

患者受伤后常无法走路。除非是关节囊已经破裂,膝关节通常有大量积液,并且有显著的肌肉痉挛。尽管在急性期因疼痛很难进行,前交叉韧带撕裂一般 Lachman 试验呈阳性。检查急性后交叉韧带撕裂最好的方法是股四头肌收缩试验。检查侧副韧带时应触及其起点和止点。检查内翻和外翻稳定性应在膝关节充分伸直和屈曲 30°情况下进行,并且要和健侧对比。如有半月板损伤,则在膝关节间隙处可有压痛。

(二)分型

1.一级损伤

有压痛而无不稳定性。

2.二级损伤

会有较多功能损失而无不稳定性。

3.三级损伤

为韧带完全断裂伴不稳定性。

(三)合并损伤

主要包括其他韧带撕裂。

(四)治疗

1.前交叉韧带撕裂

在决定治疗计划之前需考虑一些因素:患者年龄、骨骼的成熟程度,还有治疗后的预期功能。研究表明,儿童非手术治疗更不易恢复到受伤前的功能水平,并且有较高的半月板损伤、软骨损伤和关节不稳定发生率。关节内重建术需侵犯到骨骺,特别是手术医师试图实现移植物等距离放置。关节外重建术能避免伤及骨骺,但此技术不能实现等距离植入。非手术治疗包括支撑、康复和活动限制。这些方法尤其适合年幼的儿童,在骨骼成熟前用来作为推迟手术的一种方法。关节内手术包括腘绳肌腱或髌韧带中 1/3 重建术。利用髌腱来进行前交叉韧带重建只适用于接近成年的青少年,以避免行骨骺阻滞术。几种关节外技术已经被描述过,但没有一种是等距离的。青少年前交叉韧带撕裂合并内侧副韧带撕裂可通过铰链式膝关节支具治疗后再行前交叉韧带重建。

2.后交叉韧带撕裂

后交叉韧带撕裂可以通过铰链式膝关节支具固定 6 周来治疗。通过手术来处理儿童后交叉韧带撕裂具有争议。无长期存在的数据可以证明重建手术优于康复。后交叉韧带断裂伴有骨碎片可用螺钉固定。

3.侧副韧带损伤

一级和二级侧副韧带损伤可通过铰链式膝关节支具固定 1～3 周来治疗,而完全性损伤要求固定 6 周。三级损伤合并前交叉韧带损伤则应手术修复。损伤伴有从胫骨或股骨上断裂的骨碎块可通过螺钉固定。

(五)并发症

膝关节不稳定、半月板损伤和神经血管损伤是最常见的膝关节韧带损伤并发症。

(六)特别注意事项

膝关节脱位的特点是广泛的韧带损伤。通常情况下,2 条交叉韧带损伤也会涉及侧副韧带的损伤,腘动脉也可能损伤。幸运的是,此损伤在儿童不常见,因为此类创伤更易导致骨骺骨折。儿童膝关节脱位应行仔细的神经血管检查,随之尽快复位。血供情况应在复位后密切随访 48～72 小时。幼儿膝关节脱位可在急性肿胀消退后用长腿石膏固定 6 周。接近成年的儿童此类损伤和成年人的处理方法相同,行侧副韧带的修复和交叉韧带的重建。

七、髌骨骨折

(一)解剖学

髌骨是人体最大的籽骨,位于四头肌肌腱内,可使四头肌成为更有效的膝关节伸肌。

髌骨在 3～5 岁开始骨化。骨化一般从多个点开始,最后融合在一起。随着髌骨骨化中心的扩展,边缘会变得不规则,并可能与次级骨化中心连在一起。位于上外侧的次级骨化中心的不完全融合会导致双髌骨,从而容易混淆为骨折。如果出现双髌骨,通常在 12 岁之前显现,而且有可能持续到成年。髌骨骨化通常在青春期后期完成。

(二)损伤机制

在儿童中很少出现髌骨主体的横行骨折或粉碎性骨折,因为他们的髌骨大部分是软骨而且比成人的移动性大。这种损伤大多发生在青春期骨化即将完成的阶段。跟成人一样,儿童的髌骨骨折也是由直接或间接外力导致的。髌骨下极撕裂性骨折,即所谓的套袖状骨折,是由四头肌对屈曲膝关节施加的强大收缩力引起的间接损伤。

髌骨骨折也可由反复的应力所致。Hensal 及其同事报道了一例间接损伤造成的双侧髌骨骨折的 17 岁儿童。手术时,骨折边缘的硬化表明有潜在的应激反应区。Iwaya 和 Takatori 描述了 3 个 10～12 岁儿童的髌骨外侧纵形骨折。作者将其归因于重复性活动。Ogden 及其同事认为,疼痛性双髌骨是由长期应力性骨折所致。

(三)分类

儿童髌骨骨折一般根据其部位、骨折类型和移位程度分类。儿童特有的一种骨折就是所谓的套袖状骨折,骨折经过软骨发生在髌骨下极。这种骨折在 8～12 岁的儿童中比较常见。发生这种骨折时,一个大的软骨套沿着远极的一小块骨头从髌骨主体撕脱。Grogan 及其同事观察到,撕脱骨折会累及髌骨周围的任何区域。他们描述了 4 种损伤类型:上部、下部、内侧(常伴发于急性髌骨脱位)和外侧(他们将其归因于股外侧肌反复牵拉导致的长期应力)。

(四)诊断

髌骨主体骨折的患者通常会有触痛和软组织肿胀。膝关节处通常会有关节积血。膝关节主动伸展困难,尤其是抗阻力伸展时。髌骨下端有一可触及的小缺口预示着套袖状骨折。髌骨高位提示伸肌结构破裂。

对于边缘骨折，髌骨疾患部位的局部触痛和肿胀是唯一的表现。在这些损伤中，直腿抬高是有可能的。内侧缘撕脱性骨折提示有急性髌骨脱位，可能会自发复位。伴有脱位，也会有其他症状，比如内侧支持带触痛和正位恐惧症。

需拍摄前后位和侧位X线片来评估髌骨主体骨折。横行骨折在侧位片上显示最好。膝关节屈曲30°的侧位X线片能很好地界定软组织的稳定性和移位的真实程度。

遭受急性损伤的患者在靠近下极处有小块骨粒点可能预示着套袖状骨折。怀疑有套袖状骨折时，伤处侧和未受伤侧膝关节屈曲30°的侧位X线片有助于确认伤侧髌骨高位。当临床表现和X线片表现无法明确诊断时，MRI有助于发现套袖状骨折。纵向边缘骨折最好用髌骨轴位片检测。

（五）治疗

儿童髌骨横行骨折的治疗原则基本上与成人相同。对于无移位骨折，特别是膝关节能主动伸展的话，建议在膝关节全伸位用管型石膏治疗进行封闭式治疗。

对于分离3mm以上或者关节面呈台阶状的横行骨折，必须采取手术治疗。将沿纵向植入的2枚克氏针用钢丝捆扎便可用预塑形的张力带固定法达到很好的固定。最近有文献报道，用可吸收缝线代替传统的不锈钢钢丝。用可吸收缝线可使后期的植入物拆除更加方便，也减少了所需的软组织切除量。其他固定方法包括环状面钢丝圈固定、整骨折块间螺钉固定、空心螺钉联合张力带固定。支持带应在骨固定时修复。同样，套袖状骨折必须精确复位并缝合固定，或者如果骨折碎片足够大就用预塑形的张力带固定。远极粉碎性骨折最好行髌骨部分切除术。如果粉碎范围大，应考虑行全髌骨切除术。

对于那些经过一段时间制动和康复训练无反应的小型边缘骨折或者疼痛性双髌骨，最好切除骨折碎片。但是，对于可能累及关节面重要部位的大骨折碎片应考虑行螺钉和钢针固定。

（六）并发症

髌骨骨折的结果通常较好。移位大或粉碎严重的骨折其结果不佳。移位性骨折如果未准确复位则会发生并发症，包括髌骨高位、伸肌滞后和四头肌萎缩。

八、髌骨脱位

急性创伤性髌骨脱位通常发生在参加体育活动的青少年。患儿经常被报道有扭伤，可见或感觉到髌骨脱位，继而膝关节屈曲可自发复位。在年幼儿童，髌骨股骨发育不良通常是其发病的内在原因。直接打击髌骨内侧也可导致髌骨脱位。髌骨脱位相关因素还包括高位髌骨、滑车发育不良、膝关节囊过度松弛、股骨或胫骨扭转变形导致Q角角度增加、女孩及家族史。

根据临床症状，有自发复位的病史，一般可以很容易地诊断髌骨脱位。一般症状包括髌骨邻近区域广泛压痛、肿胀，多以内侧为重；向外侧推挤髌骨时Apprehension试验阳性。X线片检查以明确骨软骨骨折；MRI和CT检查在确定骨软骨骨折上很有价值。若怀疑有骺板骨折或韧带损伤，应进行应力性X线片检查。

髌骨脱位的患儿早期采用非手术治疗，包括制动约2周，随后拄拐及康复训练，6～12周时可参加体育活动。大多数关节内骨软骨骨折需要手术治疗，但需降低再脱位的风险，据报道再脱位的概率为15%～75%。年幼患儿(15岁以下)中最易发生复发性再脱位,随年龄增长再脱位发生率降低。

手术治疗的最常适用于髌骨再脱位引起功能障碍和需要固定的伴有较大股骨软骨块的髌骨脱位。高要求的运动员初次发生髌骨脱位,也可考虑手术治疗。

伴有开放性骺板损伤的慢性复发性髌骨半脱位或脱位的儿童,治疗相当困难,因为胫骨结节位置的处理要避免引起早期生长阻滞。记住这一情况,通过软组织前移术(股内侧肌)、外侧松解术纠正髌骨不稳定,必要时可采用软组织限定性手术,如将髌韧带内侧1/3移位至内侧副韧带,松解髂胫束,向前穿过髌上到达内侧副韧带,半腱肌腱移位穿过髌韧带。Nietosvaara等对照研究了手术治疗(直接修复损伤的内侧结构,并松解外侧)和非手术治疗,该随机试验包含71例患儿74处无较大游离体脱位,年龄低于16岁。早期手术修复内侧结构结合外侧松解不能改善远期结果。非手术治疗后75%的患儿自我感觉良好,而手术治疗后66%患儿感觉良好;非手术治疗再脱位的发生率为71%,手术治疗再脱位发生率为67%。既往阳性家族史是反复脱位及对侧髌骨脱位的危险因素。

(一)半腱肌腱移位重建髌股韧带、髌胫韧带

1.手术技术

(1)患儿仰卧在标准手术台上。全身麻醉后,医生检查双侧膝关节,包括髌股骨运动轨迹,无菌消毒下肢后铺巾,大腿处绑上止血带(压力250mmHg)。

(2)通过标准入路,关节内镜检查膝关节,评价髌骨运动轨迹,股骨滑车深度及髌股关节面情况,取出游离体。

(3)胫骨结节内侧做一个4cm长纵形皮肤切口。

(4)确认半腱肌,用肌腱剥离器取其肌腱,保留远端附着部分。

(5)肌腱近端采用2-0号可吸收线进行十字缝合。

(6)在髌骨的内下方和内上方分别做一个2cm长皮肤切口。

(7)用3.2mm的套管钻,在髌骨内侧1/4处钻一纵向骨内隧道,并用4mm的钻扩大。

(8)在半腱肌进入部位和髌骨切口内下方之间,形成一个筋膜下的隧道。

(9)将半腱肌穿过隧道,从髌骨远端进入近端,自髌骨内上方穿出。

(10)半腱肌从髌骨内上方穿出后,做一个3cm切口,通过筋膜下隧道与内收肌结节缝合。

(11)膝关节屈曲30°～45°,检查移位肌腱的张力,确认髌骨在滑车中的位置良好。然后膝关节伸直,再次检查移位肌腱的张力(肌腱移位应允许髌骨轻度侧方移位,最多允许移位髌骨宽度的1/4)。移位肌腱的合适张力也允许髌骨运动轨迹和谐、平滑。

(12)通过膝关节活动范围检查髌骨运动轨迹及其稳定性。

(13)收肌结节处钻一个7mm的孔,用1枚8mm×23mm可吸收Biotenodesis螺钉固定移位肌腱。

(14)在骨骼未成熟的患儿,不要使用Biotenodesis螺钉;相反地,将移位肌腱环绕、用0号Vicryl线缝合在大收肌腱上。

(15)如果外侧支持带紧张不能使髌骨在运动轨迹上活动,可通过前外侧关节镜入路松解外侧支持带,使髌骨在水平面上能旋转45°。

(16)Q 角＞20°的骨成熟的患儿，将胫骨结节向内侧移位 8～12mm，并用 2 枚 6.5mm 的螺钉固定。

(17)松开止血带，标准方法缝合切口。

2.术后处理

术后即刻允许负重及关节主动活动范围内的锻炼。胫骨结节移位的患儿只能拄拐，部分负重 6 周。术后 4 个月后可参加体育活动。

(二)松解髂胫束及外侧支持带治疗髌骨脱位

1.手术技术

(1)患儿仰卧在标准手术台上，暴露大腿前外侧。

(2)全身麻醉后，前外侧入路，从大腿中 1/3 延伸到胫骨粗隆。沿髌骨外侧缘做轻微弯曲的切口。

(3)充分剥离皮下组织，将皮瓣翻开，显露股四头肌、髌骨内外侧系带、髂胫束、半腱肌附着处及髌韧带。避免进入关节囊及损伤髌下神经。

(4)松解外侧支持带，将髌骨维持在正常位置，采用 3 号 Ethibond 缝线缝合内侧支持带，在膝关节屈曲状态下允许外移 25%。

(5)松解髌骨外上缘 7.5cm 处的髂胫束，缝合大腿筋膜近端的其余部分。

(6)在髌骨正面和髌腱膜之间，从髌骨外上缘到内下缘钻一个隧道，将髌骨向内侧和远端推移，然后将髂胫束穿过隧道。

(7)将髂胫束缝合到髌骨上，在膝关节屈曲 45°～60°的位置上将髂胫束的游离端缝合到半腱肌附着处。

(8)若因为股四头肌挛缩导致膝关节屈曲受限，通过用力将膝关节屈曲，确认导致股四头肌收缩的因素；股四头肌成形术重建，V-Y 成形术延长肌腱使膝关节可完全被动屈曲。

(9)止血，标准方法缝合皮肤，膝关节屈曲 45°～60°下长腿石膏固定。将石膏分成前后 2 部分，便于取下和更换。

2.术后处理

物理治疗时取下石膏，锻炼完后再装上。术后 3 天髌骨可开始上下、内外方向活动以防止髌周软组织挛缩。术后头 2 周内，被动活动范围最大可至 60°，2 周后增至 90°，3 周可增至正常范围。6 周左右可取下石膏，但不能完全负重。去掉石膏后头 2 周只能负重体重的 24%，随后 2 周 50%，4～6 周可完全负重。

(三)"三合一"疗法治疗髌骨复发性脱位：外侧松解术，股内侧肌前移术及髌韧带内侧 1/3 与内侧副韧带移位

1.手术技术

(1)患儿仰卧在标准手术台上，大腿绑上止血带。

(2)全身麻醉后，检查膝关节活动和关节内镜检查膝关节。

(3)从髌骨中点至下方胫骨粗隆中间处，做一 10cm 长切口，显露内外侧支持带、髌韧带及髌骨内上方、股内侧肌腱附着区域。

(4)切开外侧支持带至髌骨上方(外侧松解)，注意不要破坏滑膜。

(5)分离内侧支持带,显露内侧髌韧带肌腱,显露、松解股内侧肌附着处。

(6)将股内侧肌附着点向远端及外侧移动10cm,轻轻地在髌骨表面钻空,用连续的1号Vicryl缝线将股内侧肌附着点缝合在髌骨表面钻孔处。

(7)将髌韧带从中间分开,远端尽可能分离到胫骨附着点处,近端分离到靠近髌骨处。

(8)膝关节屈曲30°,将髌韧带外侧半向内侧移位,使髌韧带主体呈45°。切开骨膜,插入2个金属缝线锚钉,将髌韧带缝合至胫骨近端中间和内侧副韧带中间。

(9)逐层闭合切口,常规包扎,绷带及膝关节伸直位夹板固定。

2.术后处理

夹板固定下可部分负重,2周后可完全负重。6周时可取下夹板,然后膝关节开始轻柔地活动。术后前3周患儿可使用自行车活动,自行车车座要高。每隔1天可把自行车座调低来增加膝关节屈伸。正常情况下,术后7周或8周,患儿膝关节可屈伸90°,此时可开始同心训练和本体感受训练。第8周时,可在跑步机上慢跑,此后4周里逐渐增加。12周时,开始专门的体育康复。此后3个月里,可允许逐步日常活动。通常术后6个月可从事体育活动。

九、胫骨近端骨骺骨折

此类骨折不常见,只占下肢骨骺损伤的3%。因很少有韧带附着于骨骺之上,所以骺板损伤不经常发生。胫骨近端骨骺在出生后的前3个月出现,而胫骨结节次级骨化中心在8岁时出现。髁间隆起的骨化自青少年时期才开始。胫骨近端骺板提供胫骨长度的55%,约占整个下肢长度的25%或每年约生长0.6cm。腘动脉在腘窝处邻近骨骺,并于此移行为胫前动脉进入小腿筋膜前间室。如胫骨近端骨折移位,则有损伤该动脉的危险。

(一)诊断

患儿局部疼痛、肿胀,膝关节活动度减少,有时可见畸形。应进行仔细的神经、血管检查,尤其是有移位的骨折。正位和侧位X线片检查被认为是最初的检查手段,如有必要可再加摄斜位或应力位X线片检查。如怀疑血管损伤则应行动脉造影检查。

(二)分型

多运用Salter-Harris分型。

(三)合并损伤

包括腘动脉和腓神经损伤。

(四)治疗

Salter-Harris Ⅰ型和Ⅱ型骨折要求闭合复位后固定4～6周。而Salter-Harris Ⅲ型和Ⅳ型骨折则建议闭合复位并用经皮螺钉或空心螺钉来固定。移位的骨折附近有血管伴随的,应立即复位并评估血管的状态。如骨折难以复位或有血管损伤,则绝对需要切开复位。复位之后,最安全的做法是将腿用夹板固定在屈曲10°～20°位;当发生骨筋膜隔室综合征的风险减小后才可以用石膏固定。

(五)并发症

包括膝关节稳定性、下肢长度差异、血管损伤和神经损伤(腓总神经损伤最常见)。

十、胫骨和腓骨骨干骨折

胫骨干定义为胫骨近端和远端骺板之间的部分，排在儿童最常见长骨骨折的第3位。骨折可能由直接或间接创伤所致。损伤可出现在幼儿低能量跌倒或高能量创伤之后。约10%的胫骨骨折是开放性骨折。小腿4个筋膜隔室（前间室、外侧间室、后浅间室、后深间室）在此损伤后有发生急性骨筋膜隔室综合征的危险。

（一）诊断

患儿可有疼痛和肿胀，因腓骨多无损伤，故畸形较少见。幼儿受伤后可能简单表现为不能行走。此种情况下压痛点可能是唯一的体格检查结果。应仔细检查皮肤伤口，并需要对下肢神经、血管的状态做记录。正位X线片很适合于初期检查，但斜位X线片对初期X线片检查无异常的幼儿来说很有帮助。此类骨折在幼儿和婴儿中较难看出。当诊断不明确时可运用骨扫描技术。

（二）分型

此类骨折无正式的分型系统。通过损伤的解剖位置分为近端干骺端骨折、骨干骨折和远端干骺端骨折。

（三）治疗

1.近端干骺端骨折

因为对迟发外翻并发症知之甚少，近端干骺端骨折的治疗有潜在的危险性，外翻畸形的发病机制有几种理论。畸形在受伤后6个月内出现，在2年后畸形最明显。骨折后，在用石膏固定前任何外翻角都应被矫正。如果因软组织的干扰阻碍外翻的矫正，那么有必要行切开复位。长腿石膏应塑成内翻形并维持4～6周。复位后的前几周要每周行X线检查，任何复位的偏差应被及时矫正。一些学者也认为应限制早期负重。

2.闭合性骨干骨折

闭合性骨干骨折几乎都可以通过非手术方法来治疗。成角畸形和旋转畸形应纠正并用长腿石膏固定，如同时伴有腓骨骨折移位也应同时复位以防胫骨骨折的再移位。复位后的前几周应每周行影像学检查以监测复位的情况，如有必要的话可应用石膏矫形。可接受的骨折对位应大于断端面积的50%，在正、侧位X线片中＜10°的成角、＜20°的旋转，并且＜1cm的短缩。单纯的胫骨骨折倾向于内翻位固定。闭合复位失败的骨折应通过手术固定。

3.开放性骨折

应根据开放性骨折的治疗原则来治疗。在稳定的低能量损伤中，可以用开窗石膏来固定。骨折伴广泛软组织损伤的可用外固定、克氏针或有限内固定来处理。软组织覆盖应在7天内完成。负压敷料的使用可以减少游离组织瓣覆盖的需要。

4.远端干骺端骨折

远端干骺端骨折经常因为前侧皮质的嵌插而成反屈对线不齐。闭合复位后，运用长腿石膏时应将足固定在跖屈位以保持对线一致。短腿石膏固定足于中立位可在骨折愈合后期运用，以允许伤肢负重。

(四)并发症

1.骨筋膜隔室综合征

骨筋膜隔室综合征是一种潜在的破坏性较大的并发症,可伴随于闭合性骨折或开放性骨折。此并发症为小腿骨筋膜隔室压力升高所导致,如错失早期治疗的时机,会导致不可逆的神经和肌肉损伤。对此并发症应有高度的警惕性,尤其是在患者难以表述其症状的情况下。难以控制的疼痛是最早期的症状,当被动伸展涉及筋膜隔室的肌肉时,会伴随着不适感的加重。剖开管形石膏和底层垫敷料可以减少 50%的压力。应测量筋膜隔室的压力,如显示压力过大则可行筋膜切开术。推荐一种两切口切开 4 个筋膜隔室的筋膜切开术。部分腓骨切除术已被描述为小腿 4 个筋膜隔室减压的方法,但在儿童中会导致外翻畸形,所以不能运用。

2.延迟愈合或不愈合

延迟愈合或不愈合定义为骨折在超过 6 个月后仍不愈合,较为少见。闭合性骨折的平均愈合时间为 10 周,而开放性骨折为 5 个月。严重的开放性骨折是最容易发生延迟愈合和不愈合的。髂骨移植术在治疗儿童骨不连中通常有很好的效果。

3.成角畸形

成角畸形可能由对线不良和过度生长所致。胫骨近端干骺端骨折所导致的外翻畸形通常经过几年后可自发纠正,所以需要定期观察。接近成年的儿童有严重外翻畸形不能纠正的话,可以选择内翻截骨术。

4.旋转畸形

旋转畸形多由骨折复位不充分且不能自发纠正所致。如果畸形>20°,那么必须行旋转截骨术。

5.胫骨近端骨骺闭合

胫骨近端骨骺闭合是一种罕见的并发症,可导致膝反屈畸形。此并发症在损伤后的几年内逐渐发生,可以通过开放式楔形截骨术来纠正。

6.下肢长度差异

下肢长度差异可能发生,但与股骨骨折相比是一个小问题。病因通常为过度生长。治疗的选择是下肢长度差异的标准治疗方法。

(五)特别注意事项

1.蹒跚学步的骨折

蹒跚学步的骨折是胫骨远端孤立的斜形骨折,多发生在幼儿遭受低能量创伤之后。摔倒的原因常被忽略,儿童可能简单表现为停止行走。通常检查不出肿胀、畸形和瘀斑,有压痛点可能是唯一的体征。摄 X 线片检查的结果也可能正常。骨折的第一证据可能是损伤 10 天后行 X 线检查看到骨膜成骨。充分的治疗方法为应用短腿石膏固定 4 周。

2.自行车辐条伤

自行车辐条伤发生于坐在自行车后座的儿童的足被自行车辐条卡压后,损伤看起来似乎不严重,但是在最初的 48 小时内广泛的软组织损伤可显示出来。受伤儿童应卧床休息、抬高患肢,并且行一系列的软组织检查。当损伤区域明确时,必须行清创术。

3.应力骨折

应力骨折发生在儿童参加其不经常参加的活动时。最常发生的部位是胫骨近端后内侧和后外侧部分。可有压痛点,并且在X线片上可以看到皮质光亮的表现。如X线片检查未见异常,那么MRI或骨扫描则更有诊断意义。通常限制活动或石膏固定2～4周就已足够。

4.虐待儿童

儿童被虐待的因素必须经常考虑到。胫骨是儿童被虐待后第三常见的长骨骨折。小块状或斗柄状的干骺端骨折是儿童受虐的特征。

5.先天性胫骨假关节

先天性胫骨假关节是一种罕见的疾病,以有高骨折风险的异常骨质为特征。此疾病经常并发神经性纤维瘤病。胫骨通常是锥形的,有硬化和囊肿。前外侧弓形变是典型的表现。如果儿童在骨折前就医,建议长时间地应用支具保护。当骨折发生后,则很难愈合。已有报道说通过髓内固定并骨移植、带血管蒂腓骨移植或骨搬运术等来治疗。

6.单纯腓骨骨干骨折

单纯腓骨骨干骨折发生于小腿的直接损伤。固定是所必需的治疗。

7.近端胫腓联合脱位

近端胫腓联合脱位是罕见的损伤,最初超过30%的诊断会被忽略。移位的方向为前外侧、后内侧或浅表,可能伴随胫骨近端骨折或膝关节韧带损伤。通常建议复位后应用管形石膏固定。

十一、踝部骨折

10%～25%的骨骺骨折发生在踝部。生长板比三角韧带和3条外侧副韧带更易受累及。损伤通常由间接暴力所致。女孩胫骨远端骨骺闭合的时间为12岁,男孩则在13岁。闭合需18个月的时间。骨骺中央部闭合得最早,其次是内侧部,最后是外侧部。这个过程解释了青少年中独特的Tillaux骨折与三平面损伤的发生原因。

(一)诊断

受伤儿童往往很难描述准确的损伤形式。此损伤以疼痛、肿胀、压痛为典型表现,有时会有畸形。行正位、侧位及Mortise位X线检查足以诊断大多数损伤。CT扫描可准确描述复杂的损伤形式及关节内骨折。

(二)分型

踝部骨折通常根据解剖特点及损伤机制分型。Salter-Harris分型充分描述了损伤的解剖模式。Lauge-Hansen损伤机制系统主要是描述成年人的损伤。Tachdjian和Dias在此基础上改良以针对儿童损伤。

(三)治疗

踝部骨折的治疗,依据患者的年龄以及损伤的程度而定。大多数学者认为理想情况下应恢复关节面的解剖形态,但关节内骨折最大不超过2mm的移位可以接受。损伤机制的分型便于复位方法的调整。因损伤涉及骨骺,故应避免重复剧烈复位的尝试。如闭合复位失败,则可行切开复位。依据骨折稳定性、有无运用内固定,以及患者和家属的依从性,从而选择应用短腿石膏或长腿石膏固定。

1.Salter-Harris Ⅰ型胫骨远端骨折

Salter-Harris Ⅰ型胫骨远端骨折如果骨折端不移位,可以通过短腿行走石膏固定4~6周。此类型损伤足的旋转不良情况经常被忽视。有移位的骨折需要复位并用长腿石膏固定3周,随后再用短腿行走石膏固定。

2.Salter-Harris Ⅱ型胫骨远端骨折

Salter-Harris Ⅱ型胫骨远端骨折是最常见的类型,通常伴有腓骨的骨折。应进行闭合复位,并且要尝试实现<5°的内翻或外翻成角畸形。复位后用长腿石膏固定2周,随后用短腿行走石膏固定至骨折愈合。

3.Salter-Harris Ⅲ型和Ⅳ型胫骨远端骨折

Salter-Harris Ⅲ型和Ⅳ型胫骨远端骨折如骨折端无移位,则可通过闭合的手段来治疗。能复位到移位<2mm的骨折也应该运用闭合的手段治疗。经皮置入钢针或空心钉可作为应用石膏固定的补充。难以复位的骨折则要求切开复位内固定。

4.Salter-Harris Ⅴ型胫骨远端骨折

Salter-Harris Ⅴ型胫骨远端骨折极其罕见,通过回顾性分析诊断。此型骨折的治疗无正规建议方式。

5.Tillaux骨折

是指接近成年的儿童被外旋转暴力所导致的Salter-Harris Ⅲ型骨折。少数患者,可通过足的内旋并直接挤压骨折块来实现闭合复位。复位的充分程度应通过CT扫描来确认。6周的固定时间应平均分为长腿石膏固定和短腿石膏固定。难以复位的骨折要求切开复位内固定,以恢复关节的完整性。

6.三平面骨折

三平面骨折是多平面的Salter-Harris Ⅳ型损伤,也发生在接近成年的儿童。准确的解剖结构往往难以识别;CT扫描可以评估移位情况,如有必要可帮助制订手术计划。<2mm的移位可以通过闭合复位或切开复位的方法来治疗。切开复位可能需2种显露途径或经腓骨显露途径。通常情况下,后内侧骨碎片需先复位,随后是关节内的骨碎片复位。

7.Salter-Harris Ⅰ型腓骨远端骨折

Salter-Harris Ⅰ型腓骨远端骨折在儿童中很常见。超过50%的移位可以接受。用短腿行走石膏或可拆卸的踝部支架固定4周就已足够。已有报道可拆卸的踝部支架对加快功能恢复有作用,并且对患者家庭来说更容易承受。

(四)并发症

1.畸形愈合

畸形愈合发生在踝部骨折复位不充分的情况下。如在发育末期有明显的畸形,则需进行踝上截骨术。

2.生长停滞

生长停滞是Salter-Harris Ⅲ型和Ⅳ型骨折最常见的并发症。至于Salter-Harris Ⅰ型和

Ⅱ型骨折，骨骺过早闭合可能与骨膜的介入有关。骺板骨桥可以通过脂肪介入合并截骨矫形术来切除。

十二、足部骨折

足部骨折通常由直接损伤所导致。年幼儿童的骨质多为软骨，因此较柔韧和不易骨折。骨化是模式中的变量，随着发育而进展，使得骨折风险随年龄增长而增加。足部加上籽骨共由26块骨头组成。距骨和跟骨组成后足，舟骨、楔状骨和骰骨组成中足，跖骨和趾骨组成前足。整个足部50%的长度超过在2岁时就已经确定，只剩少数潜在的会随着生长发育而重塑。

（一）距骨骨折

距骨骨折通常由足的背伸暴力所致，有时合并内翻或外翻。此损伤在儿童中罕见。儿童此处的血液供应和成年人一样不足，故移位的骨折可能发生缺血性坏死。在年龄较小的儿童中，血供很少只依赖一个单纯的系统，但这种情况会随着发育而改变。

1.诊断

受伤儿童可有疼痛、肿胀、压痛和难以负重等表现。足部的X线检查可以证实此损伤。

2.分型

儿童距骨骨折和成年人一样根据Hawkins分型系统来分型。

3.治疗

无移位的骨折可以通过无负重石膏固定6～8周来治疗，随后换可负重石膏固定2周。移位的骨折可以尝试闭合复位，若移位<5mm则可以接受。否则，应行切开复位并内固定。术后的固定方法和无移位的骨折相似。所有的距骨骨折应定期行X线检查以排除缺血性坏死。

4.并发症

缺血性坏死是距骨骨折最严重的并发症。其通常发生在损伤后的前6个月。Hawkins标志，X线片上显示软骨下的透亮影，提示距骨体有完整的血液供应。然而，无Hawkins标志，也不是提示儿童距骨的缺血性坏死。因此，学者建议进行MRI检查来判断。缺血性坏死治疗起来困难，通常建议运用髌韧带承重关节矫形器使患足不负重固定直到血管重生，可能需要数年的时间。

5.特别注意事项

（1）距骨外突和内突骨折：在检查时可有内、外踝下压痛。通常都建议固定并避免负重。

（2）骨软骨骨折：由足跖屈或背屈合并足内旋所致。后内侧骨碎块比后外侧骨碎块更常见。MRI可以提供大多数的信息。无移位骨折的治疗可以单纯固定。

此骨折可分为4个阶段。

①第一阶段：软骨下的压缩。

②第二阶段：部分碎块的分离。

③第三阶段：一个完全分离的骨碎块残留在其缺损处。

④第四阶段：病变应通过缺损处钻孔或刮除来进行手术治疗。

(二)跟骨骨折

跟骨是足部最大的骨,且最早骨化。此骨折较常见,但诊断比较困难,且经常延迟。大多数学者报道的临床案例预后良好,尤其是幼年儿童。

1.诊断

常有高处坠落的病史。足部可有肿胀和压痛,而准确的压痛点则经常较难定位。X线检查常表现为正常。最初的检查应包括侧位、轴位及足背屈视角。最能判断关节内凹陷的是侧位视角。如有严重的关节内损伤,也应进行CT扫描。

2.分型

正如Rowe对此损伤进行分型(表4-1)。

表4-1 跟骨骨折的模式

类型	描述
1	跟骨结节骨折
	载距突骨折
	前突骨折
2	“鸟嘴形”骨折
	跟腱止点的撕脱骨折
3	跟骨后部不累及距下关节的斜形骨折(对应纵向的干骺端骨折)
4	累及距下关节的骨折,伴或不伴实际关节的累及
5	中央凹陷,并伴不同程度的粉碎
6	累及次级骨化中心

3.治疗

大多数儿童跟骨骨折可以用石膏固定来治疗。关节外骨折的预后通常良好。关节内的移位可随着时间而重塑,尤其在幼年儿童。是否在石膏固定下负重取决于医师的偏好。年龄偏大的儿童和青少年重塑的可能性较小。严重移位的关节内骨折应通过经皮或切开的方法来复位并进行固定。移位的关节内骨折通常需禁止负重至少6周。

4.合并损伤

跟骨骨折常合并腰椎损伤,尤其是从高处坠落所致。有学者建议所有移位的关节内骨折患者都需行腰椎系列X线检查。

(三)足舟骨损伤

足舟骨损伤不常见,但足舟骨背缘骨折是最常见的类型。治疗用石膏固定即可。发生在青少年的足舟骨应力骨折是一个难题,建议用非负重性石膏固定6～8周。副足舟骨是一个正常的变异,人群中的发生率为15%。纤维软骨交界处的联合断裂而导致中足的疼痛,需要为期4周的短腿石膏固定,只有在非手术治疗失败后才考虑手术。

(四)跖跗关节损伤

跖跗关节或Lisfranc关节损伤由直接创伤或间接创伤所致。损伤常由踮起足尖时足跟对足趾的压迫或当足固定时向后跌倒等引起。第二跖跗关节是一个真正的榫眼关节,可为其他跖跗关节提供稳定。

1.诊断

患者有疼痛、肿胀和负重困难等表现。累及的关节有压痛。建议行X线片检查。斜位X线片可评估关节，而侧位X线片可排除背侧脱位。

2.分型

和成年人一样，根据Hardcastle分型系统分型。

3.治疗

无移位的骨折可以通过短腿石膏来处理。移位的骨折可以闭合复位，也可以切开复位并用螺钉固定。

4.并发症

成角畸形可为一种并发症。

（五）跖骨骨折

跖骨骨折是直接创伤或间接创伤所致的常见损伤。由于跖骨颈的直径最小，故损伤经常发生在此处。从相同的高处摔下，<5岁的儿童通常是第一跖骨骨折，>5岁的儿童则最常见是第五跖骨骨折。

1.诊断

患者有疼痛、肿胀、负重困难和压痛等表现。临床医师借助正位和斜位X线检查可以诊断。侧位X线片对排除远端骨碎块的跖屈至关重要。第二跖骨、第三跖骨和第四跖骨骨折经常伴有其他跖骨的骨折。

2.分型

此骨折无明确的分型系统。

3.治疗

大多数跖骨骨折在短腿负重石膏固定下会顺利愈合。侧位成角畸形或平移并不会影响结果。足底移位会继发跖骨痛，应予以纠正。如需复位，则可运用足趾牵引或切开复位。如有需要，克氏针也可用于固定。在有明显肿胀的患者中，应考虑是否有骨筋膜隔室综合征的可能性。

4.特别注意事项

(1)撕脱骨折：常见第五跖骨基底部撕脱骨折。此损伤被猜测是腓骨短肌或小趾展肌的牵拉所致。通常会有局部疼痛或压痛，但X线检查的表现可能正常。跖骨的突起或籽骨，多在8～15岁出现，不要与骨折混淆。治疗是采取短腿行走石膏固定3～6周。

(2)Jones骨折：第五跖骨骨干与干骺端交界的骨折，是个较为棘手的问题。大多数属慢性应力骨折，必须积极处理。Jones骨折可能会有前期疼痛。X线检查显示骨髓腔硬化。最好的结果是用髓内钉固定或切开骨移植。

（六）趾骨骨折

趾骨骨折在儿童中相当常见，通常由直接创伤导致。近节趾骨经常受伤。大多数此类骨折能够愈合而无并发症。

1.诊断

患者可有疼痛和肿胀，可能也有明显的畸形。X线检查就足以明确诊断。

2.分型

尚无此类骨折的分型系统，但 Salter-Harris 分型系统也运用于趾骨的骨骺骨折。

3.治疗

无移位的骨折可以运用并指贴扎和穿硬底鞋来处理。有移位的骨折可先进行牵引复位，然后再行并指贴扎。有移位的第一趾骨 Salter-Harris 骨折则应仔细评估。通常情况下如果甲床被破坏，则骨折是开放性的，必须进行冲洗、清创、使用抗生素和修复甲床。有时运用钢针来抵消远端骨块因长屈肌牵拉而发生的屈曲。

（七）特别注意事项

1.割草机损伤

割草机损伤是下肢的严重损伤，且常伴有严重感染。必须每 2～3 天进行 1 次积极的清创和冲洗，直到伤口干净和显现有生命力的软组织。预防性使用抗生素要求用头孢菌素类、氨基糖苷类和青霉素类。面临的挑战是在截肢和抢救之间做决定，等到伤口充分清创几天后再决定是一个明智的方法。救治需要通过植皮或游离肌瓣来进行软组织覆盖。大多数患者中截肢率接近 70％。

2.肌腱撕裂伤

肌腱撕裂伤在儿童中通常遵循一个良性的过程。跟腱、胫前肌腱和胫后肌腱的损伤应修复，以防止继发畸形的发生。较小的肌腱可以通过石膏固定在对受伤肌腱应力最小的位置上。

3.骨筋膜隔室综合征

如儿童足部出现广泛的肿胀，尤其是在受严重损伤之后，则应考虑是否有骨筋膜隔室综合征。骨筋膜隔室综合征可出现未知原因的爪形足。骨筋膜隔室综合征的一个表现是累及间室的肌肉疼痛可随着被动挤压而加重。应测量骨筋膜隔室内压，如显示压力过大则需行筋膜切开术。足部有 9 个筋膜隔室，但所有隔室都可通过 2 个背侧切口再加上一个内侧切口达到。

4.足部穿刺伤

足部穿刺伤多发生在好动的儿童中。需要考虑的是蜂窝织炎、骨髓炎或化脓性关节炎的潜在可能性。金黄色葡萄球菌和铜绿假单胞菌感染是最常见的感染菌，后者最明显的特点是发生在钉刺穿整个鞋底造成损伤时。受伤后最初的处理包括皮肤清创、冲洗和预防破伤风，无相关数据支持常规预防性使用抗生素。如疼痛在 2 或 3 天后仍没消退，则应开始运用热敷、抬高患肢和口服抗金黄色葡萄球菌的抗生素。对于此方法无效的损伤，则需要外科清创和静脉注射抗生素。铜绿假单胞菌引起的骨髓炎要求积极的外科清创和肠外使用杀灭细菌的抗生素。有时在伤口清创时可发现一些鞋的碎片。

5.跖趾关节和指间关节脱位

跖趾关节和指间关节脱位非常罕见。复位后再用并指贴扎 3 周即可。

6.骰骨和楔骨骨折

骰骨和楔骨骨折通常运用石膏固定来治疗。

7.跟痛症

Sever 病是好动儿童足部疼痛最常见的原因，指跟骨隆起过度使用的综合征。治疗包括足部固定、跟腱的拉伸、冰的运用、积极调整和非甾体抗炎药的运用。

第五章

小儿急诊

第一节　心脑肺复苏

心肺复苏始于1958年，有学者将其标准化并广泛用于临床，80年代将脑复苏推向复苏前沿，即目前所称的心肺脑复苏(CPCR)。90年代，基础研究已深入到细胞分子水平，复苏操作上出现了一些新方法和新概念，复苏学已成为一门新学科。现今认为机体从有生命到死亡经历了临终状态、心脏骤停、临床死亡、生物死亡。CPCR是对临床死亡及前期采取的心、肺、脑功能抢救措施。

一、呼吸心脏骤停的病因

心肺脑复苏的对象是各种原因引起的呼吸心脏骤停患儿，小儿呼吸、心搏骤停多由于气道阻塞和缺氧，先引起呼吸骤停，继而心搏骤停。从小儿呼吸心搏骤停的发生年龄来看，3～6个月小婴儿心搏骤停多见于窒息、呼吸道阻塞和婴儿猝死综合征，1～5岁多由心脏疾患、呼吸系统和中枢神经系统疾患引起，7～8岁多为意外事故，特别常见于外伤。引起小儿呼吸、心搏骤停的病因如下：

(一)呼吸系统疾病

如上气道阻塞(如异物、反流、喉痉挛、喉水肿等)、下气道疾病(如继发于呼吸衰竭或呼吸停止的疾病)。

(二)感染

如败血症、脑膜炎等。

(三)中毒与药物过敏

如药品(麻醉性抑制剂、镇静剂、抗节律不齐药物)中毒、农药中毒、有害气体中毒、青霉素过敏等。

(四)循环系统疾病

如休克、先天性心脏病、心肌炎、心包炎、心律失常等。

(五)中枢神经系统疾病

如颅脑外伤、颅内感染、颅内出血、颅内肿瘤、脑疝等。

（六）创伤和意外

如窒息、溺水、婴儿猝死综合征等。

（七）代谢性疾病

如酸碱和电解质紊乱等。

二、临床表现和诊断

心搏骤停常有如下临床表现：①突然出现昏迷，部分患儿有一过性抽搐；②瞳孔扩大；③大动脉搏动消失；④心音消失及心动过缓；⑤呼吸停止或严重呼吸困难；⑥心电图显示等电位和极缓慢心律。但切不可等待出现上述临床表现时才考虑实施心肺脑复苏术。如能早期发现心搏骤停的先兆，及时判断并尽早实施心肺脑复苏术常可提高患儿存活率。心肺脑复苏术开始越早，复苏成功率越高。要避免如下操作而延误时间，丧失抢救良机：不断地试听患儿心音有无；等待心电图显示结果；反复检查患儿瞳孔和扪摸动脉。临床上迅速而准确的诊断依据是突然出现昏迷、大动脉搏动消失、呼吸停止。

三、小儿呼吸心搏骤停的特点

（1）心搏骤停在心电图上的常见 3 种表现形式为心室纤颤、心脏停搏和电机械分离。与成人相比，儿童很少由心室纤颤引起，而主要是极缓慢心律，其中多数是心室自主心律，小部分为极缓慢的窦性心动过缓。了解小儿心脏停搏的心电图特点，成人复苏时采用心前区捶击的方法原则上不适用于小儿。

（2）与成人相比，小儿心搏骤停较少原发于心脏疾病，而多为严重疾病的终末结果，在儿科多为呼吸停止造成的严重低氧血症和高碳酸血症所致，先引起呼吸骤停，继而心搏骤停。所以，保持呼吸道通畅是复苏成败的关键措施之一。上气道阻塞是复苏时需最先处理的问题。

（3）儿童心、肺、脑各个器官发育尚不成熟，易受体内外环境的影响，年龄愈小，呼吸心搏骤停发生率愈高。但小儿脑组织对缺氧耐受性比成人强，多器官衰竭的慢性病较少，故复苏成功率较成人高。复苏成功的患儿遗留的后遗症相对比成人少。

（4）呼吸道感染是儿童最常见疾病，由呼吸道分泌物堵塞而致的窒息成为小儿呼吸心搏骤停的主要直接因素，恢复肺有效通气的简单、有效、最易于施行的措施是清理呼吸道和口对口人工呼吸。若有简易复苏器和人工呼吸机行气管内插管予以辅助通气是首选方法，有条件应尽早使用，只是单纯鼻导管给氧是最错误的方法。此外，在呼吸停止时，不管心脏是否停搏，均应立即实施心肺脑复苏术。

四、心脑肺复苏程序

（一）现场急救或基础生命支持（BLS）

第一目击者应施行现场急救，给予基本生命支持“ABC”。即采用人工呼吸及人工心脏按压的方法，以保证包括脑在内的各脏器基本供血及氧的要求，减少脑及各脏器的损伤，并在可能条件下尽快建立静脉通道，以便于使用基本抢救药物，稳定后转往条件好的医院。2010 版国际心肺复苏指南对于非专业人员推荐复苏顺序由ABC改为CAB,即现场复苏时可首先进行心脏按压,以免由于通畅气道及人工通气等耽误心脏按压,导致脑等缺血时间过长,但对专业人员仍应先给予通气,因为儿童患者更多的是呼吸原因所致心跳停止。

1.通畅气道(A)

①置患儿头部于轻度后仰位,托起下颌防止舌根后坠阻塞气道,对外伤患者疑有颈椎损伤时,则不应伸展颈部,采用上推下颌的方法打开气道;②清除鼻腔、口咽部分泌物、呕吐物及可见到的异物、血块等。可用吸痰器或吸痰管吸引,或用手指或器械取出可见的异物,不推荐盲目用手指寻异物,有可能将异物推到深部。对完全性气道阻塞的异物吸入,年长儿可采用Heimlich手法,小婴儿则推荐拍背和挤压胸部相结合的方法排除异物。现场可用简易管吸出分泌物、痰液等,有条件者可行气管插管吸出气道内分泌物,使气道通畅。其他方法异物难以排除的完全性上气道阻塞,必要时可采用环甲膜切开或穿刺法(异物或阻塞在环甲膜以上),如紧急时可用注射器针头等。

2.人工呼吸(B)

儿科呼吸心跳停止的原因中更多的是呼吸衰竭,因此,有效的通气常是抢救的关键,甚至不需要心脏按压或给复苏药物即可挽救患者生命,但同时也需注意不能过度通气。

(1)口对口人工呼吸:适于现场急救。患儿平卧,肩背稍垫高,头后仰使气道平直(口、咽、气管轴接近一条直线)。急救者位于患儿一侧,用手将下颌向上托起(若为小婴儿,急救者将手置于颈后,使头略向后仰即可),另一手的拇、示指捏紧患儿鼻孔,深吸气后口与患儿口紧贴吹入适量气体,至患儿上胸部抬起停止吹气,随之立即放开鼻孔,呼气靠弹性回缩使肺内气体排出,重复进行上述操作,儿童每分钟15～20次,婴儿每分钟30～40次,吹气应均匀,不可用力过猛。于数次吹气后应缓慢挤压上腹部一次,排出胃内气体。若患儿牙关紧闭,可采用口-鼻吹气法,对婴幼儿,术者也可口腔完全覆盖患儿口鼻吹气。

(2)复苏器人工呼吸:常是急救人员或急诊、PICU经常使用的人工通气方法。一般可采用复苏器面罩人工通气。是复苏时实行人工正压通气非常有效的方法,设备简单,容易掌握。操作者一手固定面罩(大小从鼻梁到下巴,恰好覆盖口鼻而不压迫眼睛、下方不超过下颌为宜)使之与患儿面部紧密接触,并托起下颌,另一手则有节律地挤压,放松气囊。挤压次数及力量视患儿年龄而异。通过观察胸廓起伏及听诊呼吸音强弱,可判断通气量适当与否。常用的气囊通气装置为自膨胀气囊,递送的氧浓度为30%～40%。气囊尾部可配贮氧装置(囊带),保证输送高浓度氧气。带有贮氧装置的气囊可以提供60%～95%浓度氧气。气囊常配有压力限制活瓣装置,使通气压力不超过35～40cmH_2O,可以避免气压伤的发生。

(3)气管插管(气管切开)人工呼吸:条件允许时,通过气管插管或气管切开使用复苏器进行通气,适于口对口呼吸或复苏器面罩人工呼吸效果不佳,或由于外伤、出血、喉头水肿等不适于口对口呼吸或复苏器人工呼吸。气管插管后也可接呼吸机机械通气。

3.人工心脏按压(C)

通过向脊柱方向挤压胸骨,使心脏内血液被动排出的复苏措施,是目前心肺复苏时最常使用的方法,儿童胸廓组织薄,弹性大,按压时易于改变前后径,正确而有效的按压可使心输出量达正常的30%～40%,而脑组织只需正常供血的15%即能避免永久性损害,但需注意心脏按压中断时间不得超过10秒。

(1)婴儿胸部按压:有2种方法,即双指按压法和双手环抱按压法。非专业急救和单人急救时,对婴儿应采用双手指按压法进行胸部按压,按压部位为两乳头连线中点下。双人急救时推荐专业急救者使用双手环抱法。双手环绕婴儿胸部,拇指置于胸骨下1/2处,其余四指分开并环绕胸廓,拇指用力按压胸骨的同时,其余四指给予反压力以按压胸廓。

(2)学龄前与学龄儿童:与成人类似,采用单掌或双掌法。患儿仰卧于硬板上,术者将掌根部置于胸骨下1/2处按压,肘关节呈伸直位,借助体重及肩臂之力垂直向脊柱方向挤压,按压幅度均应使达到胸廓厚度的1/3～1/2,下压与放松时间大致相等,频率100次/分。

(3)按压与通气比值:按压与人工呼吸应协调进行,但避免同时按压及人工通气。除新生儿外(按压与通气仍5∶1),双人抢救时心脏按压与人工通气比例为15∶2,一人抢救时按压与通气比应按30∶2进行,更强调持续心脏按压的重要性。患儿建立人工气道后不再按照上述按压、通气周期进行双人急救,其中一人持续给予胸部按压,频率为100次/分,另一人给予人工呼吸,频率为8～10次/分。注意:挤压时手指切勿触及胸壁,避免压力传至肋骨引起骨折,放松时手掌不应离开胸骨,以免按压点移位。用力不可过猛,否则有肝、肺、胃破裂的可能。

自主循环恢复有赖于有效的胸外按压,美国心肺复苏指南强调了有效胸外按压的重要性,做到有力、速度快、按压后胸壁充分复位,尽量减少对按压的干扰。包括以下几点。①用力按压:按压幅度约为1/3～1/2胸廓厚度;②快速按压:按压频率100次/分;③每次按压后手完全但轻微抬离胸壁,使胸廓完全回复至原来位置;④胸外按压过程中应尽量减少按压中断,除非建立人工气道或除颤时短暂的停顿,按压中断不得>10秒。急救人员疲劳会导致按压频率和深度不足,以及2次按压间胸廓回复不完全。研究显示即使在急救人员否认感到疲劳的情况下,胸外按压质量亦会在数分钟内下降,因此,新指南推荐急救人员应轮流进行胸外按压(每人按压约2分钟),以防因疲劳而导致胸外按压的质量及频率下降;轮换时尽可能快速(<5秒),以尽量缩短胸外按压中断时间。

心脏按压有效的标志:①按压的同时可触及颈动脉、股动脉搏动;②扩大的瞳孔缩小,光反射恢复;③口唇、甲床、面色好转;④肌张力增强或出现不自主运动;⑤自主呼吸出现。

(二)高级生命支持(ALS)

是在上述基本生命支持的基础上,应用药物等高级生命支持手段,力图恢复自主心跳和自主呼吸,并使生命指征稳定的过程,这一过程应于基础生命支持开始后迅速进行,甚至同步进行,但部分患儿在进行有效的基本生命支持后可以恢复自主呼吸和心跳,而不必使用药物等。

1.给氧与通气

可通过各种形式给患儿吸氧,如鼻导管、面罩、口咽导气管、喉罩通气、球囊面罩正压通气及气管插管正压通气等。

2.维持和改善循环

(1)继续高质量的胸部按压:只要自主循环未恢复就应持续按压。

(2)复苏药物及抗心律失常药物治疗

①给药途径:首先应在原有的静脉通道给药,以争取时间,以利用上腔静脉系统的周围静脉为好。若条件允许也可使用骨髓或气管内给药。由于心内注射的许多不良反应,目前已不

被采用。

②常用药物

a.肾上腺素：心肺复苏时最常应用的药物。可兴奋 α 受体及 β 受体，具有正性肌力和正性频率作用，并可提高血压，半衰期 2 分钟。用法：首次静脉稀释成 1/10 000 浓度，0.01mg/kg（0.1mL/kg，1∶10 000 溶液）。若首次无效，可 3～5 分钟重复 1 次，目前不主张大剂量。亦可气管内给药，0.1mg/kg，心跳恢复后可持续静点，速度为 0.05～1.0μg/(kg·min)。

b.阿托品：用于心动过缓或Ⅲ房室传导阻滞，有机磷中毒。用法：0.01～0.02mg/kg，最大 0.1mg/kg，5 分钟重复 1 次，最大剂量儿童 1mg，青少年 2mg。通常经静脉给药。

c.碳酸氢钠：现在的观点认为除非心跳呼吸停止时间较长或血气证实有严重的代谢性酸中毒，不应常规使用碳酸氢钠，尤其在复苏的最初阶段应慎重使用，否则可能导致医源性高渗、高钠、低钾并加重细胞内酸中毒。用法：在给予基本生命支持及肾上腺素后，心跳仍不恢复，无血气情况下，一般先给 5%碳酸氢钠 5mL/kg，或每次 1mEq/kg 稀释成等渗液快速滴入。尽管碳酸氢钠已不作为一线复苏药物，但患儿如果有足够通气量，第一次肾上腺素给药后效果不佳时可考虑使用。

d.钙剂：现已不作为Ⅰ期复苏药，但在低钙血症、高钾血症及高镁血症时仍可应用。但注意可能导致细胞内钙超载，加重已缺氧细胞的损伤。用法：葡萄糖酸钙 100～200mg/kg（10%葡萄糖酸钙 1～2mL/kg），最大剂量每次 2.0g，氯化钙每次 20～50mg/kg（10%氯化钙 0.2～0.5mL/kg），最大剂量每次 1.0g，注意静脉缓注。

e.利多卡因：用于室颤及室性心动过速。在抢救后始终听不到心音，除心跳确实未恢复外，还应注意可能有室颤，在继续心脏按压的同时做心电图以发现是否有室颤。用量：1mg/kg，加 5% glucose 10mL 中静推，5～10 分钟后可重复用，总药量不超过 5mg/kg。

f.胺碘酮：目前更推荐胺碘酮用于室性心动过速或室颤等，5mg/kg，静脉注射/骨髓腔内注射，可重复使用至 12mg/kg，最多不超过 300mg。

g.纳洛酮：用于逆转麻醉剂或毒物引起的呼吸抑制及镇静作用，剂量 0.1mg/kg，可静脉或气管内给药。

现在不主张给呼吸兴奋剂如洛贝林等，而要采用上述人工通气的方法保持通气，当缺血缺氧纠正后应能逐渐恢复自主呼吸。

3.电击除颤复律

虽然在儿科少见，但室颤也可能是心搏骤停的原因，或在复苏当中出现室颤、室性心动过速等心律失常，可用电击除颤或复律。但需注意无论除颤是否成功都应进行 5 个循环的 CPR。要尽量减少除颤对 CPR 的干扰。

（三）复苏后治疗（PLS）

对各脏器功能进行评估，维持保护各脏器功能，尤其是保护脑功能，并最终使脑功能恢复，并进行病因治疗。

（1）维持有效循环、纠正低血压：可通过扩容、纠酸及血管活性药及病因治疗等维持血循环稳定。多巴胺、多巴酚丁胺是常用的正性肌力药及升压药，用于复苏后循环的维持，有心律失常应及时纠正。

(2)维持正常通气,必要时给予机械通气,但目前不主张过度通气。

(3)脑复苏:为脑组织创造低温、低压的颅内环境,防止脑水肿加重和颅内压增高,减少脑的氧耗及代谢,消除一切不利于脑功能恢复的内环境紊乱如低血糖、离子紊乱等。主要措施如降温、止抽、脱水疗法(甘露醇、呋塞米等)、激素、维持内环境稳定及高压氧等。

(4)其他脏器功能支持:如胃肠功能、肾功能的维持等。

(5)治疗原发病,防止再次发生呼吸、心搏骤停。

第二节　哮喘持续状态

哮喘持续状态是指对常规哮喘治疗反应差,呈急性进行性加重的严重发作,如不及时处理会发展成呼吸衰竭。疾病初期气道阻力非匀称增加,V/Q 比例失调引起低氧血症,并代偿性出现 $PaCO_2$ 下降;气道阻进一步增加,代偿机制恶化,通气量明显下降,引起严重低氧血症和高碳酸血症;最后可以出现混合性酸中毒,肺动脉高压和右心功能及中枢神经系统功能异常。

一、诱发因素

如患儿哮喘治疗不当,长期应用 β_2 受体激动剂,而未进行抗感染治疗;短期内吸入大量的过敏物质或强烈理化气体(如油漆)可以引起哮喘重度发作;脱水引起气道分泌物干燥,痰栓阻塞气道;伴有各种并发症出现(气胸、肺不张等),造成哮喘治疗困难。

二、病因

哮喘持续状态表现为支气管广泛持续痉挛,可因为接触各种变应原而诱发;也可由于各种病原体导致的呼吸道感染诱发,其中以病毒感染最为多见;支气管哮喘未得到正规有效的长期治疗和控制也是哮喘持续状态的高危因素;其他诱因还包括糖皮质激素使用不当、突然停药或减量过快、水电解质或酸碱平衡紊乱、服用阿司匹林或吲哚美辛等药物诱发等。

哮喘持续发作时,支气管和细支气管平滑肌痉挛,黏膜和黏膜下炎症、水肿,分泌大量黏液,形成黏液栓堵塞气道,导致气道阻力和呼吸做功增加,如果气道阻塞严重,造成呼气困难,那么患儿主动用力呼气,呼气相延长,进而在呼气相未结束就开始吸气相,导致气流在肺内陷闭,肺过度充气。这些改变将引起肺内通气/血流灌注比例失调(低 V/Q),临床上表现为低氧血症。

严重的哮喘急性发作,由于肺容量和胸腔内负压的显著变化,对心血管功能产生一系列影响。持续的气道痉挛引起肺内气体不能有效排出,肺容量增加、肺内动态过度充气,牵拉肺部血管导致肺部血管阻力增加和右心后负荷增加,缺氧和酸中毒则进一步加重。而用力自主呼吸引起胸腔内负压的增加,则会导致左心后负荷增加。同时胸腔内负压的增加还会加重肺水肿。

三、病理生理

气道高反应性、气道阻塞和炎症反应都与哮喘的发作相关，构成了病理生理学基础。

(一)气道反应性增高

患儿的支气管反应过强，呈高反应性。主要表现为支气管平滑肌收缩增强和黏液分泌亢进。安静时一旦吸入特殊抗原或特异性刺激，潜在的支气管高反应性便被激发出来。气道高反应性常与以下因素有关：

1.肾上腺素受体兴奋异常

正常支气管平滑肌受副交感神经和交感神经双重支配，不过，支气管平滑肌张力几乎都取决于副交感神经胆碱能受体兴奋状态。但是，哮喘患者支气管平滑肌张力却与肾上腺素能受体密切相关。实验证明患者在缓解期应用β-肾上腺素能受体兴奋剂后，气道阻力下降程度与正常人的效应差不多；然而若给予β-受体阻滞剂(如普萘洛尔)则气道阻力很快升高，以至诱发哮喘，提示β-受体处于持续被激活状态。因为哮喘患者淋巴细胞表面β-受体的量比正常人明显减少。

β-受体要高于正常人的兴奋状态才能维持支气管平滑肌的功能。若达不到这种兴奋状态，就会发生哮喘。虽然哮喘患者安静状态下α-受体也处于兴奋状态，但是支气管高反应性与β-受体功能低下的关系至为密切。这在支气管高反应性形成过程中占有重要地位。

2.变态反应

变态反应是抗原与肥大细胞的IgE分子结合后的抗原抗体反应，促使肥大细胞排出嗜酸性或嗜碱性颗粒、嗜中性粒细胞趋化因子释放出组织胺、缓激肽、慢反应物质等介质。从而引起支气管平滑肌痉挛、黏膜水肿、腺体分泌亢进等，造成支气管高反应性。目前已认识到肥大细胞的颗粒形成和释放是受环磷酸酰苷(cAMP)和环磷酸鸟苷(cGMP)的比值调节的。cAMP/cGMP比值提高，便能抑制肥大细胞的颗粒形成和释放，并能直接作用于支气管平滑肌，使平滑肌松弛，反之则否。肾上腺素能药物和茶碱均可使cAMP增多，而抗胆碱能药物可抑制cGMP合成，都能提高cAMP/cGMP比值。因而，哮喘病儿的支气管高反应性，在细胞水平上又与cAMP/cGMP的代谢有关。

3.刺激物影响

支气管黏膜上皮损伤后，吸入的特异性或非特异性刺激物容易渗入上皮细胞间隙，也容易引起咳嗽，能使支气管平滑肌收缩，这也是支气管高反应性的形成因素。

4.精神因素

精神因素也可以引起哮喘的发作。情绪紧张、过度焦虑、精神压抑都可以通过交感和副交感神经造成cAMP/cGMP比值失调，成为支气管高反应性的重要原因。

(二)气道阻塞性改变

哮喘发作时，肺的气道狭窄是弥散性和不均匀的，以中小支气管阻塞性病变为主。主要由支气管痉挛、支气管黏膜上皮充血、水肿和管腔内黏稠分泌物堵塞造成，表现为气道阻力增加和最大呼气流速下降。在临床上，哮喘发作时，呼吸气流通过狭窄的气道，形成高音调哮鸣，这是哮喘特有的表现。

呼气时，由于胸腔内压增加，受机械压力作用使气道狭窄更加严重，所以呼气时的哮鸣音更强于吸气时，通常呼气时的哮鸣音与气道阻塞的程度平行。但临床不能单纯根据哮鸣音的增强来判断病情的严重。因为哮鸣音的强弱也取决于呼吸的力量。哮喘持续状态的患者气道严重阻塞，气流明显减少，呼吸的力量明显减弱时，哮鸣音可以明显减弱，甚至消失，肺泡呼吸音也明显降低，常提示病情危重，可危及生命，应积极处理。

（三）肺功能改变的特征

1.肺顺应性改变

发作期间，肺的静态顺应性很少变化，但动态顺应性常下降。造成动态顺应性下降的主要因素是部分与狭窄气道相连接的肺泡未能充气。

2.通气不均

用一口气测氮或同位素氙133吸入分布状态等方法，可以发现肺通气不均，可能与支气管狭窄或阻塞的程度和肺顺应性降低有关。

3.呼吸无效腔增大

哮喘持续状态患者的气道阻塞不一致，部分小气道在呼气时可完全阻塞，呼气时的大量气体不能呼出，肺泡明显过度充气，以致该部毛细血管床受压减少，甚至完全关闭，造成无灌流区。无灌流区的肺泡通气是无效通气，即无效腔通气量（VD）增多。

4.肺容量异常

所有静态肺容量包括残气量（RV）、功能残气量（FRC）、总肺容量（TLC）都增加。闭合气量（CV）哮喘发作时不能测定，但在缓解期仍高于正常。

5.最大呼气流速-容积（MEFV）曲线

在曲线上可见其上升支降低，75％肺活量流速降低，其降支流速降低更明显。

6.气道阻力增加和用力-呼气流速（FEF）下降

哮喘发作时阻力肯定增加，呼气时气道阻力更明显，常伴有用力呼气流速下降。主要表现为最大呼气流速（MEFR）或呼气峰速（PEFR）下降。

7.呼吸频率改变

哮喘发作时呼吸频率常增快，但哮喘持续状态晚期，呼吸频率可减慢，常提示病情危重。

8.动脉血氧分压（PaO_2）下降

由于肺无效腔通气量（VD）增加，肺泡通气量不足，通气/灌流比值（VQ）变小，哮喘持续状态时 PaO_2 明显下降。因为 PaO_2 下降，容易发生意识模糊和烦躁不安，应尽早给氧缓解症状。

9.动脉血二氧化碳分压（$PaCO_2$）改变

由于低氧血症，呼吸频率代偿性增快，常有通气过度，哮喘持续状态早期 $PaCO_2$ 可轻度下降，一般 $PaCO_2 < 5.332kPa(40mmHg)$，晚期 $PaCO_2$ 可持续升高，此时患者常有严重缺氧，神志改变，应采取紧急措施。

（四）心血管功能改变

哮喘持续状态患者，由于缺氧引起肺小血管收缩，过度扩张的肺泡对血管的机械压力作用，使肺血流阻力显著增加，形成肺动脉高压。因气道阻塞、胸腔压力增加、低氧血症等因素，可引起心动过速，心电图电轴右偏和高尖 P 波。若严重低氧血症损害心肌，心率减慢甚至可心搏停止而死亡。所以哮喘持续状态出现心率缓慢是一个凶兆。若静脉回心血量过低，心肌收缩无力，则血压下降，提示病情严重有致死危险。此外，奇脉为气道严重阻塞的征象之一。

（五）失水与酸碱失衡

哮喘发作后，呼吸频率加快，出现过度换气，从肺部丧失的水分增加，加之患者大量出汗导致失水，使痰液更为黏稠，更易造成支气管阻塞，导致哮喘持续发作。

哮喘持续发作初期 PaO_2 可正常。$PaCO_2$ 因肺泡过度通气而轻度降低，主要为轻度呼吸性碱中毒。随着支气管阻塞加重，肺内通气/灌流下降，肺通气不足趋于加重，PaO_2 降低出现低氧血症，而 $PaCO_2$ 反接近正常或轻度升高，可出现轻度呼吸性酸中毒。哮喘持续状态晚期，PaO_2 下降更明显，且 $PaCO_2$ 明显上升，发生严重的代谢性酸中毒。同时缺氧也可以伴有一定程度的代谢性酸中毒。此时，pH 酸碱度可明显下降，导致严重的酸血症。

四、临床表现

小儿哮喘发作时可有前驱症状（如上感），多数起病急，主要表现为呼吸困难，被迫端坐前俯位。呼吸频率加快、鼻翼翕动、颈静脉呼气时怒张，胸廓饱满但可见呼气性三凹征。叩诊二肺呈鼓音，心浊音界不明显或缩小，肝浊音区下降。双肺可闻广泛哮鸣音和较多湿啰音。

哮喘发作 12～24 小时以上出现哮喘持续状态时，患者极度呼吸困难，焦虑不安或意识障碍，大量出汗有脱水表现。缺氧征明显，呼吸可由快变慢，由深变浅。咳嗽明显减少，双肺呼吸音降低，甚至几乎听不到呼吸音，哮鸣音也趋于很弱，可有奇脉。此为哮喘持续发作的危险情况，也即呼吸衰竭的出现。这种情况有时可被误认为是情况好转，而忽略抢救的机会。

哮喘持续状态是小儿呼吸系统疾病的主要危重症之一，可根据以下指标及时判断病情危重：①意识障碍；②明显脱水；③严重呼、吸气三凹征；④哮鸣音和呼吸音减弱或消失；⑤血压明显下降；⑥吸入 0.4 氧后仍有发绀；⑦PaCO≥50mmHg；⑧Ph＜7.25。此外，急性哮喘可并发气胸、纵隔气肿、肺不张或肺部感等并发症。

五、诊断标准

（1）临床喘息发作突然，有呼吸困难、缺氧征、呼气性三凹征。

（2）肺部早期广泛哮鸣音，晚期哮鸣音变弱或消失，肺呼吸音降低。患者极度烦躁或逐渐意识模糊，大汗淋漓。

（3）胸部 X 线以肺气肿为主要表现，可有肺纹理增多，伴感染时可见少量片絮状阴影。经使用拟交感神经药物和常规剂量的茶碱类药物仍不能缓解者，即可做出诊断。

为了更能及时准确地诊断此症，目前仍然将全国儿童哮喘防治协作组制定的《儿童哮喘诊断、治疗常规（试行方案）》作为诊断的参考。

六、附儿科哮喘诊断标准

（一）婴幼儿哮喘诊断标准（计分法）

凡是年龄＜3 岁，喘息反复发作计分原则：①喘息发作≥3 次（3 分）；②肺部出现哮鸣音

(2分);③喘息突然发作(1分);④有其他特应性病史(1分);⑤一、二级亲属中有哮喘病史(1分)。

评分原则:

(1)总分≥5分者诊断为婴幼儿哮喘。

(2)喘息发作2次或总分≤4分者初步诊断为可疑哮喘(喘息性支气管炎),如肺部有喘鸣音可做以下任意一实验。

①1%肾上腺素0.01/kg皮下注射,15~20分钟后若喘息缓解或喘鸣音明显减少者加2分。

②以沙丁胺醇气雾剂,沙丁胺醇水溶液雾化吸入后观察喘息和喘鸣音改变情况,如明显减少者可加2分。

(二)3岁以上儿童哮喘诊断标准

(1)喘息呈反复发作者(或可追溯与某种变应原刺激因素有关)。

(2)发作时肺部闻及哮鸣音。

(3)平喘药有明显疗效,疑似病例可选用1%肾上腺素皮下注射0.01mL/kg,最大剂量不超过0.3mL,或以沙丁胺醇气雾剂或溶液雾化吸入15分钟,观察无明显疗效。

(三)鉴别诊断

1.心源性哮喘心脏患者

尤其充血性心力衰竭者因肺间质、支气管黏膜水肿、反射性支气管收缩或心脏扩大后压迫支气管,可产生与哮喘持续状态相似的呼吸困难、喘息等症状。根据以下几点不难鉴别:①既往有心脏病史(如先天性心脏病);②有心悸、心音低钝、心脏杂音、下肢浮肿等心脏症状;③心尖区可闻舒张期奔马律;④肺底部可闻细湿啰音;⑤无哮喘发作病史;⑥心电图或彩色超声波有心脏病相应表现;⑦胸部X线片可见心影扩大,肺门动脉段突出或胸腔积液表现。

2.毛细支气管炎

①发病年龄常在6个月左右;②首次喘息发作;③发作与呼吸道感染有关;④发病均有较严重的咳嗽;⑤症状发作与缓解都较缓慢;⑥胸部X线片以间质改变为主,部分可伴有气肿征;⑦肾上腺素皮下注射不能缓解喘息。

3.支气管异物

①有进食后呛咳病史;②喘息发作在剧烈咳嗽之后发生;③呼吸困难主要表现为吸气性三凹征;④肺部哮鸣音较少量,左右肺部有明显差异;⑤胸部X线可见部分肺叶或肺段不张;⑥纤维支气管镜见到异物。

4.其他

临床上还应与先天性喉鸣(喉软骨软化病)、支气管肺发育不良、肺栓塞等疾病鉴别。

七、治疗

小儿哮喘发作治疗越早,病情越容易控制。早期重点主要是支气管解痉问题和合理给氧。哮喘发作呈持续状态时,由于发生严重的脱水、酸中毒、低氧血症,甚至意识障碍、血压降低,病情就趋于危重。晚期发生呼吸衰竭，病情复杂，矛盾重重，且多种措施不易奏效，需进行人工机械通气方能缓解症状。

（一）合理给氧

哮喘发作早期患者就可以出现低氧血症，哮喘持续状态患者 PaO_2 下降更明显，机体严重缺氧，缺氧又可引起肺毛细血管、小动脉痉挛，更可引起支气管痉挛，使症状不能改善，可发生呼吸衰竭。此外，单纯给予缓解支气管痉挛的药物，疗效会受到很大影响，应及时给予氧疗。鼻导管经鼻前庭给氧是一种简单实用的方法，给氧浓度可以用公式计算，即氧浓度（FiO_2）＝0.21＋0.04×每分钟流量（升）。鼻导管直径越大，氧浓度越高，给氧效果使 PaO_2 维持在（70～80mmHg）以上即可。若此法给氧效果仍不理想，可用面罩给氧。FiO_2 应≤0.4，不宜长时间吸入高浓度的氧。

（二）纠正水、电解质与酸碱失衡

病儿由于呼吸加快、张口呼吸，肺部丧失的体液增加。加之发热、出汗及进食较少，常引起明显失水。体液丧失又能使呼吸道分泌物变黏稠，呼吸道阻塞加重，支气管平滑肌痉挛，病情更趋严重。容易造成严重的呼吸性酸中毒和代谢性酸中毒，发生严重的酸血症而危及生命。应给予足够重视和积极处理。

1.补充水、电解质

第一个 24 小时输入液体量，可按 80～120mL/(kg・d)计算。年龄较大者补液量计算时应偏小。为了及时补充丧失的水分，第一小时补液量可增加，年龄小于 3 岁可以按 10～15mL/kg 给予，年龄大于 3 岁按 10mL/kg 计算。以后进行维持补液。输入液体以 1/3～1/5 张含钠液即可。应注意适时纠正低钾、低钙或低镁血症。

2.纠正酸中毒

哮喘发作初期，呼吸加快、过度换气，可以没有酸中毒，有时常表现为轻度的呼吸性碱中毒。此时，不能盲目补碱性液体，若补入大量碱性液体，则可造成呼吸性和代谢性双重碱中毒，称为混合性碱中毒。严重的碱血症，可导致氧与血红蛋白的解离曲线左移，氧与血红蛋白的亲和力增强，最终组织缺氧加重。哮喘持续发作下去，呼吸道阻塞加重，低氧血症更明显，$PaCO_2$ 也升高，发生呼吸性酸中毒。

呼吸性酸中毒主要通过改善通气量和保持气道通畅来降低 $PaCO_2$。若 pH 值＞7.20，仍以不给予碱性液体为好。若 pH 值＜7.20 或 HCO_3^- ＜13mmol/L，可补充少量碳酸氢钠。哮喘持续发作晚期，可伴有明显的代谢性酸中毒。此时，可产生双重酸中毒，应给予积极处理。首先应改善通气功能，使升高的 $PaCO_2$ 尽快恢复到正常，同时应给予碳酸氢钠纠正代酸。补入碳酸氢钠的量按以下公式计算：5％碳酸氢钠毫升数＝0.3×kg×(－BE)×1.7。再稀释至1.4％碳酸氢钠等渗液，先滴入半量，再根据血气分析结果调整。不宜短时大量补入 5％碳酸氢钠。

（三）缓解支气管痉挛

1.β受体兴奋剂应用

β受体兴奋剂是缓解支气管痉挛首选药物，作用优于茶碱类药物。但是应选用对心脏作用较小的β受体兴奋剂。此类药物经气雾吸入和静脉滴入效果没有多大差异。哮喘持续状态患者因吸气困难，尤其发生呼吸衰竭者吸进药物较少，并且容易被呼吸道黏稠的痰液阻挡，疗效会受较大影响，用静脉给药方法疗效可能更好。

(1)沙丁胺醇：β_2 受体兴奋剂，对心脏不良反应小，仅为异丙基肾上腺素的 1/10。常为首选解支气管痉挛的药物之一。可采用静脉滴入，起效时间 5～15 分钟，维持作用时间 4～6 小时。静脉滴注剂量为每次每千克体重 5μg，滴入速度 5～8μg/min，症状缓解不理想 6 小时后可重复用药。

(2)沙丁胺醇气雾剂：又名喘乐宁气雾剂，吸入作用与静脉作用无明显差异。是临床常用平喘的气雾剂。每次 0.1～0.2mg，每日 3～4 次。

(3)沙丁胺醇雾化溶液：又名喘乐宁雾化溶液，适用于哮喘持续状态、喘息性支气管炎等引起的严重支气管痉挛的抢救。本品可被气流雾化成微粒，无须患者做出配合动作，经面罩或咬着雾化管嘴吸入肺部。5%沙丁胺醇雾化溶液 0.5mL 加生理盐水 1.5mL，放入雾化器中雾化，8～10 分钟吸完。每日 3～4 次。

(4)特布他林气雾剂：又名喘康速气雾剂。系选择性 β_2 受体兴奋剂。扩张支气管作用强度较沙丁胺醇稍弱，但兴奋心脏作用较沙丁胺醇少 7～10 倍，仅为异丙肾上腺素的 1‰，气雾吸入 5～15 分钟起效维持时间达 3～4 小时，每次吸入 0.25～0.5mg，每日 3～4 次。

(5)异丙基肾上腺素(喘息定)：β 受体兴奋剂。平喘效果肯定，不论气雾吸入或注射给药均起到明显扩张支气管作用。气雾吸入显效快，30～60 秒即能奏效，作用持续 1～2 小时。静脉可以 0.1μg/(kg·min)滴入，若效果不理想，可在 10～15 分钟增加剂量，每次增加 0.1～1g/(kg·min)，直到症状缓解，但最大剂量应小于 0.4μg/(kg·min)。因容易导致心动过速，甚至可引起室性心动过速，故静脉给药应在心电监护下进行。气雾剂为 0.25%的浓度，使用时每次 1.25～2.5μg，至少 2 小时后才可重复一次。每日 2～4 次。长期反复使用可产生耐药性。

2.氨茶碱

茶碱主要通过抑制磷酸二酯酶使环磷酸腺苷(cAMP)分解减少，血液中的相对浓度增高，致使支气管平滑肌内的 cAMP 水平也增高。提高了 cAMP/cGMP(环磷酸鸟苷)值，抑制肥大细胞释放活性物质，从而解除支气管痉挛。茶碱的给药方法应根据临床调整。

(1)近期未使用过茶碱类药物的患者，首剂量为 5～10mg/kg，以 30 分钟静脉滴完作为负荷量。以后可按 1mg/(kg·h)持续滴入，使茶碱的血浓度维持在 10～20mg/L。应用时需每天检测一次氨茶碱血浓度。当血浓度＞30～40mg/L，有时会出现抽搐、昏迷、心律失常，甚至死亡。氨茶碱不能进入脂肪组织，肥胖患者的剂量应有所减少，以免造成过量。

(2)以往 24 小时内用量不足者，按 3mg/kg 计算负荷量，仍然 30 分钟滴完。

(3)以往 24 小时内用量足够者，或者氨茶碱已达有效血浓度者，不能再用负荷量。只给予维持量。

3.硫酸镁

可激活低下的肾上腺素能 β 受体，缓解支气管平滑肌痉挛，同时可使哮喘时缺氧而发生的毛细血管及小动脉扩张，改善呼吸功能。硫酸镁 50～100mg/(kg·次)，qd，应配为 2.5%硫酸镁溶液静脉滴入或以 25%硫酸镁 50～100mg/(kg·次)，深部肌内注射，qd。

4.酚妥拉明

能阻断 α 受体,保留增加 β 受体的作用。能抑制过敏因素释放的组织胺 5-羟色胺的作用,扩张支气管。酚妥拉明阻断 α 受体可使肺循环和体循环的小动脉扩张,也轻度扩张小静脉。通过肺血管的扩张改善肺循环,改善肺内分流,有益于肺功能的恢复。过去,曾经一度使用较大剂量静脉缓慢推注,因可导致心率加快、低血压,甚至严重心律失常和心脏停搏,目前已不使用。现临床常用静脉滴入。剂量为 5～40μg/(kg・min),以小剂量开始,每次可先静滴 1～2 小时,每日 3～4 次。在心电监护下,每次滴入时间尚可根据临床需要增加。

5.山莨菪碱

能解除血管平滑肌痉挛,减轻肺淤血,增加肺循环血流速度,减轻黏膜水肿,使 cAMP/cGMP 值增高,直接解除气管、支气管平滑肌痉挛。降低气道阻力,改善肺泡通气。剂量为 0.5～2mg/(kg・次)加入 5%葡萄糖溶液中静滴。因山莨菪碱具有类似阿托品促使支气管腺体分泌物黏稠的作用,容易使痰液阻塞,气道不通畅,故使用时应加强呼吸道的湿化。目前此法已较少应用。

(四)肾上腺皮质激素

主要作用:提高 β 受体兴奋性、强大的抗炎作用、对抗肥大细胞所释放的活性物质。对支气管哮喘或哮喘持续状态都有明显的疗效。氢化可的松发挥作用最快,其次为甲泼尼龙,地塞米松发挥作用慢,约 4 小时后显效。

1.氢化可的松

氢化可的松:10～20mg/(kg・d),分 2～4 次静脉滴入。

2.甲泼尼龙

甲泼尼龙:1～2mg/(kg・次),每日 2～4 次静滴或静脉注射。

3.地塞米松

地塞米松:0.3～0.5mg(kg・d),分 1～2 次静滴或静脉注射。

4.丙酸倍氯美松气雾剂(必可酮)

过去曾先后用氢化可的松、泼尼松和地塞米松制成气雾剂,因局部作用不强或出现全身不良反应而摒弃。目前使用人工合成的丙酸倍氯美松手控式定量气雾剂(BDA),治疗哮喘取得良好效果。小儿每次 2～4 揿(每揿 50μg),每日 2～4 次。若效果不理想,剂量可逐渐加大,但每日吸入不超过 800μg,症状缓解后再减量停药。

(五)支气管肺泡灌洗(BAL)

对于因黏液阻塞导致的哮喘持续状态,使用各种解痉剂和激素等治疗无效时,可做灌洗治疗,有一定疗效。方法为先用纤维支气管镜吸出黏液,再以生理盐水 50～100mL 内加入地塞米松 5mg 及庆大霉素 2 万～4 万单位,分数次灌洗两侧肺叶,使原来堵塞气道的黏液排出,降低气道阻力,改善肺通气功能。但是,此方法需要特殊设备和熟练技术。

(六)人工机械通气

哮喘持续状态经多种治疗病情仍然不缓解,出现下列情况者,提示气道严重阻塞和极度缺氧,可考虑进行人工机械通气。①持续严重呼吸困难;②呼吸音降低到几乎听不到哮鸣或呼吸音;③因肺过度充气及呼吸肌疲劳而使胸廓运动受限;④意识障碍,烦躁或抑制,甚至昏迷;

⑤吸入氧浓(FiO_2)0.4,发绀仍无改善;⑥$PaCO_2 \geq 8$kPa(65mmHg)。也可以根据儿科哮喘诊断标准来判断呼吸衰竭,作为机械通气的参考。小儿机械通气的部分参数调节如下:

1.FiO_2

开始时可用0.5,但仍以0.4为安全。使$PaO_2 > 8.9$kPa(60mmHg)即可,不过宜尽快将PaO_2提高到10.6kPa(80mmHg)以上为佳。若PaO_2不理想,可加用呼气末正压(PEEP)。

2.气道峰压(PIP)

气道峰压控制在2.0～4.0kPa(20～40cmH_2O),应尽可能使用较低PIP,不能使用过高的PIP,以免造成气压伤。

3.通气频率(VR)

常选择各年龄组小儿正常自主呼吸频率。

4.潮气量(VT)

潮气量7～15mL/kg,应由少达到多逐步增加到临床满意为止,潮气量过大,也可造成气压伤。呼吸参数调节应根据呼吸机类型和临床情况进行适时调节。患者一般情况改善,哮喘缓解,应尽早在24～72小时内停机。

(七)镇静剂

哮喘持续状态患儿时有烦躁不安临床常用安定、苯巴比妥等药物镇静,但往往会加重呼吸困难。其原因是患者镇静后会抑制呼吸运动且痰液不能排出,故镇静剂应慎用或不用。重要的是尽快缓解支气管痉挛,改善肺功能。不过机械通气者,在气管插管情况下,应尽早使用如安定、苯巴比妥、水合氯醛等镇静剂。

(八)促进排痰

痰液阻塞气道可增加呼吸困难。排痰、通畅呼吸道,可选用:①祛痰剂如溴己新、乙酰半胱胺酸、竹沥水等;②雾化吸入,常用高频超声雾化和普通超声雾化吸入稀释痰液,雾化液中常加入地塞米松2mg,每日3～4次雾化。

(九)抗生素

儿科哮喘发作常是病毒感染诱发,故可用利巴韦林、干扰素等抗病毒治疗。若合并有细菌感染,可选用青霉素类或头孢菌素等抗生素。

第六章

肿瘤性疾病

第一节 淋巴瘤

一、霍奇金淋巴瘤

儿童霍奇金淋巴瘤(HL)在临床表现、病理类型、临床分期、疾病的自然进程和治疗疗效等方面与成人HL相似,充分发育的青少年HL治疗的方法与成人相同。化疗联合放疗是HL现代治疗方法,儿童青少年HL治愈率为85%~90%。然而,采用治疗成人HL的方法治疗儿童HL,特别是对儿童常规剂量放疗导致不可接受的骨骼和肌肉发育不良、第二肿瘤危险、对青春期女孩胸部放疗使乳腺癌发病率增加、烷化剂可使男孩生殖器官受损导致不育和蒽环类药物对儿童患者的心脏毒性等不良反应影响儿童HL的治疗结果和生存质量。儿童HL治疗目的是获得治愈和降低远期不良反应,因此,治疗上需要综合考虑各种危险因素采用合适的治疗策略和方案。

(一)流行病学

儿童霍奇金淋巴瘤占儿童恶性肿瘤6%。5岁以下罕见。随着年龄增长发生率增加,40%的儿童HL发生在10~14岁,41%发生在15岁以上。美国发病率高峰为15~19岁。10岁以下,男孩稍多于女孩;10岁以上,男女发生率相近。儿童混合细胞型患者Reed Stemberg cell(R-S)多核巨细胞中可检测到EBV病毒基因,10岁以下较多见。淋巴细胞为主型极少见EBV病毒阳性。EBV血清状况并不是无失败生存的预后因素。血清学证实的传染性单核细胞增多症的患者EBV阳性的HL发生率比正常人高4倍。而EBV阴性的HL发生率与正常人群相似。HL可有家族聚集。

(二)病理

HL是一种特殊类型的淋巴瘤,特征是少数肿瘤性诊断性和(或)变异型Reed Sternberg cell细胞(R-S或HRS细胞)散在分布于异质性的反应性炎细胞背景中。儿童HL病理类型与成人HL相同,采用WHO 2008血液淋巴组织肿瘤分类分为2大类:①经典型霍奇金淋巴瘤;②结节性淋巴细胞为主型霍奇金淋巴瘤。

1.经典型霍奇金淋巴瘤(CHL)

经典型霍奇金淋巴瘤是一种淋巴细胞性肿瘤,少数肿瘤性诊断性和(或)变异型Reed

Sternberg cell 细胞(R-S 或 HRS 细胞)散在分布于反应性炎细胞背景中。经典型 R-S 细胞是一种双核或多核的巨细胞。常表现为“镜影细胞”特征,单核 R-S 细胞又称霍奇金细胞,是一种变异型 R-S 细胞,经典型 R-S 细胞和霍奇金细胞统称 HRS 细胞。另一具有特征性的特点是大量的反应性细胞浸润,包括淋巴细胞、巨噬细胞、粒细胞和嗜酸细胞。根据瘤细胞的形态和反应性背景细胞的特点,CHL 可进一步分为 4 个亚型:富于淋巴细胞型、结节硬化型、混合细胞型以及淋巴细胞削减型。瘤细胞表达 CD30 和 CD15,不表达 CD45 和 CD20。

(1)经典型富于淋巴细胞型霍奇金淋巴瘤(LRCHL)是 CHL 的一种组织学亚型,少量 HRS 细胞散在分布于丰富的小淋巴细胞背景中。背景呈结节性或少结节的弥散性浸润,缺乏嗜中性与嗜酸性粒细胞。大多数患者为早期病变,预后较好。

(2)经典型结节硬化型霍奇金淋巴瘤(NSCHL)是 CHL 的一种组织学亚型。瘤细胞主要为陷窝细胞,这种变异型 R-S 细胞增生,带状纤维化背景,至少有一个结节被胶原带围绕,直至完全被纤维带分割成瘤结节。主要累及纵隔或颈部淋巴结,预后一般较好。

(3)经典型混合细胞型霍奇金淋巴瘤(MCCHL)为 CHL 的一种组织学亚型。HRS 数量多,诊断性 R-S 细胞易见,其散布于弥散性或模糊结节性混合性炎性背景中。多为Ⅲ/Ⅳ期病变,常有 B 症状。

(4)淋巴细胞削减型霍奇金淋巴瘤(LDHL)是 CHL 一种很少见的组织学亚型。HRS 细胞丰富,散在或成片分布。背景小淋巴细胞明显减少。多为晚期病变,80%患者有 B 症状。

2.结节性淋巴细胞为主型霍奇金淋巴瘤(NLPHL)

结节性淋巴细胞为主型霍奇金淋巴瘤(NLPHL)是一种具有 HL 和低度恶性 B 细胞淋巴瘤的临床病理学特征的结节性或结节与弥散性淋巴增生性肿瘤。在大量非肿瘤性小淋巴细胞背景中散在分布少数变异型 R-S 细胞即 L&H 细胞或称淋巴细胞优势细胞(LP 细胞)或爆米花细胞。这些细胞表达 B 细胞抗原,不表达 CD30。80%以上为Ⅰ或Ⅱ期,局限、无巨块、无症状、病程缓慢,预后好。

(三)临床表现

霍奇金淋巴瘤的病程较长,发展较缓慢。80%~85%患者主要是淋巴结和(或)脾脏侵犯(Ⅰ~Ⅲ期),15%~20%患者结外侵犯(Ⅳ期),最常见的结外侵犯部位是肺、肝、骨和骨髓。罕见侵犯中枢神经系统,罕见发展为白血病。主要临床表现如下:

1.浅表淋巴结肿大

是 HL 最常见的临床表现。90%患者以浅表淋巴结肿大为首发症状就诊,其中 60%~70%发生于颈部淋巴结,亦可见腋下(6%~20%)及腹股沟(6%~12%)淋巴结。累及滑车、腘窝、颌下及耳前后淋巴结者较少。HL 所致的淋巴结肿块可为单个或融合成块,常为无痛性、进行性增大,无触痛,似橡皮样感。从淋巴结肿大到诊断一般约数月。有时患者主诉肿块已长达数年,部分 HD 患者肿大的淋巴结可出现一过性缩小或相对稳定,而后继续增大,即称为“时大时小”现象,容易忽视。

2.深部淋巴结肿大

纵隔淋巴结是 HL 最常见的临床表现之一,50%~70%的患者在诊断时伴有纵隔淋巴结受侵,纵隔病变起初发生于前纵隔、气管旁及气管支气管淋巴结,以后可扩散到肺门淋巴结。

纵隔肿块发生在75%的青少年和年轻成人。大约35%发生在年幼儿童。而且倾向MCHL或LRCHL型。20%患者有巨大纵隔肿块(定义为纵隔肿块最大横径≥胸廓内径1/3)。巨大纵隔肿块患者可伴有上腔静脉压迫综合征,表现为颜面水肿、结膜充血、颈静脉怒张、胸壁静脉怒张和呼吸困难等症状。10%~20%患者有肺与胸膜受侵,可有纵隔肺门病变直接侵犯,也可因肺门淋巴结受侵,瘤细胞沿淋巴管逆流至肺实质。因血行扩散造成的肺实质受侵较少见。腹主动脉淋巴结亦是HL常见受侵部位,约有25%病例在确诊时有腹主动脉旁淋巴结受侵,早期可没有临床表现,病变发展可引起腹痛、腹泻、腹胀及腹水等症状。腹主动脉淋巴结受侵与脾脏受侵有密切关系。脾受侵的病例中约有50%伴有腹主动脉旁淋巴结受侵,而脾未受侵腹主动脉旁淋巴结阳性仅为4.9%。故认为病变是经血行到达脾,由脾到脾门淋巴结再到腹主动脉旁淋巴结。

3.脾及肝脏侵犯

脾脏是最常见的膈下受侵部位。临床上判断脾脏是否受侵是比较困难的。脾大并不能作为脾脏受侵的指标。脾脏受累可以没有临床表现,也可以表现为脾大及脾功能亢进。CT或PET/CT检查可发现脾脏肿瘤浸润病灶。肝脏受侵是HL的晚期表现,初诊时少见(2%~6%),且常同时伴随脾脏侵犯,多为灶性,晚期则可出现肝肿大、黄疸,甚至肝功能衰竭。

4.其他脏器受累

累及心包可引起心包积液及心包填塞症状。肺实质或胸膜侵犯可出现咳嗽、气促及胸痛。胸部X线检查可见肺部斑片状浸润阴影或胸腔积液。硬膜外病变可压迫脊髓引起相应神经部位的疼痛及瘫痪等症状。骨骼受累常为多发性成骨性或成骨与溶骨混合性破坏。表现为局部疼痛和压痛。

5.全身症状

5%患者出现R-S细胞释放的淋巴因子和细胞因子所致的B症状。B症状定义:不可解释的发热伴体温>38℃超过3天以上,盗汗,无特殊原因半年内体重减轻10%以上。有三种之一者被定为有B症状。伴有B症状预后较差。此外。患者可有乏力及食欲减退等全身表现。部分患者可伴有皮肤瘙痒和皮疹。由于细胞免疫功能低下,病程中特别是晚期易发生病毒、细菌、真菌及卡氏肺囊虫肺炎等感染并发症。

(四)实验室检查

1.血常规

大多数HL患者外周血检查正常,部分患者可伴有贫血,但Coombs试验阳性的自身免疫性溶血性贫血不足1%。粒细胞常增高导致白细胞总数增高。部分患者可有嗜酸性粒细胞增高,淋巴细胞常减少。在伴有发热HL中,有时可有类白血病反应,白细胞总数可达50×10^9/L以上。

2.骨髓检查

常呈粒细胞增生,伴有组织细胞和浆细胞增多,类似“感染性骨髓象”。骨髓侵犯发生率2%~15%,一般见于Ⅲ、Ⅳ期病变。确诊需经骨髓活检证实。单纯骨髓穿刺涂片细胞学检查很少能发现R-S细胞,但骨髓活检(包括穿刺活检)则可能发现R-S细胞(双核或单核)灶性或弥散性骨髓浸润。

3.生化检查

常伴有红细胞沉降率(ESR)增快,可作为疾病活动的检测指标。血乳酸脱氢酶(LDH)升高提示肿瘤负荷大。骨和肝脏受侵常伴有碱性磷酸酶升高。

4.影像学检

查胸部X线正侧位照片可观察纵隔和肺侵犯。B超可检测肝脾和腹部淋巴结肿大情况。CT或MRI在诊断胸部、腹部和盆腔病灶比X线和B超敏感。全身PET/CT检查比CT或MRI更敏感,可发现更微小的病灶。

(五)诊断性评估

HL诊断性评估包括病理活检、详细体检、影像学和实验室检查等,完整和详细的检查有助于临床分期和治疗选择。

1.组织病理学

对于无痛性淋巴结肿大,伴或不伴有发热、盗汗和体重下降的患者需要行淋巴结活检明确诊断。最好取完整的淋巴结进行病理检查包括免疫组织化学检测。穿刺细胞涂片由于缺乏间质组织,难以诊断HL和分型,故不提倡行淋巴结穿刺液细胞学诊断。

2.体检

详细体格检查和病史询问。体检包括全身浅表淋巴结情况、韦氏咽环、肝脾及皮疹等。有无发热、盗汗及体重下降等B症状。

3.实验室检查

血象、血沉、生化功能和心电图等。有B症状和Ⅲ～Ⅳ期患者需要行骨髓活检。

4.影像学检查

胸部正侧位X线片,B超,胸部、腹部和盆腔CT扫描是治疗前必要的检查之一,有条件最好做全身氟脱氧葡萄糖正电子发射断层扫描(PDG-PET扫描),有助于更准确分期和治疗后残留病灶鉴别,PDG-PET扫描在淋巴瘤敏感性为71%～96%,结合CT扫描更有助于进一步提高其确诊率。淋巴管造影准确性受相关经验限制,目前已不推荐作为常规检查。

(六)治疗疗效评估

1.早期化疗疗效评估

通过治疗前和2个疗程后PET/CT显示的肿瘤活性来判断。化疗2个疗程后PET/CT显示病灶活性下降或转阴性,提示预后良好。根据早期疗效改变治疗策略和方案仍需要研究。

2.化疗结束后再评估

化疗后肿瘤缩小超过70%～80%而且PET/CT转阴性可考虑完全缓解。PET/CT评估最好是停化疗至少3周,停放疗8～12周进行,需要注意PET/CT的假阳性和假阴性。纤维组织残留在HL中常见,特别是纵隔肿块患者。

3.国际淋巴瘤工作组疗效标准和修订标准

国际淋巴瘤疗效评价标准从1999年以来已在临床上广泛应用,然而,此标准并未结合PET、免疫组化和流式细胞术结果进行评估。2007年国际淋巴瘤工作组在原疗效评价标准的基础上更新修订新的淋巴瘤疗效评价标准,见表6-1。

表 6-1　淋巴瘤疗效评价标准(包括 PET)

疗效	定义	淋巴结肿大	肝/脾	骨髓
CR	所有的病灶证据均消失	a)治疗前 FDG 高亲和性或 PET 阳性;PET 阴性的任何大小的淋巴结 b)FDG 亲和性不定或 PET 阴性;CT 测量结果淋巴结缩小至正常大小	肝脾不能触及,结节消失	重复活检结果阴性;如果形态不能确定,需要免疫组化结果阴性
PR	可评价病灶缩小,同时没有新病灶	6 个最大病灶 SPD 缩小≥50%,没有其他淋巴结增大 a)治疗前 FDG 高亲和性或 PET 阳性;原病灶中 1 个或多个 PET 阳性病灶 b)FDG 亲和性不定或 PET 阴性;按 CT 测量结果淋巴结较前缩小	所有病灶 SPD 缩小≥50%(单个病灶最大横径缩小≥50%);肝脾无增大	若治疗前为阳性,则不作为疗效判断标准;细胞类型应该明确
SD	达不到完全/部分缓解或 PD 的标准	a)治疗前 FDG 高亲和性或 PET 阳性;治疗后原病灶仍 PET 阳性,CT 或 PET 上没有新病灶 b)FDG 亲和性不定或 PET 阴性;CT 测量淋巴结大小没有改变		
疾病复发或 PD	任何新增加的病灶;或者病灶直径增大≥50%	出现任何直径≥1.5cm 的新病灶;多个病灶 SPD 增大≥50%;治疗前最小径≥1cm 的单个病灶的最大径增大≥50%,治疗前 FDG 高亲和性或 PET 阳性者治疗后 PET 阳性	任何病灶的 SPD 增大≥50%	新病灶或复发病灶

CR:完全缓解;PR:部分缓解;SPD:肿物直径;SD:稳定期;PD:进展期

(七)鉴别诊断

浅表淋巴结肿大应与淋巴结其他疾病相鉴别,如结核性淋巴结炎、慢性淋巴结炎、传染性单核细胞增多症和转移癌等鉴别。凡直径>1cm 的淋巴结肿大且观察 6 周以上仍不消退,均应活检明确诊断。

无浅表淋巴结肿大的纵隔、肺门和后腹膜淋巴结肿大,需要与结核、胸部肿瘤和腹膜后肿瘤鉴别。必要时行纵隔肿块穿刺明确病理诊断。后腹膜肿块必要时需要剖腹探查。

(八)临床分期

采用 Cotswold 改良 Ann Arbor 分期系统进行临床分期,见表 6-2。分期应该根据 CT 解剖学疾病证据结合功能性影像学决定(PET/CT)。解剖学病变但 PET 阴性,不考虑侵犯,除非活检证实。PET 阳性但无相应的解剖病变(体检或 CT)分期中应忽略。PET/CT 对最初病变敏感特别是颈和纵隔,脾脏和骨侵犯。

表 6-2 Cotswold 改良 AnnArbor 分期

分期	侵犯范围
Ⅰ期	侵犯单个淋巴结区域(Ⅰ)或单个结外部位(ⅠE)
Ⅱ期	侵犯 2 个以上淋巴结区域,但均在膈肌的同侧(Ⅱ),或除此之外,伴有同侧的局限性结外器官侵犯(ⅡE)
Ⅲ期	膈肌上下淋巴结区域均有(Ⅲ),可伴有局限性结外器官侵犯(ⅢE)
	$Ⅲ_1$ 期:脾或脾门、肺门、肝门及腹腔淋巴结受累
	$Ⅲ_2$ 期:主动脉旁、髂动脉旁或肠系膜淋巴结受累
Ⅳ期	弥漫性、播散性结外器官或组织侵犯,不论有无淋巴结侵犯

各期再按有无 B 症状分为 A、B 2 类。

(九)预后因素

随着治疗的改善,危险因素对治疗结果的影响逐渐减弱。但是在治疗选择上仍需要考虑以下几个预后因素:B 症状、巨大肿块、疾病晚期、结外侵犯和早期化疗疗效不佳与不良预后相关。

(十)治疗

化疗是所有儿童 HL 首选的初始治疗。化疗联合放疗是儿童 HL 治疗主要方法,但是放化疗联合应用具有使毒性倍增的潜在危险。目前的治疗策略是单纯化疗或化疗联合低剂量侵犯野的放疗。根据危险因素决定化疗方案选择、化疗强度和疗程,以及放疗的范围。

1.化疗

化疗是所有儿童 HL 首选的初始治疗。化疗药物选择上尽可能考虑疗效好毒性低的方案。根据危险因素选择不同方案和化疗疗程。选择化疗方案需要衡量化疗药物的长期毒性,如甲基苄肼对男性性腺具有长期毒性,已不再适用于 HL 的一线治疗。蒽环类药物心脏毒性、博来霉素肺毒性、依托泊苷和烷化剂可能诱发第二肿瘤的风险在选择方案时需要考虑。

常用化疗方案包括 ABVD、ABVE、VAMP、OPPA、OEPA、COPP/ABV 及 BEACOPP 等。低危患者可选用 ABVD 和 VAMP 等方案,高危患者需要选用 COPP/ABV 杂交方案或 BEACOPP 等高强度方案。

2.放疗

儿童接受成人常规剂量放疗导致不可接受的骨骼和肌肉发育不良及第二肿瘤危险。美国和德国儿童肿瘤研究协助组对 HD 患者进行多中心随机临床研究已证明,化疗联合低剂量侵犯野(15～25Gy)放疗可获得 90%以上的无事件生存(EFS),而且对儿童生长发育的影响明显低于常规剂量放疗。低危(Ⅰ期/ⅡA 期)患者化疗完全缓解(CR)或未能确定的完全缓解(CRu)后随机观察或接受低剂量侵犯野放疗的患者 5 年 EFS 和总生存(OS)均无差别;而对中高危患者化疗 CR 后联合侵犯野低剂量放疗,5 年 EFS 优于单纯化疗组,但 2 组的总生存无差别。根据这些研究,儿童青少年 HL 放疗剂量推荐为低剂量侵犯野放疗(15～25Gy),对低危 HL 患者化疗后 CR 可不需要放疗。最近美国 COG 报道一项儿童 HL 化疗 CR 后随机接受观察或低剂量侵犯野放疗的患者长期随访结果,2组10年EFS有差别(82.9% vs 91.2%),但是10年OS无差别(95.9% vs 97.1%)。低剂量侵犯野放疗可明显提高儿童HL患者的EFS,但未提高OS。复发的危险性和放疗的远期不良反应对于个体化的患者需综合考虑。需要从患者、疾病特点和化疗早期反应方面综合考虑决定患者能从放疗中获益。

3.治疗策略选择

(1)初治HL治疗策略选择

①低危HL(Ⅰ期和ⅡA期,无B症状,无巨大肿块):化疗4个疗程联合低剂量侵犯野放疗(15~25Gy);4个疗程化疗后完全缓解患者不需要行放疗。常采用ABVD化疗方案或VAMP等方案。

②中危HL(所有Ⅰ~Ⅱ期(非低危患者),ⅢA期,ⅣA期):化疗4~6个疗程联合低剂量侵犯野放疗(15~25Gy)。可采用ABVD或COPP/ABV等化疗方案。

③高危HL(ⅢB,ⅣB期):化疗6~8个疗程联合低剂量侵犯野放疗(15~25Gy)。可采用ABVD或COPP/ABV或BEACOPP等化疗方案。

(2)难治/复发HL治疗策略:儿童青少年HL治疗失败分为以下3种类型:①原发肿瘤进展;②复发局限在最初部位(首次治疗单用化疗);③其他部位复发。

治疗选择根据患者首次治疗的情况,采用化疗、放疗或自体造血干细胞移植。如果首次起病是低危患者,仅单纯化疗无放疗,复发时肿瘤局限在原来部位,那么应采用化疗联合低剂量侵犯野放疗,如果是青春期后的患者可采用标准剂量放疗,仍然可获得很好的生存。如果患者首次起病是早期,没有采用高剂量强度的化疗,复发后挽救治疗可获得非常好的疗效,不需要做自体造血干细胞移植(HSCT)。早期复发患者(治疗结束后3~12个月内复发)采用积极治疗,10年无事件生存(EFS)55%,5年总生存(OS)78%;后期复发患者(治疗结束12个月后复发)采用积极治疗,但不需要采用自体造血干细胞移植,10年EFS 86%,OS 90%。对于难治进展复发HL应考虑HSCT支持下的超大剂量化疗,10年EFS 41%,OS 51%。复发后对二线化疗方案敏感则可获得较好的生存(OS 66%),但是复发后二线化疗抗药则生存率较低,10年EFS 17%。

复发HL常用的化疗药物包括中剂量或大剂量阿糖胞苷、卡铂/顺铂、异环磷酰胺、依托泊苷、长春瑞滨、吉西他滨及长春碱。

复发HL采用化疗方案包括ICE及DECAL,异环磷酰胺和长春瑞滨,长春瑞滨/吉西他滨,IEP-ABVD-COPP(IFO、VP16、PRE-ADR、BLM、VLB、DTIC-CTX、VCR、PCZ及PRE),APE(Ara-C、DDP及VP16)等。如果肿瘤组织CD20阳性,可单用美罗华或与以上化疗结合应用。

综上所述,儿童青少年HL采用现代标准治疗,可获得80%以上长期生存率。根据危险因素采用不同的治疗策略有助于提高生存率和降低远期不良反应。

二、非霍奇金淋巴瘤

(一)临床表现

非霍奇金淋巴瘤患者浅表淋巴结无痛性、进行性肿大。发热,热型不定。盗汗,肿瘤部位压迫症状。晚期患者出现贫血、消瘦、乏力、肢体疼痛、出血倾向、肝脾大、骨髓浸润和中枢神经系统浸润。

1.淋巴母细胞型

70%原发于胸腔,特别是纵隔,可有胸腔积液。常见症状有胸痛、刺激性咳嗽、气促不能平卧、吞咽困难、颈和头面部及上肢水肿。骨髓浸润较常见。

2.小无裂型

多数原发于腹腔,可有腹痛、腹围增大、恶心呕吐、大便习惯改变、肝脾大、腹水。右下腹肿块多见。有时表现为肠套叠、肠梗阻、胃肠道出血、阑尾炎。少数患者发生肠穿孔等急腹症,其次较多见的部位为牙龈、鼻咽部。出现牙龈肿痛、鼻塞、打鼾、血性分泌物及吸气性呼吸困难。

3.大细胞型

病程相对较长,原发部位多样,如纵隔、皮下组织、中枢神经系统、骨骼、胃肠道等,并出现相应症状。

(二)诊断标准

1.病变部位取组织做病理活检

(1)病理组织形态学诊断可见肿瘤细胞。

(2)免疫分型:根据免疫表型将 NHL 分为 T 细胞性和 B 细胞性。70%以上淋巴母细胞型 NHL 免疫表型为 T 细胞性,有骨髓浸润时,不能与 T-急性淋巴细胞白血病(T-ALL)区分。95%以上小无裂型为 B 细胞性,除表达与 B 系急性淋巴细胞白血病(B-ALL)相似的表型外,还表达 SmLg,表明肿瘤细胞相对成熟。大细胞型中以 T 细胞性多见,小部分为 B 细胞性。ki-1 抗原(CD30)对间变型大细胞淋巴瘤有诊断意义。

(3)细胞遗传学和分子生物学检查:有条件时应尽量进行。Burkitt 淋巴瘤常见与 C · Myc 相关的易位,如 t(8;14)、t(2;8)和 t(8;22),可进行细胞染色体分析或荧光原位杂交技术(FISH)检测。间变型大细胞性淋巴瘤常见 t(2;5)和 ALK/NPM 融合基因。通常采用 PCR、FISH 和染色体分析方法,三者可互补。

2.临床分期诊断

以指导临床治疗的强度。分期检查包括骨髓涂片或活检;脑脊液检查;头颅、胸、腹影像学检查,如 CT、MRI、PET 或 CT。全身骨扫描。

国际上较多选择 St Jude 分期(表 6-3)。

表 6-3　St Jude 非霍奇金淋巴瘤分期

分期	病变范围
Ⅰ期	除外纵隔及腹部起源的单个淋巴结外肿块或单个淋巴结解剖区受累
Ⅱ期	横膈同侧病变;≥单个淋巴结或淋巴结外肿块伴有区域淋巴结浸润;胃肠原发(通常回盲部)病变,伴或不伴肠系膜淋巴结浸润,手术已完全切除
Ⅲ期	横膈两侧有病变;所有原发于胸腔的病变;所有未能手术切除的广泛腹腔病变;所有脊椎旁或硬膜外肿瘤
Ⅳ期	有中枢神经系统浸润或骨髓浸润

（三）特殊危重指征

（1）肿瘤压迫器官，引起呼吸困难、瘫痪、颅内压升高、上腔静脉综合征、急性尿潴留、肠梗阻。

（2）肿瘤侵袭器官，引起严重的胸腔积液，心包积液，急性大出血，急性肝、肾衰竭或高尿酸血症。

（3）肿瘤侵犯中枢神经系统或骨髓，引起意识障碍或抽搐，瘫痪或下肢无力伴感觉异常，出血倾向、重度贫血、粒细胞缺乏症。

（4）晚期肿瘤引起的恶病质。

（5）严重感染：多继发于化疗后粒细胞减少症或缺乏症。

（6）高尿酸血症和急性肾衰竭：多于化疗后发生。儿童淋巴瘤是一组对化疗敏感的肿瘤，肿瘤组织在化疗药物作用下迅速破坏，核酸分解剧增。

（四）鉴别诊断

1.浅表淋巴结肿大

（1）与淋巴结良性疾病鉴别，如急、慢性淋巴结炎，结核性淋巴结炎，自身免疫性疾病。如果临床表现与实验室检查不能明确诊断，则需要做淋巴结活检。

（2）淋巴结转移癌：依据原发病灶或淋巴结病理活检鉴别诊断。

2.有骨髓浸润时难以与急性淋巴细胞白血病（ALL）鉴别

淋巴母细胞型 NHL 在组织细胞学上无法与 ALL 相鉴别，治疗时采用与 ALL 相同的化疗方案。Burkitt 型 NHL 难以与成熟 B-ALL 鉴别，成熟 B-ALL 治疗上采取与 B 细胞性 NHL Ⅳ期的化疗方案治疗。

（五）治疗

1.手术

以下情况需手术：①其他方法不能明确诊断及分型时，应做病变组织活检术。如肿块小且局限，可将肿块完全切除。②急腹症。③二次活检。化疗3～6个疗程后有固定的残留病灶时，可再次手术活检。

2.化疗

是根治中、晚期淋巴瘤最重要的方法。

（1）淋巴母细胞型 NHL 化疗方案同急性淋巴细胞白血病。

（2）Burkitt 型 NHI。和大细胞型 NHL，推荐按欧洲德国柏林-法兰克福-蒙斯特白血症研究协作组（BFM）-95 方案治疗。应用该方案总体 5 年无病生存率为 89.0%，Ⅰ、Ⅱ期为 98%，Ⅲ期为 87%，Ⅳ期为 81%，B 细胞型白血病为 77%。

分组标准：①R1，手术已完全切除肿块的Ⅰ、Ⅱ期。②R2，手术未完全切除Ⅰ、Ⅱ期。乳酸脱氢酶（LDH）＜500U/L 的Ⅲ期。③R3，LDH 在 500～1 000U/L 的Ⅲ期；Ⅳ期和 B 细胞白血病并 LDH＜1 000U/L 并中枢无浸润。④R4，Ⅳ期和 B 细胞白血病并 LDH≥1 000U/L，和（或）中枢无浸润。

（六）并发症及处理

1.肿瘤溶解综合征

水化碱化尿液，监测尿量及血液电解质改变；口服别嘌醇。

2.骨髓抑制

注意支持预防感染治疗，给予非格司亭（G-CSF）、IL-11 等促进骨髓增生，必要时成分输血。

3.心脏毒性

注意控制心脏毒性药物的应用，给予心肌保护药物。

4.肝功能损害

调整化疗方案，护肝支持治疗。

5.泌尿系统

调整化疗方案，减少肾毒性药物的应用等。适当水化碱化尿液，应用美司钠保护膀胱黏膜。

6.消化道症状

补液治疗，给予昂丹司琼等药物止吐治疗。

7.神经系统

神经支持药物应用。

8.化学性静脉炎

注意补液观察，预防漏液，按照不同药物及时期，给予局部处理。

第二节　中枢神经系统肿瘤

中枢神经系统肿瘤是小儿时期比较常见的肿瘤之一，其发生率在 15 岁以下儿童肿瘤中占据第二位。美国 1973—1989 年流行病学调查中发现，每年 10 万个儿童中就有约 2.8 例患颅内肿瘤。颅内肿瘤好发年龄主要在 2 个年龄段，第一高峰在 10 岁以内，每年发病率为 2.2/10 万～2.5/10 万，男性稍多于女性（1.1∶1）。第二高峰从 30～40 岁开始，60 岁以上达到顶点，这一阶段为肿瘤的最好发时期。小儿颅内肿瘤发生部位与成人不同，40%～60%发生在幕下，并且以胚胎残余组织发生的肿瘤为主，胶质瘤相对较少。而成人多发生在幕上，以胶质瘤为主。

一、病因

中枢神经系统肿瘤尚未发现确切的病因，但是目前根据某些肿瘤发病特点、病理，以及一些基础实验研究，提出几种学说。

1.遗传学说

在神经外科领域中，某些肿瘤具有明显的家族倾向性，如视网膜母细胞瘤、血管网织细胞瘤、多发性神经纤维瘤等，一般认为它们均为常染色体显性遗传性肿瘤，外显率很高。

2.病毒学说

实验研究表明，一些病毒包括 DNA 病毒和 RNA 病毒，若接种于动物脑内可诱发脑瘤。

3.理化学说

物理因素中被确认的具有致肿瘤可能的是放射线，已有许多关于头颅放疗后引起颅内肿瘤的报道。在化学因素中，多环芳香碳氢化合物和硝酸化合物，如甲基胆蒽、苯并芘、甲基亚硝脲、亚硝基哌啶，在一些动物实验中都可诱发脑瘤。

4.免疫抑制学说

器官移植免疫抑制剂的应用，会增加颅内或外周肿瘤发生的风险。

5.胚胎残余学说

颅咽管瘤、上皮样及皮样囊肿、畸胎瘤、脊索瘤明显发生于残留于脑内的胚胎组织，这些残余组织具有增殖分化的潜力，在一定条件下可发展为肿瘤。

二、临床表现

中枢神经系统肿瘤的发病机制及其临床表现，具有缓慢进行性加重的特征。不同的年龄，不同部位的肿瘤，其临床表现各不相同。

1.颅内压增高

肿瘤压迫、浸润脑组织、阻塞脑脊液循环通路引起颅内压增高。典型症状为头痛、呕吐、嗜睡及视神经乳头水肿。在学龄期儿童多表现为间歇性头痛、学习成绩下降、易疲劳及性格改变。在婴幼儿期多表现激惹、食欲下降、生长发育延迟甚至退步、头围异常增大、骨缝分离及两眼太阳落山征。4～6个月内逐渐出现神经系统定位症状。

2.癫痫

癫痫是颅内肿瘤常见的症状之一，大约1/4的儿童幕上肿瘤以癫痫为首发症状，其发生率仅次于头痛，位居第二。癫痫的发生主要由肿瘤的类型、生长速度及部位而定，生长缓慢的位置表浅的胶质瘤最易诱发癫痫，其发生率可达50%。出现以下情况应高度怀疑颅内占位性病变的存在：有癫痫史的患者其癫痫类型发生了改变；癫痫持续发作；癫痫后肢体暂时性瘫痪期延长；难治性癫痫；伴有局部神经系统损害的癫痫。有人认为所有的局灶性和复杂性部分发作性癫痫及多数难以解释的全身发作性癫痫需做CT或MRI检查，了解有无颅内占位。另外，10%～20%的患者，尤其是难治性的复杂性部分性癫痫，早期CT检查可呈阴性结果，因此，必要时需重复影像学检查。

3.局部症状

因肿瘤所在部位和大小而异。若大脑半球肿瘤接近中央前回者可有对侧偏瘫；在左侧额下回后部者可有运动性失语；蝶鞍区肿瘤可有视神经原发性萎缩及视力、视野改变；肿瘤影响垂体-视丘下部可有生长发育紊乱、肥胖或消瘦、多饮、多尿及体温调节障碍；幕下肿瘤多有走路不稳、眼球震颤、肌张力及肌腱反射减退；脑干部位肿瘤则有一侧脑神经损害及对侧锥体束征（交叉性麻痹）；松果体区肿瘤可有眼球上视障碍及性早熟等。

三、常见类型

（一）髓母细胞瘤

髓母细胞瘤为常见的中枢神经系统肿瘤，属于恶性程度很高的肿瘤，起源于小脑蚓部或第四脑室顶的后髓帆原始胚胎残留组织。占儿童原发性脑瘤的10%～20%,后颅窝肿瘤的40%。好发于儿童。肿瘤细胞可随脑脊液播散至蛛网膜下隙或转移至颅外,可达11%～43%。瘤组织呈灰红或紫红色,质软、易碎,边界不清。镜下肿瘤细胞密集,核呈圆形或椭圆形,深染,多有核分裂,胞质及间质较少,有的呈假菊形团排列。主要表现为颅内压增高和共济失调等小脑症状,侵及脑干者常有复视及多种脑神经障碍,小脑扁桃体疝时常有颈强直、斜颈表现。辅助检查CT及MRI可清楚地显示肿瘤。CT见肿瘤为高密度或等密度影,类圆形,边界清楚,周围水肿常为低密度。MRI瘤体呈长T_1与长T_2信号,注射Gd-DTPA(顺磁剂)后明显均一强化,少数可见厚薄不均的环状强化。主要是手术加放疗和化疗。肉眼下将肿瘤全切除或近全切除。术后放疗是十分重要的措施,除局部照射外,应包括全脑和椎管照射,以防止播散肿瘤发展。并加用化学治疗。早年髓母细胞瘤预后极差,近年来,随着放疗及化疗的改进,生存期已大大延长,有报道5年生存期可达85%。

(二)室管膜瘤

室管膜瘤发生于脑室的室管膜细胞,占儿童中枢神经系统原发性肿瘤5%～10%。好发于后颅窝,约60%。5岁以下儿童多见。瘤体多位于脑室内,少数在脑室旁组织内,呈缓慢、浸润性生长。瘤细胞亦可脱落于蛛网膜下隙产生播散性种植。肿瘤呈灰白色或紫红色,质软,有的较硬,呈颗粒状,可有钙化。有包膜与周围组织分界,体积较大时多有囊肿形成。显微镜下瘤细胞较致密,排列成腺泡或腺管状,形成假菊形团。核为圆形或椭圆形,间质内有胶质纤维形成的网状结构,血管较多。初期可有头痛、呕吐等颅内压增高症状。幕上肿瘤尚可伴有癫痫及局部脑损害症状。幕下肿瘤可有眼震颤、肢体共济运动差等小脑损害症状及低位脑神经(Ⅵ、Ⅶ、Ⅷ、Ⅸ、Ⅹ)损害症,呕吐也很常见,多与肿瘤刺激第四脑室底的延髓呕吐中枢有关。辅助检查CT及MRI检查可清楚地显示肿瘤大小、形状、有无钙化及其与周围结构的关系。手术切除为治疗本病的主要手段,如肿瘤自第四脑室底部长出,术中可残留一薄层肿瘤组织,以免脑干损伤,术中务必使原先脑脊液梗阻的现象恢复通畅。术后辅以放疗和化疗。间变性肿瘤或幕下肿瘤,应做全脑及脊髓轴的放疗,防止肿瘤种植到脑的其他部位或脊髓;低度肿瘤放疗范围尚有争议,目前多数主张局部照射,而不做大范围预防性放疗。本病的预后与肿瘤切除程度有关。部分切除的患儿5年生存率仅为0～26%,而完全切除或次完全切除的患儿,5年生存率可达51%～75%。

(三)低度恶性胶质瘤

低度恶性胶质瘤指生长缓慢,非侵袭性,组织学表现相对良性的肿瘤,相当于Kernohan分类法中的Ⅰ、Ⅱ级肿瘤。包括星形细胞瘤、少突胶质细胞瘤、以上2种瘤细胞的混合型肿瘤及神经元和胶质细胞的混合型肿瘤。儿童幕上肿瘤35%为低度胶质瘤,1/3～1/2的肿瘤位于大脑半球,其余位于间脑中央深部(丘脑、下丘脑、三脑室)及基底节。低度胶质瘤在儿童幕下肿瘤中占10%～20%,主要为纤维型星形细胞瘤,平均发病年龄为6.5～9岁。临床表现常见症状有颅内高压(约75%)、癫痫(约25%)及不同部位的神经损害症状如偏瘫、失语、神经内分泌异常、视神经萎缩及小脑症状等。辅助检查CT及MRI可显示肿瘤部位、大小、血运是否丰富等。手术是治疗的主要手段,要求在安全的前提下尽量完整切除肿瘤。统计肿瘤全切除病例,有报道7年存活率达80%,而次全切除的病例,7年存活率仅达15%～50%。放疗适用于进展性或复发性肿瘤，且仅需做局部放疗即可；全切除肿瘤不需放疗；不全切除肿瘤是否需要放疗尚有争议，多数学者认为应有再次手术或先化疗。对于位于脑重要结构区而未能全切除的婴幼儿肿瘤，主张化疗，以避免放疗或利于延期放疗。低度肿瘤预后较好，肿瘤的性质、级别、部位及患者的年龄、切除程度不同，预后各不相同。报道 105 例儿童纤维细胞型星形细胞瘤，20 年生存率达 79%。位于脑干、间脑及脊髓肿瘤的预后相对较差。

（四）幕上高度恶性胶质瘤

幕上高度恶性胶质瘤相当于 Kernohan 分类中的Ⅲ、Ⅳ级，属于恶性程度很高的一类肿瘤。位于幕上者，主要为间变性星形细胞瘤及多形性胶质母细胞瘤，少见的有少突胶质细胞瘤、神经节胶质瘤及星形细胞、少突胶质细胞混合型瘤。这类肿瘤占儿童神经系统肿瘤的 7%～11%，主要位于大脑半球（66%），少部分位于间脑（20%）及后颅窝（14%），平均发病年龄为9～10岁。肿瘤呈浸润性生长，约 25%～50%的肿瘤可向肺、淋巴结、肝及骨等远处转移。临床表现及辅助检查相似于低度胶质瘤。因肿瘤恶性程度高，且呈浸润性生长，很难获得全切除，原则上应在不造成严重神经功能障碍前提下尽可能多地切除肿瘤。术后辅以放疗。目前多主张行局部放疗，全脑放疗对生存率并无明显影响。有条件者亦可行立体定向放射治疗，如 X-刀或 γ-刀，可延长生存期。化疗的作用和治疗方案的选择目前尚处于摸索阶段，应用价值还有争议。

（五）脑干胶质瘤

脑干胶质瘤占儿童神经系统肿瘤的 10%～20%，平均发病年龄为 5～9 岁。分为 5 型：局限型、囊性型、外部生长型、颈延髓交界型及内部浸润型肿瘤。前 4 种多为低度胶质瘤，而内部浸润型肿瘤多为高度胶质瘤，并可有转移。常有相应的脑神经损害症，如口眼歪斜及吞咽发呛（Ⅵ、Ⅶ、Ⅸ脑神经损害）、走路蹒跚及肢体共济失调（小脑损害症）等，颅高压症状相对较少。辅助检查 MRI 对诊断脑干肿瘤最理想，能精确地显示肿瘤的位置、大小及类型等。由于神经外科技术的发展，脑干已不再是手术的禁区，许多类型的脑干肿瘤如外部生长型、囊性型及一些局限型、颈延髓交界型肿瘤，手术后不需其他辅助治疗便可获得很长的生存期。对于内部浸润型肿瘤，无法手术，主要靠放射治疗。化疗对脑干胶质瘤尚未找到有效方案。

（六）脊髓内肿瘤

脊髓内肿瘤占儿童中枢神经系统肿瘤 3%～6%，平均发病年龄 10 岁，包括星形细胞瘤（70%）、少突胶质细胞瘤和神经节胶质瘤（10%）、室管膜瘤（10%）及恶性胶质瘤（10%），其中多数为高度肿瘤。肿瘤多涉及数个椎体平面，压迫、侵蚀正常脊髓组织。低度肿瘤起病较晚，诊断前常已发病数月，而高度肿瘤起病较快，常为几个星期。主要临床症状为疼痛、肢体肌力减退、步态不稳和括约肌功能障碍。疼痛多在肿瘤附近背部区域，呈钝痛或刀割样痛，夜间以及用力咳嗽或打喷嚏时加重。脊柱 X 线平片、脊髓碘油造影及 CT 对诊断有一定价值，MRI 检查对诊断尤有帮助。手术是治疗的主要手段，应在不加重神经损伤的基础上尽可能切除。放疗需视肿瘤组织类型、恶性程度及切除范围而定，原则上相同于该肿瘤在脑内放疗指征。化疗多用于恶性星形细胞瘤和室管膜瘤以及术后残留的低度星形细胞瘤。低度的星形细胞瘤，经综合治疗，10 年生存率达 55%～73%，而室管膜瘤达 50%～70%，间变性或高度恶性肿瘤生存率极低，常于诊断后数月死亡。

（七）松果体区肿瘤

松果体区肿瘤占儿童中枢神经系统肿瘤的0.4%～2%，包括生殖细胞肿瘤(40%～65%)、松果体实质细胞瘤(17%)和星形细胞瘤(15%)；其中生殖细胞肿瘤又可分为生殖细胞瘤、畸胎瘤和混合型生殖细胞肿瘤。除畸胎瘤有完整包膜，为局限性非侵袭性生长，其余肿瘤大多呈侵袭性生长，并可沿脑脊液发生播散性种植或远处转移如骨、肝及淋巴结等。主要有以下3大类。①肿瘤阻塞第三脑室出口引起梗阻性脑积水及颅高压；②邻近结构受压症，如压迫中脑四叠体上丘导致双眼不能上视，下丘脑内侧、膝状体受压，可有耳鸣、听力减退；③内分泌紊乱：松果体区肿瘤可分泌褪黑激素，影响垂体分泌促性腺激素，可表现为发育迟缓、性功能减退、肥胖、嗜睡等。辅助检查MRI是诊断该部位肿瘤最有效的检查，由于肿瘤易沿脑脊液播散，必要时还应做脊柱MRI检查及脑脊液细胞学检查。肿瘤位于脑重要部位，手术死亡率高，因此，除畸胎瘤要求完整切除外，其余肿瘤手术目的是部分切除肿瘤，解除脑积水并了解肿瘤性质，或仅做立体定向活检，以利放疗或化疗。放疗是主要治疗手段，松果体区恶性肿瘤如生殖细胞瘤等对放疗敏感，许多作者认为应常规行全脑和脊髓放疗，以防播散。化疗对延长生存期有一定帮助。视肿瘤性质、大小、侵犯部位、有否转移及治疗是否彻底而定。大的、高度恶性的或有下丘脑浸润或转移的肿瘤预后极差，生存期不到1年。其余预后相对较好，有报道3年存活率达61%。

（八）颅咽管瘤

颅咽管瘤占儿童中枢神经系统肿瘤的6%～9%，多发生在20岁以前，平均发病年龄为8岁。肿瘤多位于鞍内及鞍上，球形或不规则形，边界清楚，实质性及部分囊性，囊液黄褐色，并有胆固醇结晶，囊壁及实质性部分可有钙化。颅咽管瘤组织学上属良性肿瘤，但由于在鞍区以及对周围重要结构的浸润，临床上呈现为恶性肿瘤的表现。可因孟氏孔阻塞引起脑积水、颅内压增高；压迫视交叉引起视力视野障碍；侵犯或压迫视丘下部及垂体导致内分泌功能紊乱，如尿崩症、嗜睡、脂肪代谢或体温调节障碍及垂体性侏儒症等。辅助检查MRI是最有效的诊断工具，能很好地显示肿瘤性质、范围及与周围结构的关系。另外，由于肿瘤对周围重要结构的浸润压迫以及手术可能产生的影响，术前及术后均要检查下丘脑垂体轴、肾上腺功能，及水、电解质平衡等。治疗原则是能够完全切除的肿瘤应尽量完整切除；体积大的肿瘤或与周围组织粘连严重时可做部分切除，术后辅以局部放射治疗；大的囊性单腔性颅咽管瘤可用^{32}P行内放疗；而对于小的2～3cm的肿瘤可行立体定向放射外科治疗。化学治疗目前尚无肯定疗效的药物。囊性肿瘤的预后比实质肿瘤或囊性、实质性混合肿瘤好，肿瘤完整切除比部分切除预后好，部分切除的肿瘤若辅以放疗，仍能获得较长的生存期。有人统计完整切除肿瘤10年生存率达24%～100%；部分切除肿瘤仅达31%～52%；若辅以放疗则可达到62%～84%。死亡主要与肿瘤复发或慢性神经内分泌功能紊乱有关。

（九）脉络丛乳头状瘤

占儿童脑肿瘤2%～3%，主要生长在各脑室内。肉眼下肿瘤呈粉红色，质软，球样，上有不规则圆形的赘生物组织，似菜花样，质脆、血运丰富。显微镜下肿瘤组织极似正常的脉络丛，由血管和结缔组织形成的乳头样组织被单层柱状上皮覆盖，细胞呈良性。脉络丛乳头状瘤占该肿瘤的10%～20%，呈浸润性生长，组织学上可看到瘤细胞异形性及核分裂象。无论良恶性肿瘤，皆因乳头容易脱落进入脑脊液，形成脑脊液播散。90%以上的患者可因肿瘤分泌过量的脑脊液而致脑积水、颅高压；另外，不同部位肿瘤可有不同表现，四脑室肿瘤多数表现为共济失调症，侧脑室肿瘤多数有癫痫、偏瘫、偏盲等。辅助检查CT及MRI检查均有助于肿瘤的诊断。另外，为了确定肿瘤的血供应，尚可做脑血管造影或MRI血管造影。最理想的治疗手段为手术将肿瘤全切除。对于残余肿瘤，如果是脉络丛乳头状瘤，则应再次手术切除；若是脉络丛乳头状瘤，可考虑放疗。化疗对脉络丛乳头状瘤也有效果，术前化疗尚可减少肿瘤体积及血液供应，有助于手术全切。本病预后较好，肉眼全切者，生存时间较长，并且可完全治愈。有学者统计12例，5年生存率75%，10年生存率66.6%。

（十）幕上原始神经外胚叶肿瘤

占儿童中枢神经系统肿瘤2%～3%，发病年龄多在5岁以内，90%位于大脑半球，其余在脑中线位，如脑室、胼胝体、丘脑、基底节等。可有脑脊液播散或骨、肺等远处转移。临床表现多有头痛、呕吐等颅内高压症状，其次可有癫痫、偏瘫等局部神经损害症。辅助检查CT及MRI检查有助于明确诊断。治疗需靠手术、放疗及化疗综合处理。手术肿瘤切除的程度与预后无明显关系，术后放疗需包括全脑及脊髓照射。预后差，尤其是小于3岁患儿；另外，实质性肿瘤比囊性肿瘤预后差。平均生存期不到2年。

第三节　神经母细胞瘤

神经母细胞瘤（NB）从原始神经嵴细胞演化而来，交感神经链、肾上腺髓质是最常见的原发部位。不同年龄、肿瘤发生部位及不同的组织分化程度使其生物特性及临床表现有很大差异，部分可自然消退或转化成良性肿瘤，但另一部分患者却又十分难治，预后不良。在过去的30年中，婴儿型或早期NB预后有了明显的改善，但大年龄晚期患者预后仍然十分恶劣。在NB中有许多因素可影响预后，年龄、分期和N-MYC扩增仍然是最重要的因素。

一、发病率

NB是儿童最常见的颅外实体瘤，占所有儿童肿瘤的8%～10%，一些高发地区如法国、以色列、瑞士、新西兰等的年发病率达11/100万（0～15岁），美国为25/100万，中国和印度的报告低于5/100万。

二、病理学

NB来自起源于神经嵴的原始多能交感神经细胞，形态为蓝色小圆细胞。从神经嵴移行后细胞的分化程度、类型及移行部位形成不同的交感神经系统正常组织，包括脊髓交感神经节、肾上腺嗜铬细胞。NB组织学亚型与交感神经系统的正常分化模型相一致。经典的病理分类将NB分成3型，即神经母细胞瘤、神经节母细胞瘤、神经节细胞瘤，这3个类型反映了NB的分化、成熟过程。典型的NB由一致的小细胞组成，约15%～50%的病例，母细胞周围有嗜酸性神经纤维网。另一种完全分化的良性NB为神经节细胞瘤,由成熟的节细胞、神经纤维网及Schwann细胞组成。神经节母细胞瘤介于前两者之间,含有神经母细胞和节细胞混杂成分。

Shimada分类结合年龄将病理分成4个亚型,临床分成2组。4个亚型即包括NB(Schwannin少基质型)、GNB混合型(基质丰富型)、GN成熟型和GNB结节型(包括少基质型和基质丰富型)。前3型代表了NB的成熟过程,而最后一型则为多克隆性。对NB而言,细胞分化分为3级,包括未分化、分化不良、分化型;细胞的有丝分裂指数(MKI)也分为低、中、高3级。Shimada分类综合肿瘤细胞的分化程度、有丝分裂指数和年龄,将NB分为临床预后良好组(FH)和预后不良组(UFH)。FH包括以下各类:①NB,MKI为低中度,年龄<1.5岁;②分化型NB,MKI为低度,年龄1.5～5岁;③GNB混合型;④CN。UFH包括:①NB,MKI高级;②NB,MKI为中级,年龄1.5～5岁;③未分化或分化不良型NB,年龄1.5～5岁;④所有>5岁的NB;⑤GNB结节型。

在病理上,除HE染色外,可进一步做免疫组化电镜检查来与其他小圆细胞肿瘤相鉴别,NB时神经特异性酯酶(NSE)阳性,电镜下可见典型的致密核,结合于膜上的神经分泌颗粒,在神经纤维网中有微丝和平行排列的微管。

三、临床表现

临床表现与原发部位、年龄及分期相关。65%患儿肿瘤原发于腹腔,大年龄儿童中肾上腺原发占40%,而在婴儿中只占25%。其他常见部位为胸腔和颈部。约10%病例原发部位不明确。约70%NB在5岁前发病,极少数在10岁以后发病。

最常见的症状为不同部位的肿块。原发于腹部时以肾上腺及脊柱两侧交感神经链原发多见,一般在肿块较大时才出现症状,可有腹痛、腹围增大、腰背部饱满、扪及肿块、胃肠道症状。原发于胸腔时有纵隔压迫相关症状及呼吸道症状,如气促、咳嗽等。晚期患者常有肢体疼痛、贫血、发热、消瘦、眼眶部转移。眼眶部转移形成具有特征性的熊猫眼,表现为眼球突出、眶周青紫。其他可有高血压及肿块部位相关压迫症状,如有椎管内浸润压迫时出现运动障碍、大小便失禁等。

NB主要转移途径为淋巴及血行。在局限性病变患者中约35%有局部淋巴结浸润,血行转移主要发生于骨髓、骨、肝和皮肤,终末期或复发时可有脑和肺转移,但较少见。婴儿病例就诊时局限性病变、局限性病变伴有局部淋巴结转移、播散性病变分别为39%、18%和25%;但在大年龄儿童中分别为19%、13%和68%,也即大年龄患儿就诊时多数已处疾病晚期。

四、辅助检查

1.影像学检查

包括B超、CT、MRI、GM1放射性核素扫描及PET或CT等检查了解病灶情况,骨骼侵犯部位做X线检查或^{99m}Tc骨扫描了解转移灶情况。

2.骨髓穿刺及活检

通过细胞学及组织学检查可以做出肿瘤定性诊断。

3.肿瘤标记物检查尿

VMA或高香草酸(HVA)(尿儿茶酚胺代谢产物)显著增高,大于该年龄组每毫克肌酐正常均值4SD,是阳性结果。血清非特异性脂酶虽然受干扰因素较多,但对发现肿瘤活动及疗效观察有一定意义。

4.病理检查

是诊断的金标准,镜下表现(HE染色)为一种蓝色小圆细胞瘤,免疫组化在鉴别时很有用,通常包括NSE Syn CGA S-100(+);LCA EMA Vimentin CK MIC-2 CEA AFP(−)。

五、鉴别诊断

主要与下列恶性肿瘤鉴别:原始神经外胚叶瘤、非霍奇金淋巴瘤、尤因肉瘤、盆腔畸胎瘤、肾外肾母细胞瘤、肝母细胞瘤及胚胎样横纹肌肉瘤等。肿瘤组织病理活检是主要的鉴别手段。

六、治疗

1.治疗策略

(1)Ⅰ期:多数主张将肿瘤完全切除后无须进一步治疗。

(2)Ⅱ期:①预后好的组织类型,无淋巴结转移,N-myc基因拷贝数<10,DNA异倍体(尤其<1岁婴儿)肿瘤完全切除已经足够治疗,随访。②预后差的组织类型,淋巴结阳性,DNA二倍体,N-myc拷贝数>10,外科手术,加强多药化疗。

(3)Ⅲ期:①肿瘤完全切除、预后好的组织类型,淋巴结阴性,肿瘤标记物数值正常,术后放疗限于瘤床部位(15~30Gy)。化疗。②肿瘤部分切除,术后残留部位放疗(15~30Gy)、化疗。③肿瘤部分切除,术后放疗和化疗3~6个月仍有肿瘤残留,应做二次手术,完全切除肿瘤,做区域淋巴结清扫,术后化疗。④肿瘤部分切除,术后放疗和化疗后肿瘤消失,有如下情况之一者需行二次探查术切除可疑残留肿瘤组织,并做区域淋巴结清扫,术后化疗(CT及B超提示有区域淋巴结肿大,VMA、HVA高于正常者)。⑤肿瘤不能切除。a.肿瘤性质不能明确者,应先行肿瘤活检或部分切除,术后治疗同Ⅲ期术后残留者,原则上均应行二次手术,化疗;b.可确诊者,给予术前化疗,持续时间取决于肿瘤对化疗的反应,一般2~6个月,然后行延期手术,术后瘤床放疗、化疗。

(4)Ⅳ期:确诊后即应给予化疗。化疗3~6个月,如肿瘤明显缩小、转移灶消失者,可给予肿瘤切除术,术后化疗。

2.特殊治疗

(1)造血干细胞移植:其适应证为Ⅲ及Ⅳ期患者。美国CCG资料显示自体骨髓移植与异基因骨髓移植其远期疗效是一致的。原因是自体移植复发率高但移植相关并发症少,异基因移植复发率低但移植相关并发症多。目前采用以美法伦为主的以单纯化疗为主的预处理方案,不采用放疗。

(2)生物治疗:造血干细胞移植结束后采用生物制剂诱导可能存在的微小残留病变向成熟分化。常用全反式维A酸治疗3～6个月,剂量为30～60mg/(m^2·d)。

(3)免疫治疗:神经节糖苷(GD2)单抗治疗微小残留病变已在美国应用。应用GD2单抗与沙格司亭连接后形成的融合蛋白与肿瘤细胞结合,沙格司亭与中性粒细胞膜上受体结合,中性粒细胞可杀伤肿瘤细胞。

(4)定向放疗:采用GM1抗体结合放射素全身应用,由抗体引导放射素在病灶浓集,杀伤肿瘤细胞。

第四节　肾母细胞瘤

肾母细胞瘤又称肾胚胎瘤、肾胚细胞瘤、肾脏混合瘤。Rance于1814年首先描述此瘤。至1899年Max Wilms对该瘤的特性做了较详细的叙述,故以其名而命之为Wilms瘤。经多代学者的研究努力,肾母细胞瘤的低存活率迅速得到提高,其生存率1940年为25%,至今已上升至90%左右。20世纪60年代开始,相继成立了美国的Wilms瘤研究组织(NWTS)和欧洲的国际小儿肿瘤协会(SIOP)2个专业研究机构,使该肿瘤的临床治疗有了进一步的发展。

一、合并畸形

约12%～15%的肾母细胞瘤可伴发其他先天性畸形,常见者为:

1.虹膜阙如

本瘤伴有非家族性双侧虹膜发育不良或完全阙如者并非少见,约70例中有1例。有时同时有先天性白内障,还可有中枢神经异常,如小头畸形、头面异形、耳廓异常、泌尿系统畸形和智能迟缓等,近年对虹膜阙如合并肾母细胞瘤患儿的细胞遗传学研究表明,其均有11号染色体短臂移位或部分阙如的现象。

2.偏身肥大

一般为左侧或右侧身体肥大,或仅有下肢肥大。婴儿期多未被发现,甚至在诊断肿瘤时始被注意到。偏身肥大的发生率在人群中为1∶14 300,而在肾母细胞瘤患儿32例中就有1例,以女孩居多。

3.泌尿生殖系畸形

发生率为4.5%,如肾重复畸形、马蹄肾、多囊肾和异位肾等。合并尿道下裂和隐睾者也非罕见。此外,近年来还发现肾母细胞瘤伴外生殖器雌雄难辨的两性畸形患儿,Raifer报道10例,其中7例发生在单侧肾母细胞瘤,3例双侧肾母细胞瘤。

4.Beckwith Wiedemann综合征

本综合征主要有内脏肥大(肾、胰、肾上腺、性腺、肝等)、脐膨出、巨舌和发育巨大或偏身肥大等。患此综合征者的肾、肾上腺皮质和肝等脏器容易发生恶性肿瘤,Reddy等报道34例Beckwith Wiedemann综合征中,3例生长肾母细胞瘤,3例肾上腺皮质癌,肝母细胞瘤和性腺母细胞瘤各1例。

二、病理

1.大体病理

肿瘤发生于肾实质中的任何部位，但以肾中央及上极较多见，它有一层纤维性假膜与正常肾组织分开，界限分明。肿瘤常呈椭圆形或圆形，表面规则或略有分叶状，肿瘤本身也具有一层包膜，往往被肿瘤细胞浸润，当肿瘤生长较大后，肾脏即被挤压变形，有时呈帽状覆盖在肿瘤上。肿瘤大者可重达 2 000～4 000g。肿瘤质地较坚实，但到较晚期瘤内发生坏死、出血，有囊腔形成则部分软化。肿瘤切面呈鱼肉样白色，出血和坏死处则呈棕红色。

2.扩散转移

肾母细胞瘤早期有完整的包膜，当肿瘤增大后可引起破裂，致肿瘤细胞直接侵入肾周围脂肪层内或邻近组织，如肾上腺、结肠系膜、与其接触的肝脏部分。肾母细胞瘤淋巴结转移并不多见，且大多限于局部淋巴结，但血源性扩散甚为多见，首先是经肾静脉，其中常有肿瘤栓子，可漫延至下腔静脉，甚至到右心房，血行性扩散 80%到肺部，有时到肝，偶尔到骨骼。

3.显微镜检查

SIOP 和 NWTS 的经验证明细胞组织学类型对预后的估计起着重要的作用。本瘤分为 2 型。①良好组织类型(FH)：多囊型、纤维瘤样的；②不良组织类型(UH)：间变型、透明细胞肉瘤、杆状细胞肉瘤。目前，SIOP 和 NWTS 均根据上述组织学类型结合分期而制订治疗方案。

从组织学上还有些变异型肾母细胞瘤，如胚胎横纹肌性肾母细胞瘤、骨软骨性肾母细胞瘤和脂肪瘤性肾母细胞瘤等。

三、临床表现

肾母细胞瘤的临床表现并不复杂，而是相当一致的。

1.腹部肿块

大多是在无意中发现患儿腹部有肿块而来就诊的，一般系母亲替小儿洗澡或穿衣时，或医务人员因其他原因做全身检查而发现腹部有包块存在。肿块位于腹部一侧季肋部，呈椭圆形，表面光滑平整，质地坚实，无压痛，边缘内侧和下界清楚，上界被肋缘所遮蔽多不能触及，双手腹腰触诊可感到腰部被肿瘤所填。肿瘤比较固定，不能移动。肿块大小不一，较大的可占全腹的 1/3～1/2，较晚期病例肿块往往超过腹中线，将腹腔内脏推向对侧。应该指出，反复扪诊压挤肿瘤，可促使瘤细胞进入血流而发生远处转移，因而要特别注意。

2.疼痛和消化系统症状

有人报道 25%的肾母细胞瘤的第一症状是腰腿痛。事实上，由于疼痛大多不严重，小儿又不善叙述，故多数未被察觉。偶尔，患儿可有骤然的发作性疼痛，此乃是肿瘤内突然出血，肾包膜过度膨胀或血块暂时阻塞了输尿管所致。患儿往往有含糊不清的消化道症状，如恶心、呕吐和食欲减退等。

3.血尿

血尿发生于 20%的病例，约 10%的病例中血尿作为第一症状引起注意而做出肿瘤的诊断。一般为无痛性和间歇性全血尿，量不多，有时伴有血块。儿科医生见到本症状时，即使腹部未触及肿块，也应做B超、静脉肾盂造影或CT等检查，有可能发现肾中央部小的肿瘤。然而在大多数情况下，血尿是一个较晚期的症状，肿瘤已相当大，浸润肾盏，进入肾盂。尿液显微镜检查，约1/3的病例含多个红细胞。

4.发热

肾母细胞瘤患儿可有不同程度的发热，多为间歇性，高热(39℃)少见。有人注意到有呕吐的患儿因发生脱水和有转移或肿瘤中有坏死的患儿，经常有体温增高的现象。

5.高血压

伴有轻度或重度高血压的患儿可能为数不少，但由于往往忽略测量婴幼儿血压，故报道者不多。但文献中也有不少严重高血压的病例，当肿瘤被切除后高血压即下降，这种现象提示2个可能性，或者是因为肿瘤压迫肾动脉而引起血压升高，或者是因为肿瘤本身产生某种升压物质。当肿瘤局部或转移病灶复发时，血压又重新升高，而放疗和化疗后病灶消失，血压也下降，这就进一步说明可能是肿瘤分泌某种升压物质。肾母细胞瘤患儿血浆的肾素或称高血压蛋白原酶含量较正常儿童为高，肿瘤切除后恢复正常。近年还有人从肾母细胞瘤的浸出液中做肾素的定量分析，其量较正常肾皮质所含高得多。

6.全身情况

一般都受到一定的影响，食欲缺乏，轻度消瘦，精神萎靡而不如从前活泼好玩，面色苍白和全身不舒适等等。肺部有转移时，全身情况更趋衰落，但鲜有咳嗽、咯血等症状。

7.实验室检查

肾功能正常。尿显微镜检查不少有血尿和蛋白尿，但尿中多不能找到癌细胞。一般有轻度贫血，但也有少数有红细胞增多，这可能与红细胞生成素增高有关。红细胞沉降率一般均增快，15～90mm/h，特大的晚期肿瘤沉降率增快更显著，认为是预后不良的一个指标。

8.肿瘤破裂与转移症状

偶尔肿瘤自发性或损伤后发生破裂，一般先有剧烈疼痛，患儿出现急性贫血，多诊断为肝或脾破裂。肿瘤可能破裂在腹腔内，或者在腹膜后间隙的腰窝内，也有肿瘤仅呈裂缝，包膜下有血肿。肿瘤主要经血流转移，故向肺转移最为多见，转移后鲜有咳嗽、咯血等症状，故X线肺部检查至为重要。肝转移较少见。

四、辅助检查

1.血常规

表现为贫血、血小板减少等。

2.肿瘤标记物

CA125、CA19-9阳性。

3.B型超声(B-US)

因其经济、方便、快捷，可作为首选的影像学检查。其图像特征表现为患侧肾实性、中低回声为主的肿块，内部常见坏死囊性变。在多数情况下，可以基本定位肿瘤起源于肾内或肾外，分辨肿瘤块是实性或囊性。另外，彩色多普勒对肿块的血供情况有较好的判断，频谱多为高速、高阻动脉样滋养血流信号,血管阻力指数(RI)>0.63有临床意义。超声还能探测腔静脉、肾静脉是否受累(包括受压、梗阻、瘤栓等)和右心房转移癌栓及胸腹部转移的情况,必要时可用经食管超声明确高位癌栓情况。B超还能通过肿块坏死液化、血供和体积的变化来评价肿瘤对化疗的敏感性,可作为长期随访及监测复发的检测手段。

4.CT扫描

较其他检查有明显的优势。可明确肿瘤起源于肾内,并能明确肿瘤的范围,与周围组织器官的关系、是否为双侧病变,以及有无转移瘤等。典型表现为起源于肾内的低密度区或出血区的非均质性包块,可有细小散在灶性钙化,具有假被膜的瘤体与正常肾组织常有明确界限,并将残存的肾组织挤压至周边呈薄片状、线状或新牙状,特别在CT强化扫描时较明显。

5.磁共振(MRI)

较CT更准确地判断血管瘤栓的位置,CT发现有瘤栓时可加做下腔静脉成像指导手术和放疗。如病理报告为透明细胞肉瘤或横纹肌肉瘤,还要加做头颅MRI及全身骨扫描。

6.静脉肾盂造影(IVP)

虽然可以了解患者肾功能情况,但方法较烦琐,仅可依靠肾盂、肾盏显影来推测肿瘤的大小和位置,而且约10%的病例因肿瘤侵犯肾组织及肾静脉而不显影,故其临床价值不如CT和MRI,有应用越来越少的趋势。

7.经皮细针穿刺活检

在成年人肿瘤诊断中已有较长历史且应用广泛,而在儿童则相关报道不多,目前尚有争议。一般认为以下情况可以考虑穿刺活检:①诊断不明;②诊断明确,但尚需确定肿瘤类型,以制订术前及术后的化疗或放疗方案;③化疗前、后的对比,检测肿瘤细胞对化疗药物敏感性。

五、分型及分期

1.分型

根据肿瘤组织内胚基、间质组织和上皮组织3种主要成分所占比例不同,可将本病分为4种亚型:胚基型、间质型、上皮型和混合型。根据组织学特点结合细胞分化程度分为分化不良型(预后不良型,UFH)和分化良好型(预后良好型,FH);FH包括胚芽型、间叶型、上皮型、混合型。

2.分期

Ⅰ期:肿瘤限于肾被膜内,完全切除。肾被膜完整,术前、术中肿瘤未破溃,切除边缘无肿瘤残存。

Ⅱ期:肿瘤已扩散到肾外,但完全切除。有局限性肿瘤扩散,如肿瘤已穿透肾被膜达周围软组织;肾外血管内有瘤栓或已被浸润;曾做过活体组织检查,在术中曾有肿瘤溢出,但仅限于腰部;切除边缘无明显肿瘤残存。

Ⅲ期:腹部有非血源性肿瘤残存。①肾门或主动脉旁淋巴结链经活体组织检查有肿瘤浸润;②术前或术中腹腔内有广泛肿瘤污染,肿瘤生长已穿透腹膜面;③腹膜面有肿瘤种植;④大体或镜下切除边缘有肿瘤残存；⑤由于浸润周围重要组织，肿瘤未能完全切除；⑥超出侧后腹膜的术前、术中肿瘤破溃。

Ⅳ期：血源性转移，如肺、肝、脑、骨。腹部或盆腔以外的淋巴结转移。

Ⅴ期：双侧肾母细胞瘤，按照上述分期，把双侧病变做不同分期。

六、鉴别诊断

1.神经母细胞瘤

肿瘤位于肾外，常包绕大血管生长，易发生肝、骨髓、骨转移。确诊依靠病理活检。

2.腹膜后畸胎瘤

肾外肿物，常见钙化和骨骼影。确诊依靠病理活检。

3.肾积水

肾内囊性肿物，无实质性成分。

七、治疗

1.外科治疗

手术摘除肿瘤是根治肾母细胞瘤的首选方法，手术的作用包括以下几方面。①除外良性病变，取得正确的病理诊断，指导术后治疗；②切除肿瘤或患侧肾，减小荷瘤体积；③探测对侧肾，以除外双侧病变；④允许探查局部或区域淋巴结，提供准确的分期信息。大量的研究表明，早期诊断及早期治疗对肾母细胞瘤的预后有重要的影响，但在术前治疗和选择手术方式及时机方面尚存在一定的争议。

2.术前治疗

对大多数患者而言，术前采用新的辅助化疗的优点：①可使瘤体缩小，有利于肿瘤切除，并可降低术中肿瘤破溃的发生率；②可降低手术风险，增加完整切除机会；③可避免手术切除更多肾组织，有利于肾实质的保存，这一点对双侧和孤立肾肾母细胞瘤更有价值。

3.常规手术治疗方案

单侧肾母细胞瘤一旦确诊，即使已出现肺转移，也应该尽早手术切除；Ⅰ、Ⅱ期肿瘤应完全切除；Ⅲ期肿瘤尽可能完全切除；对于晚期肿瘤不宜过分强调完全切除，结合术后化疗和放疗，也可以改善长期生存率；对于包膜紧张、切除困难的肿瘤、瘤栓已至腔静脉的肝门水平或右心房、术中可能导致肿瘤破裂增加腹腔污染、手术风险大等情况不要勉强手术，应给予化疗后再进行“二次手术”。

4.放射治疗

在肾母细胞瘤的治疗中仍然起着重要的作用，属于综合治疗的一部分。肾母细胞瘤对放疗十分敏感，但由于放疗对于患儿生长发育，特别是对脊柱和性腺器官生长发育有严重的远期影响，还能引起放射性肠炎，以及继发白血病、甲状腺癌等第二肿瘤，所以应严格掌握放疗指征，年龄在12个月以内的患儿，无论病情如何均不宜放疗。Ⅰ期、Ⅱ期FH型患者应用放疗与否对预后无影响，故可不做放疗，其余各型均需放疗，但放疗总剂量要尽量减少。

5.化学药物治疗

肾母细胞瘤对化疗药物高度敏感,化疗在综合治疗中占有重要的地位。化疗方案的改进对肾母细胞瘤疗效的改善起了极其重要的作用,特别是联合化疗、合理的术前化疗、坚持术后规律化疗等,使肾母细胞瘤的存活率得到显著的提高。

目前临床常用化疗药物为放线菌素 D(ACTD)、长春新碱(VCR)、多柔比星(ADR)、环磷酰胺(CTX)、依托泊苷(VP-16)。

第七章

儿童保健

第一节　各年龄期儿童特点与保健

一、胎儿保健

1.胎儿期特点

(1)致畸敏感期:胚胎儿早期(3～8周)胚胎细胞高度快速分化,是胎儿器官形成的阶段。此前易受环境不良因素的干扰影响发生缺陷与畸形,称为致畸敏感期。

(2)生长发育迅速:胎儿期各组织、器官迅速生长,功能逐渐成熟。

2.胎儿期保健

胎儿的发育与孕母的健康、营养状况、疾病、生活环境和情绪等密切相关,故胎儿期保健亦是孕母的保健。此期保健的重点为预防胎儿生长受限、宫内感染、畸形、脑发育不全、窒息等。

(1)预防遗传性疾病与先天畸形:婚前遗传咨询,禁止近亲结婚。对确诊或疑有遗传性疾病患儿的家庭,或连续发生不明原因疾病患儿的家庭,或有与遗传有关先天畸形、智能低下患儿的家庭是遗传咨询的重点。

(2)预防感染:弓形虫、风疹病毒、巨细胞病毒、单纯疱疹病毒、细小病毒等是引起宫内感染的常见病原体,直接损害胎儿细胞,破坏免疫活性细胞,受感染的细胞分化受到抑制,导致畸形。孕母应尽可能避免各类感染,特别是受孕的前3个月(即孕早期)。

(3)避免接触放射性物质:孕母应尽可能避免接触各类放射性物质,特别是在妊娠早期不可接触。

(4)避免化学毒物:烟、酒、毒品、重金属,以及有机磷农药等化学毒物均可损害胎儿发育。

(5)慎用药物:药物对胚胎、胎儿的影响程度与用药的孕周、药物种类及时间长短均有关。受精卵在着床阶段对药物很敏感,轻微的损害可导致胚胎死亡,在器官形成期的胚胎可能因此而发生畸形。母亲妊娠3个月后除性激素类药物外,一般药物致畸机会减少,但可影响胎儿的生长及器官功能。

(6)治疗孕母慢性疾病:患有心肾疾病、糖尿病、甲状腺功能亢进、结核病等慢性疾病的孕母应在医生指导下进行治疗,对高危产妇定期产前检查,必要时终止妊娠。

(7)保证充足营养:孕母营养应尽量膳食平衡,妊娠后3个月的营养对保证胎儿生长和贮存产后泌乳所需能量非常重要，孕母需要每日补充维生素。

(8)孕母良好的生活环境：保持愉悦心情，注意适当休息，降低妊娠合并症，预防流产、早产和异常产的发生。

(9)预防产时感染：对早产儿、低体重儿、宫内感染等高危儿应给予特殊监护，及时处理围产期疾病。

(10)预防胎儿溶血：孕妇与丈夫 ABO 血型或 Rh 血型不合时，应及时做有关实验筛查。

二、新生儿保健

1.新生儿期特点

(1)体温调节：体温调节中枢发育不成熟，需要适宜的环境温度；皮下脂肪薄、体表面积相对较大，容易散热；主要由棕色脂肪产热。

(2)消化系统：消化道解剖与功能发育不成熟，适宜纯乳汁喂养。

(3)泌尿系统：肾脏功能发育不成熟，高蛋白质、高矿物质的牛乳对肾脏功能有潜在的损害。

(4)免疫系统：细胞免疫功能已较成熟；体内有母亲通过胎盘给予的抗体；非特异和特异性免疫功能发育不成熟，肠道分泌的 IGA 较低。

2.新生儿期保健

新生儿特别是出生后第一周内新生儿发病率和死亡率极高。故新生儿保健重点是预防出生时的缺氧、窒息、低体温、寒冷损害综合征和感染。

(1)出生时护理：维持产房 25～28℃。胎儿娩出后迅速清理口腔内黏液，保证呼吸道通畅；及时点眼药，防治分娩时的感染性眼病；严格消毒、结扎脐带；记录出生时评分、体温、呼吸、心率、体重与身长。

(2)新生儿居家保健

①环境温度：新生儿居家的温度与湿度应随气候温度变化而调节，有条件的家庭在冬季应使室内温度保持在 20～22℃左右，湿度以 55％为宜。

②喂养：尽早吸吮母乳，指导母亲正确的哺乳方法，母乳确实不足或无法进行母乳喂养的婴儿，指导母亲选用配方奶喂养。

③皮肤护理：新生儿皮肤娇嫩，应每日洗澡保持皮肤清洁，特别注意保持脐带残端清洁和干燥；选择合适的衣服、尿布或纸尿裤。

④促进感知觉、运动发育：父母应多与新生儿眼与眼交流、皮肤与皮肤接触，让新生儿多看鲜艳的玩具、听优美音乐。衣服宽松，四肢活动自由，双手外露触摸物体。

⑤预防感染：新生儿居室保持空气新鲜；避免交叉感染；新生儿的用具每日煮沸消毒；对于乙肝表面抗原阳性、乙肝 e 抗原阳性的母亲的婴儿，出生后接种乙肝疫苗。

(3)慎用药物：新生儿肝功能不成熟，某些药物体内代谢率低，在体内蓄积发生不良反应。哺乳期母亲用药应考虑乳汁中药物对新生儿的作用。

(4)新生儿疾病筛查：出生后筛查，尽早诊治，减少发育中的后遗症。①新生儿听力筛查：

目的是尽可能早地发现有先天性听力障碍的新生儿，使其在语言发育的关键年龄之前就能得到适当的干预和治疗，使语言发育不受损害或减轻损害。②遗传代谢、内分泌疾病筛查。③先天性髋关节发育不良：漏诊、误诊会严重影响儿童骨骼的发育。④滥用药物：母亲妊娠期或哺乳期滥用药物对新生儿产生毒性作用。怀疑母亲有滥用药物史时，应做新生儿尿液筛查。⑤溶血：母亲 Rh 阴性或 O 型血型时，新生儿应做相应的溶血实验筛查。⑥成熟度评估：通过新生儿皮肤、毛发、指甲、外生殖器、非条件反射、肌张力评价新生儿的成熟度，同时可帮助筛查上述神经系统疾病。

(5)新生儿家庭访视：社区妇幼保健人员于新生儿出生 28 天内家访 2 次，高危儿应家访 3 次。家访的目的是早期发现问题，包括病理性黄疸、感染、神经系统损伤、先天畸形、腹部肿块等，及时指导处理，以降低新生儿的发病率和死亡率。

家访内容：询问新生儿出生情况、生后生活状态、预防接种情况、喂养与护理情况；观察新生儿一般情况，重点注意有无产伤、黄疸、畸形、皮肤与脐部感染，居住环境；全身体格检查包括头颅、前囟、心肺腹、四肢、外生殖器；头围、体重测量；视、听觉筛查；指导喂养与护理，记录访视结果。

三、婴儿保健

1.婴儿期特点

(1)体格生长是生后体重增长最快的时期，即第一个生长高峰。

(2)消化道功能发育不成熟，生长速度快，需要营养素丰富的食物。

(3)是感知觉和行为发育最快的时期，视觉、情感、语言发育的关键期。

(4)免疫功能：6 月龄后婴儿从母亲获得的被动免疫抗体逐渐消失，主动免疫功能尚未成熟。

2.婴儿保健

促进儿童早期发展是婴儿期保健的重点，包括婴儿的营养、卫生保健、情感关爱、生活技能培养及智力开发。家庭是婴儿期保健和早期发展的主体，父母育儿水平与父母接受科学知识的态度和能力密切相关。

(1)喂养高能量、高蛋白的乳类：婴儿期营养状况及儿童期生长发育的情况均与成年后的健康状况密切相关。母乳是胎儿过渡到独立摄取营养的婴儿最好的天然食品，应该积极提倡纯母乳喂养，逐渐适时添加辅食。部分母乳喂养或人工喂养婴儿则应正确选择配方奶；4～6 月龄的婴儿应开始引入其他食物，为婴儿后期接受成人食物做准备。

(2)定期进行健康体检：婴儿年龄越小，生长发育越迅速。定期进行健康检查可早期发现问题，早期干预。如果生长偏离时间长，错过了生长发育最快期，纠正会较困难。

(3)促进情感、感知觉、语言、运动发育：婴儿正常、愉快的情感需要父母的关爱与积极参与，将婴儿交给其他人抚养是一种忽视婴儿的行为。父母或抚养人及时满足婴儿需要，使婴儿感觉安全，对成人产生信赖；反之产生焦虑不安和恐惧。经常用带有声、光、色的玩具刺激婴儿对外界的反应，促进婴儿感知发育。

(4)生活技能培训:开始培养婴儿独立睡眠习惯、进食技能和如厕训练是早期教育的重要基本内容。

(5)口腔保健:注意婴儿用奶瓶的正确姿势,避免将乳头抵压上颌,影响颌骨发育;婴儿乳牙萌出后不宜含乳头入睡,以免发生“奶瓶龋齿”。

(6)预防感染:提倡母乳喂养,按计划免疫程序完成基础疫苗接种;良好的卫生习惯可降低感染的发生。

(7)疾病筛查:定期健康检查中注意筛查常见疾病,如缺铁性贫血、食物过敏、中耳炎、先天性髋关节发育不良、发育异常。

四、幼儿保健

1.幼儿期特点

(1)是神经心理发育、运动与语言基本能力的发育期,幼儿能主动观察、认知、进行社交活动;出现第一个违拗期。

(2)体格生长速度较婴儿期缓慢。

(3)消化道、肾功能发育逐渐成熟。

2.幼儿保健

幼儿心理活动,尤其自我意识发展,对周围环境产生好奇心、喜欢模仿,但易被成人过分呵护而抑制其独立能力的发展。幼儿期个性的发展是学龄期儿童自信、勤奋,或依赖、退缩心理状态的基础。

(1)促进语言发育与大运动能力发展:重视与幼儿的语言交流,幼儿通过游戏、讲故事、唱歌等学习语言;选择促进小肌肉动作协调发育的玩具、形象玩具,发展幼儿的想象、思维能力。

(2)培养自我生活能力:安排规律生活,培养幼儿独立生活能力、养成良好的生活习惯,为适应幼儿园生活做准备。幼儿注意力持续时间短,安排学习活动不宜过长。

(3)定期健康检查:每 3～6 个月应进行体格检查一次,预防营养不良、超重/肥胖等营养性疾病;教育家属认识保存儿童生长资料的重要性,配合医生,继续用生长曲线监测儿童身高生长速度。

(4)疾病、事故预防:异物吸入引起窒息;监护人不宜让幼儿独自外出,或单独留在家中;注意避免幼儿生活环境与设施中的不安全因素。

(5)合理营养:供给丰富的营养素,食物种类、质地接近成人,每日 5～6 餐。乳类供应仍不应低于总能量的三分之一。

(6)口腔保健:家属用小牙刷帮助幼儿刷牙,每晚一次,预防龋齿;1 岁后应断离奶瓶。

(7)疾病筛查:定期筛查常见疾病,如缺铁性贫血、视力异常、泌尿系感染和寄生虫感染等疾病。

五、学龄期儿童保健

1.学龄前期儿童特点

(1)心理、行为发育期:儿童脑发育接近成人,动作发育协调,语言、思维、想象力成熟,是个性形成的关键时期。

(2)体格生长速度较平稳,主要受遗传、内分泌因素的影响。

2.学龄前儿童保健

学龄前儿童智力发展快,独立活动范围扩大。良好的学习兴趣、习惯与学龄期的在校学习状况有关,此期应注意从日常活动中培养儿童的各种能力。

(1)入学前期教育:培养学习习惯,注意发展儿童想象力与思维能力,通过游戏、体育活动增强体质,在游戏中学习遵守规律和人际交往。

(2)保证充足营养:膳食结构接近成人,与成人共进主餐,每日4～5餐适合学龄前儿童生长需要和消化道的发育水平;每日摄入优质蛋白占总蛋白的二分之一,其中乳类供能占总能量的三分之一。

(3)预防感染与意外伤害:儿童特别注意预防传染性疾病;预防儿童外伤、溺水、误服药物、食物中毒、触电等伤害。

(4)合理安排生活:不仅可保证儿童身体健康,还可以培养儿童集体主义精神、控制情绪和遵守规律的能力。

(5)体格检查:每年1～2次,记录结果,重点了解身高增长生长速度。教育儿童正确坐、走姿势,预防脊柱畸形。

(6)视力、口腔保健:每年接受一次全面的视力筛查和眼检查,培养良好的用眼习惯;每6个月或每年检查口腔一次,纠正不良口腔习惯。

(7)疾病筛查及健康检查:注意筛查缺铁性贫血、泌尿系感染、肾脏疾病、寄生虫感染及发育行为异常等。

六、青春期保健

(一)青春期特点

青春期是儿童到成人的过渡期。女童从9～12岁开始到17～18岁,男童从11～13岁开始到18～21岁。此期特点:①体格发育出现第二个生长高峰,除身高、体重迅速增长外,青春期儿童身体各方面都经历着巨大变化,如形态上的充实、健美,机体功能的完善和生殖系统的日趋成熟等,使机体代谢旺盛,激素分泌增加。②性功能发育,知识增加,而心理和社会适应能力发展相对滞后,形成青春期复杂的心理卫生问题,使青春期青少年常常产生感情困惑和心理冲突。青春期青少年的行为和生理使青少年有发生性传播疾病的危险因素。

(二)青春期保健措施

1.充足的营养和合理平衡膳食

自青春期开始,生长进入第二个高峰。因此,青少年在青春期对各种营养素的需要增加,为成人时期乃至一生的健康奠定良好基础。根据青春期生长发育的特点及营养需求,应强调:①养成健康的饮食习惯。一般为每日三餐,两餐间隔4～6小时。三餐比例要适宜,早餐提供的能量占全天总能量的25%～30%,午餐应占30%～40%,晚餐应占35%～40%。青春期膳食中蛋白质、脂肪、碳水化合物比值以1.1∶1.5∶5为宜,尤其应养成早餐进餐习惯,多吃蔬菜少吃盐，少吃动物脂肪和糖类食品。②按需进食，切忌暴饮暴食。一般认为男、女童的能量供给量应分别为每日 2 500～2 250kcal(10 464.6～9 418.2kJ)和 2 000～1 800kcal(8371.7～7 534.5kJ)。鸡蛋、豆奶、瘦肉、大豆制品等优质蛋白质所含的必需氨基酸量较高，比值更接近人体，能更好地被吸收、利用。因此，在青春期儿童每日所供给的蛋白质中，此类蛋白质应占 1/3～1/2。③提供富含铁和维生素 C 的食物。青少年应注意饮食多样化，注意调换膳食品种，经常吃富含铁的食物，如动物血、肝、瘦肉，蛋黄，黑木耳，大豆等。另外，每天的膳食中均应含有新鲜的蔬菜、水果。④由于骨骼迅速发育，机体对钙、磷的需要量增加，钙需要可高达 1 200～1 000mg/d，青少年应每日摄入一定量的奶类和大豆食品，以补充钙的需要。⑤锌是很多金属酶的组成成分和酶的激活剂，参与 RNA 和 DNA 的转录，以及蛋白质的合成过程；锌与性腺发育、运动功能有密切关系。青春期锌 RNI 为男童 10～12.5mg/d，女童 7.5～9mg/d；应多食用含锌丰富的食品，如贝壳类海产品、红色肉类和动物内脏，以利于机体的发育成熟。⑥碘是甲状腺素的重要成分，为青春期旺盛的代谢所必需，对生长发育有较大影响。青春期应适量食用含碘丰富的食品，如海带、紫菜、海鱼等，同时也应避免食用过多引起甲状腺功能亢进。

2.预防常见青春期营养和性发育问题

(1)青春期超重肥胖或营养不良：当摄入的能量超过消耗量时，多余能量就会在体内转变为脂肪，导致超重或肥胖。对青春期肥胖的预防首先应培养良好的饮食和生活习惯。加强体育锻炼，最好每天进行至少 60 分钟的运动，也可通过每天 2 次、每次 30 分钟的中等强度的锻炼积累；闲暇时间应限制静态活动，如看电视、玩电子游戏、上网等；鼓励参与家务劳动。但也有些青少年为追求体型的完美盲目进行节食减重，尤其是青春期女童，甚至采用催吐、吃泻药等极端做法减重，最终导致神经性厌食症，发生营养不良，严重者导致死亡。因此，青春期保健应指导青少年的平衡膳食、体育活动，指导青少年对自已的体重有正确的认识和控制，预防青春期超重或肥胖、神经性厌食症、营养不良等疾病。

(2)营养性缺铁性贫血：青少年由于生长迅速、血容量增加，对铁的需要量明显增加，铁 RNI 为男童15～12mg/d，女童 18～20mg/d。青春期女童月经来潮后失血，更易发生贫血。即使轻度的缺铁性贫血也会对青少年的生长发育和健康造成不良影响，造成青少年体力、身体免疫力及学习能力下降。为预防贫血的发生，饮食应注意多样化，经常吃含铁丰富的动物类食品和富含维生素 C 的食物，如瘦肉、鱼、动物血和动物肝等。诊断为缺铁性贫血的青少年，应在医生指导下及时服用铁剂。

(3)月经问题：女性青春期的重要发育特点之一是月经初潮，但这并不意味着发育的成熟。由于初潮时卵巢功能尚不稳定、不成熟，故月经周期也并非都规律，可出现无排卵性功能失调性子宫出血、闭经等现象，需至专科就诊。

(4)遗精：男性青春期后的正常现象，通常在晚上睡眠时发生。发生的间隔时间个体差异很大，一般为每月 1～2 次，偶尔每周 1～2 次，只要不过于频繁，并且对身体和精神没有明显的不良影响，则都属正常现象。但过于频繁，2～3 日 1 次，甚至一夜数次，更甚者白天清醒时也发生遗精，影响生活和学习，则应引起重视。应加强对青少年的青春期性心理卫生教育，遗精严重者需至专科就诊并查找原因。

(5)手淫:指用手或其他器具抚摸自己的性器官,以获取性快感的性行为。手淫是一种自慰行为,是青少年最初的性体验。手淫属个人隐私,并不对他人和社会构成威胁,也不应视为“不道德”或罪恶、耻辱行为,从而使青少年陷入不安和恐惧之中。应正确引导和教育,引导青少年参加各项体育活动,将注意力转移至规律、健康的学习生活中。过度手淫可致精神疲惫、注意力不集中、失眠等不良后果。若手淫时将异物放入尿道或阴道内,则会引起组织损伤和感染。

(6)青春期妊娠和避孕:由于缺乏避孕知识,过早的性关系可导致少女妊娠。过早的妊娠对正处在生长发育阶段的少女是一个沉重负担,同时还可能因巨大的心理压力而采用不安全的人工流产,影响健康甚至危及生命。因此,向青少年进行有关如何正确对待性行为和关于婚前性关系危害的教育的同时,有必要向他们讲解有关生育的知识和避孕的方法。

(7)性传播疾病:青少年因性器官的发育成熟易出现性冲动,对性有好奇心,但心理的不成熟常无法控制自身行为,发生物质滥用及不洁性行为,造成性传播疾病。应对青少年进行性生理卫生和性传播疾病知识的教育,预防性传播疾病。有不洁性行为史的青少年,如有泌尿生殖器感染则应转专科就诊。

3.促进认知和情感的发育

(1)认知发育:青春期的知觉、观察和注意力有了很大提高。有意记忆、逻辑记忆发展,即能自觉主动、有目的地对具体信号或抽象信号的意义进行理解记忆,在语言及抽象思维的充分发展的基础上可通过推理、概括、认知事物本质特征达到记忆。注意的集中性和稳定性近于成人,可保持有意注意 40 分钟。思维变化是青少年期认知发展的核心。根据皮亚杰的认知发育阶段理论,12 岁以后从具体运筹期进入形式运筹期。因进入青春期的年龄差异,部分进入青春期的儿童认知发育水平尚处于具体运筹期,而另一部分儿童认知发育水平处于形式运筹期。随着向形式运算思维的转移,青春期中期的青少年提问和分析能力加强,逻辑分析、推理的抽象思维能力获得发展。根据他们的认知发育特点,青春期早期的教育和学习需要更具体的方法,同时需要加强培养他们的抽象逻辑思维能力。

青少年的思维还表现出较强的创造性和批判性。喜欢别出心裁,具有较强的求知欲和探索精神。对新鲜事物特别敏感,并易于接受。对事物的看法可以提出自己的新思路和新观点,而不会盲目或轻易相信别人。老师和家长要保护他们独立思考、标新立异的积极性,培养他们勇于探索创新的能力。对出现不断增加的新需求不要一概加以否定,如大多数青少年喜欢“上网”“追星”,要理解这是一个正常现象,但由于识别能力较低,会是非不分,吸取糟粕,要学会与他们交流并正确疏导,给他们创造丰富多彩的业余文化生活。

(2)情感发展:①自我概念的发展。青春期青少年的自我体象、自我意识和认同迅速发展。自我体象集中在外部特征上,自我意识和认同主要表现在心理方面。如引导不当,会导致青少年对自我身体形象的曲解,从而产生相应的心理行为问题。如自认为身材不够苗条而节食、减肥,引起神经性厌食症;自我意识和认同发展不当,导致男童学吸烟、饮酒,甚至参与团伙犯罪,女童过于注重服饰、打扮,或男女童出现早恋、发生性行为等问题。因此,青春期教育和保健应促进青少年自我概念的健康发展,学校和家庭均要给予青少年体验锻炼和成功的机会,提升他们的自我评价和自尊心。②与家庭、同伴和社会关系的发展:青春期身体的迅速成长和性成熟带来的变化，使青少年开始产生“成人感”。这种成人感是青少年身心发展过程中的一个必然经历。在青春期早期与同班同性的友谊增加，主要表现在参与同龄人的活动增加；青春期中期常常经历不同的个性特征，服装、朋友群和兴趣经常变化，个性发展特点使他们与父母的距离疏远了，此期社会活动扩大到异性，开始约会。因此，青春期同伴关系很重要。应培训青少年的社会交往技能，促进青少年健康同伴关系的发展，促进家庭亲子关系的建立，形成有威望、对孩子行为有指导的和谐家庭关系。③情绪、情感的发展：青少年富有激情和热情，情绪不稳定，容易发脾气，容易冲动，不善于处理感情和理智之间的关系。如常为小矛盾而伤人，或为某种目标和理想而付出一切；情绪比较脆弱，容易波动，当理想与现实一致时兴高采烈，当理想与现实不一致时则心情郁闷；希望受别人尊重、有强烈的自尊心，容易出现挫折感，失败时自尊心和自信心容易受到影响；随着控制能力的增强，情绪不愿外露，会掩饰自己的情绪感受，若消极情绪不能被及时察觉则会造成严重后果，如自杀。因此，针对青少年心理发育的特点，应尊重青少年的独立性和自尊心，给予指导和建议，但不过多干涉；教育他们的言语和行为不宜过于急躁或过火，避免激起强烈的情绪反应；指导和帮助青少年学会调控自己的情绪，尊重别人，与别人沟通和交流。

4.预防青春期心理行为问题

(1)饮食障碍：由青少年心理社会因素引起的一组非器质性进食问题、病变，如神经性厌食症和神经性贪食症。表现为饮食紊乱，常伴有情绪紊乱，严重者可致死亡。在青春期保健中应注意预防，进行有关合理、平衡膳食和健康生长发育的知识宣教，引导青少年有正确的自我体象认识，在学校积极开展各类体育、文艺活动；如出现严重饮食障碍问题，应转专科治疗。

(2)睡眠障碍：青少年期常见的睡眠障碍有睡眠时相延迟综合征或失眠。睡眠时相延迟综合征表现为入睡困难、睡眠时间推迟，次日觉醒困难；失眠指入睡困难或难以维持睡眠并觉醒后感到疲劳。青少年因青春期神经内分泌模式发生变化可致睡眠时间推迟，同时因学习任务繁重、情感需求或社交活动多导致就寝延迟，或因过多使用兴奋性物质或药物，如茶、咖啡、中枢兴奋剂等，或因学校或家庭压力过大产生焦虑等造成失眠。青春期保健应对青少年开展睡眠生理和“睡眠卫生”知识教育，帮助青少年培养良好睡眠习惯、合理安排睡眠时间、减少兴奋性饮料如可乐、咖啡等的饮用，不饮酒，缓解焦虑、及时释放压力，严重失眠影响正常学习与生活时可短期在医生指导下服用催眠药物。

(3)青春期抑郁：抑郁症是青春期常见的情绪障碍，自杀是最严重的心理危机。青少年因外界不利环境如家长和老师的忽视、压制和不公平，学习压力和对性发育的困惑等而引起烦恼、焦虑和抑郁等情绪不稳现象并不少见。青少年遇到挫折容易走向极端，如学校、家长未予以及时重视，可产生自杀念头甚至出现自杀行为。因此，青春期保健中应加强人生观和人生意义的教育，重视培养青少年乐观向上的个性发展和社会适应性，为各年龄阶段发育的转折期提供预先的心理准备和支持；在青少年面临挫折和应激事件(如冲突、高考落榜)时及时给予支持和疏导；应重视青少年情绪变化，提供心理咨询和治疗。

(4)逆反心理和行为的盲从性：青春期独立意识、成人感的出现使青少年在心理上渴望别人认同自己的成熟，能够尊重和理解自己。但社会和生活经验的不足、经济的不能独立、父母的权威性又迫使他们依赖父母。这种独立性与依赖性的矛盾，使其在面对父母的干预时容易出现逆反心理,在行为上努力依照自己的意愿行事,对后果欠考虑,盲从性较大。家长和老师应充分尊重青少年的独立性,指导并鼓励其社会能力的发展,培养其既尊重老师或家长的意见,同时又具备独立思考和判断的能力,为进入社会做好准备。

(5)物质滥用:青春期自我意识的迅速发展导致内在自我与外在环境产生矛盾。他们往往不能很好地适应环境,行为不稳定,判别是非能力尚不成熟,或为逃避现实,解除烦恼、焦虑,或为得到同伴的认可和接受而模仿或尝试吸烟、饮酒、服用药物,继而物质滥用,这对青少年的身心造成严重损害。应加强对青少年有关酗酒、吸烟、物质滥用潜在危害的教育,为青少年提供适宜的社会活动和心理支持;不鼓励未成年人饮酒。

5.性心理发展和保健

现代社会生活环境优越,青少年生理发育趋于早熟。由于性功能的迅速发育和成熟、心理活动的发展,以及客观环境等影响,进入青春期之后的青少年出现与异性交往的渴求,甚至出现朦胧的爱情念头,开始对异性有好感和兴趣,在言行举止、处事方面都努力吸引异性的关注,常表现为取笑异性,乐于制造和散播"喜欢"谁的谎言。但由于我国对青少年青春期性教育开展相对滞后,学校、家长和社会舆论的约束、限制,青少年在情感和性的认识上存在既渴求又不好意思表现的矛盾状态。环境的压制可使青少年产生好奇心及逆反心理,发生过早性行为及意外妊娠。因此,青春期保健应通过有效的教育手段传播科学的性知识和性道德,纠正有关性的认识和行为上的偏差,帮助青少年建立健康的性意识,确立正确的性爱观。包括以下 2 方面内容。①性知识教育:把性的知识传授给青少年,可以消除对性的神秘感,使他们懂得如何以科学观点正确对待自身变化。以课堂内和课堂外教育、个别谈话、集体讨论等方式帮助他们了解生殖器官的解剖与生理,青春期的体格发育、男性和女性的体型特征和第二性征的发育,外阴部的卫生与清洁,月经与遗精的生理机制,女性经期卫生,遗精的身心保健,性自慰行为(手淫、性幻想),妊娠与避孕知识,以及性传播疾病预防等知识。②性心理教育:进入青春期,随着机体神经内分泌系统的发育,青少年产生性意识。浓厚的性兴趣和求知欲促使他们热心探索成熟,然而,此时的特点是幼稚朦胧、敏感多变、易冲动。如缺乏正确的引导,则易被错误的信息所诱惑。家长和老师应主动与他们交流,增加相互间的信任感,认识到他们渴求独立、渴求志趣相投的知心朋友、渴求异性的注意是正常心理表现,帮助和指导他们如何与异性进行正常的交往,坦然地面对异性。

6.促进生殖健康

自青春期开始,机体在促卵泡激素(FSH)、促黄体激素(LH)和雌激素、雄激素的作用下,身高出现突增,性器官和第二性征开始发育。青春中期,则以性器官和第二性征迅速发育为主要特征,出现月经初潮和首次遗精。青春后期,性器官和第二性征继续缓慢发育至成人成熟水平。

女童月经初潮、男童首次遗精是青春期性发育的重要标志,但并不意味着性成熟。即使在青春后期,虽然性成熟已经完成,但社会成熟还远远滞后,仍然缺乏独立生活能力。因此,对青春期儿童的生殖健康教育有特别重要的意义。

(1)男童外阴部的清洁卫生:阴茎包皮内板与阴茎头皮肤间形成包皮腔,其间的小腺体有分泌物产生,分泌物与尿液、脱落上皮和污垢合成乳酪状的包皮垢。包皮垢若长期未予清洗而附着于包皮腔，则极易引起感染。因此，青春期男童应注意外阴部卫生，每晚睡前应用流动水或个人单独使用的盆盛清洁水，将包皮翻转后清晰包皮垢。阴囊皮肤柔弱，应避免使用碘酊等刺激性较大的药物。

穿着内裤和外裤宜宽松，不宜穿紧身裤。紧身裤会束缚阴囊活动，并使局部温度增高，影响睾丸发育和精子形成。由于紧身裤散热不良，还易引起股癣和湿疹。

(2)女童乳房保健：乳房发育是女性青春期发育最显著的特征之一。乳房发育开始的早晚和发育速度存在着个体差异。开始发育年龄，早至8岁左右，晚至13～14岁；有些女童的乳房在开始发育1年后即达成熟水平，有的则在数年后才达到成熟水平。一般认为这与营养和遗传因素有关。

绝大多数女童，发育成熟的乳房左右两侧基本对称。乳房中的乳腺由乳腺管、乳腺泡和脂肪组成。乳房内肌纤维最少，因此，自身支持能力较差，故应注意乳房的保护如保持正确的身体姿势，及时佩戴胸罩等。胸罩大小要适当，太大不能起到有效的扶托作用，太小则影响胸廓和乳房发育。晚间睡眠时，应把胸罩解开，以免影响呼吸。

乳房保健中提倡乳房的自检。自检每月1次，在月经期后进行，目的在于及早发现乳房包块。检查包括观察和触摸2部分，触摸时要注意乳房、胸壁和腋窝部有无肿块和增厚。如观察和触摸发现有乳房外形变化，乳头突然内陷或突起和(或)触及包块，应及早就诊。青春期女童的乳房肿块，多数为良性肿瘤或纤维瘤，但应谨慎排除恶性肿瘤的可能。

(3)女童外阴部的清洁卫生：女童进入青春期后，随着卵巢的发育，在雌激素的作用下，阴道开始有分泌物(白带)排出。正常情况白带含有阴道上皮脱落细胞、白细胞、乳酸杆菌。如阴道分泌物增多，且有臭味，表明阴道内有炎症。

女童外阴应每日用流动水或清洁盆盛水清洗，清洗时应由前往后，由内向外，最后清洗肛门。要使用个人专用的盆和毛巾。除非有明显感染时，否则不宜用高锰酸钾溶液清洗外阴；也不宜经常用肥皂清洗外阴，以免过分干燥。一般情况下不冲洗阴道，避免感染。内衣要宽松，不穿紧身裤，质地以纯棉最佳，因其透气性好。内裤要勤换、勤洗、日光下晒干。

(4)女童经期卫生：女童月经初潮时，生殖系统尚未发育成熟，在初潮后1～2年内会出现闭经或月经紊乱，属正常生理现象。在行经期可有轻度下腹坠胀、腰酸、乳房胀痛、乏力、嗜睡、情绪不稳定等，亦属正常现象。月经量的多少个体差异很大，一般为30～50mL。应详细记录月经的来潮时间、持续时间、经量的多少和白带的变化，以便及时发现月经周期、月经期和月经量的异常。月经期应注意卫生，保持外阴部的清洁。每日睡前用温开水冲洗外阴部，禁坐浴。内裤应每日更换，与其他衣物分开清洗烘干或在阳光下晒干，以免真菌和细菌感染。卫生巾等卫生用品应柔软、清洁、勤换，选购时要注意是否是正规产品，注意生产日期和保质期。青春期女童不宜用阴道棉塞。

月经期要保持精神愉快和情绪乐观，应该使她们懂得月经的按时来潮是身体健康的表现。月经期睡眠应充足；仍可参加适当的体育活动，但应避免重体力劳动和剧烈运动；不宜游泳，以免感染；少吃刺激性食物，多饮水，多吃蔬菜、水果，保持大便通畅。

第二节　儿童营养评估

儿童营养状态反映了营养素摄入与需求间的平衡及失平衡后所致后果。营养评估是医师评价儿童或患儿的营养状态以维持正常生长和健康的工具，包括评价疾病的危险因素，及早期发现和治疗营养缺乏或过剩。

对于群体儿童和个体儿童，评价营养的方法、目的并不完全相同。群体儿童营养状况(<3岁)的评价主要是通过体格生长水平调查进行横断面描述。调查结果与该地区或国家的经济、文化状况有关，可为政府决策提供数据，但不涉及任何病因。而个体儿童营养状况评价主要是了解儿童的营养状况，是否存在营养不良及程度、可能的病因等，以采取相应的干预措施。

个体儿童营养评估具体措施包括人体测量、膳食调查(包括饮食史等)、临床表现，必要时还应进行某些特定实验室检查。同时，将获得的个体资料与已建立的参考值比较，以得出客观的推荐意见及做出临床营养治疗评价。

一、人体测量及评价指标

人体测量学是通过获得不同年龄阶段可比较的测量数据，运用统计学方法，对人体特征进行数量分析的研究方法，广泛应用于评价儿童生长及健康状态。通过与同性别、同年龄的参照值进行比较后，帮助判断生长和发育过程中的可能由营养缺乏或过剩导致的异常情况。

对于体格生长的准确评价需要恰当的生长参照值、精确的测量、准确的年龄计算及对结果的合理解释。临床上对个体儿童的生长与营养评价，建议选择我国根据2005年九省市儿童体格发育调查数据制定的中国儿童生长标准。对于群体儿童的营养评价，尤其是5岁以下儿童，为了进行各个国家间的比较，也可采用WHO标准。

人体测量指标常用不同的统计学方法及标准进行描述和评价，包括百分位数法、Z评分、中位数百分比。对于生长评价，单次测量仅用于筛查具有营养风险的儿童及决定是否需要进行更深入的评估；而连续生长监测更为重要，但需注意在比较不同时间获得的测量值时，可能会因方法及设备问题造成评价错误。

此外，在评价儿童营养状态时，临床上也常采用中位数百分比进行分类。中位数百分比是指通过计算各体格指标的实测值与标准值(同性别、同年龄第50百分位数值)的百分数来表示其在人群中的位置，即%标准值=(实测量值/标准值)×100%。若>120%标准值则可能存在营养过剩；<90%为营养缺乏。以中位数百分比表示的营养不良分级指标见表7-1。

表7-1　临床常用蛋白质能量营养不良分级标准(中位数百分比)

	正常	轻度	中度	重度
年龄的体重	110～90	89～75	74～60	<60
年龄的身高	>95	94～90	89～85	<85
身高的体重	>90	89～80	79～70	<70

然而，由于身高与体重的个体差异较大，单用以上指标可能并不能全面反映儿童的营养状

况，尤其是在对疾病状态下的儿童进行营养评估时，因此，临床上可采用体重改变作为替代方法，用公式表示为：

体重改变(%)=[日常体重(kg)—实测体重(kg)]/日常体重(kg)×100%

同时还应将体重变化的幅度与速度结合起来考虑，其评价标准见表7-2。

表7-2　体重变化的评定标准

时间	中度体重丧失	重度体重丧失
1周	1%～2%	>2%
1个月	5%	>5%
3个月	7.5%	>7.5%
6个月	10%	>10%

二、膳食评价

膳食摄入不足或过量是造成营养低下和营养过剩的常见原因，可导致体格生长受到影响，或是出现临床缺乏或过量表现、生化指标的改变等。虽然目前对于营养评估及治疗有较多成熟的技术，但病史采集，尤其是与营养及喂养相关的病史，仍然是营养评估中最重要的组成部分。食物摄入的量和质量、各种营养素水平可以通过多种方法检测。此外，母孕期营养情况、婴儿喂养方式、进食技能的发展、进食习惯、进食环境、喂养问题、活动水平、经济文化水平、家庭社会地位及与营养相关的健康问题均应进行描述。然而，病史多数来源于儿童的父母或带养人，其内容的有效性及可靠性可因其受教育程度和文化背景不同而有很大不同。因此，除病史采集外，在临床实践中常通过膳食调查方法，包括24小时膳食回顾或3～7天饮食记录，即通过儿童的带养人提供的信息，尽可能获得儿童食物摄入资料，以进行营养评价。

通过膳食摄入(喂养)量和种类的详细调查，经食物成分表或营养软件运算和分析，同相应性别、年龄组的每天膳食能量和营养素参考摄入量(DRIs)进行比较，评定被调查者的膳食是否平衡及需要纠正的问题。

当然，每种膳食调查方法都有不足和局限，并且很难真正对食入量及质量进行准确评价。通常，正常体重儿童可能给出更准确的记录；而低体重儿童的膳食摄入常被高估、高体重者却常被低估其实际食物消耗量。同样，在评价长期饮食摄入时结果易被高估；相反，短期者易被低估。由于调查时所用测量方法不同、儿童每天摄入量的变化、不同照顾者处获得信息的差异、年幼儿童难以精确估计摄入量等均会造成营养素摄入评价存在很大的差异。因此，在某些情况下，应结合几种方法(24小时回顾和3～7天饮食记录)以提供更全面和准确的膳食评价。重点应强调仔细询问和准确详细的摄入记录。

三、临床评价

严重的营养缺乏通常易于发现，然而，更多提示轻度、慢性或亚急性营养素缺乏的临床征象常无特异性，容易被忽视。病史及提示某种营养素缺乏或过剩的表现、体征应被尽量详细地记录，并由人体测量、膳食调查及生化检测结果所证实。因而临床医师必须非常熟悉每种营养素的参考摄入量，及缺乏或过剩所致的临床征象（表7-3、7-4）。WHO专家委员会建议特别注意下列13个方面，即头发、面色、眼、唇、舌、齿、龈、面（水肿）、皮肤、指甲、心血管系统、消化系统和神经系统等。

表7-3 维生素缺乏和过多的临床表现

维生素	缺乏	过多
A	夜盲、干眼症、角膜软化、毛囊角化过度	皮肤干燥、骨痛、假性脑瘤、肝大
C	坏血病、牙龈、皮肤及骨毛细血管出血、伤口愈合不良	高摄入后的“反弹”缺乏
D	佝偻病、骨软化	便秘、肾结石、骨化性肌炎、高钙血症
E	溶血（早产儿）、周围神经病	抑制贫血时血液系统对铁的反应
K	挫伤、出血	黄疸
B_1	脚气病、心肌病、周围神经病、脑病	不清楚
核黄素（B_2）	唇干裂、舌炎、口角炎	不清楚
烟酸	糙皮病、痴呆、腹泻、皮炎	面红
B_6	惊厥、贫血、易激惹	神经疾病
生物素	皮炎、脱发、肌痛	不清楚
叶酸	巨细胞贫血、口腔感觉异常、舌炎、胎儿神经管畸形	不清楚
B_{12}	巨细胞贫血、神经疾病、感觉异常、舌炎	不清楚

表7-4 矿物质缺乏和过多的临床表现

矿物质	缺乏	过多
铝	不清楚	中枢神经系统疾病
硼	矿化异常	不清楚
钙	骨软化、手足搐搦	便秘、心传导阻滞、呕吐
氯	碱中毒	酸中毒
铬	糖尿病（动物）	不清楚
钴	维生素B_{12}缺乏	心肌病
铜	贫血、中性粒细胞减少症、骨质疏松症、神经疾病、皮肤及头发色素减退	肝硬化、中枢神经系统损害、范可尼肾病、角膜色素沉着
氟	龋齿	氟中毒
碘	甲状腺肿大、呆小病	甲状腺肿
铁	贫血、行为异常	铁沉着症
铅	不清楚	脑病、神经疾病、点彩红细胞
镁	低钙、低钾、震颤、虚弱、心律不齐	虚弱、安静、低张力、恶心、呕吐
钼	生长迟缓（动物）	不清楚

续表

矿物质	缺乏	过多
磷	佝偻病、神经疾病	钙缺乏
钾	肌无力、心脏异常	心传导阻滞
硒	心肌病、贫血、肌炎	指甲和头发改变、蒜味
钠	张力低下	水肿
硫	生长障碍	不清楚
锌	生长障碍、皮炎、味觉减退、性腺功能减退、脱发、伤口愈合不良	胃肠炎

应注意在体检中发现的许多体征的病因并不单一。如皮下出血并不一定就是维生素C缺乏引起的，凡可影响毛细血管脆性的疾病均可造成这种表现；再如水肿可能是蛋白质、维生素 B_1 缺乏，也可能是肾性、肝性等多种因素引起。同时，营养素缺乏往往为多发性，发现某一种营养素缺乏表现时，应考虑到伴有其他营养素缺乏的可能。

四、实验室检查评价

儿科营养评价很大程度上依赖临床表现、人体测量及膳食调查结果。在某些情况下，生化检查可起到关键作用：

(1)诊断亚临床营养素缺乏。

(2)提供证实营养低下或过剩的临床证据。

(3)为营养干预的监测提供基线值，尤其是在预防再喂养综合征时非常重要。

实验室检测方法有助于诊断原发性营养不良(由于喂养不当引起)，但是对于继发性营养不良(各种原因引起的需要量增加或营养素丢失)的治疗和随访并无指导意义。由于营养缺乏症的各种临床症状和体征常无特异性，通常需要根据疾病和膳食史的线索确定实验室检查项目。临床工作中应该高度关注能量、蛋白质、各种营养素和免疫指标的测定。

(一)能量摄入评价

能量是维持儿童正常生长发育的重要营养素之一，因此，在营养评价时应重点关注，尤其是对患有营养不良或肥胖症的儿童。能量的摄入可通过膳食调查进行估算；而对于疾病状态下儿童的热量需要量，由于疾病本身造成的代谢变化、生理活动所需的热量，以及人体组织成分等个体差异的存在，评价较困难。静息状态下的能量消耗(REE)为每天能量消耗的主要部分，约占总能量消耗的60%～70%，通过间接能量测定仪可有效地评价个体体重增加、丢失或维持所需的能量。当无条件进行准确测量时，可采用不同年龄、性别、体重和身高儿童的估计能量需要量的方法进行计算。然而，这种基于健康儿童人群测量值制定的公式并不完全适宜于对严重疾病状态患儿的评价。

在REE的基础上，必须加上生长发育所需、生理活动所需、吸收不良补偿所需及治疗后生长加速所需的能量，从而计算出总能量需要量。对于住院患儿，他们的生理活动自然会减少，因此生理活动附加量系统以1.3～1.5更适当。此外，还应该视疾病的严重程度(如胰腺囊性纤维化患儿)或吸收不良等情况对评价结果进行适当校正。对于生长发育呈现“追赶”现象的儿童,应该适当增加热量需要量以满足生长发育需要。

(二)蛋白质摄入评价

1.氮平衡

它是评价氨基酸需要量的经典方法,健康成人应处于氮平衡状态。儿童或需要增加瘦体质量者需保持正氮平衡(氮的摄入大于排出量);负氮平衡提示必需氨基酸摄入不足。

肌酐是氮代谢后的主要产物,存在于尿及汗液中。大约85%的氮从尿中丢失;其他丢失途径包括大便、体表丢失(如汗、头发及指甲生长)、非蛋白氮及体液丢失(如组织液、唾液、呕吐物等)。在外伤或烧伤患者中氮从其他途径中丢失更高。由于食物蛋白质中氮的平均含量为16%,故常用饮食中蛋白摄入量除以6.25代表氮摄入。

计算氮平衡的公式:

氮平衡＝氮摄入－氮排出＝[24小时蛋白质摄入(克)/6.25]－24小时UUN－常数

此处,UUN为尿肌酐氮(g);“常数”表示从其他途径丢失的氮,成人2～4g/d,儿童约为10mg/(kg·d)。

正氮平衡提示能量及蛋白质摄入充足;负氮平衡可能是由于能量摄入不足、蛋白质摄入不足或瘦体质量分解所致。

2.血清蛋白测定

它是临床评价蛋白质营养状况的常用指标,其灵敏度受半衰期、代谢库的大小影响。目前临床常用的指标有白蛋白、前白蛋白和视黄醇结合蛋白,其中白蛋白是目前评价蛋白营养状况的最常用生化指标,持续低白蛋白血症是判断营养不良的可靠指标之一。一般而言,连续多次的蛋白质测定要比单独一次检测更能反映实际情况,检测的间隔时间应该根据蛋白质的半衰期而定(表7-5)。血清白蛋白半衰期较长,不易发现边缘性蛋白营养不良;前白蛋白和视黄醇结合蛋白的半衰期短,故对体内蛋白质的储备评价的敏感性更高,在疾病稳定期或长期营养支持时则是较理想的动态观察指标。

表7-5　3种常用反映体内蛋白质储备的血清蛋白质特点

	半衰期	正常值
白蛋白	18～20天	婴儿:29.0～55.0g/L
		儿童:37.0～55.0g/L
前白蛋白	2～3天	新生儿:70.0～390.0mg/L
		1～6个月:80.0～340.0mg/L
		>6个月～4岁:100.0～360.0mg/L
		>4～6岁:120.0～300.0mg/L
		>6～19岁:120.0～420.0mg/L
视黄醇结合蛋白	12小时	<9岁:7.8～10.0mg/L
		≥9岁:13.0～99.0mg/L

分析血清中蛋白质测量的结果时必须注意,在疾病发生的急相期许多蛋白质的功能可能

发生改变(表 7-6),充分了解这些改变导致的蛋白质水平上升或下降趋势,有助于正确解读检测的结果。此外还应该注意,血清蛋白质的水平变化与肝脏的合成功能密切相关,患有进行性肝脏疾病的患儿可能由于伴有低蛋白血症而不能检测出其他指标的异常。血清中蛋白质的尝试与血液中水分和流变学的变化密切相关,这些变化经常出现波动(如败血症或创伤时血管渗透性会增加)。

表 7-6 一些血清蛋白质在急相期的变化

急相期上升(阳性反应)	急相期下降(阴性反应)
抗胰岛素因子	白蛋白
补体 C3	前白蛋白
C 反应蛋白	视黄醇结合蛋白
铁蛋白	转铁蛋白
纤维蛋白质	甲状腺素结合蛋白

3.肌酐身高指数

肌酐系肌肉中的磷酸肌酸经不可逆的非酶促反应,脱去磷酸转变而来。肌酐在肌肉中形成后进入血液循环,最终由尿液排出。肌酐身高指数(CHI)是衡量机体蛋白质水平的灵敏指标。通过连续保留 3 天 24 小时尿液,取肌酐平均值并与相同性别及身高的标准酐值比较,所得的百分比即为 CHI。当 CHI>90%时为正常,80%~90%表示瘦体组织轻度缺乏,60%~80%表示中度缺乏,<60%表示重度缺乏。

(三)其他营养素指标

对于存在营养风险的儿童,在诊断原发病的同时还应对相关的维生素和矿物质的营养状态进行评价。目前临床上已常规开展其他营养素指标如血清总胆固醇、血前总甘油三酯(三酰甘油)、游离脂肪酸和磷脂,锌、铜、铁、硒等微量元素,维生素 B_{12}、叶酸、维生素 D3、维生素 A、维生素 E 和 β-胡萝卜素等的测定。

(四)简易免疫功能评定

营养与免疫间的关系已得到广泛证实。当长期蛋白质-能量营养不良时,可表现为血清免疫球蛋白(如 IgA、IgG、IgM)和外周血总淋巴细胞计数下降,迟发性皮肤过敏试验反应低下等。

综上所述,营养评估需结合体格测量、临床表现、饮食信息及生化检查结果进行综合判断。没有一个参数具有完全令人满意的敏感性和特异性,不同检查反映的是营养状态的不同方面。

第三节 儿童喂养

儿童与成人相同的是需要营养素维持生命的生理活动及修补组织损耗,与成人不同的是儿童处于生长发育期,须补充充足的营养素以满足其生长所需。儿童早期生长发育迅速,所需的营养素较多,如营养供给不当,易发生相应营养问题。因受到遗传、生长速度、活动情况、内分泌调节、环境等因素影响，故儿童对营养的需要有个体差异。良好的营养状态可帮助儿童预防急、慢性疾病，有益于儿童神经心理发育。

营养物质主要来自摄入的食物，经机体消化、吸收和一系列合成和分解的代谢过程，才能被机体所利用，以供给所需能量、合成组织成分和体内生物活性物质。

一、营养素与参考摄入量

儿童的营养需要有个体差异，供给婴儿和儿童营养的基本要求应是满足生长，避免营养素缺乏。良好的营养状态有助于儿童体格生长、神经心理发育与预防急、慢性疾病。2013 版《中国居民膳食营养素参考摄入量》(DRIs)包括平均需要量(EAR)、推荐摄入量(RNI)、适宜摄入量(AI)和可耐受最高摄入量(UL)4 项。平均需要量(EAR)是某一特定性别、年龄及生理状况群体中对某营养素需要量的平均值，摄入量达到 EAR 水平时可以满足群体中半数个体对该营养素的需要，而不能满足另外半数个体的需要；推荐摄入量(RNI)为可满足某一特定群体中绝大多数(97%～98%)人体的需要；适宜摄入量(AI)是通过观察或实验室获得的健康人群某种营养素的摄入量，不能确定 RNI 时使用 AI；可耐受最高摄入量(UL)是平均每日可以摄入该营养素的最高量。如资料充分，每种营养素可制定一套参考摄入量。一种营养素可以有一个 EAR、一个 RNI 或者只有一个 AI，EAR 是 RNI 的基础，如果个体摄入量呈正态分布，那么一个人群的 RNI＝EAR＋2SD。多数营养素都有一个 UL。大多数情况下，UL 包括膳食、强化食物和添加剂等各种来源的营养素之和。

中国营养学会 2013 年出版的《中国居民膳食营养素参考摄入量》将营养素分为宏量营养素(蛋白质、脂类、碳水化合物)、微量营养素(维生素、矿物质)、其他膳食成分(膳食纤维、水、其他生物活性物质)及各营养素所包含的能量。

二、营养素代谢特点

(一)儿童能量代谢

能量由碳水化合物、脂肪和蛋白质在体内氧化代谢过程中释放提供。机体的各种生理功能都需消耗能量，如消化、循环、组织合成、细胞代谢包括细胞内外的电生理生化过程、维持体温、肌肉活动等。能量摄入不足，则各种营养素都无法发挥营养作用。因此，充足的能量是营养的基础。基础代谢、活动消耗、食物的热力作用、排泄消耗是儿童能量代谢与成人相同的部分，生长所需能量则是儿童所特有的能量代谢部分。

1.基础代谢

即人体在 20℃(18～25℃)室温下，餐后 10～14 小时，清醒、安静状态下测量维持机体基本生命活动所需的最低能量。单位时间内人体每平方米体表面积基础代谢所需的能量称为基础代谢率(BMR)。基础代谢所需能量与年龄、性别、体表面积、生长发育、内分泌及神经活动有关。如 3 月龄婴儿活动所需的能量为0.2BMR，6 月龄时增加到 0.4BMR。儿童基础代谢率较成人高 10%～15%，一般占总能量的 50%，各器官的能量消耗与该器官的大小及功能相关。婴儿脑与肝的活动所需能量占全身比重较成人大，且其代谢率也较肌肉高。婴儿脑消耗的能量约占总基础代谢能量的60%,而成人仅占25%;婴儿、成人肌肉消耗的能量分别占8%和30%,脂肪组织的代谢率最低。

2.活动消耗

儿童活动时需要消耗的能量与身体大小、活动强度、持续时间、活动类型等有关。儿童活动对能量的需求波动较大,如能量供应不足,儿童活动便会减少以节省能量,保证机体的基本功能和满足重要脏器的代谢。

3.食物的热力作用

即食物特殊动力作用,是食物的营养素在体内消化、吸收,以及摄取的营养素在体内合成等代谢过程中所消耗的能量,如氨基酸的脱氨以及转化成高能磷酸键消耗的能量。食物的热力作用与食物成分有关。蛋白质的热力作用最高,因蛋白质分解的57%氨基酸在肝脏内合成尿素而消耗能量,氨基酸产生高能磷酸键少。同时,食物蛋白质分解的氨基酸在体内合成人体所需的蛋白质过程比脂肪、蛋白质单纯转化为热量消耗的能量更多。蛋白质本身在消化、吸收过程中所需的能量相当于摄入蛋白质产能的25%。脂肪的热力作用为2%~4%,取决于脂肪酸被氧化或贮存。碳水化合物转化为葡萄糖和糖原消耗7%的能量。婴儿食物含蛋白质多,食物热力作用占总能量的7%~8%,年长儿的膳食为混合食物,其食物热力作用为5%。儿童过多摄入蛋白质可增加体内食物热力作用。

4.排泄消耗

正常情况下未经消化、吸收的食物排出消耗能量约占总能量的10%,腹泻时增加。

5.生长发育所需

儿童处在不断生长发育的过程中,体格的生长、器官的增大和功能的成熟,均需增加能量消耗。儿童生长发育所需能量与生长速度成正比,即随年龄增长而逐渐减少。如4月龄婴儿能量摄入的30%用于生长,1岁时为5%,3岁为2%。

能量供应不足时组织合成停滞,而能量供应较多时则生长加速。组织合成和储留所需能量约为每增加1g体重需能量20.92kJ(5kcal),如按体内增加组织蛋白质和脂肪的相对量计算,每增加1g蛋白质约需25kJ(6kcal),每增加1g脂肪需50.21kJ(12kcal)。

一般认为,儿童基础代谢所需能量约占总能量的50%,活动和生长为35%~40%。10%从排泄中丢失,食物热力作用为5%。2013版《中国居民膳食营养素参考摄入量》推荐小于6月龄的婴儿能量平均需要量为90kcal/(kg·d),7~12月龄为80kcal/(kg·d)。

(二)宏量营养素

1.蛋白质

是构成人体组织、细胞的基本物质,也是体液、酶和激素的重要组成部分,占体重的16.8%~18.0%。蛋白质与各种生命的功能和活动紧密相关,参与体液的渗透压调控,是维持生命的基础营养素。食物中的蛋白质主要参与机体生长发育和组织修复,供能占总能量的8%~15%。

蛋白质主要由20种基本氨基酸组成,婴儿除了需要与成人相同的9种必需氨基酸(亮氨酸、异亮氨酸、缬氨酸、苏氨酸、蛋氨酸、苯丙氨酸、色氨酸、赖氨酸、组氨酸)外,还需要外源性供给条件必需氨基酸,如半胱氨酸、酪氨酸、精氨酸和牛磺酸等。如牛磺酸是4月龄内婴儿的条件性必需氨基酸,因4月龄内婴儿肝脏内半胱氨酸亚磺酸脱羧酶发育不成熟,体内不能合成牛磺酸;早产儿体内蛋氨酸转变成胱氨酸的酶活性较低,胱氨酸可能也是必需的。虽然胎儿早期参与苯丙氨酸转变成酪氨酸的苯丙氨酸羟化酶已达成人水平,早产儿有转变苯丙氨酸为酪氨酸的能力,但酪氨酸仍是婴儿条件必需氨基酸,其原因不很清楚。蛋白质消化分解为多种氨基酸或小肽被吸收利用,不同蛋白质含有不同的氨基酸模式,氨基酸吸收后被用于机体组织和体液的更新,也用于构建新的组织(生长),尤其是婴幼儿和青春期生长发育迅速期。供给各种必需氨基酸时不仅相互间的比例要合适,而且要在同一时间内供应,利用率才能达到最高。如果某种氨基酸含量较低,当此氨基酸用完后,其他多余的氨基酸就不能被利用而只得经代谢排出体外浪费掉,此蛋白质生理价值就低。乳类和蛋类蛋白质具有最适合构成人体蛋白质的必需氨基酸模式,称为参考蛋白质,其所含各种氨基酸配比合理,能完全为身体所利用而合成人体蛋白质.其氨基酸分值达100,生理价值高,故可将各种蛋白质与之相比较。例如,大米蛋白分值仅65,因其赖氨酸含量较参考蛋白质为低,即只有一部分大米蛋白能用于合成人体蛋白。

低分值的蛋白质质量差,食用此类蛋白质的量必须大于优质蛋白质。安排膳食时如能同时摄入几种不同食物的蛋白质,则常可互补有无,从而提高膳食中的蛋白质生理价值(蛋白质互补作用),如面粉与大豆同食,大豆蛋白质中丰富的赖氨酸可补充小麦蛋白质中的不足,而米面中的蛋氨酸可补大豆之不足,从而使面、豆同食时的蛋白质氨基酸模式接近参考蛋白质,大大提高了蛋白质利用率。

1973年联合国粮食与农业组织/世界卫生组织(FAO/WHO)建议的暂定氨基酸的评分模式与几种食物蛋白质的模式比较,以需要量最低的色氨酸量为1,其他氨基酸量与之相比即为该氨基酸的评分。

儿童所需蛋白质的量与生长发育水平是一致的。如新生儿期蛋白质需要量最高,随年龄增长,蛋白质需要量逐步下降。婴儿按千克体重表示的蛋白质需要量以及优质蛋白质需要量均大于成人。蛋白质长期摄入不足或过多均可影响碳水化合物和脂肪的代谢,导致生长发育迟滞、组织功能异常,甚至威胁生命。

近年来,蛋白质质量的评价是通过判定蛋白质的生物学价值,即蛋白消化率校正氨基酸评分(PDCAAS)法进行的。蛋白质生物学价值判定的依据包括食物蛋白质的必需氨基酸组成、食物蛋白质的消化率,以及食物蛋白质能提供人体必需氨基酸需要量的能力3个方面。如乳类和蛋类蛋白质的PDCAAS为1.0,提示生物利用价值高,为高质量或优质蛋白质。婴儿食物蛋白质质量的评价以母乳的氨基酸成分作为计分模式。母乳和婴儿配方乳含有所有必需氨基酸和条件必需氨基酸,包括半胱氨酸、酪氨酸和精氨酸。以母乳为基础的婴儿蛋白质供给估计值平均为1.44g/(kg·d)。4～6月龄婴儿在乳量充足的情况下不必增加蛋白质的摄入。儿童及青少年生长发育阶段应供给充足的蛋白质。某些食物蛋白质若有一种或几种必需氨基酸含量较低,则其他的必需氨基酸在体内不能被充分利用,从而使该食物蛋白生物学利用价值降低,为食物限制氨基酸。如小麦限制氨基酸为赖氨酸、苏氨酸、缬氨酸,大米为赖氨酸、苏氨酸,玉米为赖氨酸、色氨酸、苏氨酸,大麦为赖氨酸、苏氨酸、蛋氨酸,燕麦为赖氨酸、苏氨酸、蛋氨酸,花生为蛋氨酸,大豆为蛋氨酸。不同食物的合理搭配可相互补充必需氨基酸的不足,提高蛋白质的生物利用价值,即蛋白质互补作用。如米、麦、玉米中的蛋白质缺乏赖氨酸,若配以富含赖氨酸的豆类，则可大大提高其蛋白质的利用率。食物加工，如豆制品的制作可使蛋白质与纤维素分开，消化率从整粒食用的60%提高到90%以上。

2.脂类

包括脂肪和类脂。脂肪由甘油和脂肪酸组成三酰甘油酯，类脂包括磷脂、糖脂、脂蛋白、类固醇(胆固醇、麦角固醇、皮质甾醇、胆酸、维生素D、雄激素、雌激素、孕激素)。膳食中的脂类及脂肪酸有促进脂溶性维生素吸收、维持体温和保护脏器、提供必需脂肪酸的作用。脂类特别是磷脂和胆固醇是人体所有生物膜的重要组成成分。脂肪酸包括饱和脂肪酸、单不饱和脂肪酸和多不饱和脂肪酸。人类可合成饱和脂肪酸、单不饱和脂肪酸，但人体不能合成必需脂肪酸n-3系和n-6系，如亚油酸、亚麻酸(LNA)。亚油酸是n-6系的脂肪酸，可衍生多种n-6不饱和脂肪酸，如花生四烯酸(AA)。植物油不含20、22碳的n-3系和n-6系脂肪酸。植物可合成亚油酸。人体内通过酶链的延长和去饱和作用，可将ALA(α-亚麻酸)和LA转化为长链不饱和脂肪酸。1g脂肪体内产能约是碳水化合物和蛋白质的2倍，故脂肪为能量的主要来源和储存形式。婴幼儿生长发育快，胃容量小，脂肪提供能量需求非常重要。

必需脂肪酸参与线粒体膜和细胞膜、体内磷脂和前列腺素的合成构成以及胆固醇代谢。DHA、AA是构成脑和视网膜脂质的主要成分，DHA约占大脑皮质和视网膜总脂肪酸含量的30%～45%，脑神经元、突触、视网膜光感受器视盘含大量DHA。故n-3脂肪酸与视力、认知发育有关。海洋哺乳动物、深海鱼和鱼油富含EPA和DHA。动物性食物，如蛋黄、肉、肝、内脏含DHA和AA。n-3系与n-6系脂肪酸平衡协调可维持机体正常免疫功能。n-6系的脂肪酸(亚油酸)促进生长发育，DHA、AA缺乏是婴儿低出生体重原因之一。人体必需脂肪酸(亚油酸)的供给量一般按其所供能量算，应占每日总能量的1%～3%(>0.5%)。婴儿为3%，儿童为1%～2%。婴幼儿脂肪所提供的能量应占膳食总能量的45%～50%，儿童、少年(7～14岁)为25%～30%。

参与亚麻酸、亚油酸转变成DHA和AA的去饱和酶的活性与年龄、营养状况、激素水平、组织器官等有关。足月新生儿体内的长链多不饱和脂肪酸(LC-PUFAs)源于胎盘转运。母乳可提供新生儿生理需要的全部营养素，包括DHA和AA，母乳DHA和AA比例合适。母乳或配方乳喂养可满足婴儿体内长链多不饱和脂肪酸的需要。婴儿膳食中的亚麻酸可在肝、视网膜、脑合成DHA，只有约5%的食物中的α-亚麻酸可在婴儿肝内合成n-3长链多不饱和脂肪酸。

早产儿因体内脂肪酸贮存少，去饱和酶活性低而合成不足，亚麻酸和亚油酸易被氧化供能(因寒冷、感染、饥饿)等因素，不能利用必需脂肪酸前体(α-亚麻酸、亚油酸)生产足够的DHA和AA，同时早产儿生长发育快、需要量大，易发生长链多不饱和脂肪酸缺乏，需适当补充。

3.碳水化合物

主要以葡萄糖、糖原和含糖的复合物形式存在，故又称糖类，是人类膳食能量的主要来源。6月龄内婴儿的碳水化合物主要是乳糖、蔗糖、淀粉。碳水化合物可与脂肪酸或蛋白质结合形成糖脂、糖蛋白和蛋白多糖，构成细胞和组织。细胞膜上的糖链(糖蛋白的一种)是细胞借以相互识别、黏着和抑制接触的特异性标志之一。基于能量的平衡按适宜的能量比例确定碳水化合物的可接受范围。2013版《中国居民膳食营养素参考摄入量》推荐0～6月龄婴儿碳水化合物的 AI 为 60g/d，7～12 月龄婴儿碳水化合物的 AI 为 85g/d，2 岁以上儿童、青少年膳食碳水化合物所产能量应占总能量的 50%～60%。保证碳水化合物的充分摄入，提供合适比例的能量来源是重要的，碳水化合物产能高于 80%或低于 40%都不利于健康。

（三）微量营养素

1.维生素

是维持人体正常生理功能所必需的一类有机物质，是机体不能合成、存在于食物中、有生物活性的成分。维生素主要参与调节人体新陈代谢，不产生能量。体内多不能合成，需要量少，须从食物中获得。维生素依据溶解性分为脂溶性（维生素 A、D、E、K）和水溶性（B 族维生素、维生素 C）。如果蛋白质摄入恰当，很少发生维生素缺乏；如蛋白质供给不足，色氨酸、蛋氨酸不能合成烟酸、胆碱，则发生烟酸和胆碱缺乏症。各种维生素有特殊的生理功能，缺乏时出现生长发育异常、组织浓度下降、有特殊临床症状等相似的病理生理改变，属Ⅰ型营养素或保护性营养素。维生素的供给量不分年龄、性别。各种维生素的作用和来源不同，维生素 A、C、D、B、K 和叶酸是儿童易缺乏的维生素。

（1）脂溶性维生素包括维生素 A、D、E、K，具有共同特点：都含有环结构和长的脂肪族烃链；每种维生素都至少有一个极性基团，但高度疏水；不用进行化学修饰即可被机体利用；溶于脂肪，故体内可贮存；过量可中毒。

①维生素 A：由类视黄醇家族组成，包括视黄醇、视黄醛、视黄酯及视黄酸。体内视黄醛可氧化成视黄酸，但不可逆。视黄醛与视觉活性有关；视黄酸参与调节细胞分化、生长和胚胎发育，促进动物生长。视黄醇是维生素 A 最基本的形式，存在动物源食物；β-胡萝卜素是视黄醇的前体，存在于植物源食物中，哺乳动物 2/3 的维生素 A 来源于 β-胡萝卜素。维生素 A 缺乏时引起眼干燥症、夜盲症、角膜溃疡和穿孔、皮肤干燥、毛发干枯、生长发育迟滞、易患感染等。

②维生素 D：最初认识维生素 D 来源于鱼肝油而将其命名为维生素 D，但按维生素的定义，维生素 D 已不再是一种维生素营养成分，而属前激素。因机体维生素需要量少，可加入食物被强化，故仍归类为维生素。

维生素 D 在中性及碱性溶液中耐高温和氧化，较稳定，为一组固醇衍生物。已知的维生素 D 至少有 10 种，但最重要的是维生素 D_2 和维生素 D_3。维生素 D 生成与阳光有密切关系，又称“阳光维生素”。维生素 D 双键环吸收 270～300nm 波长的光量子后可启动一系列复杂的光化学反应形成维生素 D。麦角固醇与 7-脱氢胆固醇 2 种维生素 D 原经光照后的产物是维生素 D_2（麦角钙化醇）和维生素 D_3（胆钙化醇）。

膳食中的维生素 D 在胆汁的作用下经小肠乳化吸收入血。肠道吸收入血和皮肤合成的维生素 D 与血浆 α-球蛋白结合（DBP）转运至肝，在肝细胞内质网和线粒体的 25-羟化酶作用下形成 25-(OH)D 进入血循环，25-羟化酶的活性被甲状旁腺素（PTH）刺激。25-(OH)D 在肾脏被 1α-羟化酶转化为 1,25-$(OH)_2$D。1α-羟化酶活性被 PTH、低血磷上调，被高血磷、1,25-$(OH)_2$D抑制。血液中的 1,25-$(OH)_2$D 经 DBP 转运蛋白载运到达小肠、骨等靶器官中与靶器官细胞的受体（VDRn）或膜受体（VDRm）结合发挥相应的生物学效应，即产生 200 多种蛋白质。正常情况下，血循环中约 85%的 1,25-$(OH)_2$D 与 DBP 相结合，约 15%与白蛋白结合，仅 0.4%以游离形式存在。游离形式的 1,25-$(OH)_2$D 对靶细胞发挥其生物效应。1,25-

$(OH)_2D$在24-羟化酶作用下变为维生素D_3-23羧酸，从肾脏排出。维生素D的合成与分泌根据机体需要受血中25-(OH)D的浓度自行调节，即自身反馈作用。机体1,25-$(OH)_2D$生成主要与血钙、血磷浓度受甲状旁腺素、降钙素调节有关。

维生素D本身并没有生理功能。肝脏释放入血循环中的25-(OH)D浓度较稳定。血清25-(OH)D的半衰期较长(25日)，因此，血清25-(OH)D浓度是体内维生素D的状况的较好指标。1,25-$(OH)_2D$生物活性最强，但1,25-$(OH)_2D$的半衰期只有4小时，受到甲状旁腺素、血钙、血磷的严密调节，血清浓度较稳定，即使体内维生素D不足已较严重，但1,25-$(OH)_2D$水平可仍在正常范围内。故循环中的1,25-$(OH)_2D$水平不代表体内维生素D状况。

1,25-$(OH)_2D$对骨骼或钙、磷代谢的作用主要通过作用于靶器官(肠、肾、骨)而发挥生理功能。

小肠：促进小肠黏膜细胞合成一种特殊的钙结合蛋白(CaBP)，增加肠道钙吸收，磷也伴之吸收增加，1,25-$(OH)_2D$可能有直接促进磷转运的作用。

肾脏：增加肾小管对钙、磷的重吸收，特别是磷的重吸收，提高血磷浓度，有利于骨的矿化作用；维生素D还可防止氨基酸在通过肾脏时丢失，维生素D缺乏时，尿中的氨基酸排泄量增加。

骨骼：促进成骨细胞增殖和破骨细胞分化，直接作用于骨的矿物质代谢(沉积与重吸收)。

婴幼儿维生素D缺乏可发生佝偻病与骨质疏松，骨骼生长受阻。近年来研究发现25-(OH)D可在肾外转化为1,25-$(OH)_2D$，产生旁分泌或自分泌作用。1,25-$(OH)_2D$参与全身多种细胞的增殖、分化和凋亡，影响神经肌肉功能和免疫功能的调控过程，即维生素D对人体健康的作用不再局限于骨骼或钙、磷代谢。

③维生素E：易被氧化，对紫外线敏感，易被破坏，是一种强力抗氧化剂，有α、β、γ、δ 4种形式。α型活性大，又称生育酚，可保护细胞膜的不饱和脂肪酸，使之不被氧化，使细胞膜的脂质维持正常功能。早产儿缺乏时可发生红细胞溶血性贫血及硬肿症。

④维生素K：2-甲基-1,4-萘醌衍生物的总称。维生素K主要有3种类型。维生素K_1(叶绿醌)是唯一在植物中发现的维生素K的同系物；维生素K_2(甲基萘醌)第3位侧链为含有4～13个异戊二烯单位的乙戊烯，活性约为维生素K_1的60%，由肠道内细菌合成，供应机体部分维生素K的需求；维生素K_3(甲萘醌)为化学合成物，不含侧链，水溶性优于其他2种形式，多用于治疗。维生素K耐热，而对光、酸、碱敏感。肝脏合成Ⅱ、Ⅶ、Ⅸ和Ⅹ 4个凝血因子，以及抗凝蛋白C、S与Z的过程需维生素K；维生素K还参与骨髓骨钙素、基质γ-羧基谷氨酰蛋白，特别是骨钙蛋白与钙进行γ羧化作用。

(2)水溶性维生素：主要参与辅酶的形成，有高度的分子特异性，没有前体，除碳、氢、氧以外，还常常含有氮、硫、钴等元素。易溶于水，其多余部分可迅速从尿中排泄，不易储存，需每日供给。缺乏后迅速出现症状，过量不易发生中毒。

①B族维生素：有12种以上，9种被公认。B族维生素是人体组织必不可少的营养素，细胞对B族维生素的需求相同。B族维生素在体内糖、蛋白质和脂肪的代谢中有重要的辅酶作用。B族维生素在体内滞留的时间只有数小时，故需每天摄入。

维生素 B_1，又称硫胺素，在酸性溶液中稳定，碱性溶液中不稳定，易被氧化和受热破坏。主要参与能量代谢，尤其是碳水化合物代谢，为氧化脱羧酶系统的辅酶成分，需要量取决于能量代谢。

维生素 B_2，即核黄素，为人体许多重要酶的组成成分，参与细胞呼吸的氧化还原过程及糖类中间代谢。维生素 B_2 不易在体内储存，故易发生缺乏。维生素 B_2 耐热、耐酸，但易受光和碱的影响而破坏。

维生素 B_3，即烟酸(维生素 PP)，是体内脱氢酶的辅酶Ⅰ、Ⅱ的重要组成部分。乳类富有烟酸，故婴幼儿少见缺乏者。以玉米、高粱为主食者可发生缺乏症，因为谷类可影响烟酸吸收。缺乏时可发生烟酸缺乏症(陪拉格拉病)，出现身体裸露处皮炎、腹泻及神经炎。烟酸在肉类、肝脏、花生和酵母中较多，体内可在维生素 B_6 作用下由色氨酸合成。

维生素 B_5，又称泛酸、遍多酸，衍生物 4L 磷酸泛酰巯基乙胺是辅酶 A 和酰基载体蛋白的活性成分。泛酸参与脂质、碳水化合物和蛋白质的代谢。泛酸缺乏可引起机体代谢障碍，常见影响是脂肪合成减少和能量产生不足。

维生素 B_6，包括吡哆醛、吡哆醇和吡哆胺。维生素 B_6 缺乏包括食物中摄入不足或药物所致维生素 B_6 缺乏症以及维生素 B_6 依赖症 2 种情况。维生素 B_6 依赖症为摄入正常的维生素 B_6 量仍出现维生素 B_6 不足的表现，为遗传病。食物中以吡多醇为主，在小肠内经磷酸化转变为辅酶，作用于氨基酸转氨酶、脱羟酶及脱硫酶等，是蛋白质代谢的重要辅酶；参与碳水化合物、脂肪代谢与红细胞合成。婴儿易缺乏。

维生素 B_7，又称生物素、维生素 H、辅酶 R，是合成维生素 C 的必要物质，参与脂肪和蛋白质正常代谢。

维生素 B_9，又称叶酸，是由蝶啶、对氨基苯甲酸和谷氨酸残基组成的一种水溶性 B 族维生素，参与合成嘌呤和胸腺嘧啶。为机体细胞生长和繁殖所必需的物质，帮助蛋白质代谢，与维生素 B_{12} 共同促进红细胞的生成和成熟。

维生素 B_{12}，又称钴胺素，是唯一含金属元素的维生素，也是唯一需肠道分泌物(内源因子)帮助吸收的维生素。钴胺素在体内以甲基钴胺素和腺苷基钴胺素 2 种辅酶形式参与体内生化反应而发挥生理作用。钴胺素缺乏可致巨幼红细胞贫血，妊娠母亲钴胺素缺乏与胎儿神经管畸形相关。

胆碱是磷脂酰胆碱(卵磷脂)和神经鞘磷脂的重要成分。胆碱及其代谢物对维持所有细胞的正常功能起着重要的作用，是机体甲基(一碳单位)的来源及神经递质乙酰胆碱的前体。

②维生素 C：极不稳定，易被氧化，是强抗氧化剂，日光、碱性溶液及金属离子作用下氧化更快。人体内参与组织氧化还原反应及肾上腺激素、免疫球蛋白、神经递质的合成，促进结缔组织成熟和胶原形成、铁的吸收及叶酸代谢。缺乏时可发生坏血病，易出血，易感染，生长停滞，伤口愈合差。

2.矿物质

(1)常量元素：膳食需要量高于 100mg/d 的矿物质称为常量元素。已知人体有 20 余种必需的无机元素，占人体重量的 4%～5%。其中含量超过 5g 的有钙、磷、镁、钠、氯、钾、硫 7 种。常量元素主要参与构成人体组织成分，如骨骼、牙齿等硬组织大部分由钙、磷、镁组成，而软组织含钾较多;在细胞外液中与蛋白质共同调节细胞膜的通透性,维持水、电解质平衡;调节神经肌肉兴奋性;参与酶的构成,激活酶的活性。

①钙:占人体重的1.9%,是除氧、碳、氢、氮外的机体第5位基本成分。

人体的钙99%沉积在骨骼和牙齿中,维持骨骼和牙齿的形态与硬度,骨骼是钙的贮库。但骨既是"器官"又是"组织",二者的生理意义不同。骨"组织"39.9%的矿物质是羟磷灰石和磷酸钙,与骨量发育有关;骨作为"器官"的形态生长受生长激素、甲状腺激素、雌激素等内分泌调节。虽然体液中钙仅占1%,但骨骼通过成骨作用和溶骨作用保持各组织血液间的动态平衡,即使在摄入量低的情况下也能精确调控组织细胞各种生理功能,参与调节肌肉收缩、凝血功能、酶的活性、神经兴奋性、第二信使(cAMP)、细胞膜的通透性等生理活动。尽管钙的摄入与排出有变化,但血钙浓度有维生素D、甲状旁腺素和降钙素3种激素的综合调节,始终保持恒定。与其他Ⅰ型营养素缺乏不同,钙缺乏因缺乏明确的生物标记物而难以明确界定,临床诊断主要依据钙缺乏的高危因素推测。

②磷:人体组织的重要成分,可与钙、钾、蛋白质、脂肪结合构成骨骼、牙齿、肌肉、神经等组织及多种酶的重要成分,促进葡萄糖、蛋白质和脂肪代谢,以及参与缓冲系统的功能,维持体内酸碱平衡。维生素D及甲状旁腺素调节其吸收排泄,肠内脂肪、钙及植酸过多可减少其吸收。

③钠与氯:参与调节体内电解质及体液,保持体液渗透压平衡及维持恒定的酸碱度。

④钾:细胞质主要成分,有调节酸碱平衡和神经肌肉活动的功能。缺乏时发生低钾血症,表现为肌无力、肠麻痹、心电图改变、心音低弱;过多引起高钾血症,则发生心电传导阻滞。正常情况可从食物摄入足够的钾,如乳类、肉类及水果中含量丰富。

⑤镁:酶的激活剂,参与体内300余种酶促反应。镁离子参加糖酵解、脂肪酸氧化、蛋白质合成、核酸代谢。骨组织中的含量仅次于钙、磷,是骨细胞结构和功能所必需的元素,对促进骨形成和骨再生、维持骨骼和牙齿的强度和密度具有重要作用。镁、钙、钾离子协同维持神经肌肉的兴奋性。

(2)微量元素:包括3类。必需微量元素(碘、锌、硒、铜、钼、铬、钴、铁8种,其中铁、碘、锌为容易缺乏的微量营养素);可能必需元素(锰、硅、硼、矾、镍5种);有潜在毒性,但在低剂量时可能具有人体必需功能的元素(氟、铅、镉、汞、砷、铝、锂、锡8种)。虽然人体必需微量元素含量极低,每种微量元素的含量均小于0.01%,但必需微量元素在生命过程中有重要作用。①是酶、维生素必需的活性因子;②构成或参与激素的作用;③参与核酸代谢;④与常量元素和宏量营养素共同作用。

①铁:在人体内参与血红蛋白和DNA合成以及能量代谢等重要生理过程。铁是人体最容易缺乏的营养素之一。铁缺乏(ID)及缺铁性贫血(IDA)是世界范围内非常常见的单一营养缺乏性疾病。

②铜:参与多种酶的作用,促进铁的吸收与利用,促使红细胞成熟和释放,并影响生长发育、生殖功能和智力发展。正常情况下,人类很少发生缺铜或铜过多。有2种少见的遗传性铜代谢性疾病,有严重的特征性临床表现,需要特殊的诊断方法。动物性食物含铜丰富。

③碘:过多或缺乏都可致甲状腺疾病。健康成人体内的碘总量为30mg(20～50mg),其中70%～80%存在于甲状腺。碘是合成甲状腺素必不可少的成分,碘缺乏病是全球公共卫生

问题之一。碘缺乏主要与地理环境有关，分布具有明显的地方性。

④氟：自然界中主要以无机氟化物的形式存在，无机氟化物易溶于水。氟是人体必需微量元素，缺乏时可导致儿童龋齿发病率显著增加。但氟的安全范围较窄，氟过量易致氟中毒。地方性氟中毒又称地方性氟病，属生物地球化学性疾病，是地球上分布最广的地方病之一。氟对牙釉质坚固、骨骼硬度及钙磷利用起重要作用，缺乏时牙齿釉质的釉氟磷灰石形成困难，结构不坚固，易被微生物、酸、酶等侵蚀，造成龋齿。氟过量可影响钙、磷代谢，造成骨骼异常，抑制酶活性及胶原合成，牙齿表面出现黄斑。

⑤锌：参与机体很多生理功能，与多种酶、蛋白质、核酸及激素的合成有关。已发现 50 余种金属酶中含锌。因此，锌参与几乎所有的代谢过程，对儿童的体格、免疫、中枢神经系统生长和发展均具有重要作用。儿童锌缺乏或营养不足是一个全球性的公共卫生问题。锌属Ⅱ型营养素，临床目前尚缺乏简单、有效的实验诊断方法确定锌的生物学标志物。锌缺乏的流行病学研究主要是依赖设计好的小量锌补充随机研究以观察儿童的生长状况做间接判断，或采用膳食调查寻找锌缺乏的高危因素推断锌缺乏症是否存在。

（四）其他膳食成分

1.膳食纤维

2010 年 WHO/FAO 定义膳食纤维为 10 个及以上聚合度（DP）的碳水化合物聚合物，即不被小肠消化吸收、可进入结肠发酵的物质，低聚糖、抗性淀粉和不能被消化的单糖、双糖等也属于膳食纤维（DF）。膳食纤维能吸收大肠水分，软化大便，增加大便体积，促进肠蠕动。同时由于膳食纤维不提供能量，故有控制体重的作用。目前尚无婴幼儿膳食纤维推荐值。2005 年美国医学科学院食品营养委员会推荐 DF 摄入与年龄、性别有关。2004 年北欧营养学会推荐学龄儿童 DF 摄入量宜为 10g/d，逐渐增加 DF 摄入量，青春期达成人水平（25～35g/d）。我国推荐成人（19～50 岁）膳食纤维的摄入量为 25～30g/d，建议每日 1/3 的谷物为全谷物食物，蔬菜、水果摄入量达 500g 以上。因儿童需要能量密度较高的食物，故膳食纤维的摄入量应适当减少，建议 14 岁以下儿童为 10g/1 000kcal（2.4mg/MJ）。

2.水

是维持生命的必需物质，人体内最多的成分为水。丧失水分达 20%，生命就无法维持，机体内的重要物质代谢和生理活动都需要水参与。

婴幼儿体内水占体重的比例较大（70%～75%），基础代谢率高，肾功能发育尚未成熟，易发生体液和电解质的代谢紊乱。WHO 建议纯母乳喂养的 0～6 月龄婴儿无须额外补充水分。据母乳含水量推算，我国 0～6 月龄婴儿水的适宜摄入量为 0.7L/d，7～12 月龄婴儿总水 AI 为 0.9L/d，估计 1～3 岁幼儿总水 AI 为 1.3L/d。人体对水的需要量个体差异较大，与性别、年龄、体成分、代谢、气候、环境温度和湿度、身体活动、膳食等因素有关，且同一个体在不同环境或生理条件下对水的需要量也有差异。因此，水的人群推荐量不等同个体每日的需要量。

三、母乳喂养

（一）母乳营养丰富

母乳的营养成分完全能满足婴儿生长发育的需要，有利于婴儿健康成长。母乳中各种成分的配合比较适当,含较多优质蛋白质、必需脂肪酸及乳糖,有利于婴儿大脑的迅速发育。母乳中的磷脂长链不饱和脂肪酸促进大脑细胞增殖,乳糖促进合成脑苷脂和糖蛋白、促进神经系统发育。母乳中含有较多卵磷脂及鞘磷脂、生长调节因子(如牛磺酸)等,促进神经系统发育。母乳中酪蛋白与乳清蛋白比例 1∶4,在胃内形成凝块小,易于消化吸收。母乳中必需氨基酸比例适当。母乳中乙型乳糖含量丰富,有利于大脑发育,有利于肠道双歧杆菌、乳酸杆菌生长,产生 B 族维生素,促进肠蠕动。母乳中钙磷比例适当,有利于钙的吸收利用,有利于婴儿牙齿和骨骼的发育并减少肾脏负荷。母乳中含有较多的消化酶如淀粉酶、乳脂酶,利于消化。母乳中尤其是初乳中含微量元素如锌、铜、碘较多,吸收率高。母乳中的维生素等因直接喂养而不被破坏。

母乳有不可替代的免疫球蛋白,如分泌型免疫球蛋白,尤其是初乳中含有丰富的 SIgA 和少量的 IgA、IgG、IgE 和 IgM,有抗感染和抗过敏作用。母乳中含有大量的免疫活性细胞,以巨噬细胞为多,还有 B 和 T 淋巴细胞、中性粒细胞。免疫活性细胞能释放多种免疫因子发挥免疫调节作用。母乳中含乳铁蛋白较多,能螯合铁,抑制细菌生长、抗病毒、调理细胞因子的作用。母乳中含有溶菌酶,能破坏革兰阳性球菌的细胞壁达到杀菌的作用。

母乳的成分能随着发育的需要相应地发生变化。母亲在分娩后 4～5 天内的初乳色黄质稀,含有较多的蛋白质和固体成分,还有轻泻作用,有利于新生儿排出胎粪。母亲在分娩后5～14 天的乳汁为过渡乳,14 天以后的乳汁为成熟乳。随着新生儿生长和发育,母乳逐渐变浓,量也增多,以满足婴儿需要。母乳的缓冲力小,对胃酸中和作用小,有助于消化吸收。母乳温度适宜、几乎无菌,直接哺乳不易污染,经济方便。

(二)母乳喂养的优点

母乳喂养的婴幼儿由于母乳中抗体丰富具有较强的保护作用,降低了患病率。坚持母乳喂养 4 个月以上,可以减少下呼吸道感染、中耳炎、胃肠道感染、坏死性小肠结肠炎、过敏性疾病、肥胖、糖尿病、儿童白血病和淋巴瘤、婴儿猝死综合征的患病率,减少婴儿死亡率。母乳喂养有利于促进胎粪排出,减少胆红素的肠肝循环,从而减轻新生儿黄疸。

母乳喂养增加母子间的感情,通过抚摸、拥抱、目光注视使婴儿获得满足感和安全感,促进婴儿正常心理发育,有利于成年后建立良好的母子关系,也有利于儿童情商的发展。母乳喂养的儿童神经发育水平也较人工喂养者高。

母乳喂养促进母亲的子宫复原,减少产后出血及并发症的概率,促进产后体重下降,推迟月经复潮。母乳喂养持续 12～23 个月,母亲高血压、高血脂、心血管疾病、糖尿病发生率下降;累计 12 个月以上的母乳喂养,可以减少母亲乳腺癌和卵巢癌的发生率。母乳喂养的儿童,成年以后患心血管疾病、糖尿病、湿疹和哮喘的概率降低。

(三)母乳喂养方法

1.时间与次数

正常新生儿(包括剖宫产)在出生 1 小时内应尽早开始母乳喂养。鼓励母亲和新生儿在床上尽早进行皮肤接触。当孩子吃奶时,母亲应注视和抚摸孩子,并保持房间温暖和新生儿正常体温。

初乳一定要喂养新生儿,因为初乳有高浓度的免疫球蛋白和免疫活性细胞。非乳状液体不能喂养新生儿。母亲乳腺分泌乳汁称为射乳反射,通过神经内分泌进行调节,通过婴儿反复吸吮,刺激传到母亲的大脑神经垂体,可反射性地使乳母血中催乳素保持较高水平,使泌乳细胞周围的肌细胞收缩,将乳汁挤至乳腺导管及乳晕下的乳头并排出。因此,新生儿出生后应尽早开奶,促进母亲乳汁分泌并减少新生儿低血糖的发生。由于新生儿刚出生,射乳反射还没有建立好,母亲乳汁分泌量少,但坚持按需母乳喂养,会逐渐促进母亲乳汁分泌。

在新生儿出生的第1、2个月,应遵循“按需喂养”,应以婴儿吃饱为准,每次哺乳时间15～20分钟。只有在一些特殊情况下的新生儿需要定期喂养,如体重很轻的小婴儿患低血糖时,或有些新生儿在出生后最初几天不能进行母乳喂养者。定期喂养只能在医嘱下执行。

2个月以上婴儿可根据睡眠规律,逐渐延长哺乳时间。6个月内的婴儿应纯母乳喂养,不需要喂养其他食物。中等量的母乳喂养能够提供6个月内的婴儿所需的能量和蛋白质。1～2岁幼儿24小时内母乳喂养应4～6次(包括夜间喂养)。婴幼儿需运用生长发育量表进行监测。

2.方法

每次哺乳时应尽量排空乳房,刺激乳汁分泌。如乳汁残留在乳房内,可促使母亲乳汁中产生抑制因子抑制泌乳细胞作用,减少乳汁分泌。为了使乳房尽量排空,每次哺乳时应尽量吸空一侧乳房,再吸另一侧乳房。下次哺乳时从未吸空的一侧乳房开始,从而使每侧乳房轮流吸空。

哺乳前先给婴儿换尿布,清洗双手,清洁乳头乳晕。哺乳时母亲应取舒适姿势,一般宜采用坐位,斜抱婴儿,婴儿要贴近妈妈的身体,脸要贴近妈妈的乳房,鼻子要贴近乳头。母亲用手示指、中指轻夹乳晕两旁,将乳头和大部分乳晕送入婴儿口中,让婴儿含住大部分乳晕及乳头,母亲乳晕下方几乎全部含入婴儿口中,乳晕上方可暴露稍多,使婴儿舌头从下向上裹住母亲乳头和乳晕,吸吮时舌头由前向后运动,与硬腭相对挤压拉长乳头,将乳晕下乳窦中乳汁挤入口中咽下。

另一种姿势为婴儿含住母亲乳晕上方及乳头吸吮,乳晕下方可暴露稍多。

婴儿含接姿势正确,可防止母亲乳头皲裂,使喂养容易成功。当新生儿出现下述动作时应及时喂养,容易成功:吸吮动作或发出吸吮声、手碰嘴、快速眨眼、发出轻微的“咕咕”声或其他声音等。哺乳结束后,母亲将婴儿轻轻竖抱,头靠母亲肩部,轻拍背部,排出吸乳时吞入胃中的空气,以防发生溢乳。婴儿哺乳后尽量侧卧,防止溢乳后吸入。

医务人员应尽量帮助每一位母亲,尤其是初产妇,包括纠正母亲的喂养姿势和解决母亲的一些问题,如乳房肿胀、乳头裂、母奶延迟等。

3.断奶时间

6个月以上的婴儿才能添加辅食。母乳喂养应持续到2岁,如果母亲和孩子需要,可持续母乳喂养到2岁以后。在外工作的母亲也应尽量坚持母乳喂养,至少6个月。母亲在身体欠佳或服药时也应坚持母乳喂养,但除外医师要求停止母乳喂养,也只能在有医嘱要求时才能进行人工喂养。如果由于疏忽中断了母乳喂养,应重新开始。切忌骤然断奶,断奶后应注意调配适合婴幼儿的饮食,不宜与成人相同。

4.特殊情况下的母乳喂养

(1)HIV和母乳喂养:目前,WHO推荐HIV感染的所有母亲必须进行抗逆转录病毒治疗或预防，以减少母婴传播，尤其是要减少母乳喂养引起的产后传染。具体的干预方案见“WHO推荐用抗逆转录病毒药物治疗孕妇和阻止HIV感染婴幼儿2009”。①已感染HIV但检测为阴性的母亲应坚持母乳喂养到婴儿6个月，并坚持到2岁或2岁以后。②母亲HIV阴性或HIV不详或HIV阳性母亲所生的婴儿已经感染了HIV，应该在出生6个月内进行纯母乳喂养，出生6个月后添加辅食，母乳喂养持续到2岁或2岁以后。只有在母乳不够且不能提供营养丰富和安全的食物时，才能终止母乳喂养。③当母亲只接受齐多夫定预防治疗或从婴儿出生到出生后6周内母亲已进行奈韦拉平治疗时，母乳喂养的婴儿应从出生到出生后1周每天进行奈韦拉平治疗；如果母亲进行三联ARV预防治疗，那么婴儿应该从出生到出生后6周进行治疗。如果母亲已经进行了ARV预防治疗，母亲从婴儿出生到出生后6周已进行了齐多夫定或奈韦拉平治疗后仍选择放弃母乳喂养，应允许替代喂养。④如果已感染HIV的母亲决定终止母乳喂养，应在1个月内缓慢停止。感染HIV并已接受ART治疗的母亲如果每天坚持母乳喂养，推荐婴儿从出生到出生后6周内接受齐多夫定或奈韦拉平治疗。⑤避免混合喂养，这会增加婴儿产后HIV感染。乳房局部异常如乳头皲裂等会增加HIV感染的风险，应谨慎对待这类情况。⑥在一些特殊情况下，HIV感染母亲可以考虑将母乳进行短暂加热处理作为过渡喂养方案：新生儿为低出生体重儿或新生儿患疾病而不能喂养者；母亲身体不健康、临时不能哺乳，或突然发生乳腺炎等；暂时没有用抗病毒药物治疗。

(2)其他特殊情况的喂养：①当乳房疼痛或感染如乳房脓肿和乳腺炎，或在母亲患精神性疾病如产后精神病时，需要暂时停止母乳喂养。当病情好转后应尽快恢复母乳喂养。②当母亲患慢性感染如结核、麻风病或甲状腺功能减退症服药时，并不一定要停止母乳喂养。③当母亲在用抗肿瘤药物、免疫抑制剂、抗甲状腺药物如硫氧嘧啶、安非他明等，并不需要禁止母乳喂养。④当母亲服用下述药物时应避免母乳喂养：阿托品、利血平、精神治疗药物；在母乳喂养期间服用下述药物是安全的：抗生素、麻醉药、抗癫痫药、抗组胺药、地高辛、利尿剂、泼尼松、普萘洛尔等。

不同情况的婴幼儿的喂养：①对正常活产婴儿，必须提倡母乳喂养。但低出生体重儿、婴儿患疾病期间，应根据神经发育水平选择喂养方式，如用鼻饲管、杯子和匙等。患病较重的婴儿需专家指导。②先天性乳糖不耐受需要进行长期的乳糖限制。继发性乳糖不耐受往往是短暂的且可以恢复，乳糖限制时间短。大多数的腹泻病不需要中断母乳喂养。③不同的遗传代谢性疾病需要限制不同的饮食，如半乳糖血症需要避免乳糖或半乳糖。

四、辅食添加的时间和种类

随着婴儿的消化系统发育逐渐成熟和生长发育的需要，纯乳类(母乳或配方乳、兽乳)喂养已不能满足婴儿全部能量及营养素的需要，婴儿的食物需向成人固体食物转换，这个过程称换乳期。换乳期的泥状食物是人类生态学发展中不可逾越的食物形态，它不仅提供营养素，满足营养需要，而且对儿童功能发育和能力获得有着重要促进作用。

婴儿喂养的食物转换过程是让婴儿逐渐适应各种食物的味道、培养婴儿对其他食物的兴趣、逐渐由进食液体食物为主要食物转换为进食固体食物为主的过程。母乳喂养、部分母乳喂养和人工喂养婴儿都需要逐渐引入其他食物。添加食物不同时期使用不同的称谓，也称过渡期食物、换乳期食物、辅食，或断乳食物。

（一）添加的时间

要根据婴儿营养需要和乳类摄入量来确定添加时间，理想的食物添加时间仍应以婴幼儿生理发育成熟度为依据。给婴儿引入食物的时间应适合婴儿的接受能力，保证食物的结构、口味等能够被婴儿接受。

根据个体差异，建议婴儿添加其他食物的年龄不能早于 4 月龄，也不宜迟于 8 月龄，多为 4～6 月龄。婴儿 4～6 月龄是食物引入的“关键窗口期”。

肠道免疫功能发育、酶分泌、吞咽和咀嚼功能发育、感知觉和运动发育是婴儿食物转换的生理解剖基础。婴儿 4～6 个月龄时体重达到 6.5～7.0kg，每天奶量达到 1 000mL 时，提示婴儿消化系统发育已较成熟，胰淀粉酶开始分泌，脂肪酶、蛋白酶分泌逐渐增加，可适应其他食物引入的需要。

口腔和咽解剖结构发生改变，包括颊脂体的吸收、腭体的下降增加了口腔容积，舌体上抬，乳牙萌出，婴儿先天的吸吮反射逐渐被自主的吸吮运动取代，咀嚼与吞咽能力发育；当有竖颈、手到口动作等动作发育时可添加其他食物。

6 个月是人类吞咽固体食物功能发展的关键期，婴儿出现将固体食物向后送达咽部的功能，加之婴儿开始出牙，消化系统能分泌较多消化酶，肾功能逐渐成熟，这时，应适时给予婴儿固体食物，如果 6 个月迟迟不喂固体食物，这一能力在关键期得不到发展，婴儿吞咽固体食物的功能会下降。

婴儿时不同味觉和气味的物质的反应期不同，7～8 个月婴儿嗅觉较灵敏，及时添加辅食有助于神经系统发育，刺激味觉、嗅觉、触觉和视觉的发育。无论是母乳喂养还是人工喂养，生后 4～6 个月就应当添加泥糊状食物以增加营养，而且还能促进咀嚼功能和语言功能的发育。

过早添加辅食不利于婴儿的生长发育。4 个月前添加辅食，虽然补充了一些母乳外的能量和营养素，但母乳摄入量的降低，反而使能量和营养素摄入明显减少；淀粉类在体内代谢中演变为糖，会影响奶的摄入，甚至会导致过早断奶；过早引入母乳外的食物还可能增加过敏性疾病的发生概率。

辅食添加过晚，会影响婴幼儿的体格发育，味觉、吞咽功能的发育。如果婴儿到 8 个月时未添加需要咀嚼的食物，此后再添加这些食物则易使婴儿发生拒食或偏食的行为，从而增加营养不良的危险性。过晚添加辅食可导致婴幼儿生长发育迟缓，对营养不良的乳母来说，没有足够的母乳满足孩子需要时更易导致婴幼儿发育障碍。

早产/低出生体重儿引入其他食物的年龄有个体差异，与其发育成熟水平有关。胎龄小的早产/低出生体重儿引入时间相对较晚，一般不宜早于校正月龄 4 月龄，不迟于校正月龄 6 月龄。

（二）添加的种类

辅食添加的种类与婴幼儿生长发育和营养状况的关系极为密切。添加富含能量和各种营养素的泥状食物（半固体）、固体食物是除乳类以外，适合婴儿营养需求和进食技能发育的其他食物。

半固体食物是婴儿第一阶段食物，为特别制作的婴儿产品或家庭自制的泥状食物，多为植物性食物，包括强化铁的米粉、水果泥、根茎类或瓜豆类的蔬菜泥。如稀粥、米糊、蔬菜泥(深色蔬菜叶、胡萝卜、番茄、土豆等)、水果泥(苹果、香蕉、柑橘、橙子、草莓、猕猴桃、葡萄、桃子等)、蛋黄泥、鱼肉泥、蒸蛋羹、肝泥、豆腐、烂豆泥等。

固体食物为婴儿第二阶段食物，食物的品种接近成人食物，提供婴儿营养素需求；食物的硬度或大小应适度增加，适应婴儿咀嚼、吞咽功能的发育，如末状、碎状、指状或条状软食，包括水果、蔬菜、鱼肉类、蛋类。如软饭、烂面、馒头片、菜末、碎菜、水果片/块、肉末、碎肉(如肉丸子)等。

婴儿消化功能较弱，消化酶活性较低，咀嚼能力较差，对粗大颗粒的食物不能完全消化吸收，在婴儿食物转换过程首先引入的多为淀粉类泥状食物。食物要满足儿童的能量需要，注意各种微量营养素的摄入。应选择营养素种类齐全，比例恰当，不含任何激素、糖精、色素和防腐剂，口感好、易消化的食物。吃 3 种以上食物，蔬菜水果、动物性食物、奶类食物的摄入，可降低儿童的生长发育迟缓率，食物的多样化有利于婴幼儿的生长发育及健康。

五、食物添加的现代营养观

婴幼儿喂养是儿科营养学领域里一个极其重要的课题，它决定了婴幼儿/儿童生存质量、营养状态、生长发育、潜能表达和能力获得水平，继而决定了一个种族、一个国家的软实力与兴衰。

在进入能够进食固体食物的阶段，人类存在这 2 种食物形态:液体食物(母乳、动物乳或配方粉)和泥糊状食物。生态学、生理学和自然进化史客观事实表明，婴幼儿阶段早期喂养的重要生物学特征是液体食物喂养、泥糊状食物喂养和 2 种喂养的衔接喂养。

WHO 关于婴幼儿喂养的文件中将这一阶段的喂养实践归结于母乳喂养和补充/添加喂养。从喂养阶段的中英文对照来比对，泥糊状食物喂养阶段直接对应的名词是“complementary feeding”“supplemental feeding”或“weaning feeding”。3 个名词的含义都是“补充”或“添加”。添加喂养的定义是，在母乳喂养之外通过食物或液体来提供营养物。泥糊状食物喂养所对应的喂养阶段是添加喂养阶段。

在实施添加喂养时应注重其及时性、适宜性、安全性。适宜的添加喂养要求家庭、社区、保健系统能够掌握准确、正确的知识和喂养技术。鼓励多种方式制作适合当地儿童生长发育、提高营养密度、增加微量元素的食物，包括家庭制作和社区制作。无论是家庭制作的，还是工业加工的食物都应当符合 Codex CAC 制定的营养和卫生标准。食物强化剂、某种或多种营养素补充剂可以有助于较大儿童微量元素补充摄入。

1.泥糊状食物

由单纯母乳喂养为主向固体食物喂养为主过渡的生长发育时期称为换乳期(或食物转型期)。在换乳期内(食物转型期)，乳类仍是供应能量的主要营养源，泥状食品是必需添加的食物，是基本的过渡载体。泥糊状食物就是含液体量介于液体食物和固体食物之间的食物，类似稠粥般。无论是动物源性食物，还是植物源性食物都可以做成泥糊状。

2.泥糊状食物的衔接喂养

此是婴幼儿生长发育过程中一个极其重要的生理阶段，泥糊状食物是婴幼儿生长发育阶段的一个“主食”，不是可有可无的“辅助”手段。

泥糊状食物是针对儿童一个特定生长发育速率所代表的生理阶段的营养源形态。高速生长速率阶段是液体食物。低速生长速率阶段是固体食物。快速生长速率阶段介乎于两者间时是泥糊状食物，是由液体食物向固体食物过渡阶段的主要食物。

从生物进化的角度来看，哺乳动物从出生到成年个体，为了适应自然界食物-营养源状况和天敌、灾害等生存环境，哺乳动物经母乳喂养即可满足液体食物阶段的营养供应，并可直接向固体食物过渡。在发育过程中，人类不能像其他哺乳动物摄入的食物由乳类食物(液体食物)直接过渡到固体食物，必须经由泥状食物过渡。过渡的时间长达 4 个月。在过渡期内，乳类是主要营养源。泥状食物是由液体食物向固体食物过渡阶段的主要食物。泥糊状食物喂养是液体食物喂养、固体食物喂养的衔接喂养。

向固体食物的过渡时母乳喂养无法满足婴儿生长发育的能量需求，需要其他乳类(主要是牛乳)作为营养源供应能量，同时需要泥状食物提供其他营养素。在向成年期固体食物过渡时，非母乳(主要是牛乳)的乳类依然是婴儿的主要能量来源，因此，把这一时期称为“换乳期”，表示这时期婴儿仍要吃奶，奶仍然是主要能量来源，但要更换奶的种类。这个时期内可能先是母乳、牛乳混合服用，然后转为牛乳为主。这个时期的长短因人而异。以生后第 4、5、6 个月的启动阶段为关键时期，抓好这个阶段的喂养不仅有营养学的意义，对小儿学“吃”、咀嚼功能发育、正确饮食行为培养均有重要意义。，

3.选择恰当的喂养时机

及时、正确地实施泥糊状食物衔接喂养是保障婴幼儿良好的营养状况、健康水平和能力获得及潜能发挥的重要措施。

婴幼儿生长发育潜能的发挥有赖于不同食物阶段充分的营养供应，每个阶段有各自的时间依赖性效应。过了该阶段，被压抑的潜能就无法充分表达。生长发育轨道的高低取决于每个食物阶段的最适宜食物能及时、充分地供应。要达到最佳生长，需要在 3 种食物段都进行科学喂养:生后立即开始母乳喂养，换奶期及时给予泥状食物添加，固体食物期进行自然食物、均衡膳食的合理喂养。任何一个阶段的喂养偏差都将造成不可逆的损失，在下一个阶段无法弥补。泥糊状食物阶段的生长发育迟缓不能在固体食物阶段得到补偿。

根据生长发育速率数据研究，泥糊状食物喂养阶段是婴儿快速生长期。胎儿产出后进入宫外生长发育阶段，其生长速率由高速经快速转向稳定的低速持续进行。速率分界的判读以线性发育中的身长为参数。月增长率在 3cm 以上为高速生长期，2～3cm 为快速生长期，低于 2cm 的为低速生长期。

快速生长期是指线性生长过程中身长/身高生长速率的年增长率在 5～11cm 的时期。以日历计算年龄所反映的时间，无法表示生理成熟度。生长速率是生理成熟度的直接表征，由于速率计算相对复杂，为临床工作方便，经研究折算快速生长期的 50%时值与日历年龄相对应的年龄段是生后 4～6 个月。快速生长期的影响因素包括基因、孕前营养准备状况、宫内发育状况、宫外营养支持状况和该婴儿所处的环境。

从生理成熟度观察：处在生后第一年快速生长期的婴儿所需营养密度急剧加大、营养强度快速提高、营养谱随时增宽。单独液体食物（母乳或配方粉）已不能满足此种需求；固体食物可以满足此阶段的营养需要，但婴儿牙齿尚未萌出，咀嚼能力不足，胃容量不足，消化腺发育尚在初级水平，消化道的生理成熟度不足以承担固体食物。配合进食固体食物的口腔的“吃”、手的“握”和“递送”等生理功能亦未发育成熟。婴儿必须以“喂”为主要进食方式，而这种“喂食”与乳房、奶瓶喂哺不同。液体食物喂哺，是软组织、软物质与口唇接触，靠吸吮和吞咽完成即可。固体食物的“喂食”，需要有手的递送，牙齿咀嚼、口腔混合和吞咽共同协调完成。泥糊状食物喂养则无须手的递送和牙齿咀嚼，只需牙床压挤、口腔轻度混合和吞咽即可完成，在能力发育上为进食固体食物做准备。泥糊状食物添加的顺序、时间、种类、衔接取决于生理成熟度。

泥糊状食物喂养不合理最容易发生的疾病及其危险因素是线性发育受损、营养不良性贫血、铁营养不足、维生素缺乏、微量元素缺乏。营养支持不力对儿童期、青少年期潜能发育、能力发育、智力发育有重大迟滞和损伤作用；工作能力和劳动生产率低、成年期慢性病危险增高，对中老年期的体质健康、重要营养素丢失、功能退化和快速老化有加剧和恶化的作用。

快速生长期及时添加泥状食物是促进咀嚼功能发育的适宜刺激，延迟添加或不添加泥状食物会使婴幼儿因咀嚼功能低下，不能摄取更多的营养，而发生营养不良。泥状食物扩大了婴儿味觉感受的范围，可防止日后挑食、偏食、拒食等不良进食行为的发生。为一岁后正确进食、均衡膳食打下基础。

咀嚼功能发育完善对语言能力（构音、单词、短句）的发育有直接的影响。许多泥状食物添加不好的婴儿，后期多有语言发育迟缓/不良等障碍。继而产生认知不良，操作智商低分。

4.工业生产的市售泥糊状食物

其必须符合国际食品法典委员会（CAC）所制定的营养标准和卫生标准。

市售合格的泥状食品标签必须清晰、醒目标注以下内容：食品名称、配料清单、能量和营养素含量、净含量、保质期、生产说明、储存说明、食用方法和适宜人群，以及制造商和经销商的名称、地址、产品标准号。各种配料应按照加入量的大小顺序递减排列；日期标识不得另外加贴、补印或篡改；食品名称应当是能清楚地反映食品真实属性的专用名称。

六、怎样添加转乳期食物

儿童营养需求包括营养素、营养行为和营养环境3个方面，婴幼儿喂养过程的液体食物喂养阶段、泥糊状食物引入阶段和固体食物进食阶段中，不仅要考虑营养素摄入，也应考虑喂养或进食行为，以及饮食环境，使婴幼儿在获得充足和均衡的营养素摄入的同时，养成良好的饮食习惯。在资源缺乏、日常饮食无法满足婴儿营养需要时，可使用营养素补充剂或以大豆、谷类为基质的高密度营养素强化食品。

1.添加换乳期食物具体实施应遵循的原则

（1）及时：当母乳喂养所提供的能量和营养素不能满足婴幼儿时，要及时添加喂养。

（2）适宜：所提供的食物在能量、蛋白质和微量元素都能有效地满足婴幼儿生长发育的营养需要。

（3）安全：从食物准备、储存、喂食各个环节，手和容器都要保持清洁、消毒。不要使用奶瓶和奶嘴。无论是家庭制作的，还是工业加工的食物都应当符合 Codex CAC 制定的营养和卫生标准。食物强化剂、某种或多种营养素补充剂可以有助于较大儿童微量元素补充摄入。

(4)适宜喂养：根据婴幼儿食欲和饱感进行喂食。鼓励婴幼儿主动进食，根据婴幼儿年龄让他们用手、勺自己进食。生病时也不中断。

2.添加食物的内容

随着婴儿月龄增长，根据婴儿的营养需要和消化能力逐渐增加食物的内容和品种。婴儿在 4～6 个月时可以进食单一的泥糊状和半固体食物，8 个月时大多数婴儿能吃一些较稠、有颗粒的食物，12 个月时大多数孩子能够和家人吃同样的食物。注意避免给孩子吃容易导致窒息的食物，如坚果、葡萄、生的胡萝卜等。

3.换乳期食物的能量需要量

国际上建议婴儿食物的能量密度 6～8 个月龄为 0.6kcal/g(1kcal＝4.184kJ)；12～23 个月龄为 1.0kcal/g；母乳最少，能量密度则为 0.8～1.2kcal/g。母乳喂养的婴儿，在 4～6 个月时开始添加少量的泥状食物，随孩子月龄增长逐渐增加食物的量，同时继续母乳喂养。母乳喂养儿对辅食的能量需要为 6～8 个月 200kcal/d，9～11 个月 300kcal/d，12～23 个月 550kcal/d。应首先满足能量的摄入，其次为蛋白质。宏量营养素供能比为蛋白质 8％～15％；碳水化合物 55％～60％；脂肪 0～6 个月龄 45％～50％，6～12 个月龄 35％～40％，12～24 个月龄 30％～35％。乳量不足或以淀粉食物为主可造成蛋白质摄入不足，故建议适当增加动物性食物摄入。动物性食物含有优质蛋白及较丰富的微量营养素，如矿物质、维生素；且来自乳类、肉类、蛋类的蛋白质生物利用率高；含较多脂肪，能量密度高；是维生素 B_{12} 的唯一来源。给较大婴儿和幼儿转换食物时应选用高能量密度、高蛋白质易于消化的食物；含水量为主的食物能量密度低且可增加胃肠负担，故不宜经常食用，如稀粥、羹汤、肉汤等。

4.辅食的营养成分添加

食物的合理搭配和种类多样化，没有单一食物可供给人类所有需要的营养素，因此，食物的多样性是保证营养均衡的首要条件。给孩子喂各种食物以满足不同营养素的需求，肉类、禽类、鱼或蛋每天都应吃或尽可能每天吃。在婴幼儿期素食不能满足孩子的营养需要，根据需要使用强化补充食物或维生素矿物质补充剂。应每天吃含维生素 A 丰富的水果和蔬菜，食物中应含有适量的脂肪。避免给孩子喝营养含量低的饮品，如茶、咖啡、甜饮料等，应限制给予果汁的量以免影响其他营养丰富食物的摄入。

5.食物添加

应从一种到多种，从少量到多量，从细到粗，从稀到稠。少盐不甜，忌油腻。一般初次添加只能从一种、少量开始，连续 3～5 天，孩子愿意接受且粪便正常，才可逐渐加量或增加品种。

(1)添加的顺序：首先添加强化铁的谷类食物(如婴儿营养米粉)，其次添加蔬菜泥、水果泥等，最后添加动物性食物。建议动物性食物添加的顺序是，蛋黄泥、鱼泥(剔净骨和刺)、全蛋(如蒸蛋羹)、肝泥、肉末。婴儿第一阶段食物主要帮助训练婴儿的咀嚼、吞咽技能及刺激味觉发育，可补充少量维生素、矿物质营养，摄入量不宜影响婴儿总能量摄入或改变生长速度；7～8 个月龄后逐渐转变为婴儿第二阶段食物，直至过渡到成人食物。为保证主要营养素和高能量密度，7～12 个月龄婴儿仍应维持乳量(800mL/d 左右)，摄入其他食物量有较大个体差异，以不影响乳类的摄入为限。幼儿则乳类摄入量以不影响主食的摄入为限(至少 500mL/d)。给予的食物应逐渐从稀到稠，从泥状逐渐过渡到半固体食物，最后固体食物。

(2)添加的次数:4～6 个月龄为尝试和适应期，随着孩子的长大，喂食辅食的次数应增加，适宜的次数取决于食物的能量密度和每次喂食的量。添加辅食的量要根据婴儿的营养需要和消化道的成熟程度，开始添加的食品可先每天 1 次，量应由少到多，即从开始 1 勺，以后逐渐增加次数和量，添加成功的标志是能够替代相应月龄喂奶的次数，至 6～7 个月龄后可代替一两次乳量。建议添加次数:6～8 个月时每天一两次，9～12 个月时每天两三次，1～3 岁每天 3 次。

(3)逐渐适应:每加一种新食物或改变一次食物质地都需要婴儿有良好的适应能力和正常的胃肠功能，故每种宜尝试 10～15 次(5～7 天)至婴儿逐渐接受后再尝试另一种新食物。单一食物引入的方法可刺激婴儿味觉的发育，亦可帮助观察婴儿出现的食物不良反应，特别是食物过敏。在添加一种新食物的过程中，如有呕吐、腹泻、出皮疹等症状时，可暂缓添加。待症状消失后，再从小量开始试着添加，观察是否适应。不能认为婴儿不适应而停止添加。婴儿生病时，最好不添加新的辅食。

(4)食物质地转换:婴儿的食物质地应随年龄增长而变化，促进婴儿口腔功能发育。如婴儿 4～6 月龄时用泥状食物训练口腔协调动作及吞咽能力;7～9 月龄用碎末状食物帮助婴儿学习咀嚼，增加食物的能量密度;12 月龄后可尝试与其他家庭成员相同类型的食物，3 岁前应避免容易引起窒息的食物，如花生、瓜子等坚果类食物。

6.家长应有适宜的喂养行为

(1)回应式的喂食(即直接给婴儿喂食和帮助年龄较大的儿童进食。要耐心地慢慢喂食，鼓励儿童而不是强迫儿童进食，对孩子说话，并保持目光接触);在婴儿喂养时，要注意细心观察婴幼儿的食欲和饱感，在婴幼儿最佳时间段进行喂食。当婴儿不愿意吃某种新食品时，可改变方式，常常会收到良好的效果。

(2)要为婴儿创造良好的进餐环境，避免婴儿分心，多与婴儿进行眼神、语言交流，帮其养成专心进食的好习惯。尝试调整食物种类、搭配、性状、花色、口味，以提高婴儿进食兴趣。避免发生强行喂食、诱哄、逼迫、惩罚等一系列错误喂养行为，导致小儿偏食、拒食、挑食等进食行为偏差，引发营养不良。

7.进食技能培养

婴儿的进食技能发育水平与幼儿的进食习惯培养及生长发育有关。如婴儿 4～6 个月龄时学习从勺中取食;7～9 个月龄时训练用杯喝水;10～12 个月龄训练用手抓食，指状食物可帮助婴儿进食、增加进食兴趣，有利于眼手动作协调和培养独立进食能力。

8.婴儿的辅食

要单独制作，尽可能少糖、不放盐、不加调味食品。婴儿的味觉正处于发育过程中，对外来调味品的刺激比较敏感，加调味品容易造成婴儿挑食或厌食。过早添加盐或其他调味品，会使小儿对普通淡味食物失去兴趣，长时间可诱导其对重味食物的嗜好，成人后罹患高血压风险加大。

9.养成良好的卫生习惯并正确处理食物合理营养的实现

应以卫生安全为基础。给婴儿选择食物时，要注意食物是否新鲜、优质、无污染，应符合国家卫生标准和婴幼儿食品卫生管理的相关规定。注意食品包装上的说明，尤其是生产日期、保质期、储藏条件和营养成分含量等信息，尽量选择信誉好的食品生产企业的产品。膳食制作和进餐环境要卫生，餐具要彻底清洗消毒，食物应合理储存。给婴儿的制作的食物，应根据需要现制现食，不要喂剩存的食物，防止婴儿食入不干净的食物而导致疾病。

参考文献

1.徐虹.小儿肾脏疾病诊治指南解读·病率分析[M].北京:人民卫生出版社,2015.

2.于菲.小儿神经系统疾病诊疗常规[M].汕头:汕头大学出版社,2019.

3.刘春峰,吴捷,魏克伦.儿科诊疗手册[M].3版.北京:科学出版社,2019.

4.罗小平,刘铜林.儿科疾病诊疗指南[M].3版.北京:科学出版社,2014.

5.易著文,吴小川.儿科临床思维[M].3版.北京:科学出版社,2019.

6.王卫平,孙锟,常立文.儿科学[M].9版.北京:人民卫生出版社,2018.

7.赵祥文.儿科急诊医学[M].4版.北京:人民卫生出版社,2015.

8.宋涛.儿科急症诊疗精要[M].北京:化学工业出版社,2017.

9.世界卫生组织.儿科常见病诊疗指南[M].朱翠平,李秋平,封志纯,译.北京:人民卫生出版社,2019.

10.蔡威.儿科临床营养支持[M].上海:上海交通大学出版社,2019.

11.Park.MK.实用小儿心脏病学[M].6版.桂永浩,刘芳,译.北京:科学出版社,2017.

12.黄国英,黄陶承,王艺.社区儿科常见疾病诊治指南[M].上海:复旦大学出版社,2019.

13.李德爱,陈强,游洁玉,等.儿科消化系统疾病药物治疗学[M].北京:人民卫生出版社,2019.

14.申昆玲,龚四堂.儿科常见疾病临床指南综合解读与实践·呼吸消化分册[M].北京:人民卫生出版社,2017.

15.方莹.小儿消化系统疾病[M].西安:陕西科学技术出版社,2015.

16.祝益民.儿童急诊思维与重症早期识别[M].北京:人民卫生出版社,2019.

17.王海琳.实用儿童保健学[M].长春:吉林科学技术出版社,2019.

18.鲍一笑.小儿呼吸系统疾病学[M].北京:人民卫生出版社,2019.

19.毛萌,江帆.儿童保健学[M].4版.北京:人民卫生出版社,2020.

20.陈荣华,赵正言,刘湘云.儿童保健学[M].5版.南京:江苏科学技术出版社,2017.

21.魏克伦,尚云晓,魏兵.小儿呼吸系统常见病诊治手册[M].北京:科学出版社.2017.

22.毛定安,易著文.儿科诊疗精粹[M].2版.北京:人民卫生出版社,2015.

23.李智平,翟晓文.儿科常见疾病药物治疗的药学监护[M].北京:人民卫生出版社,2020.

24.安文辉.小儿内科疾病临床诊疗思维[M].长春:吉林科学技术出版社,2019.

25.谭国军,等.儿科常见疾病临床诊治要点[M].长春:吉林科学技术出版社,2019.

26.陈大鹏,母得志.儿童呼吸治疗学[M].北京:科学出版社,2019.

27.曹玲.儿童呼吸治疗[M].北京:人民卫生出版社,2019.

28.陈育智.儿童支气管哮喘的诊断及治疗[M].3版.北京:人民卫生出版社,2018.

29.黎海芪.实用儿童保健学[M].北京:人民卫生出版社,2016.

30.张虎.消化系统疾病发病机制及临床诊治新进展[M].成都:四川科学技术出版社,2019.